エモーショナル・ブレイン

情動の脳科学

ジョセフ・ルドゥー
松本 元・川村光毅 ほか訳

東京大学出版会

Joseph LeDoux
The Emotional Brain: The Mysterious Underpinnings of Emotional Life

University of Tokyo Press, 2003
ISBN 978-4-13-063319-2

エモーショナル・ブレイン　目次

日本語版への序文

『エモーショナル・ブレイン』の日本語版への序文を書くのは幸福である。理由はいくつかある。

まず第一に、日本は脳研究の分野において長期にわたり最先端を担ってきた国であり、多くの日本人研究者が情動と意欲の問題に興味を持ちつづけてきた。したがって、情動と脳に関するこの本を日本人に用いていただくのは理にかなっている。

ここで特に、富山医科薬科大学教授小野武年の研究について述べたい。私は、小野教授と数年前日本で開催した会議を含めて多くの国際会議で会い、長く友情を深めてきた。また一方、私が最近米国で組織した会議で、小野教授の講演をお願いし受けていただいたことを光栄に思っている。小野教授は情動研究において、数多くの重要な貢献を行ってきた。この中でも特に、クルーバー‐ビュシー症候群とこれに関する行動における扁桃体の役割の研究は顕著な成果である。

第二は、私が行った情動と脳の研究の初期の頃のいくつかの実験は二人の日本人医学研究者、坂口明と岩田次郎との共同研究だったことである。彼らは心臓血管システムへの脳のコントロールの研究をするためにニューヨークを訪れた。当時私はコーネル大学医学部のドナルド・ライス教授の研究室で研究していた。われわれは情動応答を測るために心血管反応を使っていた。この仕事によって心血管反応と痛みに結びつく刺激に関する脳機能の研究を行えることが判明した。坂口博士と私が発見したことは、ラットが痛みを予測するある特定の音に学習反応すること、そしてラットは、それがたとえその音を処理する大脳新皮質の領野が除去されたとしても行えることだった。坂口博士が帰国すると岩田博士が来てこの研究を引き継ぎ、その主たる皮質下結合は扁桃体とのものであることを示した。この研究によって、その後の情動の皮質下処理の多年にわたる扁桃体の研究が始まった。この本でのアイデアの発展の中核的役割も果している。私はいつも、われわれが共に研究した頃をなつかしく思いだす。

第三は、『エモーショナル・ブレイン』の翻訳は既にいくつかの国でなされたが、ほとんどは出版社が選んだ翻訳者によるものであるのに対し、今回はそうではないことである。立派な日本人科学者が翻訳を行い、本として特別の版として仕上げてくれている。日本人読者に、科学的概念がよく伝えられると保証できよう。

主翻訳者の一人である理化学研究所の松本元博士には特に感謝したい。彼はこの翻訳の出版社を確保するという難しい仕事を行い、最初から最後までこの翻訳の完成を主導した。加えて松本博士は最初の三章までの翻訳も担当された。松本博士が友人としてまた翻訳者としてあることを心からうれしく思う。もう一人の主翻訳者である慶応義塾大学医学部名誉教授川村光毅は特に第6章に貢献してくれた。国立生理学研究所教授小幡邦彦は第4・5章を、東京都神経研究所参事研究員石塚典生は第7章を、国立精神神経センター部長湯浅茂樹は第8・9章をそれぞれ翻訳した。

『エモーショナル・ブレイン』が最初に出版されてから数年経つが、この本に書かれている基本的な発見はその風雪に耐えて今でも真実である。扁桃体は未だ恐怖を扱う情動システムの中核であり、皮質下の神経経路は今でも重要と考えられている。現在までの間に起こった主たる進歩は二つある。その一つはラットを用いた研究成果の多くはほとんど現在ではヒトの脳でも機能的イメージング技法によって正しいことが確認されているということである。特に私の共同研究者リズ・フェルプスとケルビン・レイバーおよびロンドンのレイ・ドランと共同研究者たちの行った研究により、ヒトの扁桃体が恐怖条件づけの期間において活性化されることが判った。ドランや他の研究者たちによる他の研究からも、扁桃体は威嚇的な顔や情動的に負の刺激に対しても活性化することが明らかとなっている。これらは情動的な刺激がサルの扁桃体を活性化するという小野武年教授の第一級の電気生理学的研究とよく符合し共鳴する発見であると言える。この他の主たる進歩としては、恐怖学習に伴う分子経路がいくつか明らかになったことであろう。近年の大きな進歩の一つには、無脊椎動物種でのシナプス可塑性や哺乳類海馬の長期増強に関わる分子が同定されたことが挙げられる。最近では私は共同研究者と一緒に同様な分子が恐怖条件づけに関係するかどうかを調べてきた。現在までの研究結果では、まさにこの通りと言える。すなわち、条件づけはMAP（mitogen activated protein）キナーゼ、サイクリックAMP依存性キナーゼや蛋白合成などに依存するのである。これら最近の研究成果については、私の別の本でいくつか議論している。

『エモーショナル・ブレイン』はアントニオ・ダマジオの本『生存する脳』（邦訳：田中三彦　講談社）の直後に出版された。二冊の本は共に一般読者を対象としているが、同時に科学の質を高いレベルに保とうと努力して書かれたものである。この二冊の本の後、いくつかの技術書が出版されている。Jaak Panksepp による *Affective Neuroscience*、Edmund Rolls による *Brain and Emotion* および Jeffrey Gray と Neil McNaughton による *Neuropsychology of Anxiety* はそれぞれトピックを絞っているが、どれもすばらしい本である。またダマジオは *The Feeling of What Happens* という新しい本を出版し脳、身体、情動および意識に関する彼のアイデアを発展させている。私の新しい本 *Synaptic Self : How Our Brains Become Who We Are* では、シナプスの機能を説明し、脳でのシナプス伝播や可塑性に基づいて個性に関する理論を提案する。この本もまた松本博士らが『エモーショナル・ブレイン』に着目したような注目を読者から得られることを望むばかりである。

最後に、翻訳という難しい仕事に取り組んでくれた日本人の協力者たちに再び感謝したい。日本の読者を『エモーショナル・ブレイン』のページに招待することは、真に私の最大の喜びである。

幸せな読書でありますことを！

ジョセフ・ルドゥー

私のエモーショナル・ブレインに多大なる影響を与えた方々に捧ぐ——私の家族、ナンシー、ジェイコブ、ミロ、そしてプリスとブーに

序章

私が情動の脳内メカニズムについて研究を始めたのは一九七〇年代後半のことである。当時は情動に興味を抱く科学者はきわめて少なかったが、ごく最近になって、この分野が重点的に研究され、かなりの進展が見られるようになった。これまでの研究について、一般の読者と理解を共有することができる段階にいたったと思う。

本書は、情動がどのようにして脳から生じるのか、私の考えをまとめたものである。脳で情動がどう生じているかに関するあらゆる研究を網羅しようとしたのではない。私がとりわけ興味を惹かれた諸問題を取り上げているのだ。すなわち、脳はどのように刺激を感じて情動を高め、反応するのだろうか。情動学習はどのように起こるのだろうか。情動記憶はどのように形成されるのだろうか。また意識にのぼる感情がどのような過程を経て意識下で形成されてくるのだろうか。

私はこの本を、科学のトレーニングを受けたことがなく、科学的専門用語に詳しくない読者にも理解してもらえるように書いたつもりである。しかし、科学を希釈したわけではない。科学の専門家にも素人にも、同じように興味をもって読めるようなものに仕上がっていればうれしく思う。

執筆にあたり、私を励ましてくれた家族に心から感謝する。妻のナンシー・プリンセンタールは、書いては消し消しては書いた私の草稿に目を通し、何度となく有益な意見を与えてくれた。二人の息子ジェイコブとミロは私のエモーショナル・ブレインをいつも冴えた状態にしておいてくれた。

情動の脳研究は、以下の学生および博士研究員の方々に大いに助けられた。坂口明、岩田次男、ピエラ・チチェッティ、リズ・ロマンスキー、アンディ・ハゴラリス、クリスチーネ・クルーネ、マイク・トンプソン、ラス・フィリップス、マリヤ・モーガン、ピーター・スパークス、ケビン・ラバール、リズ・フェルプス、ケイト・コロディマス、ケイト・メリヤ、シンファン・リー、マイケル・ローガン、ホルへ・アルモニー、グレッグ・クワルク、クリス・レパ、ネオ・ドラン、ジーン・ゴー、ガブリエル・ヒュイ、ミアン・ホー、ベス・シュトッツマン、ウォルター・ウドサン。また、コーネル医科大学のドン・ライス、デイビット・ルジエロ、ショーン・モリソン、コンスタンチーノ・イアデコラ、テリー・ミルナー、ピッツバーグ大学のデイビッド・サーバン・シュライバーとヨン・コーエン、フィンランドのアスラ・ピッガネン、そしてニューヨーク大学の青木ちえとも重要な共同研究を行った。さらに、クラウディア・ファープが私の研究室へ有形無形の貢献をしてくれていることにいつも感謝している。これらのうちの幾人かと研究を進めながら本書を執筆しなくてはならなかった。とくに脱稿にいたる最後の数日間は、ほとんど顔を合わせることができなかったことをお詫びしたい。校正の最終段階において、イリナ・ケルツェルマンとアネット・オリベロには大いに助けていただいた。ホルへ・アルモニーとミアン・ホーは図版の作成を手伝ってくれた。

私の博士課程のときの指導教官であるマイケル・ガザニガにも感謝したい。彼は、科学者であることがいかに楽しいか、そしてまた心についてどのように考えるべきかを教えてくれた。彼は私が実際に本書を書き始める何年も前から、情動についての本を書くよう勧めてくれた。ドン・ライスは、彼の研究室に私を博士研究員として受け入れ、情動の脳内メカニズムについての研究を始めるにあたって必要な神経生物学の知識を与えてくれた。心から感謝する次第である。

国立精神衛生研究所の神経科学研究部門は、私の研究とすべての条件を理解して経済的支援を与えてくれた。彼らの支えなしには本書の基礎となる研究はできなかった。ニューヨーク大学、とくに人文科学部長室からも多大の支援を得ることができたうえ、同大学神経科学センターでは、私が理想とする最も優れた同僚に恵まれた。

ジョン・ブロックマン社のカチンカ・マトソンとジョン・ブロックマンはすばらしい出版エージェントである。私の希望を実現するのに尽力し、サイモン・アンド・シュスター社との契約をまとめてくれた。サイモン・アンド・シュスター社のボブ・アサヒナからは編集段階で有益な助言をいただいた。一緒に仕事できたことを心から喜んでいる。彼は本書の出版直後に転職したが、新しい職場での成功を祈りたい。引き継いでくれたボブ・ベンダーとジョハナ・リーにも感謝している。

多くの場合、研究休暇《サバティカル》とは本の執筆のために取るものである。私はこれから執筆の疲れを癒やすために取ることにした。

第1章　それが愛とどんな関係があるって言うんだい？

文明はまだ発達段階にある。もはや完全に本能によって導かれていないという点において動物的とも言えないかわり、まだ完全に理性によって導かれていないという点において人間的とも言えないからだ。

シオドア・ドライサー『シスター・キャリー』(1)

私の父は肉屋だった。そのため、子ども時代は牛肉に囲まれて過ごした。幼い私は、牛の体内がどのようになっているのかを知っていた。最も興味をおぼえたのは、ぬるぬるしてゆらゆら動く、しわしわの脳だった。何年も経って、私は脳がどのように働いているのか明らかにしようと昼も夜も研究に没頭することになった。とりわけ知りたかったのは、情動がどのように形成されるのかということだった。

複雑な研究分野だと思われるかもしれない。情動とは結局のところ、精神生活をつなげる糸のようなものだ。他者の目に映るのと同じように自分が自身の心眼にどう映るかを明らかにするのも情動である。情動は私たちを幸福にしたり、悲しませたり、恐がらせたり、辟易させたり、喜ばせたりする。脳を理解するうえで、これ以上に何が重要だというのだろうか？

けれども情動は、脳科学の中では長い間あまり人気がなかった(2)。懐疑主義者は言う。情動などというものは複雑すぎて、脳内メカニズムを解明することはできないだろう、と。しかし、私も含めた幾人かの脳科学者にとっては、興味のもてないことをたくさん知るよりは、ほんのわずかであっても、関心のある情動について学ぶほうがいい。本書では、われわれがどこまで到達したかを語ろうと思う。懐疑主義者に断っておくが、われわれの研究はかなり進展しているのだ。

もちろんある程度なら、情動が何であるかは誰でも知っている。わざわざ科学者が説明する必要などあるまい。誰もが愛や嫌悪を、恐れや怒りや楽しみを感じる。では、これらの精神状態を一括して捉え、一様に「情動」と呼ぶことを可能にしているものは何だろうか。何がこの一群の状態と、「情動」の範疇には入れられない他の精神状態とを異なるものとさせているのだろうか。情動はどのように知覚、記憶、思考、夢などといった他の精神状態に影響を与えるのだろうか。なぜ情動は、しばしば理解しがたいものとして捉えられるのだろうか。われわれが情動を制御しているのだろうか、それとも情動がわれわれを支配しているのだろうか。情動は遺伝子によって神経系の鋳型に刻み込まれたものなのだろうか、それとも環境から脳が学習したものなのだろうか。（人間以外の）動物は感情をもっているのだろうか。もしそうならば、すべての動物種がもっているのだろうか。意識下での情動反応や情動的な記憶はあるのだろうか。情動はいつか水に流されてしまうのだろうか、それとも情動的な記憶は恒久的に残るのだろうか。

これらの疑問に対して、自分なりの見解を、しかも確固たるものとしてもっている人もいるだろう。しかし、直観だけでそれが科学的に見て正しいかどうかを決めることはできない。時に科学者は、日常の信念から事実を見つけたり、直観的に明らかであることを実験によって証明したりする。しかし、宇宙――人間の頭の中のものも含めて――の働きに関する事実は必ずしも直観的に明らかではない。しばしば直観が間違っていることもある――たとえば、地球は一見平坦に見えるが実はそうではない――。科学はこうした一般常識を神話に、自明の理を「迷信じみたばかげた話」に変えてしまう役割を果たす。だが往々にして、科学者の発見する事柄について私たちはあらかじめ直観をもちあわせていない。――宇宙にブラックホールが存在することや、脳の細胞内の機構においてナトリウム、カリウム、カルシウムが重要な働きをするという確たる見解をもたねばならない理由などない。明白と思われる事柄が必ずしも真実とは限らないし、真実である多くの事柄が決してあらかじめ明白ではないのである。

私は情動を神経系の生物学的機能と見る。脳内においてどのように情動が表現されているのかを明らかにすることが、情動を理解することになると信じている。このアプローチは、情動の脳内メカニズムを考慮せずに、単に心理的状態として捉えてきた従来の代表的な研究とは対極にある。心理学的研究はこれまでも大いに有益であったが、脳の機能として情動を研究するアプローチのほうがより一層強力である。

科学は実験なくして成り立たない。実験とは、ある変量を操作したり、他を制御したりすることを意味する。脳には操作しうる変量がきわめて多い。情動の脳研究は、心理実験のみでなしうるよりもはるかに多くの新しい発見が得られることがわかった。さらに、情動の脳内メカニズムの研究は、オルタナティブな心理学的仮説を検討するのにも役立つ。情動の働きを解明するには多くの可能性があるが、われわれが本当に知りたいのは進化によって脳が何を獲得したかなのである。

情動がどのように脳で生みだされるのかということに私が興味をもったのは、ニューイングランドにいたときのことだった。一九七〇年代半ば、私はストーニーブルックにあるニューヨーク州立大学で、学位を取るための研究をしていた大学院生だった。私の指導教官マイク・ガザニガ（Mike Gazzaniga）がカリフォルニア工科大でノーベル賞受賞学者の故ロジャー・スペリー（Roger Sperry）と共に行った研究を学位請求論文としてまとめたものを見て大きな衝撃を受けたのは、その十年ほど前のことだった。それは、人間の分離脳手術の心理学的な影響に関するものだった。[3]

分離脳手術とは、重篤なてんかん症を治療するために、脳の半球間の神経連結を分離することでてんかんの発生を抑える医療法である。[4] ダートマスで数人の新しい患者たちが手術を受けることになっており、そこの外科医がガザニガに調査を依頼したのだった。[5] われわれはかぼちゃ色のフォードのバンにキャンピング・トレーラをつなげてそこを研究室に仕立て、患者の診察のためにしばしばロングアイランドから彼らの住むベルモンドやニューハンプシャーへ出かけて行った。[6]

ガザニガの初期の研究によると、脳が分離すると両側の半球どうしは互いに情報を交換しえなくなる。言語機能はたいてい左半球にあるので、その人は左半球が知っていることについてしか話せなくなる。右半球だけが刺激を受けられるような形で刺激が提示されたならば、分離脳の人はその刺激が何であるかを言語によって語ることができない。しかし、右半球が言語として出力しなくても刺激に反応するような状況に遭遇すると、その刺激が右半球で受けとめられているということがわかる。たとえば、左手の触覚情報は右半球に送られるが、袋の中に左手を入れて右半球に何か絵を見せると、袋の中からその絵に照合するものを取り上げることができる。右半球は物体の触感と少し前の記憶にあるその物体の外見とを照合させ、正しいものを取り上げることができるのだ。右手ではこれができない。なぜなら、右手からの触覚情報は対象を見ていない左半球に行くからである。分離脳患者では一方の半球が受けとった情報は常に受けとった側の半球に留まり、もう一方の側にコミュニケートできないのである。ガザニガは『二つの脳と一つの心』[7]（柏原恵龍他訳、ミネルヴァ書房、一九八〇）という彼の初期の著作のなかでこの驚くべき脳の本性を描いてみせた。

私に情動の脳研究をすることを決定づけたのは、分離脳患者P・Sさんの脳の各半球に別々に情動的な刺激を提示する実験だった。[8] 彼は分離脳患者としては特殊なケースだった。他の患者と異なり、彼はそれぞれの半球で独立に文字を読めた。しかし、他の分離脳患者と同様、彼も左半球によってしか話すことはできなかった。だから情動刺激が左半球に提示されると、P・Sさんはそれが何であるのか、それによって彼はどのように感じたか——それが良いことに思えたか、悪いことに思えたか——のどちらかを語ることができた。ところが、同じ刺激を右半球に提示しても、左半球はその刺激が何であったのかを話すことはできなかった。ただ左半球は、右半球が見たものが良いものであったのか悪いものであったかを正確に判断することができた。たとえば、右半球が「ママ」という言葉を見ると左半球はそれを「良いもの」とし、右半球が「悪魔」という言葉を見ると左半球は「悪いもの」と評価した。

左半球はその刺激が何であるのかをまったくわかっていなかった。どんなにわれわれが強く要求しても、彼は右半球に提示された刺激の名前を言うことはできなかった。にもかかわらず、左半球は情動判断については常に正確だった。刺激が何であるのかは答えられないのに、刺激の情動判断は脳の右半球にも左半球にも同じように伝わっていた。左半球が受けとる意識にのぼる情動は、彼が「見たことがない」と主張し、言葉として話すことができないものによって決められているのだ。

こんなことがどうして起こるのか。考えられるのは、脳が右半球を通じて受けとった刺激を分岐させて処理しているということだ。まず一つの支流は外界から受ける刺激を、判別のために右半球のある部分に送る。分離脳手術によって、右半球での判定が左半球へ送られなくなった。もう一つの支流は、情動的意味を判定するために、刺激を右半球の別の部分に送る。この情報は分離脳手術によっても左半球へ転送されることが妨げられなかった。

言い換えると、左半球は判定されているものが何であるかを認識せずに情動的判断を下しているのだ。左半球は情動の判定結果を知っているが、その結果が導かれたプロセスについては知らず、それを知るすべももっていない。左半球に関しては、情動的処理は知らないところで行われる（つまり、意識下において行われる）。

分離脳手術による実験は、思考と感情、認識と情動という心理の二面性の基本的な事柄について、明らかにしたように思われる。右半球は刺激が何であったのか、その思考を左半球と共有することはできなかったが、刺激の情動的意味を左半球に伝えることはできた。ついでながら、この実験は、情動における脳の各半球の考えられる差異の問題についてのものではない[9]。脳が分離しているときには、両半球の間を伝わる情報と伝わらないものとがあるということを示しただけに過ぎない。

もちろんフロイトはずっと以前にすでに、無意識は情動の生息地であり、通常の思考プロセスとはしばしば別扱いされていると述べている。しかし、それから何十年も経つにもかかわらず、われわれはいまだこれらの脳内メカニズムについてほとんど理解しておらず、フロイトの主張が本当かどうかさえもしばしば疑問視されてきた。私は、脳が刺激の情動的意味をどのように処理するのかを明らかにすることをゴールに定めた。

学位論文を書き終えると、私は、ヒトの脳を研究するのでは使うことのできる技術が限られるため、ヒトでは情動の神経基礎の理解が得られまいと考えた。そこで、脳の情動の秘密を解くために、実験動物、つまりラットの研究に転向した。人間の分離脳の観察と同じくらい重要なことは、私のエモーショナル・ブレイン観が真に形づくられたのは、動物実験だったことである。

本書では、情動の脳内メカニズムについて調べ、考える中から私が学んだことを語ろう。情動とは何かを科学的に解説し、それが脳内でどのように作用するのか、そしてなぜそれがわれわれの生活に重要な影響を及ぼすのかについて述べる。

情動の本性に関しては、いくつかのテーマを繰り返し取り扱う。情動の一般常識に整合するが、それ以外は、奇妙とまではいかないまでも、矛盾しているように見えるかもしれない。しかしすべては、脳の知見か、少なくともそのような知見から得られた仮説に十分な根拠をもつと信じている。ぜひ最後まで読んでほしい。

・第一のテーマは、心理学的機能を分析するさいの適正レベルが、脳内に表現される機能レベルだということ。これが導く結論は初め、明らかに奇妙な場所にはまり込む——「情動」という言葉は、心もしくは脳が本当にもっているとか、している何かを指すのではない。[10]「情動」とはただのラベルであって、脳や心のある側面を語るのに便利な手段なのである。心理学の教科書では、しばしば心は知覚、記憶、情動といった機能的側面に切り刻まれている。これは研究の総説として情報を組織化するのには役立つが、真の機能を示すものではない。たとえば、脳は知覚のみを取り扱うシステムではない。「知覚」という言葉は、ふつう膨大な特定の神経系において行われること——われわれは視覚系、聴覚系、嗅覚系によってものを見、聞き、匂いを嗅ぐ——を表す。それぞれの系は、動物が直面した異なる諸問題を解決するように進化した。同様に、さまざまな階層の情動もそれぞれの理由に基づいて進化した別々の神経系に媒介されている。危険に対処する系は生殖のための系とは異なっている。また、これらの系が活性化された結果生じる、恐れ、性的快感といった感情も同根ではない。「情動」部門などというものはなく、この幻影のような機能だけのための単一の脳システムは存在しない。もし、「情動」という用語で示されるさまざまな現象を理解したいと思うならば、まず情動の特定の階層に焦点を当てなければならない。さまざまな情動を、本来無関係なものと混同すべきではない。不幸なことに、心理学や脳科学ではそうした例が多い。

・第二のテーマは、情動行動を生みだす脳のシステムにはさまざまなレベルで進化的履歴がよく保存されていることである。人間を含むすべての動物は、生存のための一定の条件を満たし、その遺伝子を子孫に残すために生物学的な使命をはたさねばならない。身を守り生殖するためには、最低限、食物とねぐらが必要である。これは昆虫や蠕虫のみならず、魚、蛙、鼠、人間にも等しく言える。これら多様な動物群はそれぞれ、行動目標を達成するための神経系をもつ。そのうち、脊髄と脳をもつ動物（魚類、両生類、爬虫類、鳥類、ヒトを含む哺乳類）に限れば、ある特定の情動行動――恐怖、性的、あるいは摂食行動――の神経システムが、種の違いを越えてかなり似通っている。すべての脳がみな同じであるというのではない。人間であるということの意味を理解するには、われわれが他の動物と異なる点はもちろん、類似している点も正しく理解しなければならないのだ。

・第三のテーマは、意識的気づきの能力をもつ動物では、これらのシステムが機能すると情動的感情が起こるということ。人間では明らかにそうだが、他の動物にもこの能力があるかどうかはわからない。あの動物には意識があり、この動物にはないなどと主張するつもりはない。ただ、これら進化的に古いシステム（危険に遭遇したときに生じる防御行動のようなシステム）の一つが脳の意識下で動きだしたとき、その結果として（恐怖のような）情動的感情が生じることは述べておきたい。また脳は、強く意識化されていなくても、行動目標を達成することができる。動物の世界では、意識化されないことは、例外というよりも、むしろ無意識が精神的生活の常態なのである。もし、ある動物で、情動行動と名づけたものを説明するために意識化された感情が必要でないとしたら、人間においても必要ではないことなのだろう。情動反応の大部分は意識下で生じる。意識は精神という氷山の一角であると述べたフロイトは正しかったのだ。

・第四のテーマは第三から連続している。情動の科学的研究では、われわれが知悉し愛し（あるいは憎みもする）自分の情動を意識化することは迂遠な議論である。きっと初めはなかなか理解できまい。いずれにせよ、意識化されない情動とは何なのか？　危険に直面したとき、主観的な恐怖を心に留めないようにすれば、ほとんど何も残らない。だが、この考えは間違いであって、情動的な経験には、心眼に見えるよりもずっと多くのものが含まれていることを知ってもらいたい。たとえば、恐怖感は危険に対する全体的な反応の一部として起こる。震えたり逃げ去りたくなったり冷汗がでたり心臓の動悸が速くなったりといった行動的、生理的反応もまた、多少なりとも同様である。解明すべきことは、恐怖の意識的状態やそれに伴う反応ではなく、最初の段階で危険を察知するシステムなのだ。恐怖感も心臓の動悸も、意識下で――つまり実際に身の危険に曝される直前に働くこのシステムが活性化することによって引き起こされた効果である。危険を察知するこのシステムは恐怖の基本的な機構であり、行動的、生理的、意識的な兆候はこれによって組織化され表出した反応なのである。感情が重要でないと言っているのではない。感情を理解したいならば、もっと深く掘り下げなければならないのだ。

・第五に、もし実際に情動的感情と情動的反応が、共通の基盤となるシステムが活性化されることによって引き起こされる効果だとするならば、その基盤となる機構を調べるために客観的に測定可能な情動的反応を用いることができるし、同時に、感情の意識化を根本的に引き起こすこのシステムを解明することができる。また、動物と人間の情動的反応を引き起こす脳内システムは似通っているので、動物の脳でこれらの反応がどのように制御されているかを研究することは、人間における情動的感情が引き起こされる機構を理解するための重要な手段となる。人間における情動の神経基盤の研究は、道徳的かつ実際上の理由によって、困難なものから不可能なものに変わる。その結果、人間の脳における情動を理解しようとする上で、動物実験を用いた研究は、その有用かつ不可欠な企てとなった。人間の脳における情動を理解することは明らかに重要な探究である。精神障害の大半は情緒的障害なのだから。

・第六に、恐れや怒り、幸せや愛や嫌悪を感じたりするような意識化された感情は、ある意味で、他の意識状態と何ら変わるところがないこと。つまり、目の前にある赤くて丸い物体はリンゴであるということや、いま聞こえてきた話は外国の言葉で話されていたとか、前には解けなかった数学の問題を解くことができたなどといったような、覚醒を司るシステムが意識下における処理システムでひっそりと活動しはじめると、意識状態が生じる。恐怖を感じる状態と赤を認知する状態の違いは、意識内容（恐怖や赤）を表現するシステムではなく、覚醒システムに入力を与えるシステムが異なることによる。意識はなるほど一つのメカニズムだが、そこはつまらない事柄やむらむらした情動に満ちている。情動はありふれた事柄をたやすく意識外に押しやるが、非情動的事象（思考のような）には、情動に当てられた精神のスポットライトをはずすことはそう簡単にできない。不安とか憂うつから逃れようと願っても、まずうまくはいくまい。

・第七に、情動は意図して起こすというよりは、むしろ勝手に生起してしまうものである。人はいつでも、気持ちが落ち着くような状況を求めて、映画や遊園地に行ったり、おいしい食事をとったり、酒や疲労回復ドリンクを飲んだりする。こうした状況では、外的な出来事は、単に自動的に情動の引き金を引く刺激となるように設定されているのである。われわれは、情動的反応を直接的に制御するすべをほとんどもちあわせていない。見せかけだけある情動を装ったり、あるいはそんなふりをされたことのある人なら誰でも、そうした行為が無益であることをよく知っているはずである。意識による情動の制御が弱いうちは、情動は意識されることはない。これは、進化史的に見たとき、現時点でのわれわれの脳の回路では、情動系から認知系への結合のほうが、認知系から情動系へのそれよりもはるかに強いからである。

・最後に、一度情動が起きると、それはその後の行動を強力に動機づける。情動は、その時々の行動の途中で計画を立てたり長期的な目標達成に向けて邁進する原動力になるだけでなく、一瞬一瞬に変わる行動経過を方向づけもする。しかし、情動はまたトラブルの種でもある。恐怖が不安になり、欲望が貪欲に変化したとき、いらだちが怒りになり、怒りが嫌悪に、友情が嫉妬に、愛が独占欲に、快楽が中毒になったとき、情動はわれわれを裏切りはじめる。心の健康は情動の衛生管理によって保たれるが、心の問題はかなりの程度までは情動の秩序が壊されたことの表れである。情動は有益な結果をもたらすこともあるし、病理的な結果を招くこともあるのだ。

情動的な存在としてのわれわれは、情動を意識的な経験と考えている。しかし、脳内の情動を詳しく調べはじめると、意識的な情動経験はほんの一部で、しかも必ずしもシステムの中心的機能ではないことがわかる。愛や恐怖の意識経験がリアルでないとか重要でないというわけではない。ただ、情動経験の成り立ちを理解するためには、われわれの研究を再編成しなければならないということなのだ。恋におちた人にとって、愛について重要なことは感情に他ならない。しかし、感情とは何か、なぜ生じるのか、どのように生起するのか、なぜ他の人よりも感受性に鋭い人がいるのかを理解しようという視点に立てば、愛とか感情それ自体はそれほど重要ではあるまい。

本書では、エモーショナル・ブレインを探究する多くの異なった視座を紹介したい。まず初めに、情動の研究が、心の本質に関する今日の枢要な科学分野である認知科学において長い間無視されてきたという奇妙な事実を述べる（第2章）。心をコンピュータと同じように扱う認知科学はこれまで、なぜわれわれが時に幸福感に包まれ、時に悲嘆に打ちひしがれるかということよりも、人間やコンピュータがいかに論理的な問題を解くか、いかにチェスをするかということのほうに、より多くの関心を割いてきた。この欠点ゆえに、情動はそこから情熱という性質を剝ぎとられ、冷たい認知プロセスとして再定義されるという不幸な修正を余儀なくされてきたことも紹介する（第3章）。しかし同時に、認知科学は多大な成功を収めてきた。適切に用いられた場合には、情動的ならびに認知的な心を探究するために、きわめて価値あるアプローチと枠組みを提供してきた。認知と情動についてこのアプローチから得られた主要な結論の一つは、双方ともに無意識的に作用するらしいということである。それは、認知的あるいは情動的な処理の結果によってのみ覚醒し、心の一角を占めるのだ。それもほんの少しの場合である。

この方向で次に重要なのは、脳内で情動を起動させるシステムの探究である（第4章）。単一の情動系というものは存在しないことが明らかになるだろう。代わりに、多くの情動のシステムが存在する。それぞれが異なった機能的役割を進化させ、そのそれぞれが異なった種類の情動を生じさせた（第5章）。これらのシステムは意識の外で作動し、意識下の情動を形づくっている。

さらに、これまで広く研究されてきた情動系として、恐怖に関する脳の系に焦点をあて、それがどのように構築されているかを見ていく（第6章）。その後で、情動経験の無意識的な記憶と意識的な記憶との関係を論じる（第7章）。情動系、とくに恐怖の系の崩壊について考察する（第8章）。不安、恐怖症、恐慌発作、脱外傷性ストレス病が、恐怖の系の作動する意識下の深層からどのように生じてくるかを見ていく。心理療法とは、新皮質が進化的に古い情動系を制御することを学習する過程であると考えられる。最後に、情動的意識の問題と、情動とその他の心の関係を探究する（第9章）。結論として、脳の進化の傾向に基づく仮説を示す。思考と情動の間の葛藤は、単に新皮質で行われる認識が情動系を克服することによってだけでなく、脳内で理性と情熱がより調和的に統合されることによって究極的な解明を見られよう。未来の人びとにとって、真の感情をより深く理解し、より効果的に日々の生活に生かすことへとつながるだろう。

（1）　Dreiser (1900).
（2）　脳科学において、情動研究は幾度かのサイクルを経てきた。この歴史の詳細については、第4章でも見ていくが、ここでは、神経科学者がこの数十年、心の情動的側面よりは知的あるいは認知的側面により多くの関心を割いてきたことを述べるに留める。けれども状況は変わりはじめた。情動に大きな関心を寄せることに不満なごく少数の神経科学者はまだ存在するとはいえ、脳の情動的機能は研究のトピックとして日増しに評価されるようになってきた。この変化には、いくつか理由がある。一つは、心には認知を越えるものがあるので、神経科学者が認知的プロセスに焦点をあてても、心の全体を示していることにはならないことである。もう一つは、情動を伴う主観的な意識的状態は全体的な情動プロセスの部分にしかすぎないことであり、また情動的な状況において、脳が刺激をいかに処理し、客観的に測定可能な反応をいかに制御するかを研究することが多くの知見をもたらすからである。主観的な気付きは不可能だが、刺激の処理と反応の制御については動物で研究できるので、処理と反応に焦点をあてることによって、研究は加速された。これらについては、第2章と第3章でも述べる。

(3) Gazzaniga, Bogen, and Sperry (1962); Gazzaniga, Bogen, and Sperry (1965); Gazzaniga (1970).

(4) Bogen and Vogel (1962).

(5) D. Wilson, *et al.* (1977).

(6) 一九七四年から一九七八年までのダートマスの患者についてのわれわれの研究は、Gazzaniga and LeDoux (1978) にまとめてある。

(7) Gazzaniga (1972).

(8) この患者の研究はGazzaniga and LeDoux (1978) に記述されている。

(9) Davidson (1992); Heilman and Satz (1983); Gainotti (1972) を参照。

(10) 同様の指摘は一九四〇年代にE・ダフィーによってなされた [Duffy (1941)]。しかしながら、ダフィーは emotion（情動）について話そうとせず、私は何が情動であるかを理解したかった。鍵となるのは、単数形ではなく複数形を用いていることである。私は、'emotion' と呼ばれる何かがあるとは思わないが、多数の 'emotions' があると信じている。

第2章　氷の上の魂

考えて、考えて、考えてね。
『くまのプーさん』(1)

エイハブは思索せず、ただ感じ、感じ、感じるのみだ。
ヘルマン・メルビル『白鯨』(2)

人間の脳は恐ろしく複雑に相互結合された約一〇〇億のニューロンから成る。神経細胞での電気的活動や神経細胞間の化学伝達では驚くほどややこしいことが起こっているのだが、その妙技の最たるものの一つが、情動の生成である。

心眼の情動を内側へと向けてみれば、それはすぐさま、神秘のベールをまといながらもはっきりと姿を顕してくる。それは、われわれが知悉し、最も明瞭に覚えている脳の状態である。だがまだ、どこから生じるのかわからなくなることがある。情動は緩慢にも急激にも変化するし、原因がはっきりしていることも、そうでないこともある。なぜ不機嫌になるのか、いつも承知しているわけではない。自分ではその理由がはっきりしなくても、気分が良くなったり、悪くなったりする。われわれは危険を「察知」するよりも前に危険に反応することができる。心を動かすものが何であるかを意識的に理解しなくとも、絵画の美に惹かれてしまう。情動は自己存在の中核ではありながら、独自の規範をちゃんともっているらしく、しばしば意図しないで一人歩きをする。

情動のない生活を想像することは難しい。われわれは情動のために生きている。楽しみのために時間を費やし、失望や悲しみや痛みを感じるような状況を避けようと腐心する。ロック評論家レスター・バングスはかってこう言った。「今日、問うに値するのはただ一つ、明日も人間は情動をもっているだろうか、もし答えがノーならば、生活の質はどうなるのだろうか[3]」。

情動とは何かについては、科学者の間でも意見が分かれている[4]。ある者にとっては、情動は生存競争の一部として進化した身体的反応である。別の者にとっては、身体的反応を脳が「感知」した結果もたらされる心の状態である。身体的反応は情動にとって枝葉末節にすぎず、重要な出来事は完全に脳内で起こるという意見もある。情動は身ぶりや話し方のこととも見なされている。無意識の発動を情動の中核と見なす理論もあるし、意識的な決定の重要性を強調する理論もある。今日の一般的な見解は、情動とは、人びとが自らを見出す状況について思考することだとするものである。もう一方で、情動は社会構築物であって、個人の内面というよりもむしろ個人間に生起するという意見もある。

情動を科学的に理解できればすばらしいだろう。それは、心の最もパーソナルでオカルト的な側面がいかに作動するのかということに洞察を与えると同時に、精神生活において情動に支障が生じる原因を理解する一助にもなる。しかし、上述した見解が示すように、科学者たちは情動とは何かについて合意できずにいる。無数の科学者がその経歴を、情動の説明に捧げてきた。そこに埋没してしまうことはなかったにせよ、科学者は生涯かけてエモーショナル・ブレインの何たるかを理解するのに身を捧げてきた。不幸にも、情動についてこれまでに言われた最も意味あることの一つは、定義せよと言われた途端、何であるのか誰にもわからなくなる、ということかもしれない[5]。

こうした状況は、エモーショナル・ブレインを理解しようとする前に立ちはだかる巨大な躓《つまず》きの石のようである。情動が何かを説明できないのならば、脳に情動が生起するしくみを見出しうると、どうして願うことができるのだろうか。しかし、本書はある知識の領域(情動の心理学)を他の領域(脳の機能)へと移し換えるものではない。そうではなくて、脳の機能を研究することによって、心理的プロセスとしての情動を新しい方法で理解することにある。神経系の内部からじっくり見ていけば、心の領域のこの不可解な部分に対して独創的で有益な見方ができると私は信じている。

だが、情動の心理学を無視しようとしているわけではない。心理学者たちもさまざまな洞察を加えてきた。問題は、どちらが正しいか、どちらが巧みだが間違っているのかを決めることなのである。エモーショナル・ブレインの研究は、さらなる洞察を与えるだけではなく、心理学的方法が明らかにしたことの中でどれが正しいかを選択するのにも助けとなろう。情動の心理学については、第3章で議論する。

情動の心理学を研究する前に、情動がどのようにして心という大きな枠組みによく適合するのかを述べておく必要があろう。つまり、情動の心におけるパートナーとしての認識の性質についても知っておかなければならない。認識、もしくはただ単なる思考についての研究は近年驚くほど進歩している。認識研究の進歩によって、情動など心のあらゆる側面にアプローチするのに役立つ概念的な枠組み、および方法論が与えられた。そこで本章では、認識とは何か、情動と認識の関係について見ていくことにしよう。

理性と情熱

古代ギリシア時代より、人は情熱と理性を、感情と思考を、情動と認識を区別して考えてきた。ギリシア人たちが好んで心と呼んだ、魂のこうした対立的な側面は、人の精神制御の内的戦いを左右するものとしばしば実際に見なされてきた。たとえばプラトンは、情熱や欲求や恐怖は思考を停止させると述べている(6)。彼にとって情動とは、野生の馬のようなものであって、知性という御者によって手綱を引かれなければ制御できないものだった。キリスト教神学では長く情動と罪は同じであって、不死の魂が神の国に入るために、誘惑は理性と意志の力によって抑制されなければならないとされていた。だから、現在の法体系は「衝動的に起した犯罪」を計画的犯罪とは別のものとして扱っている。

情熱と理性を二分する伝統を永々と受け継いできたことを考えると、現在、合理性、いわゆる認識に関する研究が、情動とは独立に研究されてきたのは驚くにあたらない。認知科学として知られているこの分野は、いかにしてわれわれが外界を知り、そこで生きるためにいかに知識を用いるかを理解しようとする試みである。それはある対象、たとえばリンゴのようなある特定の物体の視覚刺激パターンが網膜でどのように認識されるのか、またリンゴの色がどのように決められるのか、二つのリンゴのうちどちらが大きいかがどう判断されるのか、木から落ちるリンゴを受け取るために腕や手の動きがどうコントロールされるのか、最後にリンゴを食べたのはどこで誰と何時だったのかをどのように記憶し、実物がなくてもリンゴを想像したり、木から落ちるリンゴの話をしたり理解したり、なぜリンゴは木から空へ向かうのではなく地面へ落ちるのかという理論を思いつくのかなどを問うものである。

認知科学は近年、つまり二〇世紀の中頃に形成された、「新しい心の科学[7]」と言われる分野である。しかし実際には、認知科学は心のごく一部、すなわち思考、理性、知性に関する部分を扱う科学にすぎず、ここには情動は含まれない。情動のない心は、そもそも心とは言えない。それは、どんな欲望も、恐れも、悲しみも、痛みも、楽しみも抱かず、冷えびえとして生命のない創造物、つまり氷の上の魂なのである。

なぜ情動のない心を考えようとするのだろうか？　なぜ情動のない心に焦点をあてた分野が成功を収めることができたのだろうか？　どうすれば情動と認知を繋ぎ戻せるのだろうか？　これらの疑問に答えるためには、認知科学の来歴とその研究の全容を見ていかなければならない。

考える機械

二〇世紀のほぼ前半期においては、心理学では行動主義者が優勢であった。彼らは知覚、記憶、情動などの心の主観的な内的状態は心理学にふさわしいトピックではないと信じていた[8]。彼らによれば、心理学は、デカルトの「我思う、故に我あり[9]」のような、意識の研究であってはならず、観察可能な事柄、つまり客観的に測定できる行動の研究でなければならないもので

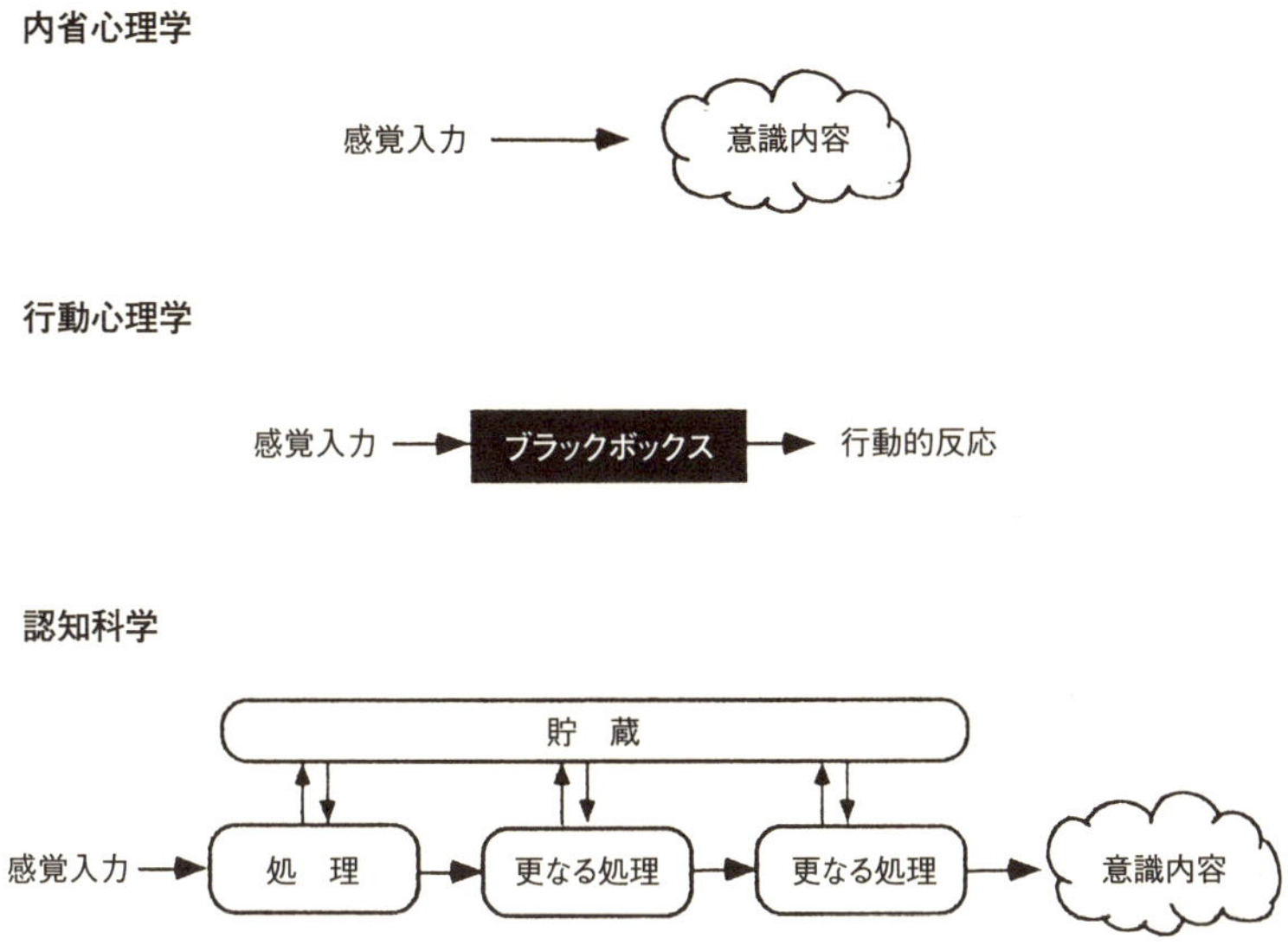

図2-1　心と行動の科学への3つのアプローチ　内省心理学は，直接の意識的経験内容を主に扱っている．行動主義は意識を正当な心理学の研究対象から外し，刺激と反応の間で起こる出来事はブラックボックスの中にあると見なした．認知科学はブラックボックスの中で起こっている処理を理解しようと試みている．これらの処理は無意識的に起こる傾向がある．意識内容よりもむしろ処理に着目している認知科学は，正確には，行動主義が排除した心の問題を復活させたわけではなかった．しかしながら，認知科学は時には意識内容が生じ，時には生じない無意識の処理同様，意識のメカニズムをもさらに一層，理解しようと試み始めている（下のパネルはU. Neisser [1976], *Cognition and Reality*. SanFrancisco : W. H. Freemanの図1にもとづく．

あった。主観的で観察不可能である（内省を除いて）ような意識は、行動主義者にとっては科学的に調べることのできないものであった。心理状態は「機械の中の幽霊[10]」と馬鹿にされるに至った。行動主義者は心とか意識を語る者を嘲笑の的にすることで知られていた。

二〇世紀半ば頃から、行動主義者の心理学に対する強硬な姿勢は崩れはじめた[11]。コンピュータが開発されたことで、工学者や数学者、哲学者、心理学者は、すぐさまコンピュータの情報処理の仕方と心の働き方にいくつかの類似点があるのを見てとった。コンピュータの操作は心的機能の鋳型となり、そしてコンピュータのシミュレーションにより人の心のモデルを探究する人工知能（ＡＩ）の分野が誕生した。ほどなく心を情報処理装置と捉えようとする人、すなわち認知科学者が登場する。認知科学は心理学に革命を引き起こし、行動主義者を退場させて、心が元来あるべき位置に落ち着かせたのであった。しかし認知科学の衝撃は、心理学をはるかに超えるものであった。今日では認知科学者の進出している分野として、心理学のみならず、言語学、哲学、コンピュータ・サイエンス、物理学、数学、人類学、社会学、脳科学などの諸分野が挙げられる。

認知科学の確立にあたって最も重要な概念上の進展の一つに、機能主義として知られる哲学的な立場がある。これは、各種知的機能はそれぞれ異なる機械によって実現されているが、その背後にある基本的な処理は同じである、とする立場である[12]。たとえば、コンピュータも人も、2＋5から7という答えを導きだす、ということである。しかし、同じ答えに達するがゆえに似たようなハードウェアが用いられているとは限らない。脳は生物的な素材で、コンピュータは電子部品によって作られている。同様な結果になるのは、機能的レベルで同様な処理がされているからである。機械のハードウェアが極端に異なっていても、答えを引きだすソフトウェアもしくはプログラムは同じだろう、ということである。それゆえ機能主義では、脳にとっての心とはコンピュータのハードウェアにとってのプログラムにあたるという見方を取る。

機能主義という旗印を掲げている認知科学者は、機能状態を生成するハードウェアを考慮の対象枠から除

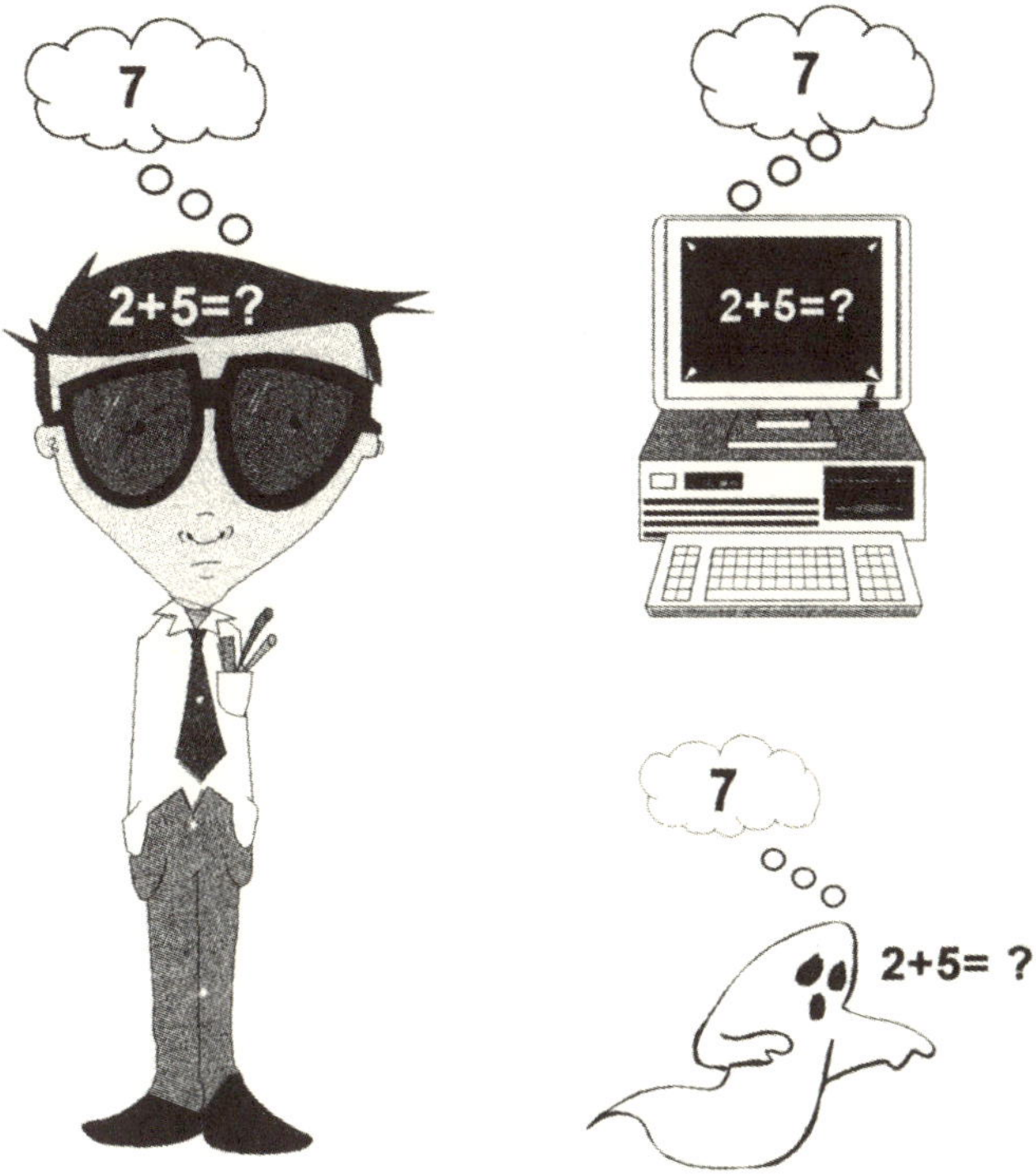

図2-2　機能主義　これは一つの哲学的立場であり，心的な機能（思考，推論，計画性，感情）は，身体的な状態であるよりはむしろ機能的な状態であることを提案している．人とコンピュータが2＋5＝7という計算をした時，同じ答えが得られるのは，身体的に似た構造を持っているからではなく，それがなされた処理の機能的同等性によるはずである．その結果，心的なプロセスがコンピュータ・シュミレーションを使用して研究できるのである．心は原理的には，身体がなくても存在しうる．（J. A. Fodor, The Mind-Body Problem, *Scientific American* [January 1981], Vol. 244, p. 118.）

いて、心の機能的組成を探究する。機能主義者の立場に立てば、認知科学は、脳についての知識がなくてもそれ自体で一つの学問分野として成り立つ。この論理構築によってこの分野は強い自律性をもつことになり、ますます活性化した。人に対する実験を行うにしろ、人の心のコンピュータ・シミュレーションを行うにしろ、いずれにしても、今日の認知科学者の多くは機能主義者なのである。

認知革命が起こった結果、意識は心理学最大のトピックとして復権したと見るのが当然だろう。けれども、そうではないのだ。認知的なムーブメントによって心理学はふたたび心を取り上げるようになったが、それは厳密にはデカルトが一般化したような全知の意識的心とは厳密に同じではない。デカルトにとっては、意識でないなら、精神的なもの、すなわち心ではない。デカルトにとっては、心と意識は同じであった[13]。これに対し認知科学者は、心を意識〈内容〉ではなく、むしろ無意識的〈処理〉と考えるのである。このことは後で詳しく述べることにしよう。そして、認知科学は意識を除外し、これらの意識的状態の背後にある情動を扱った。なぜこのようになったのかについても、後で考える。ここでは、認知処理の中にある無意識性について探っていきたい。

認知的無意識

心を情報処理デバイスと捉える考え方に基づいて、認知科学は、心理的事象を生起させたり基盤となる機能の構成や処理を理解する方向に加速しはじめる一方、意識の性質やその主観的内容について理解する方向からはさらに一層後退していった。目の前のリンゴを認知するためには、そのリンゴが脳内でイメージされていなければならず、そのイメージされた像は、心の意識的な部分で応答可能な状態でなければならない。しかし、あなたが意識的に知覚するそのリンゴの心的な像は、心の伝導装置を無意識のうちに変容させることにより生じたのである。カール・ラシュレイ（Karl Lashley）によって既にずっと以前に指摘されたことだが、意識内容はその過程から生じるものであり、われわれは処理過程自体を意識的に知覚することができず、ただその結果を知るだけなのである。[14]このような心の処理過程は認知科学のパンとバターである。すなわち、認知科学にとって、こうした心理的処理が拠り所となる。認知科学者は、しばしば意識を処理過程の最終結果として語る。けれども、彼らはたいていは、処理過程の途中で、そしてその結果として起きる意識内容よりも、その背後にある処理に対して格段の興味を抱いている。このように意識〈内容〉よりも無意識的〈処理〉を強調することが、認知科学の研究の根底にある。[15]そして、強固な機能主義支持者にとっては、これらの処理は、たとえそれが神経から構成されていようが、電子部品、機械部品、あるいは棒切れと石から作られていようが、目下の機能的問題を解決できるどんなデバイスでも同じように研究できるものなのである。[16]

心理学者のジョン・キールストローム（John Kihlstrom）は、認知科学の主要な課題であり、かつ水面下の処理過程の表現として、「認知的無意識（cognitive unconscious）」という用語を作った。[17]これらのプロセスは、刺激の物理的特徴を知覚系による通常的に分析することから始まって、過去の記憶や文法に沿って話したり、目前にないものを想像したり、意思決定などの多くを含む、心の複雑性のさまざまなレベルにわたる。

認知科学者たちは、先駆者フロイトに倣って、デカルト由来の心と意識を同一と見なす見方を退けた。しかし認知的無意識は、フロイト派の無意識、すなわちダイナミックな無意識（dynamic unconscious）と同じではない。[18]認知的無意識という用語は、単に心が意識的にではなく行う多くのことを意味する。これに対してダイナミックな無意識は、情動で満たされた記憶が心理的にダーティな働き方をするよう課せられた、より暗く、より意地の悪い場なのである。ある程度まではダイナミックな無意識を認知的プロセスと考えることはできるが、[19]認知的無意識という用語には、ダイナミックな作用という意味は含まれない。ダイナミックな無意識については、後の章で少し詳しく述べよう。ここでは、日常茶飯な事に対する無意識に働く心の処理をする、よく使われる認知的無意識に焦点をあてることにする。いくつかの具体例を挙げて考えよう。

神経系による外的刺激の分析の第一段階は刺激の物理的性質にかかわるものである。この低次レベルでの処理は覚醒していなくとも生じる。[20]たとえば、脳は、われわれが見た対象の形、色、場所、動き、そしてわれわれが聴く音の大きさ、調子、音源を計算するという機構をもっている。われわれは、二つの物体がどのくらい近接しているか、あるいはどの二つの音が大きいかと聞かれたら、それに答えることができるが、その結論を出すに至る脳内の操作については説明することができない。計算結果は意識にのぼらせることができても、計算それ自体は意識できない。物理的刺激の特徴を処理することで、知覚を意識化することを含む、認知に関するすべての側面をも処理できる。もし、これらすべてを意識を集中させてやらなければならないとしたら、認知しようという事柄に捉われてそれ以外のことはできなくなってしまうだろう。このことは、処理プロセスを知覚して行わないのと同じことである。

脳は、刺激の物理的特徴の分析に基づいて、その意味をつくり出そうとする。あなたが見ているものがリンゴだと認知するためには、その刺激の物理的特徴をもとに、長期記憶庫のなかから、その答えを探しださねばならない。一たびそこに入ると、刺激情報は貯蔵されている類似の情報と照合され、それがリンゴであると識分別し、あなたはリンゴを見ているのだと「認知する」ことになる。さらに過去に起こったリンゴにまつわる経験をも思い出すことにもなろう。ほとんど無意識の処理過程によって、最終的には意識記憶（意識内容）がつくり出される結果となる。たぶんわれわれは、昨晩の夕食が何だったのかを思い出すことはできても、その情報を引きだすに至った脳内メカニズムを説明することはできないであろう。

認知のうちで最もまぼろしのような心的イメージですら無意識的な処理の結果なのである。たとえば、認知心理学者のスティーブン・コスリン（Stephen Kosslyn）はある特定の物（木、小屋、岩など）を含んだ空想上の島を描くように被験者に指示した。[21]そしてこの後、被験者はその島の地図を想いうかべ、そのなかの物の一つに焦点を合わせるように求められた。この後テスト用の単語が一つ与えられ、被験者は、その物が地図上の物の一つであることを示しているかどうかをボタンを押して答えさせられた。ボタンを押すのにかかった時間は、単語テストの物と、イメージした物との距離に直接的に関連していた。コスリンはこのことから、脳は心的イメージの幾何学的距離を実際に計算しているのだと考えた。しかし、被験者たちはこうした計算を意図的にしてはいなかった。彼らはボタンを押すことでただ答えただけだった。すべては脳の無意識的な操作のもとでなされたのである。

あなたの脳が何かをすることができるとしても、「あなた」はどのようにそれがなされたのかを知っているわけではない。脳が無意識的に幾何学的問題を解けるのを変だと思うならば、時速六〇マイルでカーブをきるハンドル操作の際に脳内で起こる自動計算の類を考えてみてほしい。さらに、巣に戻ろうとするハトや、餌を求めて外へ飛び出しても体内コンパスを用いて何の苦もなく巣への経路を見つけるミツバチの神経系で起こる情報処理の類を想像してみれば、このことがよくわかるだろう。

話すことは、意識が得意とする行動上の道具である。話し言葉もまた、無意識的な情報処理の結果である。[22]われわれは、話している文章の文法的な構造を、意識的に考えたりはしない。そのための十分な時間が単にないからである。誰もがすばらしい演説家であるわけではないが、言語学的に意味の通ることをふつうに話す。われわれがほぼ文法に則って話すことができるのは、認知的無意識で行う多くの処理結果の一つとしてのおかげなのである。

認知的無意識は、信条や行為の心理的源泉に関する複雑な判断にまでも及ぶ。一九七七年にリチャード・ニスベット（Richard Nisbett）とティモシー・ウィルソン（Timothy Wilson）はきわめて興味深い論文「知り得る以上のことを語る――心的処理に関する言語による報告」[23]を発表した。この二人は、注意深く構想された多くの実験条件を設定した。被験者は、何か行為することを要求され、そのあと何をしたのか、どうしてそれをなしたのかの理由が問われた。その中の一つに、テーブルの上にペアの靴下を並べて、女性の被験者たちに靴下を調べさせ、一番好きなものを選ばせる、という実験を行った。その後、なぜその靴下を選んだかを質問されると、女性たちはその選択を正当化する理由として生地や薄さについてのありとあらゆるすばらしい回答をいろいろ述べた。しかし、靴下が同じものであることは、彼女たちには知らされてなかった。被験者は、自分たちの内的判断を基に靴下の品質を決めたと信じていた。ニスベットとウィルソンは、この研究と他の代表的な研究で、人びとは自らの行動や感情の内的原因についてしばしば勘違いすることを示した。被験者たちは、いつも理由を述べるが、その理由は判断決定のための処理を尊重してのものではなく、社会的な慣例であったり、そのような状況では物事はふつうこう展開するという予感、あるいは単なる推測であった。ニスベットとウィルソンによると、はっきりとした内省的な報告は人生においてたびたび起こりうるが、その行動や信条を引き起こした刺激には明らかになるほどと思わせるものがあるものである。しかし、顕著で明白な刺激がない場合、人びとは理由をつくり上げて、それを信じ込む。つまり、なぜ自分がこれをするのかを自分自身で理解することを含む心の重要な側面である内的な働きを、意識的な自己にとって必ずしも自身で理解できないのである。[24] 科学的データとして、心の内省的分析にもとづいた言葉による報告を用いる場合、非常に注意しなくてはならない。

ニスベットとウィルソンがこのような研究をしていたころ、マイケル・ガザニガと私は分離脳患者の研究をしていて、同じような結論に達していた。[25] 分離脳患者の片方の脳半球に局在した情報を別の半球が利用できないことは、ガザニガらの初期の研究によってよく知られていた。[26] われわれは、心の無意識の系に生じた情報をいかに意識が扱うかというモデルとして、このことに着目した。つまり、右脳がいくらか反応できるように密かに訓練をしたのだ。左脳は反応に気づいたが、なぜその反応がなされたのかは理解できなかった。われわれは、それからその患者に何をしたのか、なぜしたのかを尋ねた。左脳だけが話すことができたため、言語による出力は左半球の状況判断を反映していた。このことを繰り返し行ってゆくと、左脳はなぜ反応したのか知っているかのように説明をつくり上げるようになった。たとえば、右脳に手を振ることを教えると、その患者は手を振った。われわれが彼になぜ手を振っているのかと尋ねると、彼は誰か彼の知っている人を見たと思ったからだと答えた。その患者の右半球に笑うことを教えると、われわれが面白い人たちだからと答えた。話し言葉による説明は、なぜその反応が起こったかに関する知識よりも、起こった反応にもとづいていた。ニスベットとウィルソンの被験者のように、患者は実際に何もしていないのに、あたかも行動の原因を内省しているかのように状況の説明をしようとしたのであった。われわれは、次のような結論に達した。人びとはふつう意識的に気づかずにいろいろのことをするので（なぜならば、行動は無意識的に働く脳のシステムによって生じるからである）、意識の働きの主な役割の一つは、われわれの人生に一貫した筋、自己概念を通すことである。すなわち、われわれが既に引きだしてしまった行動の説明をする際、自己イメージ、過去の記憶、未来への予測、現在の社会的状況や行動がなされた物理的環境にもとづいて、意識的に自己が知覚されるのである。[27]

認知的無意識[28]についてはまだ解明されていないところが多いが、心理の大半は意識的に覚醒されていないことは明白であると思われる。われわれは（意識内容という形で）処理の結果を内省することができるが、処理した事柄のすべてから意識内容が生じるとは限らない。意識内容という形にまで覚醒されない刺激の処理状態は、それにもかかわらず潜在的ないし無意識的に貯蔵され（第7章参照）、後になって思考や行動に重要な影響を及ぼす。[29]さらに、強調されるべきことは、情報は意識内容が生じる系、あるいは生じない系に分けられるが、同時並列的に処理される。この結果、ある系では意識的に表示され、別の系では無意識的に表現される。往々にして、われわれは意識的な表現を用いる系の働きを内省し言葉として記述することができるだろう。けれども、内省は心の広大な無意識的側面の働きを探る窓としては、特に有効ではないだろう。この点は情動的無意識を考慮する際、次章でとくに重要な点になろう。

認知科学の分野は、特定の情報を処理することにおいてすばらしい成功を、とくに情報の無意識的処理の理解という面で収めてきた。現在では、外界をどのように秩序立てて知覚するのか、過去の出来事をどのように記憶するのか、現実にはない刺激をどのように想起するのか、いかに論理的問題を解くか、他の多くの刺激があるにもかかわらずその中から一つの刺激にどのように注意を向けるのか、不完全な情報をもとにどのように決断するのか、信条や態度、行動についてどのように判断するのか、またその他多くの心理機能に関する優れたモデルがある。[30] これらの機能にかかわる処理の多くが無意識に行われるということが、以前の心理主義にはなかった特別の役割が認知科学に課せられ、意識の問題の解決を第一とせずに心の研究に取りかかることができるという道が拓かれた。[31] このことは意識が無関係または重要ではないという意味ではない。重要だからこそ、過去に心の問題を扱いはじめたとき心の科学的探究のアプローチとして意識の問題が他を圧倒的に凌駕したのである。しかしながら、その後現在にいたるまでに、科学者は心において無意識という面もまた重要であると考えるようになった。実際、意識はそれを実現する無意識の処理を研究することによってのみ理解されえるといっても過言ではないだろう。このことに関して、認知科学は誤っていないようだ。意識の問題、そしてとくに情動的意識は第9章で取り上げることにする。

機械における心の健康

〈認知的心〉（認知科学者によって研究されている心）は、非常に興味深くて複雑なことを多少なりともすることができる。たとえば、チェスの本物のグランドマスターと賞金争いをする。[32] しかし、認知的心はチェスをするときに勝ちたいとは思わない。相手に王手をかけても優越感に浸るわけではなく、あるいは試合に負けても悲しくなったり苛立ったりすることもない。大きな試合で観客に呑まれたり、抵当の支払い期限が過ぎていることに気づき突然不安になったり、トイレに行きたくなったりして動揺することもない。チェスでいかさまをするように認知的心をプログラムすることもできるが、いかさまをしても罪を感じることはないのである。

認知科学を定義しようという試みに関心をもって見

てみると、認知科学の分野の特徴とは情動を記述しないことであるということに驚かされる。たとえば、ハワード・ガードナー（Howard Gardner）の『認知革命――知の科学の誕生と展開』という本のなかで、認知科学を定義する五つを掲げ、その中の一つとして、感情的あるいは情動的要因を強調しないことを挙げている。[33] ウルリック・ナイサー（Ulric Neisser）は、一九六八年に発刊された彼のセミナーの教科書『認知心理学』において、この分野は行動を動機づける（情動のような）ダイナミックな要因を扱わないと述べている。[34] 認知科学の哲学に関する革新的な本、『思想の言語』において、ジェリー・フォダー（Jerry Fodor）は、情動とは認知で説明できる範囲外の心の状態であると記述した。[35] そしてバーバラ・フォン・エッカート（Barbara von Eckardt）は、『認知科学とは何か？』という本の中で、ほとんどの認知科学者は情動が研究分野に含まれるとは考えていないと言っている。[36] こうした認知科学者たちはそれぞれ、情動的な要因は心の重要な局面であるが、情動は心の認知的アプローチの重要部分として含まれないことを強調している。

認知科学者が、注意、知覚、記憶などを含むこれらの他の純正な認知的処理と別のものとして分けている情動とはいったい何なのだろうか。なぜ情動は心理学で起こった認知的革命で心の復権から除外されてしまったのだろうか。

その理由の一つは、前述したように、哲学者や心理学者たちは、思考から感情を、認知から情動を、心の別の局面として区別するほうが有効なことを、数千年も前から知っていたからである。二〇世紀初期のバートランド・ラッセル[37]（Bertrand Russell）のような哲学者たちの著作では、思考は論理の一種であるとの見解がなされていた。現在では、フォドールにより、思考とは思想の言語として知られている。[38] コンピュータが行う思考と見なされるものが現れたころ、その思考はいわゆる〈非論理的な〉情動より論理的な推論処理に、より適合するだろうと見なされていた。しかし後で見るように、認知はかつて考えられたほどには論理的なものではなく、情動もつねに非論理的とは限らないのである。

人工知能の研究者は、問題解決マシーンには知識が必要なことに早くから気づいていた。高度な論理をもっていてもデータのないマシーンは、成功には程遠かった。[39] これらのモデルでは知識は論理の支えとなっていいた。思考はふつう今では、純粋に推論的な論理規則によって行われるものではないと考えられている。[40] これはフィリップ・ジョンソン゠レアド（Philip Johnson-Laird）の研究によって立証された。[41] 彼は、「すべての芸術家は養蜂家であり、すべての養蜂家は化学者である」というような言明から人がいかにして論理的な結論を引きだすことができるかを研究した。この結果、人は論理的には正しくないようなことをきわめて頻繁に行う、ということを見出した。このことは、もし心が形式論理のマシーンとすると、それはきわめて貧弱なものであることを示唆するものであった。ジョンソン゠レアドによると、人は合理的だが、ただ形式的な論理法則に従うことで合理的であるのではない。人は、現実の生活の中で過去に経験し、あるいはイメージした状況から導きだされた仮説的な例を用いている。これが、ジョンソン゠レアドの心のモデルである。アモス・トベルスキー（Amos Tversky）とダニエル・カーネマン（Daniel Kahneman）による研究でも、異なった視点から似たような見解が導きだされた。[42] 彼らは、人びとが日常生活の中で直面する問題を解決するために、形式論理の法則に頼るよりも、むしろ世故にたけたやり方で智慧を使って世間一般の動きを暗黙の内に理解し用いていることが多いことを示した。経済学者のロバート・フランク（Robert Frank）は、さらにその先を行った。[43] 彼は、意思決定はまったく合理的ではないことが多い、という。たとえば、「行為の多くは結果を十分考慮したうえで意図的になされるので非合理的なのではない、人はそのことをしなかったとしたらしない方がよいだろうとわかっているのである」。彼は、欠陥商品のためにわずかな返金を求めて延々と長時間列をつくったり、選挙結果にはほとんど影響を及ぼさないのがわかっているのに、吹雪の中を耐えて投票に出かけるなどの例を挙げている。フォークランド諸島をめぐるイギリスとアルゼンチンの戦争についてのホルヘ・ルイス・ボルヘス（Jorge Luis Borges）の記述も、フランクの引用によれば、結局のところ「二人の禿頭の男の、櫛をめぐる争い」である。もし認知がただ単に論理的ではなく時には非合理的であるならば、情動も初めの頃考えられたほどには認知的ではないとは言えないだろう。

情動の多くは、進化という知恵の産物であり、したがって、このことから人の心よりも知的なものであると、おそらく言えるだろう。進化心理学者のジョン・トビー（John Tobby）とレーダ・コスミデス（Leda Cosmides）によると、現在の人間の情動的状態が過去において大いに進歩したことの証拠があるという。[44] 危険に対する反応が進化によって高度化されたからと言って、何が非合理的だと言うのだろうか。ダニエル・ゴールマン（Daniel Goleman）は最近の著書の中で、情動的知性（emotional intelligence）についての多くの例を挙げている。[45] ゴールマンによると、人生における成功は高いＩＱよりも、むしろこれと同等またはより高いＥＱ（情動指数）によるものである。確かに、逸脱した情動は非合理的で病的な結果さえも招くことがあるが、情動そのものは必ずしも非合理的ではない。たとえば、アリストテレス（Aristotle）は怒りは侮辱に対する理性的な反応であると考え、多くの哲学者がこの考えを受け継いできている。[46] 神経病学者のアントニオ・ダマジオ（Antonio Damasio）もまた、『生存する脳——心と脳と身体の神秘』と題する彼の著作の中で情動の合理性を強調している。[47] 彼は意思決定における本能的な感覚の重要性を強調している。そして、初期の人工知能プログラムが論理処理のモデル構築に大きな成功を収めたのだが、しかもより最近のモデルではこのまったく人工的なアプローチを越えて、情動のモデルすら試みるものもある。いくつかのプログラムは情動の〈筋書き〉または情動を土台とした〈枠組み〉（ある特定の状況、たとえば野球のゲームや、教室や仕事の会議において起こりそうなことを予想して、これに対応するための情報をあらかじめ組み込んでおくこと）を意思決定や行動を助けるものとして使用し、また他のプログラムの例では刺激の意味の評価または価値評価の処理をシミュレートしようと試みている。また、われわれのエモーショナル・ブレインを理解することにより情動処理のモデルをつくろうとしている者もいる。[48] 情動と認知を分けようとするとき、論理的・非論理的、あるいは合理的・非合理的の区別が非常にはっきりと決まっているというものではなく、また区別したとしても、それは心の科学が対象とする範囲を決める明確な方法ともならない。

情動が認知的革命において復権しなかった二番目の理由は、情動は意識の主観的状態と伝統的に見なされてきたからであろう。恐れること、怒ること、幸せであることのためには、特別な種類の経験を有していることに気づき、その経験を意識することがなくてはならない。コンピュータは情報を処理するのであって、(少なくとも多くの人びとが考えているような)経験をもつことではない。認知科学は、意識内容の科学というよりは情報処理の科学であったという限りにおいて、意識という局面では、そのプログラムに必ずしもうまく適合しなかったのである。しかしながら、第9章で見るように、最近では認知科学の領域において、以前よりもずっと、意識を扱うようになってきている。したがって、情動は主観的な状態であるからという言いわけは利かなくなっている。けれども、主観についての議論にそれほど重点は置かれてこなかった。リンゴが赤いと思う体験やそれを食べたという記憶より、情動にまつわる経験のほうが多少とも主観的であるということではまったくない。視覚や記憶の研究ではこれに関連する脳機能がただ主観と関連しているという理由だけでこれまで研究されなかったということはなかった。情動の研究でもそうであってはならない。

主観的な情動状態は、次章でも見ていくが、他のすべての意識状態と同様に、無意識的に生じる情報処理の最終結果であると見れば、最もよく理解できる。視覚刺激を知覚し、脳がそれを無意識下でいかに処理したかを研究することで視覚情報を得、それによって行動化するという脳研究の従来のアプローチとまったく同じ仕方で、脳がどのように刺激の情動的意味を無意識下で処理し、その刺激の情動的意味にあわせて行動を制御すべく、この情報を使用するのかという研究もできるのである。そして、脳の視覚刺激の処理を研究することによって、この処理に付随して起こる主観的な知覚経験がどのようにつくられるかが理解されるようになったと同様に、脳の情動についての情報処理を研究することによって、いかに脳が情動経験をつくり出すかが理解されると期待しうるのである。これはわれわれがコンピュータにこれらの経験をもつようプログラムすることを意味しているわけではない。このような経験自体がコンピュータの計算論的な状態[49]ではないにしても、情報処理のアイデアとして、主観的な情動的感情のような意識的な経験を理解するための概念的な装置として利用できるということを言いたいのである。このことについては、第9章で意識を扱う際、さらに詳しく述べる。

こうして、情動を認知の枠組みの中に取り込むことができたのである。問題は認知科学の中に情動を包含すべきであったのかどうか、あるいは、よりはっきり言うと、心のすべてを一つの大きな概念の枠組みの中に収められるよう、認知科学が扱える範囲を大きく広げて情動をも含めるようにすべきかどうかということである。

認知科学者の中には、当初から情動の重要性に気づいていた人が居た。たとえば、人工知能研究の先駆者、ハーバート・サイモン（Herbert Simon）[50]は一九六〇年代の初期に、認知モデルを本当の心により近づけるために情動を説明することが求められていると主張した。同じ頃、社会心理学者のロバート・アーベルソン（Robert Abelson）[51]はそれまでの焦点であった「冷たい」論理処理から「熱い認知」へと方向転換する必要があると提案した。指導的認知心理学者のフィリップ・ジョンソン＝レアド（Philip Johnson-Laird）とジョージ・ミラー（George Miller）も一九七〇年代に同様の指摘をした[52]。最近、もう一人の人工知能研究の先駆者であるアラン・ニューウェル（Alan Newell）が情動について書いている文を引用しよう。「これらの現象は、まだ満足できるほど、認知科学に統合されてはいない。しかし、哺乳類のシステムは明らかに情動系として構築されている」[53]。これらの指導的認知科学者からの指摘が、しだいに影響を与えるようになり、認知科学者は情動に興味をもつようになった。問題は、こうした努力が認知に熱気を吹きこむ代わりに、情動を冷却してしまったことだった。つまり、認知モデルにおいて、情動は思考しつくされ説明されて、情熱を奪われてしまったのだ（情動の認知理論とその不幸な結末については次章にて詳しく述べる）。

最終的な分析結果として言えることは、情動と認知の基盤となる処理は同じ概念と同じ実験手法を使って研究できるということだ。両方ともこの処理が無意識下における情報処理と意識された内容の（時に応じて）生起に関係している。しかし同時に、情動が認知科学に含まれるのはあまり妥当ではないように思える。心の実験的研究は、心をまったくすばらしいものと考えてなされるべきである。認知を心の部分として人為的に分離させることは、初期の認知科学において非常に有効であり、心に対する新しいアプローチを確立するのに役立った。しかし今は認知を心のコンテクストに戻さなければならない。つまり認知と情動を心として再統合しなければならない。心には思考も情動もあり、片方だけの研究では決して満足のいく結果は得られないであろう。傑出した心理学者であるアーネスト・ヒルガード（Ernest Hilgard）は、思考プロセスを成熟させるためには、子どもが成長するために兄弟間で競争させることと同様な概念として捉えるべきであると述べて、この点をうまく指摘している。[54]「心の科学」は、認知と情動という二つの領域の連合によって継承されるのが正当である。認知と情動の研究を認知科学と呼んでしまうと、このことが害になってしまう。

心と身体と情動

心とは何かという問いに対する考え方は、初期ギリシア時代より、幾度も変遷を遂げてきた。初期のギリシア時代のギリシア人の多くは、合理性に心を奪われていた。しかし同時に心には知りえる面も、知りえない面もあると見る傾向があった。デカルトは、心と意識を同じものとし、心は意識されているものだけと再定義した。意識は人特有の授かりものと見なされていたので、人以外の動物は心をもたない生物として扱われた。フロイトは、原初的な本能や情動の本拠地として無意識を形式化し、動物と人間とを結ぶ心のリンクを再構築することに努め、心をもっぱら占有していた意識を追い払いはじめた。行動主義者は心という考えすべてを捨て去り、そして実際に動物と人間を、心理機能よりはむしろ行動面を含むものについて、同一の連続線上に置くようにした。認知科学は、古代ギリシアの心についてのイデアを復活させ、心とは理性と論理であるとした。そして認知科学の初期のころにおいては、心理状態が人の言語能力と密接に結びついた論理法則にもとづいていると考えた。この結果、認知科学では、動物に心があるという考えには、ある時期賛成しかねていた時代があった。人の心が精密な工学機械であると考えるほうが、心が進化の歴史をもった生物的な器官であるという考えよりずっと評判がよいようだった。

無意識的処理についての考えが現れ、心は認知以上のものであることが再認識されると、再び人と動物の心理的な生活の主な部分が連続していることが認められるようになると、認知心理学者たちを心理的機能をまったく観念上のものであるとするよりはむしろ諸機能が収められている機械であるという文脈の中で研究するほうへ向かわせたのであった。脳がどのように働くかという知識がなくても心のモデル化が可能であるとする機能主義者の信条に対抗して、哲学者のパトリシア・チャーチランド（Patricia Churchland）と計算論的神経学者のテレンス・セジノフスキー（Terrence Sejinowski）は、「自然はわれわれよりも巧妙にできている。神経生物学的巧みさに気づかないと、われわれはそのすべての力と巧妙さを見逃して停滞してしまう。要は、〈進化はすでにそれをやり遂げているのだ〉、だからこそ、われわれの脳という驚くべき機械の実際の働きを、学んでよいのではないか[55]」と語っている。

心はいかなる機械（機械的、電気的、生物的）の上でも作動させることができるプログラムであるという機能主義者の考えはかなりわかりやすく、また、認知の領域では少なくとも許容される考えである。認知に関連している生物学的機械はもちろん脳である。脳とは認知コンピュータであるという考えは今ではもはや陳腐化している。しかし、情動は認知とは異なり、ふつう脳は身体と無関係には機能しない。ほとんどの、もしくは多くの情動は身体的反応を伴う[56]。しかし、そのような関係は認知と行動との間には存在しない。認知によって引き起こされる反応は柔軟に認知とリンクする。これは、認知がなぜそれほど力強いかということをある程度説明していて、ある特定の状況でいかに反応するかを選べるよう、認知はわれわれに融通のきく対応を可能にしているのである。認知は、このように反応はするが、それは本質的なものではない。人の認知における最高位の形式の一つである言語を理解する能力は、認知の形式が一連の特殊な表現上の反応としっかりと結びついており、話し言葉という形でこの能力が表現されてなくとも、人びとの日常生活の中でうまく働いているのである。しかし、情動の場合では、身体的反応は、一切の情動処理をまとめ上げたものの表出なのである。アメリカの心理学の父である、ウィリアム・ジェームズ（William James）がかつて述べたように、身体的な表現のない情動を想像するのは困難である。(57)

われわれは、情動がその命令（好むと好まざるとにかかわらず）によって意識下の心に忍び寄ってくる情動を知る。しかし、情動は意識的感情として進化したのではない。情動は行動的、生理的に特殊化することで進化し、身体的反応は脳によって制御されて起こる。それによって、生物はその祖先から綿々として厳しい環境の中で生き残り、子孫を残してきたのである。もし認知でなく情動の生物学的マシーンが必然的に身体に絡むことを必要とするならば、情動を作動させるのと、認知を作動させるのとでは、異なるマシーンが必要になる。もし（ハードウェアは重要でないという）機能主義者の議論において、心を認知として捉えることができるとしたら（できるかどうかはわからないが）、それは心の情動面には作用しないように思われる（なぜならば、そのハードウェアは情動に対して異なる取り扱いをするように思われるからである）。

コンピュータに意識をもたせようとプログラミングするのは、コンピュータにすべての情動経験をもたせるプログラムをつくるための、本質的な第一歩である。それは、脳内の情動系の無意識的な働きを意識するようになったとき、われわれはその感情によって、情動が生起したことを知るからである。しかし、コンピュータがたとえ意識をもつようなプログラムができたとしても、情動をもつようにはプログラムできないであろう。なぜならコンピュータはヒトを人たらしめるヒトの構成物として適切なものではないからである。すなわち、コンピュータは人工的なすばらしい構成物であっても、生物進化の存在の連続性からあるべき適格な種類の組成をもっていないからである。

（1）この引用は、マンハッタンのグリニッチヴィレジにあるキムのアングラ・ビデオ店のカウンターの後ろの壁で見かけたものである。
（2）Melville (1930).
（3）Bangs (1978).
（4）情動理論は本章と第3章で議論される。
（5）Fehr and Rusell (1984).
（6）Plato, *Phaedo*, Flew (1964) に引用された。
（7）Gardner (1987).
（8）Watson (1929); Skinner (1938).
（9）実際、ドイツで意識の実験的な研究が出ていた［Boring (1950) 参照］一九世紀後期までは心理学は科学的な分野として存在してはいなかったのだ。それ以前は、心理的な現象は哲学者の仕事であった。そしてデカルトの言明「我思う、ゆえに我あり」に従い、西欧哲学の議論では同等のものとされ、科学的心理学が出てきたときに、その傾向は受け継がれた。デカルトの重要な著作の翻訳については、Smith (1958) を参照。心と意識を現代的に同等と見なすデカルトの見解が重要であることの要約については Rorty (1979) を参照のこと。ローティによると、心と意識はデカルト以前は、そのような互換性のある概念ではなく、全知の魂（意識）には知りえないもの（無意識）はないという見方が導入されていたのだった。知りえないのならば（意識することができないならば）、心的なものではないのである。このように、今日われわれが心的と考えている（感覚とか情動に関する幾つかの点のような）ある事柄は、デカルトによって身体的状態と表示されていた。
（10）Ryle (1949).
（11）次の要約は Gardner (1987) にもとづく。
（12）Putnam (1960).
（13）Rorty (1979).
（14）Lashley (1950b).
（15）Neisser (1976); Gardner (1987); Kihlstrom (1987).
（16）たとえば、そろばんのような計算器は木と石から成るコンピュータである。そのデザインに組み込まれているアルゴリズムあるいはプログラムを用い計算し、いくつかの問題については、電子コンピュータと同じく有能であり、（ある場合には）さらに実際的である。
（17）Kihlstrom (1987).
（18）Freud (1925). フロイト派の概念について認知心理学の用語による再解釈は、Erdelyi (1985) を参照。
（19）Erdelyi (1985).
（20）これらは、しばしば前知覚的なプロセス、あるいは前注意的なプロセスと呼ばれる。

視覚については、たとえば刺激の異なる部分から反射される光の強度の決定とか、刺激の運動の方向は、前意識的に生じる。これらのプロセスについての議論はMarr(1982);Ullman(1984)を参照。

(21) Kosslyn and Koenig(1992); Kosslyn(1983); Kosslyn(1980). コスリンの理論に対する異議申立てについては、Pylyshn(1984)を参照のこと。

(22) Pinker(1994).

(23) Nisbett and Wilson(1977).

(24) しかしながら、誰もがニスベットとウィルソンが強く非難したことに同意しているわけではないのだ。ニスベットとウィルソンの研究の後で、たとえばEriccson and Simon(1984)は信頼できる意識的な内省は、どのようなものかを明らかにしようと試みた。徹底的な研究によって、彼らは次の結論を得た。つまり、心の状態についての言葉による報告において、決定の結果を示すこと（あるものが、他のものより大きいかどうか、あなたが何かを好きか嫌いかどうか、あるいはあなたは何かをすることを計画しているかどうか）は信頼して使用することができるが、決定にいたるプロセスの報告、プロセスが生じたときと報告の間に幾分遅れがあるときにはとくにあまり信頼できない。短期的な記憶は、それらが起こった、あるいはその直後のプロセスは正確に記述できるので、たいていは利用できるが、しかし情報が短期記憶からしだいに薄れたり、それたりすると、利用できなくなる。行動や心的状態を引き起こす出来事は概して少し前に起こるものであり、ふつう起因となる出来事がまだ短期記憶にあるため、われわれはその原因をよく意識できるのであると、述べる人もいる。この見方はしばしば庶民の心理的通性として知られている［Goldman(1993)を参照。Churchland(1984); Arnold(1960); Johnson-Laird and Oatley(1992); Oatley and Duncan(1994)］。しかしながら、私が思うに、この見方は少なくとも三つの点で問題がある。第一に、刺激のすべてが短期記憶を占めるほど、意味のある心的効果をもつと仮定し、このように認められ、評価されていることである。次章で見ていくが、ある事柄は気づかずとも、影響をいっそう与えるが、別の事柄は十分に気づいていても、その意味は内包的に処理されて、意識的には認められてはいない。この後の点については、意識的に知覚された刺激が、重要な無意識的な効果をもつことがあり、その影響を受けていることに気づかずに、われわれの情動や目標や態度に影響していることを言っている。第二に、行動を引き起こした刺激が、その原因であると仮定しているが、それは必ずしもそうとは限らないのである。取るに足らぬ出来事でも、気分が悪いと、爆発しうるのである。誘因刺激よりも気分が、そのような状況においては、その原因なのである。第三は、有効な多くの刺激のうち、実際に反応を引き起こしたまさにその刺激を正確に特定できると仮定していることである。

たしかに、われわれはしばしば適度であるが、また他方、生活は混沌としていて、どうしようもなくもあろう（ちなみに、精神病に病む人の混乱したどうしようもない生活は、これらのメカニズムにおける、内省的なものか、帰属的なものか、あるいはそれらの間のバランスの故障を示していよう）。原因となる出来事に内省的に接近できるから、あるいは相関に気づくという基盤により、非常によく帰属的原因がわかるという理由で、われわれが正しいかどうかをさらにはっきりとは言えない。認知のいくつかの局面は内省的な言葉による報告にもとづき、特徴づけられるというエリクソンとサイモンの見解を全面的に受け入れても、心の認知的な大部分は、氷山の先端下で作用する余地が残っているのである。補遺の論点のいくつかについては、Bowers and Meichenbaum (1984)。Miller and Gazzaniga (1984); Marcel and Bisiach (1988) を参照。このトピックについて数多くの論文が載っている *American Psychologist* の一九九二年六月号もまた参照されたい。

(25) Gazzaniga and LeDoux (1978).

(26) 要約については、Gazzaniga (1970) を参照。

(27) これらの考えは、Gazzaniga (1985); Gazzaniga (1988); LeDoux (1985) において、詳細に述べられ、かつ拡張された。

(28) ダニエル・シャヒター、マシュー・エルデリー、ジョン・キールストロームを含む数人の方々には、無意識的処理についての議論を感謝する。彼らのコメントと私自身が文献を読んだことにより、刺激の無意識的処理の研究において悩んでいた方法論上のいくつかの問題がはっきりした。一つは、その仕事の多くが閾下知覚や遮蔽を含み、双方ともが非常に短期の刺激露出をうける。これは、一度に提示される情報の量を限定し、また処理課題に提供される認知の源の量をも限定する。非常に複雑な認知的無意識が存在するかどうかという別の問題があるが、その仕事ではたいていは処理限界をテストするために、言葉による刺激（語、文）を用いていることである。これらは、進化的に新しいシステムの、意識的処理に含まれる、システムの通貨なのである。他方、無意識的処理は、非言語的手段で、より容易に研究されるような進化的に古いシステムの必要手段である。実際、無意識的処理の最も強力な証拠のいくつかは、言語刺激よりも絵画的刺激を用いた研究に由来する。これらの研究は、第3章で考察される。もう一つの方法論的な問題は、意識的と無意識的処理との間に境界線を引くことである。その境界線を引くために、より複雑な分析的な技術を用い、いくつかの試みが最近なされた。メリクル、ジャコビー、エルデリー、バーグ、キールストローム（以下に引用）の仕事が含まれる。これらはそれぞれ、認知的な無意識は重要な意味を処理できることを示している。テキストに示されているように、意識的に処理された刺激はまた、無意識的なシステムによっても処理されうるが、それは実際にはそれぞれに別な事柄なのである。そして、注意され、注目された刺激は、身体的特徴ではなく、非常に重要な無意識的な意味を活性化するために、重要な無意識的影響を与えうる。これらの考えについては、次章でさらに詳しく述べる。引用例には次のものがある。Merikle (1992); Kihlstrom, Barnhardt, and Tataryn (1992); Erdelyi (1992); Bargh (1992); Bargh (1990); Jacoby *et al.* (1992).

(29) Bowers (1984); Bowers and Meichenbaum (1984); Bargh (1992); Bargh (1990); Jacoby *et al.* (1992).

(30) Posner (1990); Anderson (1990); Kosslyn and Koenig (1992); Gardner (1987).

(31) 心身問題、いかに心が脳とそれ以外の身体と関連するかという問題は、哲学的にきわめて難しい問題である。それはいつも心理学の悩みの種であった。その論点を含むうまい要約については、Churchland (1984) を参照。心理学に与えた初期の衝撃についての要約は、Boring (1950) を参照のこと。心身問題とその認知科学への関連については、Gardner (1987) が議論している。私が好きな、もう一つの心身問題を議論したものは、Jackendoff (1987) である。

(32) 私が、この本を仕上げていたとき、フィラデルフィアではグランド・マスターのガリー・カスパロフとコンピュータの間で非常に白熱したチェスの試合が行われた。コンピュータはカスパロフと激しい競争を繰り広げたのだった。

(33) Gardner (1987).

(34) Neisser (1967).

(35) Fodor (1975).

(36) Von Eckardt (1993).

(37) Russell (1905).

(38) Fodor (1975).

(39) 人工知能の歴史は、Gardner (1987) がうまくまとめている。

(40) 次のジョンソン＝レアド、カーネマン、トベルスキーの仕事の要約は Gardner (1987) の記述にもとづいている。

(41) Johnson-Laird (1988).

(42) Kahneman, Slovic, and Tversky (1982).

(43) Frank (1988).

(44) Tooby and Cosmides (1990).

(45) Goleman (1995).

(46) Aristotle (1941); de Sousa (1980); Solomon (1993).

(47) Damasio (1994).

(48) Dyer (1987); Scherer (1993b); Frijda and Swagerman (1987); Sloman (1987); Grossberg (1982); Armony *et al.* (1995).

(49) Johnson-Laird (1988).

(50) Simon (1967).

(51) Abelson (1963).

(52) Miller and Johnson-Laird (1976).

(53) Newell, Rosenblum, and Laird (1989).

（54）Hilgard (1980).
（55）Churchland and Sejnowski (1990).
（56）第3－6章では、情動における身体的反応を議論する。
（57）James (1884).

第3章　血と汗と涙

俺の愛はこの胸が張り裂けるくらい強烈に熱かった。
デイビー・クロケット『デビッド・クロケットの伝記物語』(1)

認知科学は情動という問題を慇懃《いんぎん》にも無視してきた。それにもかかわらず、情動の研究者は決して認知を無視してはこなかった。実際、情動に興味をもつ心理学者たちは、認知科学の巻き起こした知的な興奮と魅力に惑わされ、しばらくは情動を認知プロセスの観点から説明しようと夢中になった。この観点からみると、情動とは認知と異なるものではない。情動とは自分の内的位置（立場）に関する単なる見解にすぎないのである。このアプローチはいくらか成功を収めはしたものの、かなりの犠牲も払った。情動の情熱を思考と置き換えることによって、認知理論は情動を冷えきった生命のない心の状態と見なすようになった。騒ぎや怒りをなくしてしまっては、認知としての情動には何の意味も残らない。少なくとも、およそ情動的であるとはいえない。われわれの情動は血と汗と涙に満ちている。だが、情動に関する現代の認知的研究からは、このことは理解できまい。情動研究はいつもこんな方法をとっていたのではなかった。どのようにして、またなぜこのような転換が起こったのか、見ていこうではないか。

ボディ・ヒート

なぜわれわれは、危険を察知すると逃げるのだろうか？　それは、逃げなかったらどうなるかを恐れるからだ。この一見ありふれた質問に対する当たり前とも思える（そして不正確な）答えは、情動の本性をめぐる百年来の議論の焦点でありつづけた。

すべてが始まったのはウィリアム・ジェームズが「情動とは何か？」[2]と題する論文を発表した一八八四年だった。当時はまだ心理学の雑誌がなかったので、この論文は、哲学系の雑誌（『こころ（*Mind*）』）に掲載された。これは重要な論文だった。それは、掲げた質問に正確に答えたからではなく、ジェームズの答えを出すにいたる過程が重要だったからだ。彼の考える情動とは、意識を呼びさます刺激を得て情熱的な感情の発生にいたるまでの一連の過程である。すなわち、情動とは、刺激を得て意識的な情動経験へいたる一連の過程によって生じるものと考えたのだ。情動研究の主要な目標はいまだにこの刺激から感情への連鎖の解明、言い換えれば刺激と感情の間にどのようなプロセスがあるのかを明らかにすることなのである。

ジェームズはこの問題に答えるために、別の疑問を掲げた。われわれは怖いから熊から逃げるのか、それとも逃げるから怖いのか？　この結果、彼は、怖いから逃げるというありふれた答えは間違っていると提案した。そうではなく、われわれは逃げるから怖いのだと論じた。

通常われわれは、情動について、何かの事象を心が知覚すると、情動と呼ばれる心情が引き起こされ、ついでこの心の状態が身体的な表現をつくり出す、と考える。だが私の主張では反対である。このような身体的な変化は刺激を**知覚**した後に続いて直接的に起きるものであり、そのままの変化を感じるということが**情動なのである**。[3]

ジェームズの提案の核心は単純である。情動はしばしば身体的反応（動悸を打つ心臓、引きつった胃、汗ば

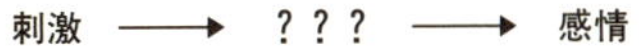

図3-1　刺激から感情への連鎖　情動喚起刺激の生起とそれが引き起こす意識的情動（感情）の間を仲介するプロセスを識別することは，情動研究の主要な目標の一つである．これは残念なことに，同様に重要な他の目標を除外する形で行われてきた．

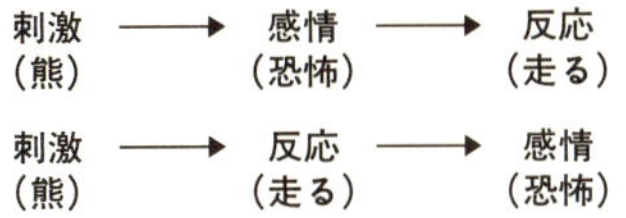

図3-2　ウィリアム・ジェームズの情動の２つの連鎖　現在の情動研究は，感情が情動反応を引き起こすのか，それとも反応が感情を引き起こすのかというジェームズの疑問から始まった．反応が感情を引き起こすのだと答えることで，百年におよぶ議論が開始されたのだった．何が最初に反応を引き起こすのかということは，残念ながらしばしば無視されていた．

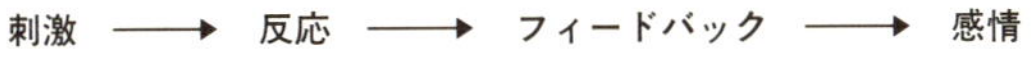

図3-3　ジェームズのフィードバック理論　刺激から感情への連鎖に関する問題へのジェームズの答えは反応からのフィードバックが感情を決定するというものだった．情感が異なると反応も異なるので，脳へのフィードバックも異なり，またそれはジェームズによると特定の状況でわれわれがどのように感じるかを説明する．

んだ手のひら、緊張した筋肉など）を伴い、そしてわれわれが外界で起きていることを察知できるのとほぼ同様に身体の内部で生じていることを感知できるという事実を前提としている。ジェームズによると、情動は内部感覚が生じる身体的な反応を伴うため他の心の状態とは異なる感じられ方がされ、また異なる情動は異なる身体的な反応と感覚を伴うので、互いに異なって感じるのである。たとえば、われわれはジェームズの熊を見れば逃げだす。この逃避行動の間、体は生理的激変を起こす。血圧の上昇とか心拍数の増加、瞳孔の散大、手のひらの発汗、特徴的な筋緊張が起こる。他の種類の情動状態は、異なった身体的激変を引き起こす。それぞれの場合、生理的な反応は身体的な感覚の形で脳が受け取り、そして感覚的なフィードバックに固有のパターンは情動それぞれに固有の質を与えるのである。恐れは、怒りや愛とは異なる生理的な特徴をもつために、それらとは異なって感じられる。情動の心の局面である感情はその生理に支配されており、その逆ではない。恐れるから身震いするのではない。悲しく感じるから泣くのではない。身震いするから恐いのであり、泣くから悲しいのである。

戦いか逃走か

ジェームズの理論は、一九二〇年代の著名な生理学者ウォルター・キャノン（Walter Cannon）が疑問を投げかけるまでは、情動の心理学において優勢であった。キャノンは空腹や激しい情動の状態において起こる身体反応の研究をしていた[4]。キャノンは、この研究結果として、「緊急反応」の概念を提案した。これは身体の特別な生理的反応であり、この反応は物理的エネルギーが作用するはずの、どんな状態をも巻き込んで起こる。キャノンの仮説によれば、緊急状況の間には活性化される身体の各部位へ血流が再配分され、エネルギーは血液によって運ばれて供給され、危険な状況にある筋肉や器官に達するのである。たとえば、戦いのときには、内部器官よりも筋肉に一層エネルギーが必要とされる（戦いの間は、消化に使われるエネルギーは筋肉へのエネルギー供給の犠牲にされる）。この緊急反応、すなわち「戦いか逃走かの反応」は、エネルギー消費が予測されるときや行われているときに起こる適応的な反応なのであり、情動状態では往々にして起こるのである。

緊急反応を構成する身体的な応答は、キャノンによると自律神経系の一方である交感神経系によって媒介されると考えられた。その自律神経系は、身体に局在する神経細胞と繊維の網であり、脳の指令に応答して、いわゆる内部環境の、内部器官や腺の活性を制御する。心臓の動悸や手のひらの汗ばみといった、情動が喚起されていることを示す身体的サインの特徴は、キャノンの時代では、自律神経系の交感神経が活性化される結果であり、それは、いかに、あるいはなぜ活性化されるかということによらず一様に働くものと考えられていた。交感神経の応答機構が一様に活性化される、という特異単一性が想定されていたため、キャノンは経験される個々の情動の状態が異なるにもかかわらず、異なった情動に伴う生理的な反応は同じであろうとした。この結果、異なった情動はなぜ異なって感じるかということについて、ジェームズは正しくなかったのである。キャノンによると、すべての情動に同じ自律神経系の応答機構[5]が対応するからである。キャノンはまた、自律神経系による応答があまりに遅すぎて、情動を説明できないと記している。われわれはこれらの応答が起こったときには、すでに情動を感じている。それで、たとえ異なった情動には異なった身体的な特徴があるとしても、自律神経の応答時間では個々の状況で愛を感じているのか、憎しみか、恐れか、喜びか、怒りか、嫌悪なのかどうかを説明するにはあまりにも遅すぎるのである。キャノンによると、情動の謎に関する答えは脳内で完全に見つけられるので、ジェームズが言った[6]ように脳が身体的反応を「読みとる」必要はないのである。ジェームズとキャノンが提唱した神経に関する見解については次章で議論し、身体的フィードバックの情動経験への寄与については、第9章で検討することにしよう。

身体的フィードバックでは、いろいろな種類の情動間の違いを説明できないが、それにもかかわらず、このフィードバック機構は情動に危急性と強度という特徴を与えるという意味で重要だと、キャノンは感じていた。ジェームズとキャノンは、異なる情動を何がラベルするのかについては合意していなかったが、情動はその身体的反応が伴うために、他の（情動的ではない）心の状態とは異なって感じられる、という点では意見が一致していたようである。

理性としての情熱

心理学で行動主義者が全盛をきわめていた頃、情動も他の心のプロセスと同様に、特定の状況における行動様式であると見なされていた(7)。意識的な情動経験は科学的に探究すべき適切な現象とは認められてはいなかったので、意識的な情動経験が何によって生じるのかを説明しようとする努力は、ほとんどまったくなされなかった。刺激と感情の連鎖は、単に問題とされなかっただけなのだ。事実、主観的な状態としての情動の概念は、行動主義者からしばしば科学としての心理学における不要で曖昧な類の考えの最たるものとして示された。それは、心理学者が行動を説明する際(8)、彼らの無能さを隠ぺいするための、大きな心的な虚構の一つ、機械の中の幽霊なのであった。

一九六〇年代初期には、このすべてが変わりはじめた。共にコロンビア大学の社会心理学者であったスタンレー・シャヒター（Stanley Schachter）とジェローム・シンガー（Jerome Singer）は、われわれの情動がどこからくるのかという論題を再度取り上げ、ジェームズとキャノンの論争に対し、新たな提案をした(9)。シャヒターとシンガーは、身体的な覚醒、あるいは身体からのフィードバックは情動経験の生成のためには、実際に重要であることを、ジェームズと似てはいたが彼の提案とは異なる形で示唆した。そして彼らは、キャノンと同様に、生理的なフィードバックにはことさらの特異性はないと考えた。この頃心理学の多くの分野の中核にまで浸透しつつあった認知革命の流れにのって、彼らは、認知（思考）はフィードバックの非特異性と感受された経験の特殊性との間のギャップを埋めるのではないかと考えた。

シャヒターとシンガーは、情動における生理的な反応（汗ばんだ手のひら、急速に拍動する心臓、筋の緊張）

は、われわれの脳に高揚した喚起（刺激）状態があることを知らせていると仮定するところから始めた。しかし、多くの異なる情動においてこれらの生理反応は同じであるため、これではわれわれがどんな種類の情動の喚起状態にあるのか特定できない。シャヒターとシンガーは、われわれがいる物理的、社会的状況とともにどんな種類の情動がこれらの特別な状況で起きているかという知識にもとづいて、情動の状態の中から、恐れ、愛、悲しみ、怒り、喜びなどの高揚した喚起状態を特定する、と考えた。シャヒターとシンガーが考えた情動の喚起状態のラベル付けによって何かが生じ、そして感じられた情動の特異性が説明できることになるのである。つまり、身体的な状態の外因と内因が何たるかについての認知的解釈（いわゆる帰属）ができると、情動的には不明確な身体的状態を自分自身に説明でき自覚できると、結果として情動的な感情が生じるのである。

シャヒターとシンガーの理論から予測される最も重要なことは、人の被験者に不明確な生理的喚起が起こったとき、その喚起を起こす社会的な状況を操作することによって、経験される情動の種類に影響を与えることができるだろうということである。シャヒターとシンガーはこの仮説を実証するために、被験者にアドレナリンを注射した。アドレナリンは自律神経系の交感神経を人為的に賦活することで生理的喚起を誘導する薬である。その後被験者は、快か不快、あるいは情動的に中性の状態に置かれた。予想どおり、アドレナリンを投与された被験者は、それぞれの状況によって気分が変化したが、偽薬（プラセボ）を投与されたコントロールのグループはそうではなかった。アドレナリンを投与された被験者は、楽しい状況に置かれると幸せな感情を表現したが、楽しくない状況に置かれると悲しい感情を表現し、どっちとも言えない状況ではとくに何も表情を表わさなかったのである。特定の感情は、アドレナリンという薬物による人為的な喚起と社会的な手がかりを組み合わせることによって生みだされたのだった。それならば、現実の情動刺激が実在し、これによって情動的に不明確な生理的喚起が自然に生じたとき、喚起された感情は社会的な手がかりによってラベルされるだろう、と推察される。要するに

刺激 ──→ 喚起 ──→ 認知 ──→ 感情

図3-4　シャヒターとシンガーの認知的喚起理論　シャヒターとシンガーは，フィードバックは，ある状況下でどんな情動を感じているか決定できるほど十分に特異性ではないことを，キャノンと同様に受け入れていたが，しかしジェームズのように，それがまだ重要であると思っていた．身体的な喚起からのフィードバックは，何が起こっているのかを正確には示すことができなくとも，何か意味あることが起こっていることを示す良い指標なのだと彼らは考えた．身体的な喚起に（フィードバックによって）気づくと，まわりの状況を探索するよう動機づけられる．その状況を認知的に査定することによって，われわれはその喚起をラベルする．喚起をラベルすることが，われわれの感じている情動を特定することなのである．シャヒターとシンガーによると，このように認知によって身体的喚起の非特異性と感情の間のギャップが埋められる．

情動は、状況を認知的に解釈した結果なのである。

社会心理学者スチュアート・バリンス（Stuart Valins）は認知と喚起と情動の相互作用の本質を解明しようと一連の実験を行った[10]。被験者は彼らの身体がある状況にどのように反応したかを正確に知らされない。たとえば、バリンスは男性の被験者に、半裸の女性写真を数枚見せた。同時に被験者は、彼らの心臓の拍動数を示すと思われる音を聞かされた。バリンスは真の心拍数とは無関係にその音を操作し、あるいくつかの写真には偽の高い心拍数を、別の数枚の写真には低い心拍数を組み合わせた。すると被験者は、実際の心拍数がそれほど高くなくても、高い心拍音と結びつけられた写真のほうがより魅力的だと判定した。この結果、バリンスは生理的活動が情動経験として役立ち得るためには、その活動が認知的に表出されていなくてはならないと結論した。彼は、感情が発生した状況に関する思考と相互作用するのは生理的喚起の認知的な表現なのであって、喚起それ自体ではないと考えたのである。

シャヒターとシンガーの理論とその後のそれにもと

づく研究は、多くの点で批判された[11]。この仕事の真の衝撃は、アリストテレス、デカルト、スピノザの哲学書の中で暗に示されていたもの、つまり情動は状況の認知的解釈であるという[12]、古い概念を再びよみがえらせたことにあったのだ。シャヒターとシンガーは、その概念を心理学の常識としての認知的パンディモニアム（セルフリッジの開発したコンピュータのプログラム）にうまく合わせ、まとめたことである。彼らの努力が成功したことは、今日にいたる情動の心理学が、情動における認知の役割について主として扱っていることをみれば、端的に示されている。

身のすくむような悪寒

シャヒターとシンガーが提唱した認知理論には何かが欠けていた。彼らは、情動反応が起こったとき（森で熊に遭って逃げようとするとき、心臓が動悸を打ち、額は汗をかいていることに気づくと、その経験を恐れと見なす）、それがどのように身体の反応として現われるかを説明しようとしたが、何がその反応をまず起こすのかについては説明しなかった。明らかに、脳は、その熊が危険の源であることを見定め、起こるべき危険に適切な対応をしなくてはならない。脳における情動の働きはこのように、シャヒターとシンガーのメカニズムが入り込む前に、すでに始まっているのである。それでは何が最初に起こるのだろうか？　何が危険から逃げるようにさせるのだろうか？　刺激と応答の間には何があるのだろうか？　理論家たちによると、このギャップを埋めるのは認知的評価なのである。

評価の概念は、シャヒターとシンガーが実験を行っていたとほぼ同じ頃に出版された評判のよい本の中でマグダ・アーノルド（Magda Arnold）によって明確にされている[13]。彼女は、状況に関する潜在的な利害を心的に査定するものが評価である、と定義した。そして、情動とは、良いと評価したものへ向かい、悪いと評価したものから離れる「感情の傾き」であるとした。この評価過程自体は無意識下で起こるが、その効果は、意識の上に情動的感情として表出・記銘される。

森の中のジェームズの熊の話は、アーノルドの解釈では、次のようになる――われわれは熊を知覚し、そのことを無意識的に評価する。その結果逃げるという行動にいたり、このことによって恐怖を意識する。アーノルドでは、ジェームズとは対照的に、感情をもつために反応が生じる必要はない。つまり感情は、実際の行動ではなく、行動の向きによってのみ決まる。情動は、因果的連鎖に評価があるという点で情動のない心の状態とは異なる。また、異なる情動は、評価が異なったために異なった行動傾向を導きだすことになるので、相互に異なるのである。この結果、異なる感情を生じさせているものなのである。

アーノルドの見解によると、評価の結果がある特定の感情として意識されると、その経験を思い起こし、評価処理中に何が起こったかを述べることも可能である。アーノルドによると、人は精神の内的な働き（の意識的覚醒）を探るので、このことが可能となる。とくに何が情動の原因となっているかを内面から探ることができる。アーノルドのアプローチでは、われわれは情動体験の後、情動を生起させた無意識的処理を探ることができると仮定している。このことについては後で詳述するが、この仮説は今も挑戦する価値が大いにある。

評価の概念は、一九六〇年代に他の研究者たちにも受け入れられた。その一人が、臨床心理学者リチャード・ラザルス（Richard Lazarus）で、彼は人びとがストレスの多い状況で、どう反応しどう向きあっていくのかの理解のためにこの概念を用いた。[14] ラザルスによる研究は、状況をどう解釈するかが体験する情動に強く影響することを明確に示した。たとえば、典型的な実験として、被験者にオーストラリア先住民部族の一〇代の子どもに対する割礼をも含むぞっとするような映画のシーンを見せた。何人かの被験者には残虐な詳細を、言葉のサウンドトラックによって聞かせ、他の者には吹き替えによってエピソードを簡略化または知的に処理したものを聞かせた。残虐性が強調された最初のサウンドトラックを聞いたグループは、より強い自律神経性の反応を示し、彼らの自己申告レポートによると、フィルムの刺激的な部分はすべて同じであったにもかかわらず、他の二グループの人たちより、後で気分が悪くなったことを示していた。ラザルスは、サウンドトラックが異なると、被験者たちはフィルムを異なるものと評価し、これが状況についての異なった感情を描きだしたことを示唆した。ラザルスは、情動は自動的（無意識的）にも、意識的にも起こりうると論じたが、しかし彼は一度経験した情動反応に、とくにうまく適合する高次思考プロセスと意識の役割の重要性を強調した。彼の立場を要約すると、彼の最近の見解では「認知は情動の必要かつ十分条件である[15]」と言うことである。

評価は情動に対する現代的な認知的アプローチの基盤として留まっている[16]。アーノルドが始めた伝統を踏襲して、最もよい評価を見つけ出す方法はこの古典的な方法であるという仮定で、この分野の大部分の仕事が行われている。すなわち、過去に情動的な経験をしたとき、被験者に内省してもらい何が心に浮かんだかを考えるように依頼することである。たとえば、クレイグ・スミス（Craig Smith）とフェーベ・エルスワース（Phoebe Ellsworth）による、これらの情動-先行型評価プロセスに関するセミナー研究では、人びとは情動用語（誇り、怒り、恐れ、嫌悪、幸福など）が内包する過去の経験を思い出し、この経験をいろいろな尺度（快の度合い、努力の度合い、自他のかかわり具合、注意活動、制御の度合い等）で評価するよう求められる[17]。情動用語を思考することで記憶の中から引きだされる経験は、異なった評価がいろいろと交りあうことで説明できることを、見出した。たとえば誇りは、努力を要しないが多大な注意力を要し、かつ個人的責任感と結びついた快なる状況下で起こるというのが特徴であった。これに対し怒りの特質は、多大な努力を要しながら制御が欠如し誰か他の人の責任であるとする不快なる状況で起こったのである。スミスとエルスワースは、情動が人それぞれの置かれた状況についての認知的評価と密接に関連していること、さらに、それぞれ異なる情動がどのようであったかを人びとに思い起こさせることができるということを明らかにした。スミスとエルスワースや他の研究者たちは、被験者が情動経験を思い起こすときに使う情報と、脳が情動経験をつくり出すときに使うのとは同じ種類のものであると仮定している[18]。

私も評価理論はかなり成功したと思う。すなわち、

刺激 ──→ 評価 ──→ 行動傾向 ──→ 感情

図3-5　アーノルドの評価理論　アーノルドは，刺激が情動的反応や情動的感情を生起するためには，まず脳がその刺激の意味を評価しなくてはならないと論じた．評価によって行動傾向が導かれる．好ましい対象や状況へ向かい，嫌なものからは遠ざかる．その感受された傾向が，このモデルで意識的な感情を説明する．評価は意識的でも無意識的でもありうるが，われわれがその評価のプロセスを意識するのは，それが起こった後である．

刺激 ──→ 評価 ──→ 感情

図3-6　一般用評価モデル　アーノルドに続く今日の多くの心理学者は，情動的現象における評価プロセスの重要性を認めてはいるとはいえ，彼らは行動傾向を伴った情動的感情についてのアーノルドの方程式を必ずしも受け入れているわけではない．ここで示した一般用評価モデルは評価が刺激から感情へのギャップを埋めていることを，単に示唆しているだけである．

刺激の評価は情動のエピソードを探りはじめるにあたっての第一ステップであることは明らかである。評価は無意識下で起こる。情動には、行動傾向と身体的反応と共に意識的な体験が含まれる。しかし、評価理論は心の情動理解への道に向かって二つの間違った方向を選択している。第一は、自己報告にもとづいて評価プロセスを主として理解しようとしている。すなわち、内省による言語への反映に準拠したことである。内省は心の働きを見るうえで多くの場合はっきりしないことは第2章で考察した通りである。もし、情動について内省によってよくわかっていることが一つあるとしたら、なぜわれわれの行為をそのように感じるのかについて、多くの場合はわれわれはこの点で暗やみの中に居るということなのである。第二は、評価理論は情動における認知プロセスを強調しすぎたため、情動と認知の間にある区別が消滅してしまったことである。心の科学としての認知科学の大きな失敗は、情動への関心が欠けていたことなので（第2章参照）、情動への認知的アプローチが同じような問題を抱えていてもそれほど驚くべきことではない。この結果、情動の説明として認知を強調すると、伝統的に認知とは切り離されてきた情動のユニークな側面が置き去りにされてしまうのである。

寒い国から来た心理学者

一九八〇年までは、情動に対する認知的なアプローチはまさに唯一のアプローチであった。しかし、社会心理学者ロバート・ザイアンス（Robert Zajonc）の論文が発表されると、この状況は変わりはじめた[19]。「感じることと考えること―好みに推理は不要」と題された論文である。これは、論理的で巧妙な実験にもとづき、好み（単純な情動反応）は刺激の意識的記銘なしに形成されうることを、強い説得力をもって論じたものである。この論文は、情動は認知に対して優位を保ち（認知以前に存在し）、認知とは独立して（認知なしでも）、存在することを示した。ザイアンスの論文に引き続きその後多くの評価研究が行われ、情動への認知的アプローチの実効的な効果は、終焉というよりむしろ失速したと言える。ザイアンスは、情動は単なる認知ではないという考えを後世にまで伝え、この分野に大きな衝撃を与えたのである。

ザイアンスと彼の同僚たちは、単純提示効果と呼ばれる心理現象を利用して行った過去のいくつかの実験を、彼は統一的に説明した。この単純提示効果は彼が以前に発見していたものである。もし、被験者が新奇な視覚パターン（中国の表意文字のようなもの）をいくつか提示され、前に提示されたものと比べどちらが好きかを問われると、被験者は先に提示されたパターンを選ぶのが一般的に見られた。刺激の単純な提示順序で十分に好みが形成されるのである。

刺激を意識下で提示するという新しい実験への工夫も行った。被験者はその後のテストでその刺激を以前に見たことがあるかどうか正確に答えられないほどに、きわめて短い間だけ刺激を提示するのである。しかし、単純提示効果がこの状況でも働いていたのだ。被験者は以前パターンを見たか見ていないのかを意識上で区別したり判別したりすることができなかったにもかかわらず、前に提示されたもののほうが、新しいもの

（以前見たこともないもの）よりは好ましいと判断した。ザイアンスが指摘しているように、これらの結果は、われわれが好きか嫌いかを決めるのは、それ以前にそれが何なのかを知っているのだという心理学における広く浸透していた仮定や一般的常識に反するものであった。ある状況下において、もし物事を認識せずに情動が起こるのであるならば、認識は情動が生じる前に必要な先駆的存在ではないのである。

　意識下の単純提示効果は、多くの異なる研究室で確認され、意識にのぼらない刺激でも好みは形成されるという考えは動かぬものとなったようである[20]。しかしながら、ザイアンスの解釈には問題があった。好みの形成に意識的認識は不要であるとの彼の主張は、好み（情動）は認知の助けを必要とせずに形成されること、すなわち情動と認知は別々の心の機能であることを主張したことになる。第2章で見たように、認知の原型的な例を含めて多くの情報処理機能は、意識の覚醒なしに行われる。したがって厳密に言うと、意識にのぼる認識が欠如していても、認知が情動処理に関与していない、ということにはならない。同時にザイアンス

刺激 ──→ **無意識的情感** ──→ **感情**

図3-7　ザイアンスの情感優先理論　心理学の大勢に反し，ザイアンスは情感が認知に先行し，それとは別個に生じることを論じた．この仮説は論争の的となり，熱心に議論された．現時点ではっきりしているのは，情感的な処理は意識的に覚醒していなくとも生起しうるが，これは情動と認知が関連するかどうかとはまた別である，ということだ．

の研究は、情動と認知は心の別々の側面であるということを証明していない。しかし、また、その逆が正しいというわけではない。このことに関しては、本章の終わりでまた立ち戻って考察しよう。

ザイアンスによる情動が認知に依存しているかどうか理解するためのサブリミナル（閾値下）の単純提示効果の研究との関連についてはさておき、刺激の意識的覚醒がなくても感情的な反応は起こりうるという、議論の余地ない証拠を彼の実験は示してくれた。評価理論の中には、評価は無意識である、もしくは無意識でありうるとしているが、やはり被験者個人は評価の基盤となっているプロセスへ意識的にアクセスすることを示唆する傾向があることを、評価理論は示した（ゆえに、情動に先行する評価プロセスを明らかにするために、言語報告を利用することは有効なのである）。もし、ザイアンスの見出した無意識の中で形成される事柄が巧妙な実験設定による深遠な結果ではなく、むしろ一般的なことであるとしたら、評価理論のデータベースをつくり上げている意識的内省は心の情動面を理解するためのしっかりした基盤にはならないであろう。

情動的な無意識

ザイアンスは確かに、情動的無意識に関心を抱いた最初の実験心理学者ではなかった。二〇世紀中葉に心理学において情動の無意識が流行した時期があった。すべては行動主義者がとっていた知覚の刺激―応答という見方に挑戦したニュールック運動[21]に始まった。ニュールックの主張は、知覚とは身体的刺激に関する感覚情報を、必要性、目標、態度、情動などの内的要因と統合する建設である、と言うのである。被験者が情動的な刺激を受けた際、その刺激を意識しなくても（下記参照）自律神経系は応答することを示す実験をニュールック心理学者が始めたとき、奇妙ではあるが疎遠でない同僚である心理学と精神分析学の間にあったギャップがあたかもなくなりかけたかのように思われた[22]。なにしろ無意識、とくに情動的無意識は精神分析理論の肝心かなめなのだ。

ニュールックの無意識的知覚研究は短期間、熱狂的歓迎を受けたが、その後広範囲にわたって批判され、本質的には消滅してしまった。無意識的知覚は多くの心理学者には、単に意味のないものだった。というのは、知覚された刺激の無意識性を知覚として捉える十分な枠組みがなかったからである。認知とその無意識的情報処理の重要性を強調する動きはまさにその扉をノックする段階にあって始まりかけていたが、心理学では行動主義がまだ元気で、言葉による応答は人の研究において主要な行動研究上の利点となっていた。ブルックリン大学のマシュー・エルデリー（Matthew Erdelyi）は、一人の解説者として、この歴史にはちょっとした皮肉があるのだと言う[23]。認知科学が、言語化できない認知を不可能とするように思える行動主義者の前概念に、不信を抱きはじめたときから、意識下でなされる情報処理の研究はなされなくなってしまった。しかし、これにも別の皮肉がある。つまり、意識のようなはっきりしない概念ばかりの心理学から脱け出るために、行動主義者たちは彼らの分野を創設したのであったが、心理学的なアイデアを有効化するための方法として意識的な内省（言語による報告）を利用すべきだったのである[24]。以下で、意識下での知覚に関する初期の研究のいくつかと、それらに対する批判を紹介し、それからこのトピックに戻って新しい研究の動向を見ることにする。

ニュールックから派生した意識下のプロセスについての主たる研究分野の一つに、〈知覚的防御〉が含まれていた。ここで知覚的防御とは、性、糞便やタブーなどの意味を言語外に含まない言語よりさらに高い閾値で刺激されないと認識されないような「汚い」言葉に関する心的過程をいう。典型的な実験としては、被験者にスクリーンを用いて単語をいくつか示す。単語を示す時間をいろいろ変えることによって、被験者がその単語の意味を認識するまでの時間を特定することができた。タブーな言葉（たとえば、売女、畜生、糞、癌）の理解に要する時間は、タブーを暗示する意味を含まない言葉の理解に要する時間よりも長いことがわかった[25]。この結果はフロイトの防御機構、とくに抑圧のメカニズムによって解釈された。つまり、タブー語は潜在的に知覚され、非難（意識に入るのを防御）される。それは、タブー語の意味が意識にのぼると不安が引き起こされるからである。

これに関連した研究に、〈サブリミナル知覚〉がある。このすばらしい研究の一つにリチャード・ラザラス（Richard Lazarus）の研究がある。[26] この研究は、彼の評価理論が提案される以前になされたものである。その実験では、ある文字パターンが識別できないほどの短い提示時間で、スクリーンに瞬間映し出された。その中のパターンのいくつかは、電気ショックと組み合わせて事前に示されていた。これは、意味のない文字を自律神経性の反応を引き起こすような情動刺激とするためである。情動反応を誘起するような神経刺激が実際加わっていないときでも、この条件づけ情動刺激が意識下に提示されると、自律神経性の反応が起こった。このことは、被験者が情動刺激が加えられたと思わなかったと言っているのに、条件づけ刺激の情動的な意味が記銘されたことを示唆している（自律神経性の応答はこの手の研究において好んで使われてきている。それは言語過程を伴わず、それゆえに刺激を言葉に表す能力が欠けていても情動をたどることができるからである）。

販売業の専門家は、サブリミナル知覚研究の結果を、消費者に気づかれずに消費者の購買意欲に影響を与えようとして、利用した。たとえば、ニュージャージーの映画館では、映画を観に来た人が売店に行きたくなるように、「コーラを飲め」または「ポップコーンを食べろ」という文章を瞬時的に上映した。[27] これが果たして成功したかどうかは不明である。しかし、一般の大衆はこの不道徳な操作行為とプライバシーの侵害に憤慨した。[28] 実際、広告産業は消費者が常に商品を買うように（暗示的または明示的に）情動を利用して説得するのだ。バンス・パッカード（Vance Packard）が彼の有名な著書『かくれた説得者』[29] で指摘したように、結局、説得というのが彼らの仕事なのだ。説得は、説得されている側が影響を受けていると気づかないときのほうが常にうまくいく。[30] 暗示的なメッセージは多くの広告キャンペーンにとってのパンとバターなのである。

知覚的防御とサブリミナル認知の実験は、その理論的可能性について初期には大いに期待を寄せられていたが、情動の意味が無意識的に知覚されたものであるとの解釈について、チャールズ・エリクセン（Charles Eriksen）が一九六〇年代初期に疑問を投げかけた[31]。エリクセンは無意識的知覚が論理的に不可能であると信じていたので[32]、この解釈に挑戦した。彼は、被験者がタブー刺激を言語化する知覚的防御の研究において、被験者がうまくできなかったのは、刺激が意識に入り込めなかったからではなく、被験者がこのような恥ずべき言葉を公衆の面前で口に出したくなかったためであると論じた。さらに、サブリミナル知覚の実験において被験者が隠れた刺激を言語によって識別することができないのは、刺激を意識的に知覚できなかったためではなく、知覚した経験を正確に特徴づけるための言語化プロセスの不完全性によるものであるとした。

エリクセンの批判は広く受け入れられ、情動的無意識の研究は終止したかのように思われたが、実はタイムカプセルに入れられて停止していただけであった。一九六〇年代と一九七〇年代の間では幾分中断したとはいえ、無意識的な情動処理に対する興味が復活し、ザイアンスの研究とマシュウ・エルデリーの認知科学の原理による知覚的防御およびサブリミナル知覚研究の再解釈によって急進展した[33]。それにもかかわらず、情動の心理学、とくに認知との関連を指向した評価理論の専門家たちの間では、まだ言語によってアクセスできる情動の意識的側面に強い興味がもたれていた。無意識的情動が存在する証拠は、しばしば無視または否定され、たとえ受け入れられたとしても情動の意識的側面の二次的なものとしてであった。無意識のプロセスの研究に取り組んだ研究者たちは無意識のプロセスが存在するということの証明に忙しく、それが実際どのように働くのかを探究する余裕がなかった、と無意識の情動プロセスの研究者の幾人かは述べている[34]。しかし、無意識のプロセスを研究するための、改良された技術が新たに開発されたことによって[35]、その存在は今や明らかに証明されたと思われる。以下で、情動のプロセスは、意識が覚醒していなくとも起こりうることを示すいくつかの証拠を挙げよう。そのうちのいくつかは、サブリミナル刺激に関するものであり、また他のものは意識的に知覚されても、その情動的な意味は内包されており、見たり聞いたりしたときには気づかれないような刺激を用いての研究である。

ザイアンスのサブリミナル刺激単純提示に関する研究は、新しい技術を使用し無意識的処理を否定し難いものにした最初のいくつかの研究であった。この研究に引き続いて、同じような実験が多く繰り返された。その中でもとくに興味深いのはロバート・ボルンシュタイン（Robert Bornstein）によるものである。それは、被験者が実験室に入れられ、顔写真を瞬時見せられるというものであった[36]。予想されるように、彼らはどの顔が既に見たものかを見分けることはできなかったが、どの顔が好きかについて順番を決めるよう求められると、前に見せられたものについて、より肯定的であった。単純提示刺激は顔パターンについて効果を示すのである。その後のこの研究では、被験者は瞬時に（サブリミナルかつ無意識）ＡさんまたはＢさんの顔写真を見せられた。それから、その被験者は、ＡさんとＢさんとともに、幾首かの詩の作者の性別を尋ねられた。被験者は前もって知らされてはいなかったが、ＡさんとＢさんは互いに意見が一致せず、被験者がそのどちらかにつかねばならなかった。単純提示刺激仮説が予想するように、被験者は顔を無意識に先に見せられた人の側につく傾向があった。「親しみは必ずしも侮辱を起こさない、招かない」という諺通りなのである。ボルンシュタインはのちにサブリミナル刺激単純提示に関する研究の「メタ分析」と呼ばれる手法を用いて、多くの異なる研究から既に発表された実験データの解析を行った[37]。そして彼は、単純刺激提示効果は単純提示刺激が自由に意識的に内省される状態で与えられたときより、サブリミナルな状態で与えられたときのほうが強いと結論するにいたった。これは無意識的情動処理について、異なる種類の研究でいくつかの共通した発見である。つまり、われわれの情動は影響を受けていることに気づいていないときに、より影響を受けやすいということである。このことはこれから何度も取り上げることになろう。

情動的無意識の研究は、近年ザイアンスと彼の研究仲間がサブリミナル情動プライミング（手がかり）と呼ばれる手法でも精力的に行ってきた[38]。この種の実験では、しかめ面もしくは笑顔などの何らかの情動的な情報を含むプライミング刺激を瞬間的に（五ミリ秒、すなわち二〇〇分の一秒）提示し、そのすぐあとに遮蔽刺激を与えて被験者がその手がかり刺激を意識に思い起こすことができないようにする。つまり、遮蔽刺激は手がかり刺激を意識から遮蔽し、本質的には手がかりを消し去るのである。その後ある一定の遅延時間を置いて、ターゲット刺激パターンが提示される。それはゆったりとした時間（数秒のオーダー）提示され、意識的に知覚される。このようにしていくつかのパターンを見た後、被験者はターゲットの刺激をどのくらい好ましく思ったかを順位づけるよう求められる。被験者がある刺激（たとえば中国の表意文字）を好きであったりなかったりするのは、その刺激に先行して、無意識の笑顔かしかめっ面のどちらが提示されたかによって決定する。このようにして、ザイアンスはサブリミナルな刺激で活性化された情動的意味を獲得することを示した。ターゲット刺激の情動的意味は無意識に処理された笑顔もしくはしかめ面のサブリミナルな刺激で活性化され、その情動的重要性が決定づけられる。そして単純提示実験では、情動的プライミングは刺激が遮蔽されず、そして刺激が意識しうるような提示の場合よりサブリミナル（遮蔽されたために無意識の）提示のほうがはるかにより効果的だった。

そして、さらにペッツェル効果[39]がある。ウィーンの精神分析医、オットー・ペッツェル（Otto Pötzl）は一九一七年に風景のような視覚的に複雑な絵画を被験者にサブリミナル提示するという実験をした。提示後、彼は被験者にその絵画をできるだけ描いてみるよう求めた。この実験の後に、その被験者は帰宅し、その夜夢を見て、次の日にまた来るよう指示された。彼らは、実験室に戻って、夢について報告し、その夢の絵を描くよう求められた。ペッツェルによると、原画の特徴は夢で見たものを描いた最初の絵には現れなかった、という。

マシュー・エルデリーは無意識的プロセスの本質を探究するため、ペッツェル効果をうまく利用した[40]。その研究の一つとして、エルデリーは被験者に五〇〇ミリ秒の間、視覚的に複雑な風景を提示した。これは、風景の各部分を意識にのぼらせるのに十分な時間がなかったため、サブリミナル提示ではなかった。この時間の長さの設定は、風景のすべてではなくともいくつかの部分を意識的に視覚認知できるに十分であるように

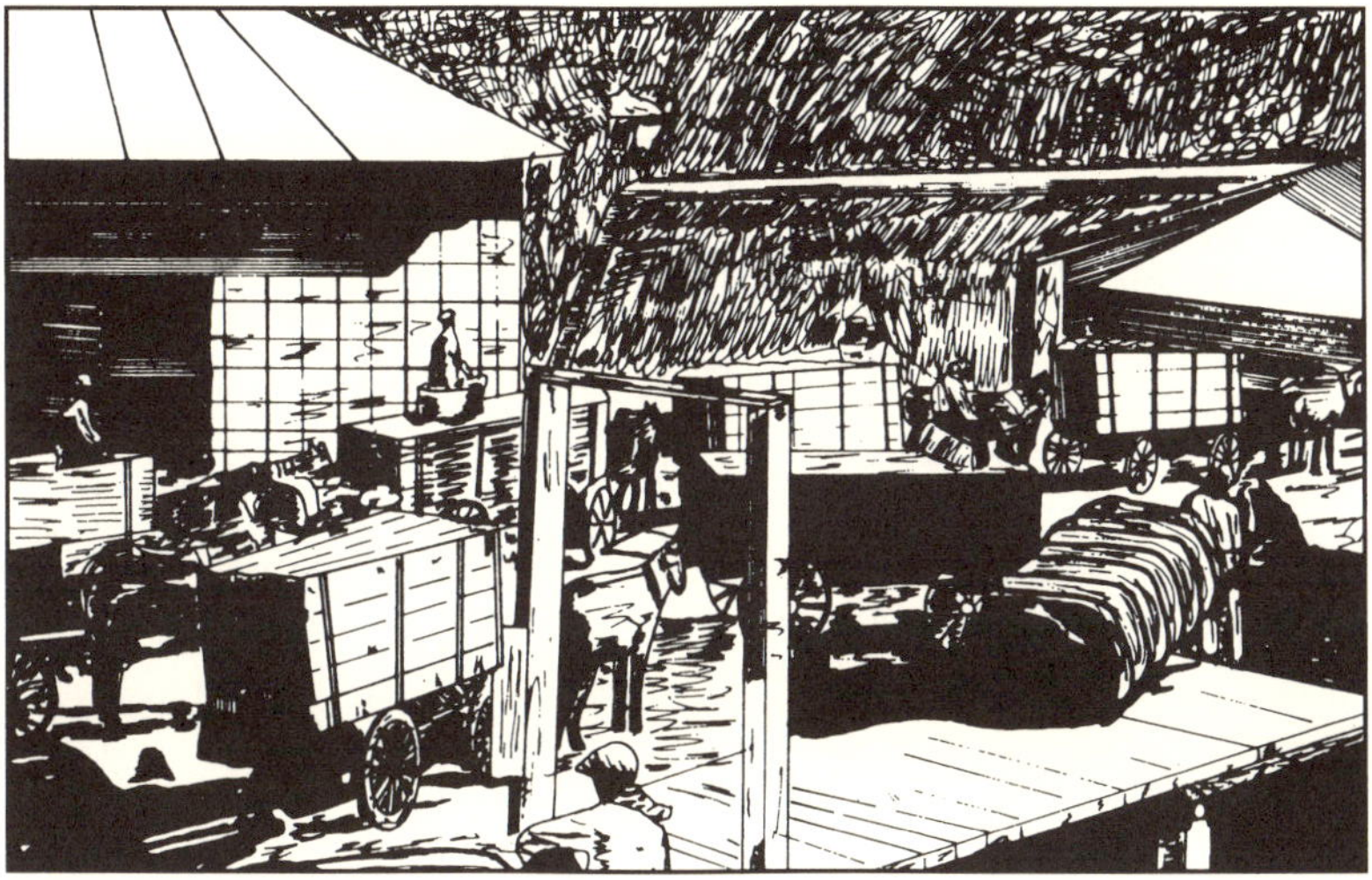

図3-8　記憶亢進刺激　記憶を呼び起こす際のファンタジーと夢の影響を研究するためにエルデリーが用いた複雑な視覚的情景を示す．被験者たちは，この絵をざっと吟味する．次の日，彼らはその絵について，できるかぎり思い起こすよう求められる．詳細については本文を参照のこと．（*Psychoanalysis: Frend's Cognitire Psychology* by Erdelyi. Copyright ©1985 by Mathew Hugh Erdelyi. W. H. Freeman and Company の許可により掲載．）

するためであった。しかし、実際にはいかなる複雑な風景においても、気づく刺激要素と気づかない刺激要素があり、[41] 気づいた刺激要素の中でも思い出されるものとそうでないものとがあることが明らかになった。この実験の再現性を高めるためには被験者が自由に絵を見られるようにすることであることも、明らかとなった。エルデリーの研究では、瞬間的な提示の後、被験者はその風景をできる限り多く描いてみるよう求められた。その後、数人は一定の時間を連想や空想に自由に費やし、他はダーツの試合をした。そして、彼らはまた絵を描いた。エルデリーは自由連想と空想に時間を費やした被験者の二番目の絵には前には思い出せなかった刺激の側面が往々にして反映していることがあるが、ダーツのグループにはそれがないということを発見した。エルデリーはこの効果を記憶の改善、つまり前にはアクセスできなかった記憶の回復という意味で「記憶亢進」と名づけた。記憶亢進はエルデリーがペッツェルの方法と他のさまざまな技術を修正し行った結果、明らかにしたものである。彼は夢を見たり起きている間に空想や自由連想することで他の要因からの抑圧から記憶を解放することにより記憶の回復が起こることを示していると信じている。

精神分析医ハワード・シェブリン (Howard Shevrin) は患者との心理療法の面接を通して、患者の症状の意識的経験または症状の基となっている無意識の確執に関係する言葉を同定した。[42] たとえば、ある患者が分析医のところに来て、社会的にとても居心地が悪いと不平を言ったとする。つまり、この患者はこの社会恐怖症について完全に気づいているが、しかしその原因については意識的には理解していない。分析のための面接の後、シェブリンは無意識の確執もしくは意識的な症状の局面をそれぞれまさに捉えているように思われる特徴的な言葉を一組見つけ出した。その後、患者の頭皮から「脳波」を測定しながら、それらの言葉をサブリミナルに、またははっきりと提示した。無意識の確執に関する言葉（社会的恐怖症の原因）に対して、脳波はサブリミナル提示によってより強くなり、意識的症状に関する言葉（社会的状況に対する恐れ）に対しては、刺激を意識的に知覚したときに脳波はより強くなった。繰り返すと、心の情動的側面は無意識的な部分がアクセスする刺激に対してとくに敏感であるように思われる。

最後に、社会心理学者ジョン・バーグ（John Bargh）は、多くの実験を行って情動、行動様式、目標、意図は意識にのぼらなくとも活性化されうるし、これらは社会的な行動や思考に影響するということを示した。[43] たとえば、身体的特徴（皮膚の色や髪の長さ）は、人種や性別などの決まりきった特徴となりうる。それは、たとえその特徴をもつ人が、その身体的ステレオタイプのどんな行動的特徴を示していようがいまいがそうなのである。この種の自動的に活性化される行動様式は、さまざまな状況で起こり、人間関係における最初の応答となって現れる。ひとたび活性化されると、これらの行動様式はその後その人との接し方に影響し、他の状況でのわれわれの行動へも影響する。バーグが行った劇的な例として、被験者に言語テストと思わせて行った実験がある。被験者にはいくつかの単語が書かれたカードが配られ、これらを基に文章をつくるよう求められた。被験者の中にはお年寄りについての文章を作成するように求め、また他の被験者には、別のトピックの文章を作成するように求めた。タスク終了後、被験者たちは部屋を出た。彼らにはまったく知らされてはいなかったが、その実験ホールから定められた場所へ行きつくまでにかかった時間をこの実験者は測定していた。お年寄りについての文章を取りまとめた被験者は、他の被験者の場合と比較すると、その間を歩く時間が長くかかる、という驚くべき結果が得られた。被験者の書いた文章の内容がとくにお年寄りは遅いとか弱いということではなく、お年寄りについての考え（しかも、かなり間接的な考え）をただ単に書いただけなのである。しかし、この種の文章化はこのステレオタイプを活性化するのに充分であり、また彼らの行動へも影響を及ぼしたのである。この他の研究としては、被験者が「主張性」または「上品性」のいずれかの言葉を与えられ、それについて文章をまとめるよう求める例もある。被験者が文章をまとめて実験会場から出た後で、会話を交す人（実験者）をあらかじめ準備し、その人と話すよう設定した。そして、被験者が会話に入り込むまでの時間を測定した。「主張性」を与えられていた被験者のほうが「上品性」を与えられていたものよりも早く会話に入った。バーグは、この無意識プロセスの自動的活性化は良い面と悪い面があると指摘する。もしわれわれが誰かに対しとても親切だったら、彼らもまたそのお返しとしてわれわれに親切にしてくれるだろう。これに対し、もし態度の悪い他の人種のグループに出会ったら（たとえば相手が敵意をもっていて攻撃的であったら）、われわれもまた悪態をつかれた見返りとして、彼らに悪態をついてけしかけるだろう。これが険悪なサイクルを生みだし、ステレオタイプを永続させるのである。

上記の二つの研究例では、プライミング刺激は意識できたが、その意味は隠されていた。さらに、社会的プライムがサブリミナルに提示された場合にも同様な結果となることが、バーグたちとは違うグループの研究から明らかにされた。バーグの考えは、被験者がプライミング刺激に気づいているかどうかは、刺激が潜在的に（意識下で）分類され解釈されていることに気づいているかに比べると、さほど重要ではない、というのである。情動、行動様式、目標などが自動的に（意識的に努力しなくても）活性化するということは、それらが心に存在し、またそれらが考えや行動に影響を及ぼすことは疑問の余地のないことであると思われる。それらは、われわれが他の知覚を信頼するのと同様に信頼されうるものなのである。すなわち、われわれの心の中にある、ある人種グループについての行動様式に関する認識（事実と偽装している）は、彼らの肌の色を知覚すると同じ程度に妥当性がある。この偏見に気づき、この偏見に対抗する価値を認めれば、その人は偏見をコントロールすることができる。しかし、このことができるかどうかは無意識的な影響に気づけるかどうかである。この気づきのできる・できないはまた別の問題である。認知心理学者ラリー・ジャコビー（Larry Jacoby）は、次のように質問し、そして回答する。「無意識の影響が最も大きな効果を挙げるのはどのようなときだろう？　……それは、その効果を最も期待しないときである」[44]。バーグによると、社会心理学の目標は、これらの思考と行動に影響を与える無意識の要素を直感によらず科学的に明らかにして、人びとに気づかせることだと言う。しかし、彼はこれが困難な戦いであることも認めている、「人びとが自らの現象的経験に反するような提案の正当性を確かめない限り、われわれがいかに説得しても無駄であろう。それは、定義によって、誰も意識下で認知の現象的経験をしえないからだ[45]」。

無意識のうちに行われる情報処理に関する研究を半世紀ほど遡って見てきた。初期の研究の中には、確かに刺激によって覚醒される可能性を完全に除外してはいないような方法も用いていたと言えるだろう。しかし、科学は前進しており、過去の間違いは現在の知恵の一部となっている。現在、サブリミナルな知覚研究がどのように行われ、また解釈されるべきかということを多く学んでおり、今日の研究では無意識の知覚とは何を指すかについて、高いレベルに達している[46]。情報処理が意識下で起こるのかどうかを、新しく巧妙で厳格な方法を用いて評価しても、情動的な意味は潜在的に処理されるという結論に達することは今では間違いない。過去の方法が完全でなかったからといって、結果が間違いであったとは言えない。刺激の情動的意味は無意識下において処理されていることは、今日では否定できないと思われる。情動的無意識は、情動行動の多くが担われている脳内にその場がある[47]。

再評価

ジェームズ以来、情動応答や情動経験へ導く因果連鎖に重要なギャップが残されていて、何らかの評価が必要とされていた。そのギャップとは、情動を引き起こす刺激と、その結果としての生理的反応および感情、またはこの二つのどちらかが到達する間に生じるものである。ジェームズの理論では、刺激が知覚されると、自動的に（意識することなく）応答がなされ、その応答にはその感情に特有なフィードバックが起こる。しかし、知覚されたすべての刺激がこのようなわけではない。何か別のことも起こらなければならない。その刺激の物理的特徴が評価されねばならない。言い換えると、その価値が査定される必要がある。個人にとってのその刺激の重要性が決定されねばならないのだ。情動のボールが転がりはじめるのは、この計算された重要性なのである。このことは今までに発表された理論すべてにあてはまる。脳は刺激を評価し、その刺激を無視するか、それとも何らかの応答をするべきかを決めねばならない。すなわち評価とは、刺激と応答、および刺激と感情の間のギャップを埋めるものなのである。しかし、私にはこの評価理論はぴったりとこない。というのは、評価メカニズムには内省的にアクセスしえる高次の認知レベルをすべて最初から含まなければならないからだ。

情動へのアプローチが内省的にアクセスできる心の局面にもとづいて、これのみであるいは主としてこれだけでできるとは考えられない。これは、多くの情動処理は無意識に起こる（または起こりうる）ことを示した上記の実験研究からも、また人びとがしばしば自分たちの情動は謎であると感じることからも明白である。意識的にアクセスできる評価プロセスはエモーショナル・ブレインの働きではありえないし、少なくとも唯一の方法ではありえない。われわれが何らかの情動評価の結果（たとえば自分が誰かを嫌っていることを知っていること）を意識したとしても、評価の基盤（なぜその人を嫌うのか）を自分が意識的に理解したということではない。意識された結果は、言語化できる一連の考えにもとづいているのではなく、むしろ言語化できない直感、いわゆる腹の底の感情にもとづいているのであろう[48]。

民族心理学（ある種の内観心理学）の弁護者は、人びとは彼らの心の中に何があるのかを知っており、彼らはいつもこの情報を使っていると言う[49]。人びとは自身の知識と他の人びとの心の働き方についての一般的な理解にもとづいて、自分らの精神生活と行動を説明すると民族心理の弁護者は指摘する。たとえば、もし私がある一定の時間に息子を学校に迎えに行くと言えば、このことができるときにそうするだろう。もし私が、君が君の奥さんと言い争っているのを見たら、私は君がどうかしていると思ってしまうのがふつうだろう。古くからの言い伝えは、誰もが頭の中にある心の科学的な正論を構成するアイデアに証拠を加えている、というのが民族心理学者の主張である。しかし、息子を迎えに行くという私の意識的決定について、またその計画を実行することを意識的に記憶していたとしても、それをどのように覚えていたかを私が知っていることにはならない。また、君は怒っていると私が思ったのが正しかったとしても、それは私がどのようにそう思うよう決めたか、あるいは君の怒りを説明する君の脳の中を知っていたということにはならない。生物学者スティーブン・J・グールド（Stephan J. Gould）はすばらしいまとめ方をしている「科学は〝組織化して作られた常識〟ではない。科学のだいご味は、われわれが直感と呼ぶ古くからの人間の側から考えた偏見に対し、力強い理論をもって、自然に対するわれわれの見方を再公式化することにある」[50]。私が怒っていると言ったとき、そうかもしれないし、間違っているかもしれない。本当は怖かったり嫉妬しているのかもしれないし、またはこれらの感情が入り混っているのかもしれない。ドナルド・ヘッブ（Donald Hebb）はかなり昔に、その人の本当の情動の状態は、外部の傍観者のほうがその人自身よりも正確にわかるものだと言った[51]。私は、人びとはある特定の事柄を意識していることや、意識的に物事をなしえるということを否定しているわけではない。私が言いたいのはこういうことだ。われわれが営む物事のうち、多くのことは意識しないで行われるし、さらに意識的にアクセスする必要のあるプロセスにもよらないで行われる。このようなわれわれの営みには、生活の中の出来事の情動的意味づけの評価と、これらの評価に対応した情動行動の表現も含まれる。

哲学者アメリー・ローティー（Amelie Rorty）は、情動は往々にして当惑させられるものであるということに関して、情動の見かけの原因（刺激が何かをすぐ特定できて、意識的に知覚できるもの）と実際の原因とを分けて考えた[52]。情動を誘起する本当の原因は、必ずしも今現在の刺激の中にあるのではなく、これらの刺激と記憶として保存されている因果的な履歴との関係に依存する。今まで見てきたように、気づかないような出来事が情動記憶も含めて、（意識下にある）潜在的な記憶をすること、さらに知覚された刺激として意識的には受け取られたが実際にはその意味が意識にのぼらず受け取られたとも感じていないことの意味も同様に処理される。子どもを怒鳴る父親は、彼の激情を合理化するため子どもの行儀が悪かったからだと言うかもしれない。しかしその激情は、彼が職場で嫌な一日を過ごしたことによるものであったり、彼の両親が彼の少年期にどのように接したかに起因するのかもしれないのである。また彼はこれらの起因についてまったく意識的に気づいていないかもしれない。すなわち、情動の原因は、その事実の後追いを基にして考えると、われわれ自身もしくは他人に説明する情動の理由とはまったく異なっていることがある。評価理論は原因よりもむしろ理由を説明するためのものであった。

評価理論家として代表的な二人、ニーコ・フルーダ(Nico Frujda)とクラウス・シェラー(Klaus Scherer)はともに最近、認知評価の研究基盤に関し、重大な限界が多くあることを認めた。フルーダは「評価と情動のラベルの関係を探究するのは情動語の意味の研究であり、あるいは経験の構造の研究であって、情動の原因となっているものを探究する研究とは別なのである……情動は評価プロセスの結果といえようが、評価プロセスが自己報告によって示唆される情動である必要はない」[53]と言う。また同様に、シェラーも、情動経験に情動語の地図を描き込んで評価するという研究を強調することは、経験の内容を研究する分野をなおざりにし、また、言葉で経験を表現するやり方は評価が生じる真のプロセスを排除するものであると言う。[54]そして、ケネス・バワーズ(Kenneth Bowers)は、無意識のプロセスについての思慮深い議論の中で、もしわれわれの思考や行動の原因の理解が内省的に直接得られるものであるならば、心理学という分野はわれわれには不要のものであろう、という興味深い点を指摘している。[55]実際、行動主義に導いたのは、内省という方式の不十分さにあったのであり、行動主義の代役としての認知科学が成功したのは主として内省に頼ることなく心を探究できたことによるのである。

評価の中には、評価結果を意識させるものもあるが、そうでないものもある。意識的内容を生みだすプロセスがどのように働くのかに関しては、内省は貧弱な手がかりにしかならず、また意識的内容を即座に生みださないプロセスについてはまるで役に立たない。認知評価の理論家リチャード・ラザラスは情動において意識的評価プロセスの重要性を強調したが、評価が無意識に起こることをいつも認めており、最近このように論じている――「難題ではあるけれども、これは表層の下に何があるのかという難題であり、それは覚醒することとどのように関係するのかという問いであり、またそれは全体の情動プロセスにどのような影響を及ぼすのかということであり、そしてわれわれはこれらを探究するための効果的な方法を見つけなければならない」[56]。そう私も信じている。同様に、クラウス・シェラーは最近、人間の評価プロセスの研究をしている彼の同僚に、言語報告に頼らない手段を考えるよう促した。シェラーはまた評価研究者は脳科学へ方向転換し、心理学者が明らかにできなかったメカニズムを確かなものとすべきであると示唆している[57]。私は、もう一歩前向きに進んで、われわれ心理学者は脳科学に方向転換して、従来心理学者が考ええなかった新しいメカニズムを発見するか、既存のメカニズムに対する新しい解釈を見つけるかすべきであると言いたい。

情動状態の原因についての内省的な理解は、情動が起こり終わった後で、そのエピソードを思い起こすよう求められたとき、とくに貧弱である[58]。たとえ、すぐ後に尋ねられたとしても、実際の原因はわかっていないであろう。情動状況については、後に振り返って意識的にアクセスできる思考から得られるものより、情動についてはるかに多くを説明するものがある。しかし、内省が役立たないと言っているのではない。内省的にアクセスできる心的出来事とできない心的出来事があるのだ。その境界線を見つけられれば、もっと内省が役に立つのである。しかし、その境界線は微かで、曖昧である。それは人それぞれで異なるだろうし、同じ人でも、そのときどきで変わるかもしれない[59]。内省を研究することによって、意識的経験について学ぶべきことは多い。しかし、もし情動が無意識に起こるプロセスをも反映しているようならば、われわれはこのことも同様に考慮に入れる必要があるのである。

情動と認知――同じ硬貨の表裏か、異なる通貨か

私はこれまでは情動のプロセスの多くは無意識的に起こるという議論にゆるぎない証拠を示そうと試みてきて、そして情動については、内省から苦労して見つ

け出すことができるものよりさらに多くのものがあるという結論を得た。また、認知においても同じ議論が行えるということは、前章で論じた通りである。すなわち、思考、理由づけ、問題解決および知性のすべての側面が内省により理解されえるわけではない。情動処理と認知処理がともに多くの場合無意識的に起こることを踏まえるならば、情動処理と認知処理は同じである可能性があるか、あるいは一般に言われているように、情動はまさに認知のようなものということになる。

情動を認知の一種として捉える考えには、すばらしい側面とそうとは言えない側面がある。どちらの側面においても、「認知的」と「精神的」とは置き換え可能な言葉として用いられている。これは、明らかに初期の認知科学者のアプローチに端を発するものである。彼らは認知を思考や理由づけに関わる心の一部と考えて、情動や他の心的プロセス（動機や個性など）とは異なるものと考えてきたことによる（第2章参照）。

この考え方の良い側面は、認知の境界線を動かして、情動を思考や理由づけ、知性に付けくわえることができる、ということである。この構成では、情動を考察する方法に何ら基本的な変更はない。つまり、認知と情動の双方を研究する分野において、これらは同等に取り扱われるのである。これは単に、心と心の科学が何と呼ばれるべきかについての意味論的な問題なのである。私はすべてを包括する心へのアプローチとして、「認知科学」よりも、「心の科学」という言い方を好む。これは、幾分好みの問題とも言えるが、疎かにはできない。心の構造的見地からみて正当的であるかどうかということ、つまり情動が思考や理由づけと同様に考えられるといまだに思っている誤った理解を思い止まらせたいがためなのである。

認知に対する従来の概念に関するあまりすばらしいとは言えない側面としては、認知とは思考と理由づけであるという従来からの見方に情動も押し込めることによって、「認知的」と「精神的」が同等化されることがある。これが一九六〇年代初め以来情動研究がたどった不幸な道であることは、すでに述べた通りである。つまり、情動とは状況についての考えに理由づけを与えるものと考えられたために、情動の本質が見失われてきたのである。ザイアンスが情動と認知は別個に取り扱われるべきであると提唱したのは、この流れに対する抵抗であった。しかし、情動と認知に関する熱い論争は、さまざまな技術的な問題の中で捉えられ、この概念的に広い問題意識が失われてしまったのだった[60]。

情動を認知という怪物に吸い込まれないよう守りたいと私が願うのは、情動がいかに脳内で構造化されているかについての私の理解による。情動の脳内構造化の課題は他の章で詳しく扱う。ただここでは、情動と認知は、それぞれ分離してはいるが相互に関係する心的機能であり、またそれぞれの機能が脳内のシステムとして分離してはいても互いに相互作用することによって媒介されると考えるのが最も妥当であることを述べておく。この考えを正当化する要点を、以下にいくつか挙げよう。

・人間もしくは動物が、脳のある特定の部位に損傷を受けると、対象からの刺激を知覚する能力を損傷前と同じく失っていない場合でも、その情動的意味を評価する能力を失う。したがって、対象の認知的表現と対象の意味評価は別個に脳では処理されている。

・脳での刺激の情動的意味評価は、認知系がその刺激を完全に処理し終わる前に始まる。実際、われわれの脳はそれが何なのかを正確に知る前に、それが自分にとって良いものなのか悪いものなのかを判断することができる。

・刺激の情動的意味の記憶が記銘され、貯蔵され、想起される脳内メカニズムは、同じ刺激の認知記憶が処理されるメカニズムとは異なる。前者が損傷すると、既に学習済みの情動意味を誘起する刺激に対して、情動反応が引き起こされなくなる。これに対し、後者の認知記憶にかかわるメカニズムが損傷すると、その刺激をどこで見たか、なぜそこにいたか、そのとき誰といたかを記憶する能力が損なわれる。

・情動の評価システムは、情動反応を制御するシステムと直接的に関連している。これらのシステムによって、評価が一度なされると、応答が自動的に起こる。これに対し、認知処理に関するシステムは反応制御のシステムとこれほど強くは連携しない。認知処理のきわだった特質は、処理の基本において、融通のきく応答が行える点にある。認知することで選択肢が与えられるのだ。これに対し、評価のメカニズムの活性化は、進化の過程によって、特定の評価メカニズムと結合し、応答に利用できる選択肢を限定する。評価プロセスと応答メカニズムのこの結合によって、特定の情動に関する基本メカニズムが構成される。

・評価メカニズムが反応制御システムと結合することにより、評価メカニズムがある種の重要と思われる出来事を検知すると、そのためのプログラム作成とそれに則った一連の応答の実行がなされる。実体的な効果として、評価に伴ってしばしば身体的な感覚が生じる。この感覚が情動の意識的経験の一部なのである。このような場合、認知処理はこれら応答とその過程で必然的に連関していないので、単なる思考との連合では、激しい身体的感覚は起こりにくいようである。

情動を思考と組み換えることによって、情動の研究は認知科学の方法とその概念的基盤を用いて、行えるようになった。今では、評価および他の情動プロセスに関する多くのコンピュータ・シミュレーションがあり[61]、この人工知能からの情動へのアプローチの支持者の中には、情動をコンピュータによってプログラミングできると信じる人もいる[62]。人工知能の研究者による次の五行戯詩がこの分野の信条と期待を要約している。

硬くて難しいコンピュータでも
ヒトをシミュレートできる
肉も骨も
性感帯さえないけれど
それは教えることができる――けれど、さあ学べるかな?[63]

実際、シミュレーションは心の側面をモデル化するアプローチとして多くのことを教えてくれる。しかし、次の（悪趣味ではあるけれど）五行戯詩は、心は考えると同様に感じ、そして感情は思考以上のものも含むことを教えてくれる。

かつて、女のコンピュータを
プログラムした熱烈な求婚者がいた
でも彼は愛情効果を
結合しそこねて、
それで彼女とは何もできなかったとさ[64]

次に示す最後の五行戯詩はコンピュータにはできないこともあるということをわれわれに教えている。この五行戯詩を理解する注釈として、かつてコンピュータはパンチアウトした穴のあいたカードを挿入することによって、情報を入力し、特殊なセンシング・デバイスで読みとられ、またコンピュータ・メモリとして磁気テープが使われ、そこに貯蔵されていたことを述べておきたい。

かつて、情熱的な女がいた
何でも単純につくりたがった
だから彼女はカードに穴を開けて
たくさんテープを巻いて、
でも、なぜかまったく同じにはならなかったとさ！[65]

ここからどこへ向かうのか？

私はこれまで、情動とはこういうものではないということを明確に述べようとしてきた。情動は、状況についての考えのただ単なる寄せ集めたものではなく、また単なる理由づけでもない。人びとが情動を感じたとき、何が心に浮かんだかを、ただ聞くだけでわかるものでもない。

情動を言語化するのはきわめて難しい。情動は、意識からは容易にアクセスし難い心理的で神経的な空間で働くからだ。まさにこの理由から、精神科医の診察室や心理学者の研究室には人が満ちあふれている。だが今もって、心の情動面がどのように働くのかについての理解の多くは、情動への探索に言語的な刺激を用いたり、情動を計測した結果を言語によって報告する研究などにもとづいている。

意識とその相棒の自然言語は、進化過程での所産であり、新しい子どもたちである。これに対し、無意識は進化過程のルールであり、例外ではない。そして、進化的に古い無意識の心的世界の通貨は、非言語的処理である。無意識処理（認知的および情動的）に関する多くの研究が言語プロセスに焦点をあててきたので、われわれは、人の無意識的なプロセスのレベルがいかに洗練されたものであるかについて、非常に間違った見解を抱くようになったようだ。そして、われわれが人の無意識的なプロセスの働きを十分に理解するには、言語による刺激と言語による報告から離れなくてはならないであろう。

進化的に古い脳の機能を新しく進化した脳機能の否定として特徴づけるのであれば、それは人間のうぬぼれと言語に対する狂信を立証するものである。無意識で言葉をもたない時期を長く経て、動物は意識と言葉を獲得した。幸運にも、古い脳が獲得した機能が人の脳に保持されつづけているのである。その一つが、ある特定の情動処理機能なのである。だからこそ、これらがいかに人で働くかを理解するために、動物を用いての研究を行うのである。

確かに、動物の脳を研究することで、人間の脳のすべてを理解することはできない。しかし、われわれはすでに、人と人間以外の動物に共通する脳の基本的情動メカニズムについてかなりよく理解できるところに到達している。これらについては、本書のここまでのところで紹介することができたと思う。現在までに得た情報をもとに、言語や意識のような新しく進化した機能が、どのように情動に貢献するのか、とくに言語と意識がいかに情動マシーンの心（ハート）と魂（ソウル）をつくり上げる非言語的かつ無意識的システムの基盤と相互作用しているのかについて理解できる好地点にわれわれは達しているのである。

（1）Crockett (1845).

（2）James (1884).

（3）同書。

（4）Cannon (1929).

（5）しかしながら、公平であろうとするならば、情動的な体全体の反応は単なる自律神経系（ANS）の反応ではなくフィードバックを決定することをジェームズが提示していることも述べなければならない。

（6）身体的な反応についての現代的な研究は、キャノンによって提案されたものよりもさらに特異的であろうことが示唆されている［Ekman *et al.*(1983); Levenson(1992); Caciopро *et al.*(1993)を参照］。

（7）　Watson(1929); Watson and Rayner(1920); Skinner(1938); Duffy(1941); Lindsley(1951).

（8）　Ryle(1949).

（9）　Schacher and Singer(1962).

（10）　Valins(1966).

（11）　Frijda(1986); Plutchik(1980).

（12）　Aristotle(1941); Spinoza(1955);Descartes(1958).

（13）　Arnold(1960).

（14）　Lazarus(1966).

（15）　Lazarus(1991).

（16）　Frijda(1993); Scherer(1993a); Lazarus(1991); Smith and Ellsworth(1985); Ortony and Turner(1990)を参照。

（17）　Smith and Ellsworth(1985).

（18）　Frijda(1993); Scherer(1988)を参照。

（19）　Zajonc(1980).

（20）　Bornstein(1992).

（21）　心理学におけるニュールックはジェリー・ブルナー［Bruner and Postman(1947)］の研究の結果を受けて始まった。それは急速に影響力を失い、一九七〇年代半ばのM・エルデリーの論文によって修正され、再び立ち消えとなったが、三度浮上した［Greenwald(1992)］。

（22）　心理学と精神分析は、双方とも心と行動を理解しようとしているが、非常に異なるアプローチをとる。

（23）　Erdelyi（1974).

（24）　皮肉なことは、言葉による報告は、主に被験者が意識的に気づくことを知る手段として有用であることである。言葉による報告を採用するさい、行動主義者は行動主義が取り除こうとした、まさにその概念——意識に助けられていたのである。

（25）　McGinnies(1949); Dixon(1971).

（26）　Lazarus and McCleary(1951).

（27）　Loftus and Klinger(1992).

（28）　Moore（1988).

（29）　Packard(1957).

（30）　Eagly and Chaiken(1993).

（31）　Eriksen(1960).

（32）　Bowers(1984); Bowers and Meichenbaum(1984)を参照。

（33）　Erdelyi(1974); Erdelyi(1985).

（34）　Dixon(1971); Dixon(1981); Wolitsky and Wachtel(1973); Erdelyi(1985); Erdelyi(1992); Ionescu and Erdelyi(1992); Greenwald(1992).

（35）　Merikle(1992); Kihlstrom, Barnhardt, and Tataryn(1992a); Erdelyi(1992); Bargh(1992); Bargh(1990);

Jacoby *et al.* (1992); Murphy and Zajonc (1993).

(36) Bornstein (1992).

(37) 同書。

(38) Murphy and Zajonc (1993).

(39) このペェッツェル効果の議論は Ionescu and Erdelyi (1992) にもとづく。

(40) Erdelyi (1985); Erdelyi (1992); Ionescu and Erdelyi (1992).

(41) Bowers (1984); Bowers and Meichenbaum (1984).

(42) Shevrin *et al.* (1992); Shevrin (1992) をも参照。

(43) Bargh (1992); Bargh (1990).

(44) Jacoby *et al.* (1992).

(45) Bargh (1992).

(46) Merikle (1992); Kihlstrom, Barnhardt, and Tataryn (1992b); Erdelyi (1992); Bargh (1992); Bargh (1990); Jacoby *et al.* (1992).

(47) それにもかかわらず、日常生活のための無意識的な情動処理が重要なことを注意深く考察しなくてはならない。私は無意識的処理の重要性に対する主な二つの主張を記述し、双方ともの論駁を試みる。双方とも無意識的処理が実験室内で存在することは認めているが、それが生活の中で非常に意味深いものかどうかは疑問視している。第一の主張は、われわれは遭遇する刺激をふつうに見、聞く機会をもつので、無意識的処理課題（閾下知覚、遮蔽、あるいはシャドウイング）のようには、生活の中で作用しないというものである。しかしながら、生活はそう思えるよりはこれらの実験のようであろう。結局、いつ何時でも、意識内容が生じる（第9章参照）容量の限定された連続的な処理システムによって記録されうるよりはさらに多くの刺激が入手可能なのである。気づかれない刺激は、内包的に知覚され、意識されなくとも、無意識的な処理システムによって内包的に処理され記憶されうるのである（第2章参照）。同時に、本章で見ていくように、十分に知覚されうる刺激、そして十分に知覚され、意識的に記銘された刺激ですら、脳の中に取り入れることができると、それらの内包的な意味が目標、態度、情動をこれらの影響にわれわれが気づくことなく活性化するのである。無意識的処理の重要性についての第二の主張は、それは日常生活で起こるとはいえ、概念的なものよりはむしろ身体的な刺激の特徴に限定されている、かなり雑な形式の処理であると述べている［この主張については Greenwald (1992); Bruner (1992); Hirst (1994) を参照］。これに対しては三つの反論がある。第一には、身体的特徴同様、概念的な意味について無意識的な処理をしている証拠が事実あるということである（Murphy and Zajonc (1993); Öhman (1992); Kihlstrom, Barnhardt, and Tataryn (1992)）。実を言えば、無意識的な概念的なプライミング（連想喚起）を示すことはさらに難しいが、それは存在するようである。第二に、われわれは無意識的処理を詳しくは、つまりとりわけ正確には思い描けないことがある。ここまでなされた仕事の多くは、概念的処理を分析するために言葉による刺激を使用してきたが、心は無意識的に、より頻繁に非言語的モダリティ（様相）で（本章の終わりで議論するように）働くようなのである。無意識的処理についての多くの仕事が言葉による刺激を用いている限り、より基本的な無意識的なシステムがいかに働いているかを正確に描くことは、おそらくできないだろう。第三に、無意識的処理の最良の証拠のいくつかは、とくに言語化するのが難しい情動的処理の研究に由来している。最後に、無意識的知覚は、より高いレベルの概念とは対照的に、刺激の特徴に限定されることが本当としても、無意識的な情動処理には重要な意味があろう。これまで見てきたように、皮膚の色や声の抑揚のような人の原始的な身体的特徴で情動や態度や目標や意図を無意識的に活性化させるためには十分なのである。

（48）　Damasio (1994).

（49）　Arnold (1960); Johnson-Laird and Oatley (1992); Oatley and Duncan (1994); Goldman (1993).

（50）　Gould (1977).

（51）　Hebb (1946).

（52）　Rorty (1980).

（53）　Frijda (1993).

（54）　Scherer (1943a).

（55）　Bowers (1984).

（56）　Lazarus (1991).

（57）　Scherer (1943a).

（58）　Ericsson and Simon (1984); Nisbett and Wilson (1977); Bowers and Meichenbaum (1984); Miller and Gazzaniga (1984). これらの論点を議論するためには第2章と第2章の註(24)を参照。

（59）　Erdelyi (1992).

（60）　Zajonc (1984); Lazarus (1984); Kleinginna and Kleinginna (1985); Leventhal and Scherer (1987).

（61）　Dyer (1987); K. R. Scherer (1993b); Frijda and Swagerman (1987); Sloman (1987); Grossberg (1982); Armony *et al.* (1995).

（62）　幾人かのＡＩの支持者は、情動的な感情や別の意識状態は、ただ正しいアルゴリズムさえ見つけることができれば、コンピュータにプログラムできると仮定している。たとえば、Newell (1980); Minsky (1985); Sloman and Croucher (1981) を参照。コンピュータが感情や他の意識的状態をもつという考えに対する反論については、Searle (1984) を参照のこと。

（63）　Messick (1963), p. 317.

（64）　Kelly (1963), p. 222.

（65）　同書。

第4章　情動という聖杯を求めて——辺縁系説

脳は二番目に好きな臓器。
ウディ・アレン(1)

現代脳科学の重要な目標は、さまざまな脳の働きがどこに宿っているのかをできるだけ詳しく解きあかすことである。一つの機能が「どこに」局在するのかを知ることが、その機能が「どのように」働くかを理解するための第一歩である。驚くにはあたらないが、情動という機能が脳のどこに局在するのかは、科学者たちがこれまでずっと興味を抱いてきた問題である。

一世紀以上にもわたり、情動という聖杯を求めて、脳という約束の地へ十字軍が送られてきた。罪や恥、恐れや愛がどこで生じるのか説明できる脳の領域やネットワークはあるのであろうか。二〇世紀半ばになって、情動の辺縁系説が提唱されたとき、獲物がついに手中に落ちたように見えた(2)。この注目すべき概念は、個体や種の生存に必要な機能に役立つように進化してきた脳内ネットワークによって情動生活を説明する。辺縁系説はフロイトの無我意識（イド）の生理的基盤を見つけたという主張にほかならないのである。

しかし一九八〇年代初頭までは、情動の脳内メカニズムについての研究はほとんどなかった。それを助けたのが、認知革命（それは情動を研究対象から排除する）が脳科学へ浸透してきたことにあるのは疑いえないが、辺縁系説が一貫性をもって情動を説明できるように見えたことにもある。エモーショナル・ブレインは少なくとも一般名称としては理解できるように思えたのである。

辺縁系という概念が与えたインパクトは計り知れないものである。それはわれわれの情動機能についての考え方ばかりでなく、脳構造の構築の仕方についての考え方にも、たいへん大きな影響を与えた。毎年おおぜいの神経科学の学生たちは、辺縁系がどこにあって何をしているかを教えられる。しかし不幸なことに、ここに問題がある。辺縁系説はエモーショナル・ブレインの説明としては間違っており、科学者の中には辺縁系は存在しないと言う人もいる。そこでまず、エモーショナル・ブレインについての私の見解を述べる前に、辺縁系という考えがどこからもたらされたのか、さらに、それが情動生活を説明するのになぜ適当でないかを説明しておこう。

頭の上のたんこぶ

脳の機能が脳の特定な場所に局在するという考えは骨相学という一九世紀の特異な風潮に負うところが多い。[3] 骨相学者は科学者でもあったが、ニセ科学者と言う人もいて、頭蓋骨表面の状態を触れることによって人格傾向や心的障害を分析した。

骨相学はフランツ・ヨーゼフ・ガル（Franz Josef Gall）という世間から尊敬されていた科学者の仕事から始まった。ガルは、彼以前や以後の人と同様、精神はさまざまな特殊機能（感覚、感情、会話、記憶、知性のような）で構成されているものと考えた。ガルはさらに進んで、それぞれの機能は脳内にそれぞれ固有の「装置」をもっているという興味深い提案を行った。これが機能局在についての現代的考え方の誕生である――この点まではたいへんすばらしかった。

不幸なことに、ガル、とくに彼の後継者たちは別の道をたどり、[4] 機能が発達するほどその脳部位が大きくなり、この上を被う頭蓋が発達の悪い部位よりも突出すると主張した。この結果、頭の出っ張りを触ることによってその人の人格や知的能力を特徴づけ、正常からの偏りをみて思考や気分の異常を見つけうるとした。骨相学者たちは慎重さを捨て去って、言い古されてきた知的機能（感覚、感情、記憶、言語）だけでなく、崇

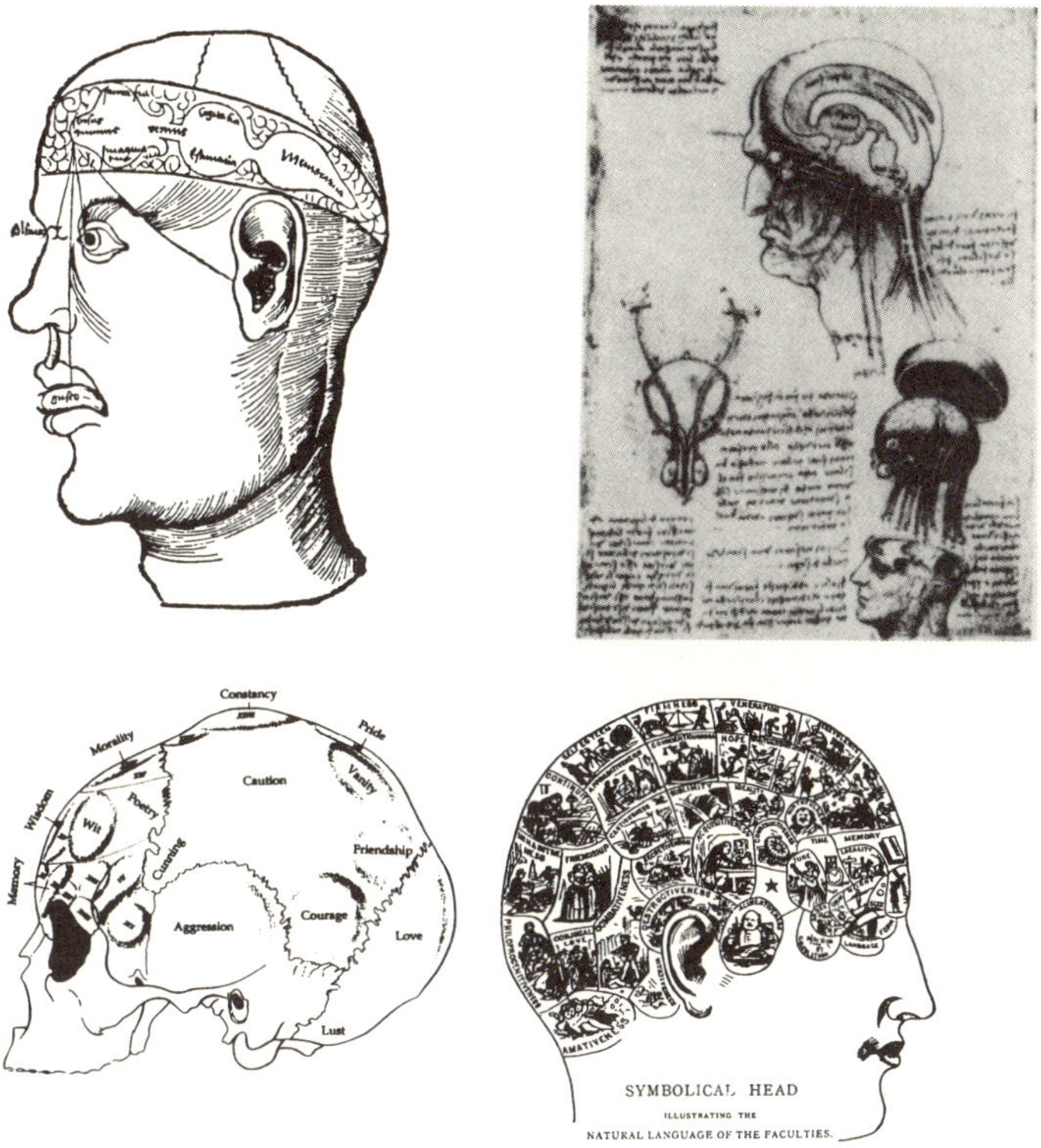

図4-1　脳機能局在説の変遷　紀元500年頃，聖アウグスチヌスは高次の知的機能は脳室，すなわち脳脊髄液を入れた洞窟に発すると唱えた．この説は何世紀も存続した．この考えは，1500年頃のグレゴール・ライシュの書にも見られる(上左)．同じ頃，レオナルド・ダ・ビンチは脳機能についての考えをスケッチした(上右)．19世紀終盤に骨相学が出現し，機能の局在は脳，とくに新皮質の特定の区域に結びつけられるようになった．骨相学者は人の頭蓋に触って，その下の脳のどの部分が発達しているかを言い当てようとした(下左)．骨相学者でも極端な者は頭蓋の細かい位置をそれぞれの心理機能に割り振った(下右)．(左側の図はM. Jacobson［1993］, *Foundations of Neuroscience*. New York : Plenum［上左は図1•7より，下左は図1•11より］から許可を得て掲載．右側の図はF. Plum and B. T. Volpe［1987］, Neuroscience and higher brain function : From myth to public responsibility. In F.Plum, ed., *Handbook of Physiology, Section 1 : The nervous system*, vol. V, Bethesda: American Physiological Societyから許可を得て掲載．)

拝、慈悲、友情、荘厳、丁重、さらには philoprocen-tiveness（それが何であろうと）までもを頭蓋上に位置づけた。

科学的に見て脳についての知識はほとんどなかったので、骨相学は好奇心旺盛な一九世紀ビクトリア朝時代人の心を虜にし、当時の流行心理学になった。そして、われわれが何をし、なぜそれをするのか説明する流行の理論がたどるように、骨相学も道を外れてしまった。頭蓋骨には実際に膨らみがあるが、これは単なる膨らみであって、心の能力の上下の指標になるものではない。しかしガルはある意味で名声ある学者であったため、彼の学説は他の尊敬さるべき知識人からの挑戦を受けなかった。その結果、機能局在という概念は科学的に後退してしまった。[5] 骨相学の行き過ぎへの対抗反応として、真面目な科学者は精神機能は特別な場所に局在するのではなく、脳全体にわたって分布しているのだという信念を取り入れた。この考えによれば、思考や情動は一つの領域で生じるのではなく、すべての、あるいは少なくとも多くの領野が同時に関わるのである。

皮肉なことに、機能が局在するというのは、ガルが提唱したとおりではないものの、ガルの卓見であり最終的には勝利を得た。のちの研究者は異なる能力または精神機能が脳の異なる領域に存在することを見出し、現在、機能局在は事実として受け入れられている。[6] 視覚対象の色や形を知覚する場合、言葉を理解し発話する場合、あるものを実際に見なくてもどのようなものか想像する場合、空中で正確な運動ができる場合、記憶の痕跡を植えつける場合、バラとライラックの匂いをかぎわける場合、危険を察知し、食物や隠れ場をみつけ、結婚相手を選ぶ場合などなどに関係するそれぞれ特定の脳部位を指し示すことができるのである。

とはいうものの厳密には、それぞれの精神過程はそれぞれの脳部位の機能であるとはいえない。各部位は全体が構成するシステムの中の一部として働いている。たとえば、大脳皮質（しわのある脳表面）の後部の領域である視覚皮質はわれわれが物を見るのに欠くことはできない。この領域が傷つけられると、人は事実上盲目になるだろう。[7] しかしこのことは視覚が視覚皮質に局在することを意味しているのではなく、視覚皮質

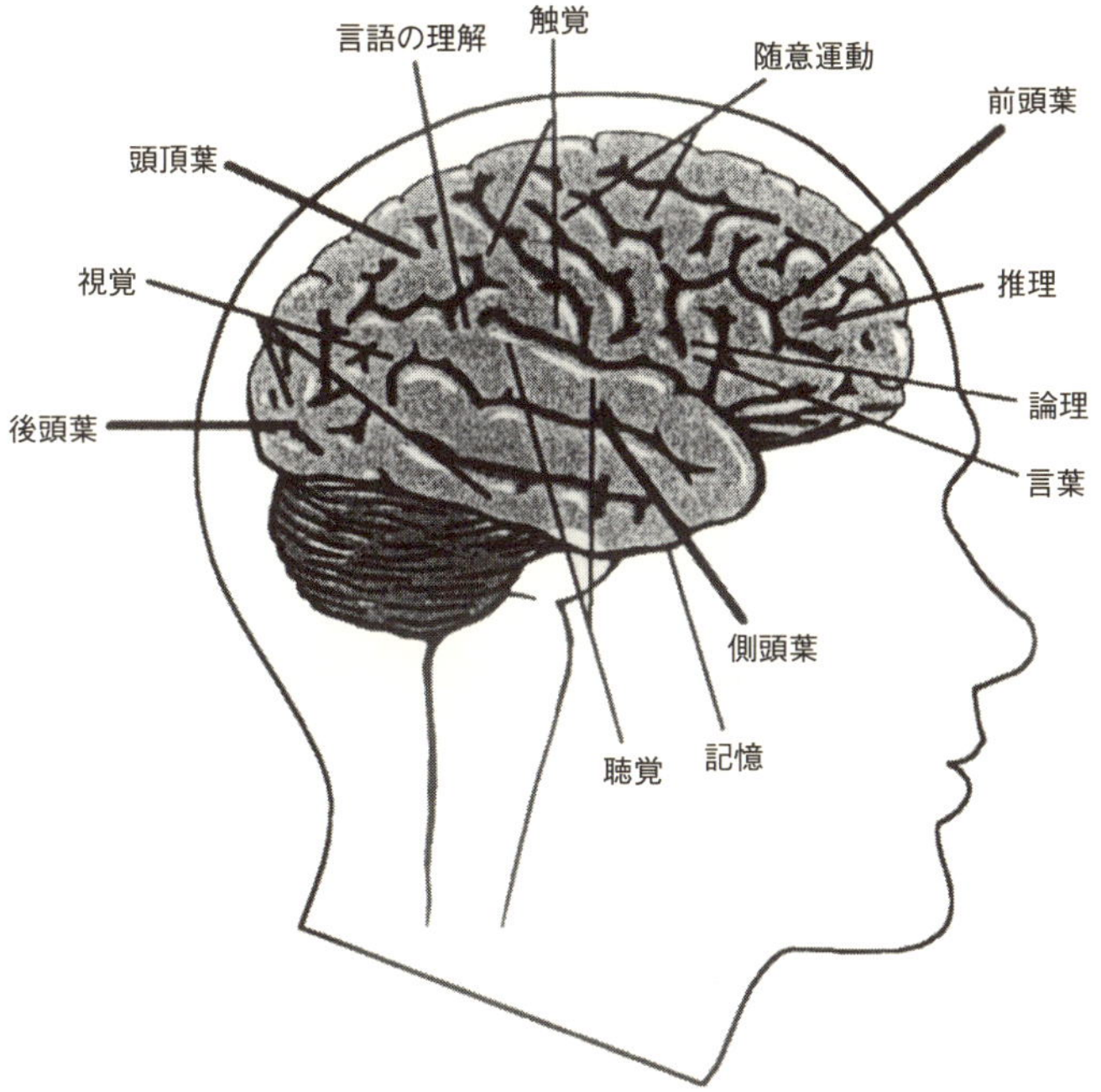

図4-2　一部の大脳皮質機能についての現代のマップ　現在，皮質機能についての知識は，特定の領域の傷害が行動や知的作業にどのように影響するかを見る研究と，脳部位を刺激したときの行動や知的変化を調べる研究と，行動や知的作業を行いながらさまざまな部位の神経活動を記録したり画像化する研究によっている．しかし特定の機能に関わる脳領域の同定は文字どおりに考えてはならない．脳機能は個々の領野が単独に働いているのではなく，脳領域が結合しあったシステムが共同で働いて生ずる．一般に実験動物での研究が特定の脳領域が関与する機能をより正確に決めるのに役立つ．事実，動物研究なしに人間での精度の低い所見を解釈するのは困難である．しかし人間の脳での研究は主に人間の脳にだけ存在する機能を理解する場合に欠くことができない．(Canvass and Corel Drawから改変．)

がものを見るためのシステムに必要な一部分であることを示しているにすぎない。このシステムには視覚皮質だけでなく、情報を目から脳へ、最終的には視覚皮質へと伝えるための他のさまざまな領域を含んでいる。そして視覚皮質自体が複雑な構造で、たくさんのサブ構造、サブシステムでできており、それぞれが見るという行為に独特の方式で携わっている[8]。目から始まって視覚皮質での最終処理過程にいたる経路のどこかが傷つけられれば、鎖のどの環を取り除いても鎖が壊れるように、視覚は絶たれる。

要するに、脳領域は全体としてのシステムのなかの一つの部分として機能しているのである。脳機能は単独に脳領域がもっているというより統合されたシステムとしてもっているのである。この意味で真実はガルと反対者の間のどこかにあるが、ガルの見解側にやや寄っている。すなわち、精神機能では別々の領域が多く集まって共同して働いているが、それぞれの機能には異なるいくつかの領域が連携した特定のセット、すなわちその機能固有のシステムが必要である。視覚に使われているシステムでは聴くことはできず、またこれらのシステムは痛みを感じたり歩いたりするのにはまったく役立たない[9]。

刺激時代

ガルと反対者との間の論争後まもなく、脳研究者たちは脳の機能局在についての問題に実験的アプローチを用いて取り組み始めた。ダーウィンの進化論[10]は人間と他の動物との間で生物学的（心理学的さえも）構成は連続していると信じさせる強い根拠を科学者に与えたので、研究者は他の生物での研究が人間の脳と機能についての重要な洞察を与えるものと考えて、ヒト以外の動物の研究に転じたのである。

このような初期の先駆的研究で使われた技術の主なものとしては皮質部位の刺激と外科的破壊（除去）がある。脳の刺激とは電極、すなわち脳に差し込んだ細い電線を通して弱い電流を流すことである。脳の働きはある部位のニューロン（脳細胞）から他の部位のニューロンへ電気信号が伝わることにもとづいているので、電気刺激は脳での自然な情報の流れの効果を人工的につくり出すことになる。脳刺激の方法が刺激で引き起こされる反応を見てその機能を推測するのに対し、破壊による研究は、傷害の結果失われる行動上、または精神能力の程度によって、その領域が本来もっている機能を明らかにする。これらは初期の脳科学方法論における陰と陽の二面であり、今日でも用いられている基本的技術である。

脳の実験的研究における初期の発見の一つは、皮質のある領域を電気刺激すると体の特別な場所の動きを引き起こし、同じ領域を外科的に摘除するとその場所が動かせなくなるということであった[11]。問題のこの領域は皮質の前方にあって、現在、運動皮質と呼ばれている領域であり、随意的運動のコントロールに決定的な関わりをもつことが知られている。この領域は脊髄のニューロンとつながっており、脊髄ニューロンが手足や身体の他の部位の動きをコントロールするためのメッセージを送りだす。皮質の後方領域を刺激したときには何の運動も起こらないが、この領域を傷つけると目、耳、皮膚からの情報の知覚が障害され、損傷部位によって動物は盲に、聾に、また触っても無感覚になる。このような領域は現在、大脳皮質の視覚領、聴覚領、体性感覚領と呼ばれている。

初期の神経科医は卒中や腫瘍にかかって脳が傷害された患者の観察にもとづいてきわめてよく似たことを発見していた[12]。人間での臨床観察と動物実験でのさらに詳しい所見とが対応することは、脳の構成が動物種を越えて連続しているというダーウィンの考えを強く支持するものであった[13]。

大いなる怒り

脳機能の研究では早くから、広い範囲の大脳皮質を除去してもその動物の情動的反応のパターンは正常であることが認められていた[14]。たとえばネコは、大脳皮質全体を除去したあとでも情動覚醒の特徴的な兆候を示した。そのネコは怒らせるとうずくまり、背中を反らせ、耳を引っ込め、爪を立て、うなり、シッという声を出し、歯をむき出し、まわりの物に噛みついた[15]。

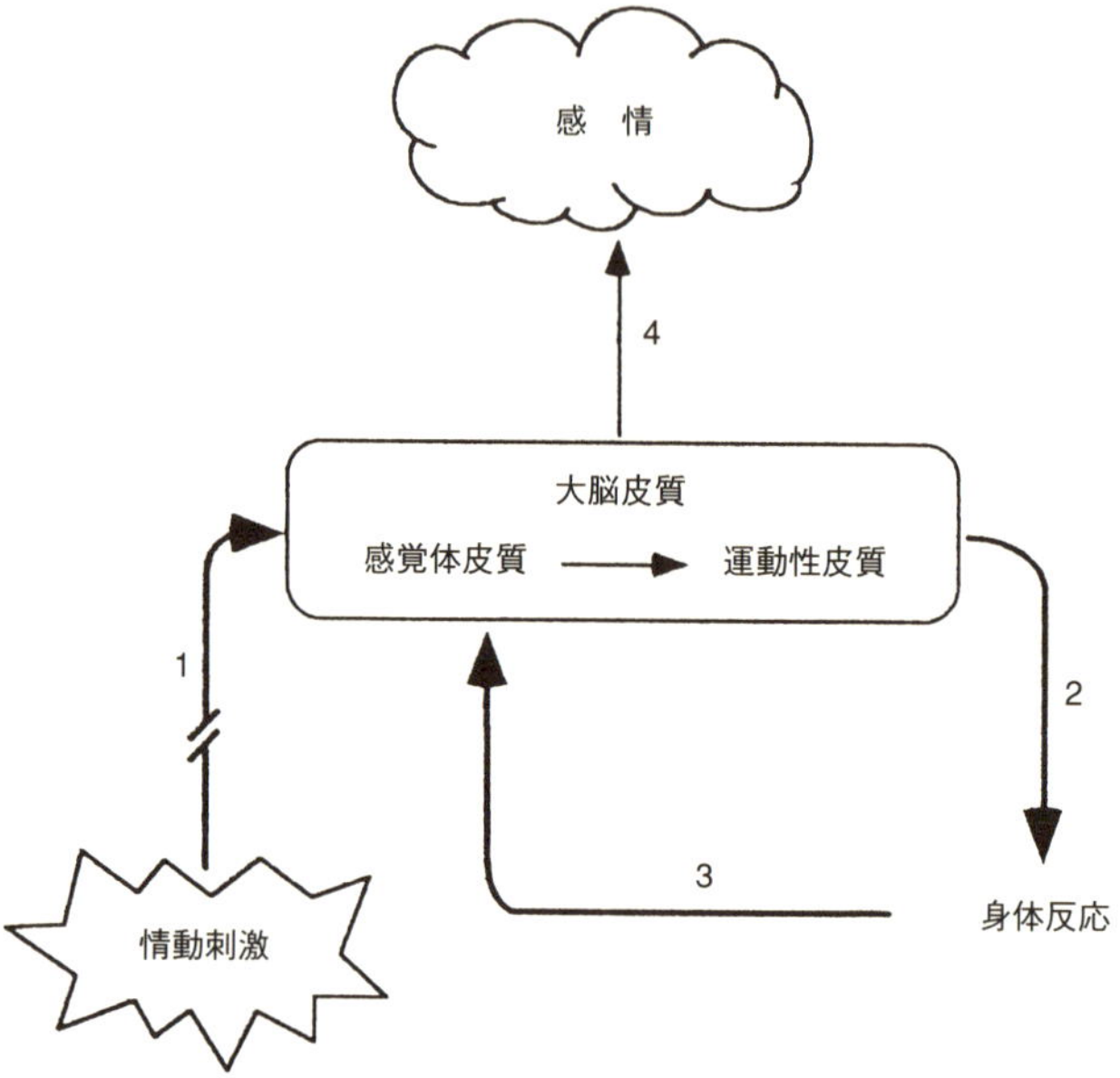

図4-3　ウィリアム・ジェームズの情動の脳経路　熊を見るというような外界からの刺激が大脳皮質の感覚野で感知される．運動皮質を通して，逃走のような反応が制御される．反応によって生じた感覚は大脳皮質へフィードバックされ，そこで感知される．ジェームズの説では情動反応に伴った身体感覚の知覚が情動にとって特別な意味をもつ．

さらにこの動物は、立毛（身の毛もよだつ）、散瞳、血圧上昇、心拍増加など、強い自律神経覚醒の症状を示した。これは情動行動を含めて複雑な行動は感覚皮質と運動皮質でコントロールされるという当時の考えからすれば驚くべきことであった。たとえばウィリアム・ジェームズは彼のフィードバック理論の神経版で、情動は大脳皮質の感覚野および運動野で仲介される――運動野は反応の表現に必要であり、感覚野はまず刺激の検出に、ついで反応からのフィードバックを「感知」するのに必要――と提唱していた（図4-3参照）。皮質を傷害しても情動反応に何の効果もなかったので、ジェームズの理論には誤りが一つある。

ところで除皮質動物（大脳皮質を除去した動物）の情動行動は完全に正常ではなかった。この生き物はごく些細なことにも過敏に情動反応を起こした。怒りの調節がまったく失われているように見えたので、皮質領域が（プラトンの二輪戦車を駆る人のように）平生はこのような野蛮な情動反応の手綱をとってそれが不適切な状況で現れるのを防いでいるのだと推察された。[16]

ウォルター・キャノンは、第3章で述べたように、ウィリアム・ジェームズの学説への攻撃だけでなく、彼自身の情動に関する神経理論でも名が知られている。これは彼の実験室でフィリップ・バード（Phillip Bard）が行った研究にもとづいている。バードは脳の破壊実験を系統的に実施し、どの部位が怒りの発現に必要なのかを見つけようとした。[17] 彼は破壊を皮質から始めて深部へと進めて、だんだん大きくしていき、ついにあるパターンの破壊で怒り反応が消失することを見つけた。破壊が視床下部と呼ばれる部位に及ぶことが決定的であった。視床下部が欠落していると、協調が十分とれた情動反応が起こらず、ほんの断片的な応答が、非常に強くて痛い刺激に対してだけに引き起こされた。動物はうずくまり、うなり、シッという音を発し、爪をむき出し、耳を引っ込め、かみつき、また一部の自律神経反応も起こすこともあるが、これらは視床下部が正常な場合のように全体的に協調を保ちながら起こるのではなく、非常に強い刺激を受けたときにだけ引き起こされた。このような実験結果からバードとキャノンは視床下部が情動脳の中心に置かれるべきものであると考えた（図4-4参照）。

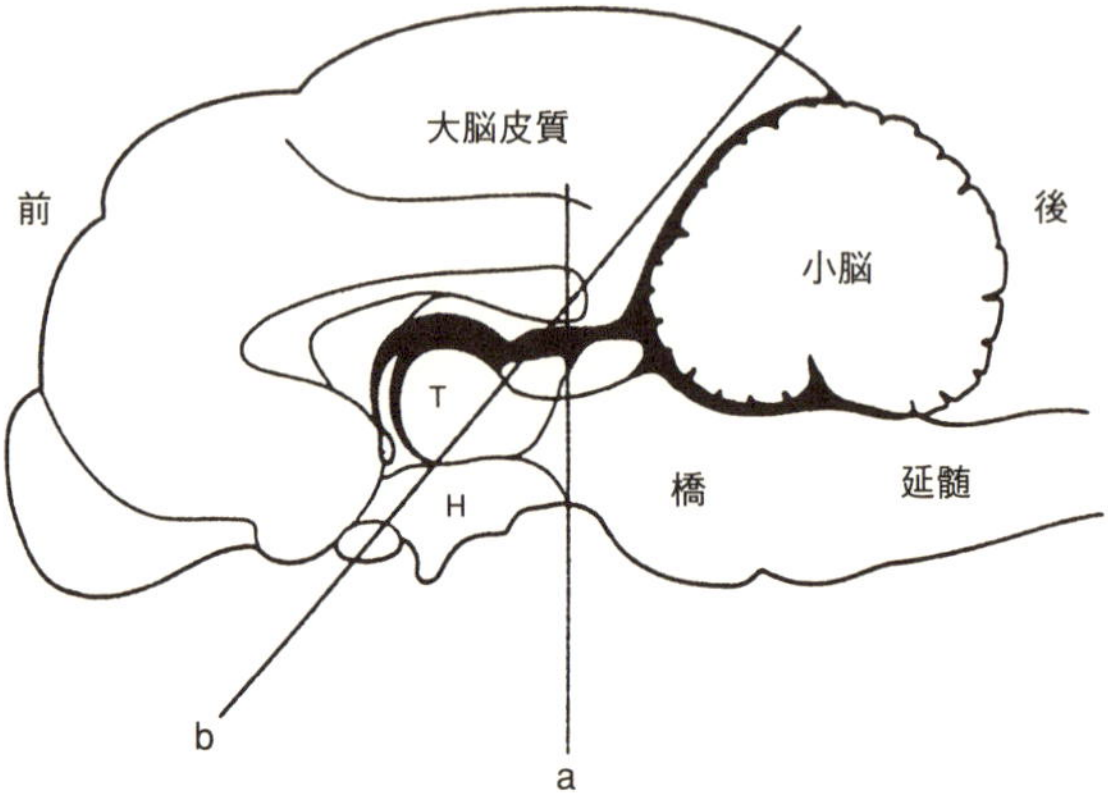

図4-4　視床下部を情動中枢と同定したさいにとったバードの脳破壊戦略　まずバードは線“b”の上(左側)の脳領野をすべて除去した．そこには大脳皮質と視床下部(H)を除く前脳がすべて含まれている．この破壊では情動反応は保たれた．しかし破壊を拡げて線“b”と“a”の間の領域と“b”の前方が含まれると情動反応は事実上失われた．(J. E. LeDoux [1987], Emotion. In F. Plum, ed., *Handbook of Physiology, Section 1 : The nervous system*, vol. V. Bethesda : American Physiological Societyによる．)

脳は縦軸に沿って三つの部位、すなわち後脳、中脳、前脳に分割される。後脳から前脳へ上がるにつれて、担当する機能は心理的に原始的なものから精巧なものへと移る。人間の脳では視床下部はピーナッツくらいの大きさであるが、前脳の基部に鎮座していて、心理学的に高度な前脳ともっと原始的で下等な領域とを仲介する。キャノンとバードの時代には視床下部は自律神経系の調節に関わっていることが知られていたので[18]、視床下部は強い情動で身体応答を引き起こす場所であり、それを前脳がコントロールするものと彼らが考えたとしても、納得がゆく。

　キャノンとバードの説は感覚系は外界からの情報を採り入れて、それを大脳皮質の特殊化した領域へ――目からの情報は視覚皮質へ、耳からの情報は聴覚皮質へと――送られているというよく知られた事実にもとづいて立てられた。しかしながらこの特定の皮質領野へ向かう途中で、感覚メッセージは皮質下領野――視床の中継所――で一度ストップする。この視床領域もまた、皮質のパートナーと同様、感覚情報処理について特定化している（視覚性視床は目の受容器から視覚シグナルを受け取って視覚皮質へ送り、聴覚性視床は耳の受容器から聴覚シグナルを受け取って聴覚皮質へ送る）（図4-5参照）。しかし視床領域の一部は感覚メッセージを皮質へではなく視床下部へ中継することも考えられた。この結果、視床下部は感覚入力を皮質とほぼ同時にアクセスする。またいったん視床下部がこのシグナルを受け取ると、身体を活動させることによって、情動反応に特徴的な自律神経反応および行動反応を引き起こすことができるだろう（図4-6参照）。これらのことでキャノンとバードはなぜ除皮質が情動の発現を妨げることができず、なぜジェームズの皮質説が間違っているのかを説明することができた（情動反応は視床下部で調節されるのであって、運動皮質によってではなく、感覚は感覚皮質を経由することなく、直接に視床下部を活動させる）。

　キャノンとバードは情動反応にいたる事象の連鎖には大脳皮質を加えなかったが、情動における大脳皮質の役割を完全に除外したのではない。事実、彼らは情動の意識体験すなわち感情は視床下部から上行する神経線維によって大脳皮質が活性化されることによると

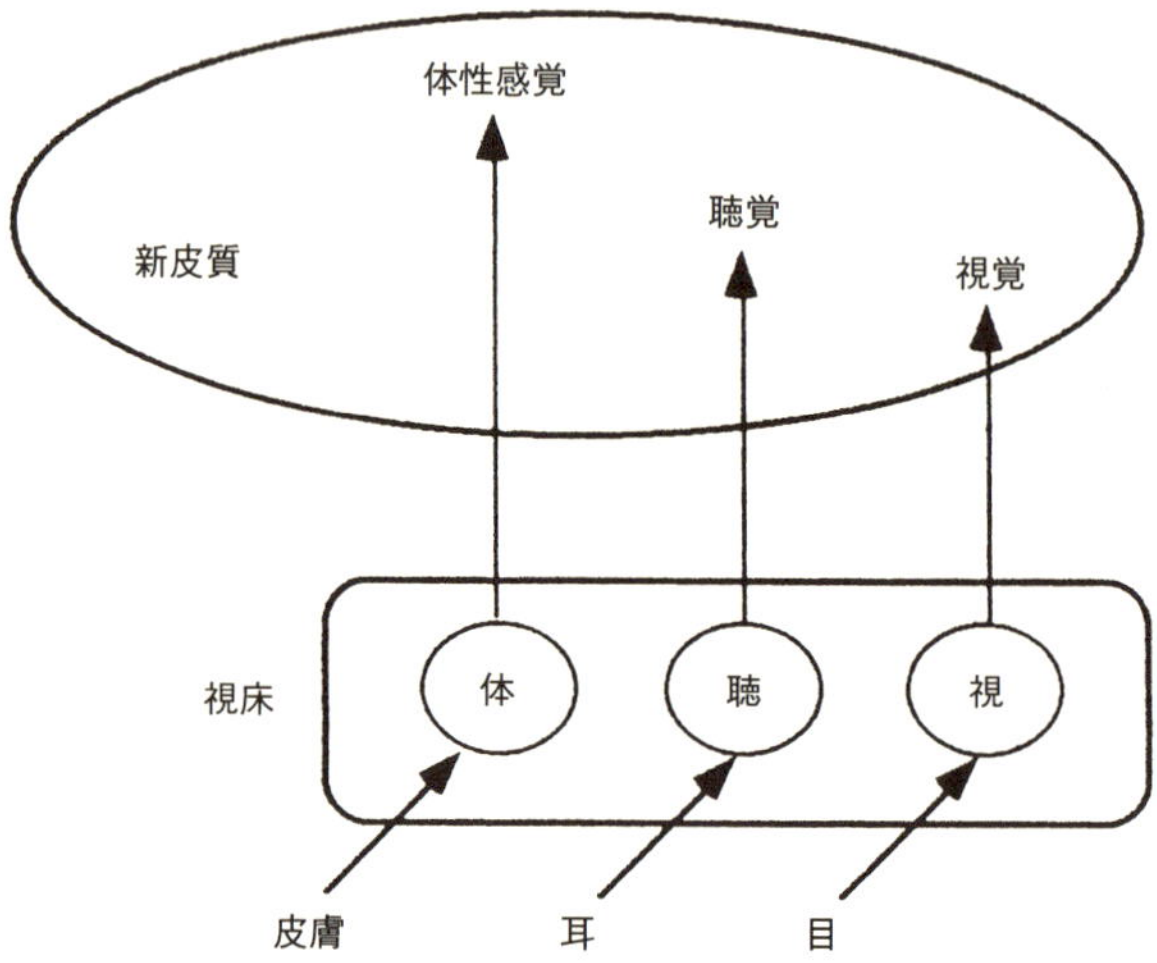

図4-5　感覚性視床と感覚性皮質の関係　感覚性メッセージは外界へ向かった受容器（たとえば眼，耳，皮膚）から視床の特定部位へ伝達され，そこで処理を受け，その結果が新皮質の特殊化している領野へリレーされる．図中の視床内領域の略称：体＝体性感覚性，聴＝聴覚性，視＝視覚性領域．

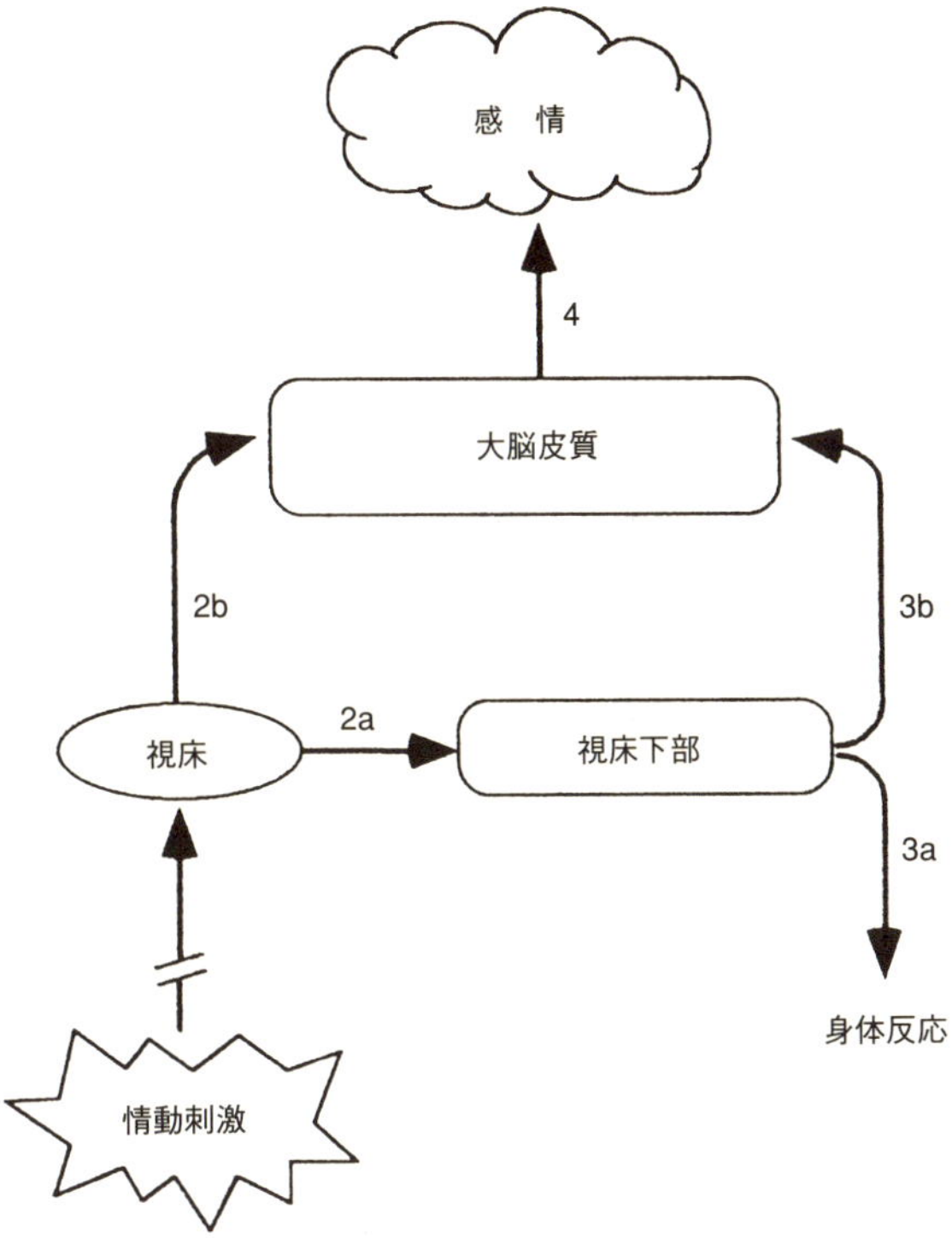

図4-6　エモーショナル・ブレインについてのキャノンとバードの説　キャノンとバードは外界の刺激は視床で処理されて，大脳皮質（2bの経路）と視床下部（2aの経路）へ運ばれる．ついで視床下部はメッセージを身体の筋肉および器官（3aの経路）と皮質（3bの経路）へ送る．皮質で何の刺激かというメッセージ（2bの経路）とその情動の意味についてのメッセージ（3bの経路）が相互作用して情動の意識体験（感情）を起こす．この説では情動反応と感情は並行して発生する．

思っていた。大脳皮質がないと、怒りの行動は起こっても、怒りの意識的感情は伴わないのである。この理由でキャノンは除皮質動物での情動の暴発を記述するのに〝仮性の怒り〟という言葉を用いた[19]。

ジェームズにとってこの奇妙な情動体験は身体の応答、すなわち感じるよりも前に起こる応答の脳へのフィードバックによるものであった。しかしキャノンにとっては、情動は完全な脳内過程であり、その活性中心は視床下部周辺にあった。視床下部は身体へ発信して情動反応を起こさせ、大脳皮質へ発信して情動体験を引き起こす。そして身体反応システムへ下る神経線維と大脳皮質へ上がる神経線維とを視床下部は同時に活動させるので、情動感情と情動反応は、引きつづいて起こるのではなく、並行して起こるとした。

キャノンは何が情動体験を引き起こすかについてはジェームズと見解を異にしていたが、もう一つの重要だがあまり知られていない点、すなわち情動反応（熊から逃げる）は意識した情動体験（恐い）から起こるのではないということについてはジェームズと同意見であったようである。ただジェームズにとっては情動反応は意識的体験に先行して起こってこれを決定し、キャノンにとっては反応と体験は同時に起こるものであった。このように、ジェームズとキャノンは、意識的な情動体験は先行する情動過程（評価ないし鑑定）の結果であり、後者は自覚せずに、つまり無意識的に起こるという、前章で取り上げた概念では軌を一にしていた。

感情の流れ

コーネル大学の解剖学者ジェームズ・ペーペッツ（James Papez）は情動について特別に研究したわけではないが、一九三七年情動脳についてきわめて強い影響を及ぼした説の一つを唱えた[20]。あるアメリカの慈善家が情動の研究の促進のためにイギリスの研究室に巨額のお金を寄付したという噂をペーペッツは聞きつけた[21]。国家的プライドに駆られた彼は、アメリカ人にも情動に関するアイデアがあることを示すため、かの有名な論文を急いで数日の間で仕上げた。しかしペーペッツは、自分の説が今世紀半ばに再発見され復活するまで科学の裏ページに埋もれてしまうとわかっていたなら、もっとゆったりとその説を展開したことであろう。

ペーペッツは、脳の進化の専門家であった解剖学者C・ジャドソン・ヘリック（C. Judson Herrick）の仕事から強い影響をうけた。ヘリックは以前より大脳皮質は二つの部分、すなわち外側と内側に分かれることを指摘していた[22]。脳をホットドッグの丸パンと考えてみよう。丸パンが二つに切られたのを二つの大脳半球とする。外から見える、丸パンの茶色い焼かれた部分は大脳皮質の外面である。これがいままでわれわれが話題にしてきた感覚や運動に関するすべての機能をもち、さらに高等な思考過程がすべて発生する場所と一般に信じられている大脳皮質の部分である。次にこの丸パンを中央の切れ目に沿って左右に開いてみよう。中央の白い焼けていない部分は大脳皮質の内側部である。ヘリックによればこの部分が進化的により古く、新皮質（進化的には新しい大脳皮質）に比べ、より原始的な機能に関係している（図4-7参照）。新皮質という命名はそれが進化的に新しい起源のものと推定されたことを反映している。

ヘリックの内側脳は偉大なフランスの解剖学者ポール・ピエール・ブローカ（Paul Pierre Broca）が辺縁葉（le grand lobe limbique）とかつて呼んでいたものである[23]。ブローカは内側皮質領域は卵形で、テニスラケットのリム（縁枠）のようだと述べた。事実、limbique は縁を意味するラテン語の limbus に由来するフランス語である。ブローカがこの名前をつけたのは内側皮質の構造を念頭においてのことであったが、しばらく後、辺縁葉は嗅脳という名に付け替えられた。これは〝匂いの脳〟を意味し、匂いの認知と匂いによる行動の調節に関わっていると思われたことによる。

ヘリックは原始的な動物では匂いが摂食、性行動、防御行動で重要な役割を演じていることに注目して、外側の新皮質が関わる高等な知的機能は匂いの感覚から進化したものであり、外側皮質自体も匂いの脳が進化的に突出したものであると唱えた。ヘリックによれば、原始的な動物で内側皮質が調整している基本的な感覚および運動機能は新たに進化した外側脳へ移し換

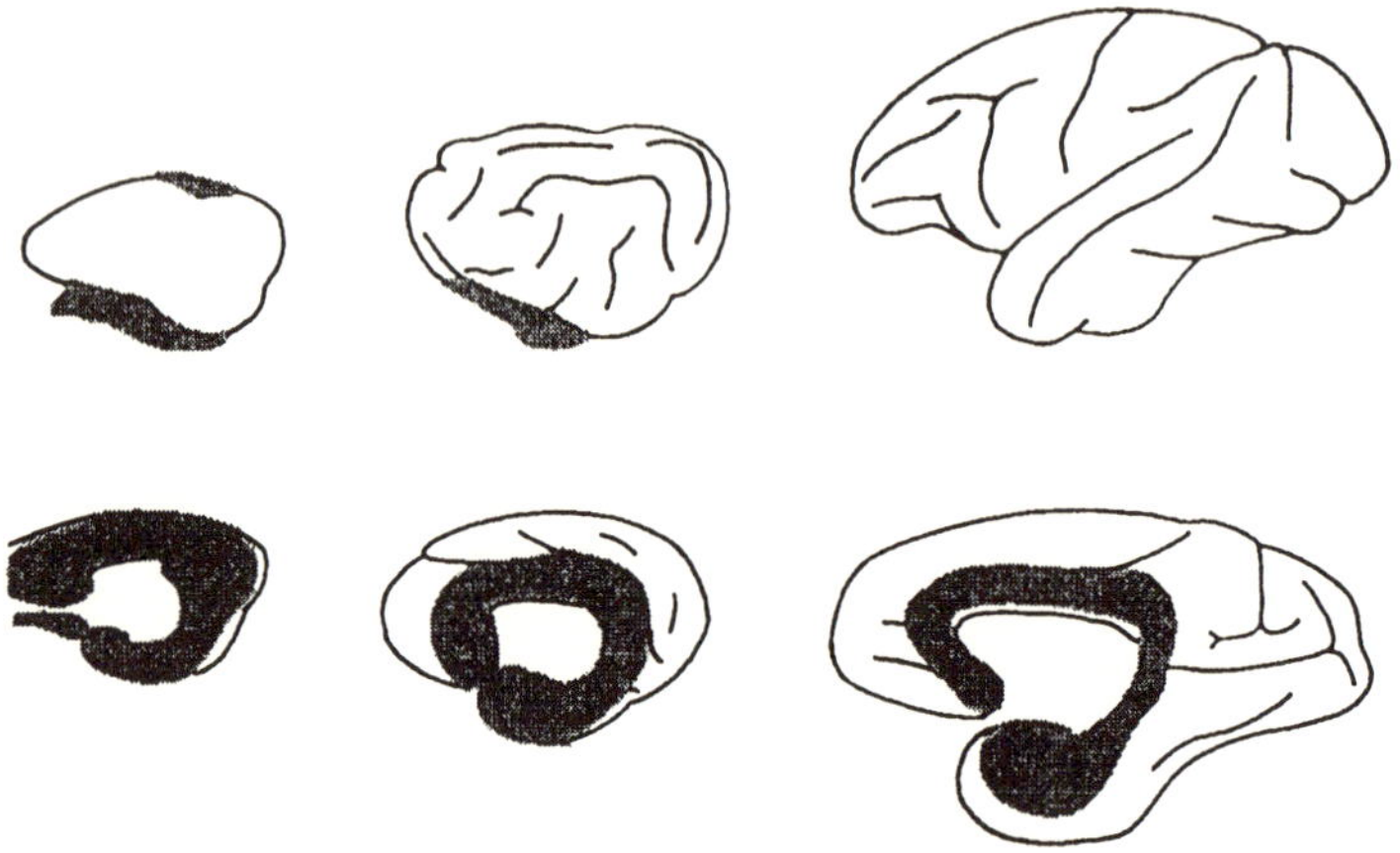

図4-7　哺乳類大脳皮質の外面と内面における進化　ウサギ(左)，ネコ(中)，サル(右)の大脳を外側(上段)と内側(下段)から見た図．進化的に古い皮質で構成されるいわゆる辺縁葉を黒塗りで，新皮質を白く示してある．辺縁葉の大部分は大脳の内側壁に位置する．ウサギでは辺縁葉が内側の大部分を占める．ネコと霊長類では辺縁葉の内側皮質で占める割合がだんだん減ってきて，皮質の中で小さいものとなる．この哺乳類での変化は新皮質の拡大を反映している．皮質の拡大は人間で最大になる．(P. D. MacLean [1954], Studies on limbic system [visual brain] and their bearing on psychosomatic problems. In E.Wittkower and R. Cleghorn, eds., *Recent Developments in Psychosomatic Medicine*. London : Pitmanによる．)

えられることによって、感覚を高次の思考過程にまで精緻化し、下等脊椎動物の原始的な運動機能を複雑な人間の行動にまで拡張する余地が与えられた。

ペーペッツは偉大な理論構成家であり、皮質の内側と外側が進化的に区別できるというヘリックの考えと他の二つの知見――内側皮質が傷害された人での観察と情動反応の調節における視床下部の役割についての動物実験――とを重ね合わせた。その結果、視床下部から内側皮質へ、さらに、再び視床下部へという解剖学的結合のサークルでの情報の流れによって情動の主観的体験を説明する理論が生みだされた。これは現在、ペーペッツの回路として知られている。

ペーペッツはキャノンの考えに沿って、情動刺激として視床からの直接感覚入力のあることとや、情動に伴って起こる身体応答の調節や、皮質への上行線維による情動経験の制御、などにおける視床下部の重要性について強調した。さらに、ペーペッツはどのように情動経験が脳でつくり出されるのかを明らかにすることに没頭し、キャノンよりも精巧で詳しい情動回路を考え出した。

ペーペッツの仮説は脳へ伝えられる感覚入力は視床にある中継所のレベルで〈思考の流れ〉と〈感情の流れ〉に分割されるという考えから始まる。思考の流れは感覚入力が視床を通過する経路で新皮質の外側領野へ運ばれるときのチャンネルである。この流れを通ると感覚は認知、思考、記憶に変換される。感情の流れでは感覚が視床まで伝えられるが、キャノンが唱えたように、ここで情報が視床下部へ直接、中継されて、情動がつくり出される。

キャノンは視床下部を均一な構造と見なした。しかしペーペッツは視床の感覚入力を受け取り、そのメッセージを大脳皮質へ中継する場所として、視床下部の中でも乳頭体に狙いをつけた。乳頭体は脳の底面から乳房のように飛び出していることから名づけられた。そして彼は皮質のどの部位が関わるかについても厳しく限定し、視覚皮質が視覚認知に関わるのとちょうど同じように、帯状回（進化的により古い、内側の皮質）が情動の認知に関わる領域であると提唱した。そして感覚系との類推を推し進めて、視床前核が、乳頭体を帯状回に連絡しているので、情動系における視床の中継点であると唱えた。しかしこの回路はここで終わるのではない。次に帯状回が出力をもう一つの古い、内側の皮質領野である海馬に送る。海馬の出力は視床下部へ送り返されて、情動のサークルが完成するのである（図4-8参照）。

ペーペッツの時代には脳内で領域間の結合をたどる方法はおおざっぱなものであったので、実際の結合はよくはわかっていなかった。したがって、ペーペッツの回路は一部は既知の結合にもとづき、他はさまざまな脳領域が損傷された場合の臨床的所見とこの回路や結合が存在するであろうとの推測にもとづいていた。海馬がこの回路に組み入れられたのは狂犬病の場合の主要傷害部位として知られていたことによる。この病気の特徴は「強い情動、けいれん、麻痺の症状」を呈することであり、患者は「激しい驚愕および恐怖と激怒の入り混じった様相」を示す[24]。帯状回に中心的役割が与えられたのは、そこの傷害が無関心、せん妄、眠気、抑鬱《うつ》、自発的感情の欠如、時間と空間についての見当識障害、ときには昏睡をもたらしたからである。

デカルトは魂の座を松果体においた[25]。そこは脳のなかで二分割できない唯一の場所である。ペーペッツはデカルトの後のフランス人でモントペリエの外科学教授ラ・ペロニエ（La Peyronie）の提案のほうに共感した。彼は魂の座を帯状回付近においていた。しかしペーペッツはラ・ペロニエよりも控えめな目的のために、帯状回を「環境での出来事に情動の意識が加えられる」場所であると述べた[26]。ペーペッツにとって帯状回は魂の座でないとしても、少なくとも魂の情熱の座であった。

ペーペッツは情動体験は二つの方法でつくり出されると考えた。第一は感情の流れが感覚対象によって活性化されることである。これは、今述べたように、視床の感覚野からの入力が乳頭体へ流れ、その後視床前核と帯状回へ流れることによる。第二は情報が思考の流れに沿って大脳皮質へ達することによってである。大脳皮質で刺激が感知され、その刺激に対する記憶が呼び起こされる。知覚と記憶に関わる皮質領野が次に帯状回を活動させる。第一の場合には帯状回は感情の流れを通る低レベルの皮質下過程によって活動し、第二の場合は思考の流れを通る高レベルの皮質過程で活

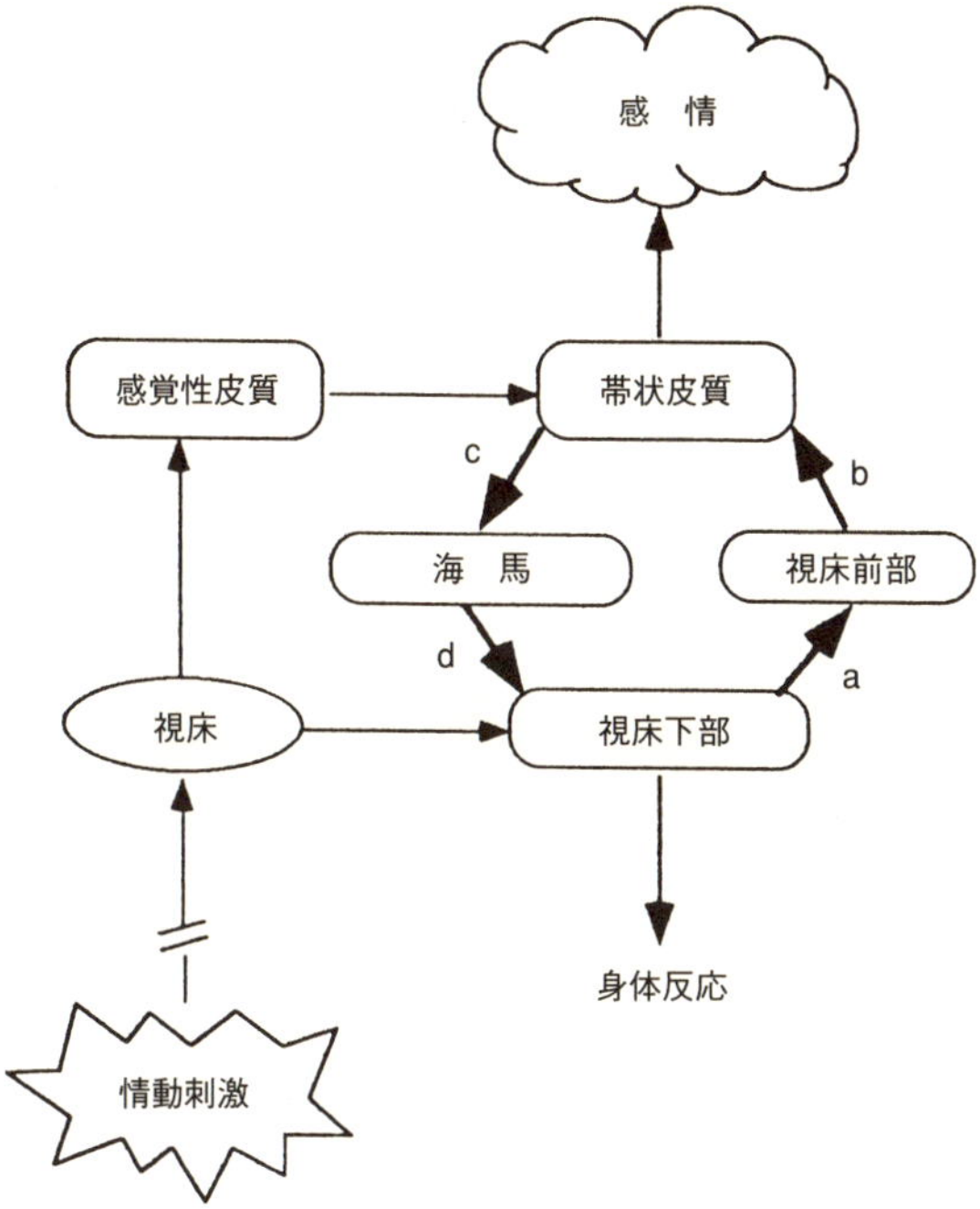

図4-8　ペーペッツ回路の理論　ペーペッツはキャノンとバードと同様，視床へ到着した感覚メッセージが大脳皮質と視床下部の両方へ向かうと考えた．視床下部の身体への出力が情動反応を制御し，大脳皮質への出力は情動の感情を起こす．皮質への経路は〝思考の流れ〟と呼ばれ，視床下部への経路は〝感情の流れ〟と呼ばれる．ペーペッツは視床下部が皮質とどのように交信するか，皮質のどの分野が関係しているかについて，キャノンとバードよりもずっと限定して考えた．彼は視床下部から視床前方を通って帯状回（進化的に古い内側皮質の一部）への結合を提唱した．帯状回が感覚皮質（進化的に新しい，外側皮質の一部）と視床下部からのシグナルを統合したとき，情動体験が生じる．帯状回から海馬，ついで視床下部への出力は大脳皮質に思考を起こさせ，情動反応をコントロールする．

動する。この皮質下と皮質での情動の活性化の区別は、キャノンの説の一部をなすものでもあるが、長い間忘れ去られていたが、最近復活してきており、あとで詳しく論じよう。

ペーペッツの回路は解剖学的推論の一大偉業であり、提唱された解剖的経路のほとんどは当時、確認されていなかった。しかし驚くべきことに、ほとんどすべてが存在するのである。現在、ごくわずかの修正だけで、ペーペッツ回路にきわめてよく似た結合のセットが見出されている。少なくともペーペッツの情動理論にとっては不幸なことに、この回路は情動にほとんど関わっていないと思われる。にもかかわらず、ペーペッツ回路理論は、次に手短かに述べる辺縁系理論の出発点として、エモーショナル・ブレインの歴史における重要な位置を占めている。

精神盲

一九三七年はエモーショナル・ブレインにとって記念すべき年であった。ペーペッツの説が発表されただけでなく、ハインリッヒ・クリューバー（Heinrich Klüver）とポール・ビュシー（Paul Bucy）の一連の報告の第一報[27]が発表された年でもあった。彼らは薬物で誘発される幻視にどの脳領域が関わっているのか研究し、サルの側頭葉を破壊すると一連のめざましい効果が現れることに気づいた。

外側部の大脳皮質はそれぞれ四つの部分すなわち葉に分けられる。後頭葉は後方にあり、視覚皮質がある場所である。前頭葉はもちろん前方で、両側の眼球の真上にある。後頭葉と前頭葉の間に頭頂葉と側頭葉がある。頭頂葉は頂上にあり、側頭葉はちょうどその下にあって、耳のまさに裏側でやや上にある（図4-2参照）。

クリューバーとビュシーは第一報で、側頭葉を除去した一頭のサルの症例を報告している。

> その動物は怒りや恐れに関係するような反応は示さない。人やほかの動物に、また生き物だけでなく生命のない対象物にもためらいもなく近寄り、

何ら運動機能は障害されてないのに、手は使わずに口で対象物を調べる。……さまざまなテストでも視覚の感度や対象物の空間的位置を定める視覚的能力に障害はない。しかしこのサルは見ることによって対象を認識することができないように見える。たとえば、空腹なときに、くし、ベークライトの取っ手、ひまわりの種、ねじ、棒切れ、リンゴやバナナの切れはし、生きた蛇、生きているねずみなどのさまざまな対象物に出会うと、見さかいなくつまみ上げ、口に移して、食べられないものであれば捨てた。(28)

彼らはこのような一連の症状を〝精神盲〟と呼んだ。この言葉で動物が視覚能力は十分あるのに、対象の心理的意味づけについては盲目に等しいのを表したのである。

その後の研究で、この現象の主要点は確認され、クリューバー-ビュシー症候群として知られるようになった。(29) このような傷害を受けた動物は以前は恐れていた対象（人や蛇）に対しても「馴れ馴れしく」なる。食べられるものかどうか見ただけでは区別できず、ほとんど何でも口の中へ入れる。性行動が過剰になり、同性のサルや他種の動物とも交尾しようとする（「正常」サルではめったに見られない）。

クリューバーとビュシーの発表に喚起されて、この症候群の性質をもっと理解しようとする研究が過剰ともいえるほど行われた。この研究には視覚認知、長期記憶、情動の脳内メカニズムの探究を含め、いくつかの脳研究分野にめざましいインパクトを与えた。しかし現在のわれわれともっとも関連するインパクトはポール・マクリーン（Paul MacLean）と彼によるエモーショナル・ブレインの辺縁系説へ与えた影響である。

情動のキーボード

情動の神経基盤についての研究は第二次世界大戦で中断されたが、一九四九年に息を吹き返した。この年、ポール・マクリーンはペーペッツの説を復活、拡大し、それをクリューバー-ビュシー症候群およびフロイト心理学とも統合させた。[30] 実際、ペーペッツの説がマクリーンの論文で中心的に取り上げられなかったら、過去のものとして静かに消え去っていただろう。

マクリーンはエモーショナル・ブレインについて包括的な学説を打ちたてようと企てた。キャノンとペーペッツの仕事とクリューバーとビュシーの仕事をもとにして、マクリーンは情動の表出には視床下部が、情動体験には大脳皮質が重要であると述べた。彼はこれらの領域が交信し、感情面での体験が自律系や行動制御系に働きかけることによって、情動反応を引き起こし、高血圧、喘息、消化性潰瘍のような心身性疾患を発生させ持続させるメカニズムを解き明かそうとした。

マクリーンは、彼以前やその後の多くの研究者と同じように、さまざまな感情的、情動的体験をすべて正しく評価し、それを感情状態（恐れ、怒り、愛、憎しみのような）と区別するためには大脳皮質が必要であると信じていた。同時に、新たに進化した大脳皮質の部分である新皮質には視床下部との結合がそれほどないことがわかっており、したがって本能応答を引き起こす自律系センターに作用することはないだろうと思われた。これに対して、ペーペッツとヘリックが既に提唱したように、内側皮質の進化的に古い領域、いわゆる嗅脳、は視床下部と密接な結合がある。嗅脳が高等哺乳類で単なる匂いの脳でないことは、匂いの感覚がないイルカ類にも精巧な嗅脳領域があるという事実や、人では嗅覚は比較的重要でないにもかかわらず嗅脳のある領域（とくに海馬と帯状回）が最大限にまで発達していることからはっきりしている。

臨床的な証拠もペーペッツがつくった情動における嗅脳の役割を支持するリストとして、付け加えられた。たとえば、側頭葉てんかんでは海馬領域にしばしば病理所見が見られるが、マクリーンはこの患者はときどき「夢様状態」になり、けいれん発作の直前に恐れの感情やときには強い恐怖をもつことがあると述べた。さらにてんかん患者は発作間期に重い情動障害や心理的騒乱（神経質、強迫観念、抑うつ）に苦しめられることがある。乳頭体が情動に関与することは、長期的な重度のアルコール中毒の中での貧弱な食事習慣によって起こるビタミン欠乏の結果、この領域が傷害されると精神病的行動を起こすことからも支持される。さらに乳頭体領域を刺激すると血圧が上がることがわかっており、この事実をマクリーンはこの領域が過度のストレスによる高血圧のような心身性疾患に関係しているためと考えた。さらに彼は、情動にとって帯状皮質が重要であることを支持することとして、この領域を刺激して起こる呼吸の変化が心身症型の喘息に関係するだろうと考えた。そして彼はまた帯状回付近に腫瘍のある五五歳の婦人の症例を挙げた。その主な症状は持続的かつ情熱的感情を伴った色情狂（nymphomania）であり、香水の匂いで増幅した。これは情動に匂い脳が重要であることを示すものであろう。

この時点でマクリーンにとっては、これら症状の意味づけが重要であり、解剖学的にどのように正確に相関するかはそれほど重要ではなかった。彼の頭のなかでは、情動の座としての「匂い脳」へすべての道がつながっていた。マクリーンは嗅脳領域を刺激すると典型的な自律神経性反応（呼吸、血圧、心拍および他の内臓機能の変化）が起こるが、新皮質のどの領域を刺激してもそのような反応は起こらないことに注目して、嗅脳を内臓脳と呼び直した。「動物が高等化するにつれて、嗅脳は運動のコントロールをますます新皮質へ委ねていくが、嗅脳が下位の自律神経中枢との強固な結合が保っていることはそこが内臓活動の領域を支配しつづけていることを示すものである」と彼は考えた。新皮質が「身体の筋肉に君臨し、知性の働きを補佐している」のに対し、内臓脳は「動物が食物を獲得して同化し、外敵から逃れまた平らげ、繁殖するなどの基本的欲求を満たすとき、その感情的行動を指図する」ことに関わる領域である[31]。

マクリーンの基本的考えによれば原始的動物では、新皮質が未発達であるために、内臓脳が協調のとれた行動のための最高中枢であった。このような原始的生物では個体とその種の生存に必要な本能的行動と基本的動因のすべてに内臓脳が関わっている。哺乳動物で新皮質が出現すると、思考や推理のような高次の心理機能が出現し、ヒトで頂点に達した。しかしヒトでもなお、内臓脳が本質的には変化せずに残り、われわれの進化的に遠い祖先に見られるような原始的機能に関わっている。

マクリーンは、情動的感情には外界から発する感覚と身体内で生じる内臓感覚との統合が含まれると信じて、この統合が内臓脳で起こると考えた。情動の性質について、彼の説は本質においてフィードバック仮説であり、ジェームズの説と異なるところはなかった。つまり外的世界の情動刺激は内臓諸器官に反応を引き起こし、ついでこれら内臓器官からのメッセージは脳に戻って、外界について進行中の知覚と統合される。この外的世界と内的世界の統合が情動体験を生みだすメカニズムであると考えられた。

情動のメカニズムに関する問題は基本的には神経系におけるコミュニケーションの問題である。体外と体内からのメッセージはともに、神経線維に沿って伝えられる神経インパルスと血流にのって運ばれる液性因子によって脳へ中継される。しかし最終的に、これらのメッセージを関連づけるのは分離し選択しさまざまなパターンの生体電気活動に働きかけることのできる高度に統合されたニューロン集合の機能に違いない。すなわち情動の体験と表出はともに、さまざまな内的刺激、外的刺激からのメッセージが神経インパルスとして大脳分析器を伝達されて連合し相関したものの結果である。[32]

マクリーンの考えでは情動の基になる大脳分析器は内臓脳、とくに海馬にある。海馬（hippocampus）はタツノオトシゴ（sea horse）の形をしていることからそう名づけられ、ギリシア神話でhippokamposは馬（hippo）の形をした海の怪獣（kampos）である。マクリーンは海馬の大型の神経細胞群を情動のキーボードと詩的に表現した。キーボードという発想はこの領域の細胞は、非常に規則的な横並びの配列をとっていることからきている。感覚世界の諸成分がこれらの細胞を活動させると、これらの細胞はわれわれが体験する情動の曲を奏でる（図4-9参照）。

マクリーンの考えでは、内臓脳の中心部である海馬と思考（言語）脳の住みかである新皮質とでは構造的に違いがあることが、思考に比べて、情動を正確に理解するのは困難である、と言うのである。〝海馬体の皮質としての細胞構築は新皮質に比べて分析器として

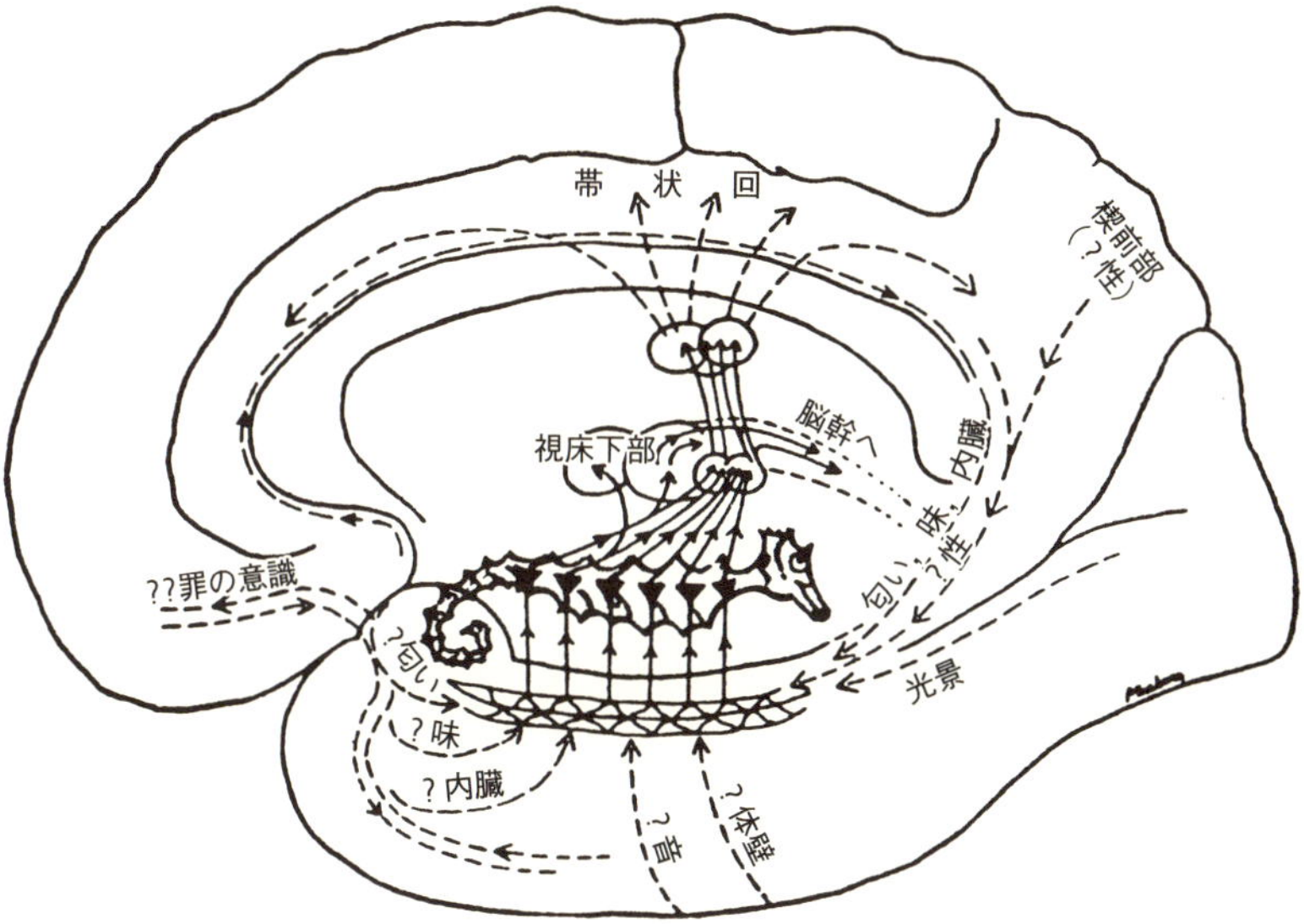

図4-9　マクリーンの内臓脳（辺縁系）説　辺縁系のセンターピースは海馬（タツノオトシゴ「海馬」で示されている）である．海馬は外界（見る，臭う，聞く，触る，味わう）と体内または内臓環境とから入力を受け取ると考えられた．内部感覚と外部感覚の統合が情動体験の基礎であると見なされた．海馬の錐体細胞（海馬の脇の黒い三角形）が情動のキーボードと考えられた（本文参照）．（P. MacLean［1949］, Psychosomatic disease and the "visceral brain". Recent developments bearing on the Papez theory of emotion. *Psychosomatic Medicine* 11, 338-53より再録.）

の効率が悪いのである〟。彼はこの考えをさらに練りあげて次のように述べた。

海馬系は情報を大まかにしか取り扱うことができず、言語を分析する脳としては原始的すぎると考えられよう。それでも非言語性のシンボル化に与る能力はもっているだろう。シンボル化は個人の情動生活に影響するので、このことは重要な意味を含んでいる。たとえば、内臓脳では赤という色を三文字単語（red）として、あるいは決まった波長の光として思い浮かべることはできないだろうが、その色を象徴的に血、失神、闘争、花などのようなさまざまなものと結びつけることができると想像される。したがって、内臓脳は多数の互いに無関係な現象を象徴（シンボル）的に結びつけることはできるが、それと同時に、それらの違いを言語脳がうまく区別するような分析能力をもっていないとすると、恐怖症、強迫的強制的行動などのさまざまなばかげた関連におろかにも関わるようになってしまうかは想像できる。内臓脳でのあいまいな観念は新皮質の助けやコントロールなしに、無修正で視床下部や下位中枢へ放出されることにもなろう。フロイト心理学に照らして考えれば、内臓脳は無意識的なイドの属性を多く備えている。しかし「内臓脳はそもそも無意識なのではまったくなく（おそらく眠っているのでもなく）、むしろその動物的かつ原始的構造のために言語を使って通信することができないために、知性の及ばないところにあるのだ」、とマクリーンは主張する[33]。

マクリーンはこの仮説を推し進め、精神医学的問題は内臓脳の異常に帰することができ、とくに内臓脳が精神身体的症状をもつ患者の病理的根源であるという当時としてはきわめて急進的な説を提出した。

このような患者から得られる情報の多くはフロイト流にいえば口レベル、口・肛門レベルに、またすべてを包括して内臓レベルに当てはまる素材を含んでいる。高血圧、消化性潰瘍、喘息、潰瘍性大腸炎のような精神身体疾患の精神医学的研究はかなりよく行われており、これらの疾患では事実上すべてについて患者の「口の」要求、「口への」依存、「口からの」動因などが強調されている。このような口の因子は怒り、敵意、恐怖、不安定、恨み、悲嘆や他のさまざまな情動状態と関係づけられた。たとえばある状況では食物を食べることはつぎのようなさまざまな心理現象の象徴的な現れである。(1)反目している人を滅ぼすための敵意的欲求。(2)愛の要求。(3)何かの剥奪または処罰への恐れ。(4)別離の悲嘆など……。「口の」という語がもつ一見逆説的でばかげた内容は子どもや原始的な人たちで最もはっきり現れる一つの状況、すなわち体験の感情的性質をなす内的知覚と外的知覚とを区別することが欠落しているか不可能であることから生じる。……［心身症患者の］情動生活は「内臓こもり」か「内臓離れ」の問題になりやすい。それは、人があたかも情動で「歩行を学んだ」ことがないようなものともいえる。……心身症患者では内臓脳と言語脳との直接のやりとりがほとんどなく、海馬体でつくられた情動的感情が、知性へ中継されて評価されることなく、自律神経中枢を通って即刻、表出されるようにみえる。[34]

彼は論を進めて、心理療法の初期段階では言葉で大きい成果を期待してはならず、最も大切な第一歩は治療者が患者の内臓脳と親密になることであろうと言っている。[35]

内臓脳仮説を出版してから三年後の一九五二年、マクリーンは内臓脳に代わる新しい名前として〝辺縁系〟という単語を導入した。[36] 読者の記憶にあると思うが、辺縁はブローカによって記載された大脳皮質内側の縁、のちに嗅脳と呼ばれるようになった部位に由来している。しかしマクリーンがブローカの辺縁皮質と関連する皮質および皮質下領域を辺縁系として一括したときには、ブローカと違って、構造ではなく機能を頭のなかに描いていた。マクリーンはペーペッツの回路のなかの領野に加えて、扁桃体、中隔、前頭皮質を辺縁系に含めた。さらに彼は辺縁系の諸構造は系統発生的に早期に出現し、個体と種の生存を図るために総合的に、実際、機能システムとして働いていると述べた。このシステムは摂食、防御、闘争、繁殖のような内臓機能と感情的行動を伝達するために進化し、個人の内臓的または情動的生活を支えているのである。

マクリーンは永年にわたって内臓脳・辺縁系説の展開、肉づけを続けた。一九七〇年に彼は脳の三位一体説を唱えた[37]。マクリーンによれば、前脳は爬虫類、旧哺乳類、新哺乳類と三段階を経て進化を遂げた。彼は述べている。「それぞれは化学的にも構造的にも異なっており、進化の上でも無限に近い年月程に離れているにもかかわらず、この三つの大脳タイプの間にはきわだった連鎖がある。この存在は、三つの脳が一体となって階層性をもつものであり、簡潔に〈三位一体脳〉と呼ぼう[38]」。マクリーンによれば、それぞれの大脳タイプは独自の知能、固有の記憶、固有の時間・空間感覚、固有の運動や他の機能を備えている。ヒト、他の霊長類や高等哺乳類にはすべて三つの脳が存在する。下等哺乳類には新哺乳類脳はないが、旧哺乳類脳と爬虫類脳がある。この他すべての脊椎動物（鳥類、爬虫類、両生類、魚類）は、爬虫類脳だけである。旧哺乳類脳はすべての哺乳類にあり、これは基本的には辺縁系である。このように、あらゆる複雑なレベルの行動と知的機能を説明するために、三位一体脳では辺縁系を広い進化の文脈の中で捉えた。

楽園でのごたごた

何という総合力であろう！　マクリーンの原著を読むと、なぜエモーショナル・ブレインの問題が一九五二年までにすべて包み隠されてしまったのかよくわかる。彼の理論は遠大であり、脳科学、心理学、精神医学の最新成果を包括し、新たに出現した神経活動の計算機モデルについてのアイデアにまで言及している。これは驚くべき偉業である。神経科学においてこのように視野が広大で、含蓄が深く息の長い理論はほとんどない。辺縁系の概念は今日にいたるまで、エモーショナル・ブレインの主要見解として生き残っている。神経解剖学の教科書には辺縁系の構造と機能について一章を置くのが通例になっている。それはすべての脳科学者の心にある一般的概念である。一般向けの辞書にも見出し語に辺縁系が加えられ、情動を伝える結合の輪として記載してある。

残念ながらさまざまな理由から、辺縁系がエモーショナル・ブレインを構成するという考えは受け入れられていない。なぜそうなのかを説明する前に、私は情動の性質と情動異常についてのマクリーンの魅力的で洞察力のある考えと辺縁系理論とを切り離してみたい。私の考えでは、彼の仕事はどのように情動が脳で生じるのかの一般的方法を概念化するという驚くべきものであった。その時代の多くの認知および社会構成派の理論家と違って、私はマクリーンと同様に、エモーショナル・ブレインを進化の側面から眺めるのが重要と信じている。[39] エモーショナル・ブレインと「言語脳」が並列ではあるが別々の記号体系を使って動作しており、必ずしも互いに交信することはできないという彼の考えが、私は好きである。さらに、いくつかの精神医学的問題は「言語脳」と独立にエモーショナル・ブレインが活動していることの現れであるという彼の考えは、スタート地点に立ったばかりだと思う。が、このような宝石の集まりは辺縁系理論の残りの部分とは切り離さなければならない。

辺縁系仮説は局在の理論であり、情動が脳のどこに居住しているかを提唱してくれる。しかしマクリーンとのちの辺縁系愛好者たちは脳のどの部位が実際に辺縁系を構成するのかを決めるよい方法をうまく整理して教えられなかった。

マクリーンは辺縁系は系統発生的に古い大脳皮質とそれと解剖的に関係する皮質下領域で構成されると述べた。系統発生的に古い皮質とは非常に古い動物（進化の面で）に存在する皮質である。このような動物は絶滅して久しいが、その遠く離れた子孫が身近にいて、生きた魚、両生類、鳥、爬虫類の脳を見ることができる。これらの動物がどのような皮質領域をもち、それをさらに進化した創造物であるヒトや他の哺乳類にある脳領域と比べることで調べることができる。今世紀初めに解剖学者たちはこの仕事を行い、下等な動物は内側（古い）の皮質だけをもち、哺乳類は内側と外側（新しい）の皮質双方をもつと結論した。[40]

この種の進化論的立場からの神経理論は長い間優勢であり、ヘリック、ペーペッツ、マクリーンやその他多くの人がそれに捉われたのは当然なことであった。しかし、この見解は一九七〇年代初頭までには崩壊しはじめた。ハービー・カーテン（Harvey Karten）やグレン・ノースカット（Glenn Northcutt）などの解剖学者は、いわゆる原始的な動物にも解剖学的にも機能面でも新皮質の規準をみたす領域があることを示した。[41] 混乱のもとになっていたのは、これらの皮質領域が哺乳類で見られるのと同じ場所にはなかったため、同じ構造物かどうかがはっきりしなかったからである。これらの発見の結果、哺乳類大脳皮質のある部分が他の部分より古いとは言えなくなった。そして一度、古い皮質と新しい皮質の区別がなくなると、哺乳類における脳の進化の概念がすべてひっくり返ることになる。[42] その結果、辺縁葉、嗅脳、内臓脳、辺縁系といった概念の進化的根拠が疑わしくなった。[43]

もう一つの考えは視床下部との結合を根拠にして辺縁系を定義することであった。結局これがマクリーンに、内側皮質を第一位に置かせる結果となった。しかし、さらに新しくより精密な方法によって、視床下部は新皮質を含む、神経系のすべてのレベルと結合をもっていることが明らかになった。視床下部との結合で定義すると、辺縁系は脳全体ということになって、役に立たなくなってしまう。

マクリーンはまた、辺縁系に含める領域を内臓機能への関わりで定義することを提案した。確かに伝統的に辺縁系に入れられているいくつかの領域は自律神経系のコントロールに与っているが、他の領域、たとえば海馬は認知への関与に比べて自律機能や情動機能にはそれほど関わっていないと現在考えられている。[44] さらに、誰も辺縁系に加えていない他の領域（とくに下位脳幹の領域）は自律神経系の調節を第一としている。内臓の調節は辺縁系を定義する根拠としては乏しい。

情動機能への関与は、明らかに辺縁系を探すためのもう一つの方法である。辺縁系が情動系であるなら、情動に関与する脳領域を探す研究がどこが辺縁系かを教えてくれるだろう。しかしこれは逆向きの論法である。辺縁系理論の目標は脳構造の進化についての知識をもとにして情動が脳のどこにあるのかを知ることであった。情動の研究を辺縁系を見つけるために利用するのはこの規準をひっくり返すことになる。情動についての研究は脳のどこに情動系があるかを教えるが、どこに辺縁系があるかは教えない。辺縁系が存在するかしないのかが問題なのだが、辺縁系がどこにあるかを告げる独自の規準がない以上、私は存在しないと言わざるをえない。

しかし、辺縁系の定義のために情動の研究を利用することについてもう少し考えてみよう。マクリーンは辺縁系は原始的な情動機能に関係するが、高次の思考過程には関係しないようなシステムであると考えた。この見解は後で詳しく述べる最近の研究によれば非常に問題がある。たとえば、海馬の損傷や乳頭体や視床前部のようなペーペッツ回路内の領域の損傷は情動機能にははっきり決まった影響がないが、意識的あるいは陳述的記憶——あなたが数分前にしたことを理解し、その情報を蓄え、しばらく後でそれを思い出し、覚えていることを言葉で記述する能力——には著しい障害をもたらす。これはまさにマクリーンが内臓脳や辺縁系が関係していないと述べたタイプの過程である。このように情動への関与が比較的薄く、認知への関与がはっきりしていることは、辺縁系を定義しようとしたときに、それが情動脳であるとする見解を難しくする主たる点である。

それでは、辺縁系の存在についても情動への関与についてもほとんど証拠がないのに、情動の辺縁系理論はどうしてこれまで脈々とつづいてきたのだろうか。それについてはたくさんの説明ができよう。以下の二つはとくに説得力がある。一つは、正確ではないが、辺縁系という用語は、前脳の内で、おのおの最下級および最上級（構造上）の領域である視床下部と新皮質の間の未踏の地帯を指す便利な解剖学的速記と見なされている。しかし科学者は正確でなければならない。辺縁系という語は構造に対する速記で書かれた表現であるにしても、不正確であり、保証のない（情動という）機能的意味をもっている。それは捨て去るべきである。[45]

情動の辺縁系理論のもう一つの説明は、完全には間違っているものではなく、辺縁領域の一部は情動機能に関与しているというものである。辺縁系がきっちりと包装された概念（きちんと組み立てられ、定義のはっきりした脳内系ではないが）であるとすれば、一つの辺縁領域がある情動過程に関連している証拠がしばしば一般化されて、辺縁系が全体として情動に関わるという概念の証拠にされた。そして同様に、ある辺縁領域が一つの情動過程に関わっているという証明がしばしば一般化されてすべての情動過程にあてはめられる。このような論理性の乏しい連想から、特定の辺縁領域の限られたある情動過程への関与が、辺縁系は情動脳だという見解を実証するものとして受けとられた。

情動脳の辺縁系理論は、それ以前の他の理論と同様、すべての情動に等しく適用できると考えられた。それは脳からどのようにして感情が湧き出るのかについての一般的理論であった。この一般的解釈は特定の機能的仮説——外的世界の情報が体内で生じる感覚と統合されたときにわれわれは感情をもつという——にもとづいている。一般的な辺縁系の概念はその後の多くの研究者や理論家に受け入れられたが、マクリーンを一般理論へと導いた、内的感覚と外的感覚の統合についてのこの特殊な仮説は置き去りにされた。脳には辺縁系があり、われわれの情動はこの系に発するという一般理論はそれ自身の生涯を歩みつづけ、起源となった概念から一人歩きして生き残り、盛んにさえなった。古典的な辺縁領域は決して情動のためにあるのではないことが研究の結果わかったのだが、その理論は存続した。このような見解に暗黙のうちに含まれているものは、情動は心のうちのただ一つの働き手であり、この能力を進化させ成熟させるための脳内にある唯一の統一系であるという考えである。この見解は正しいともいえるが、その証拠はほとんどない。エモーショナル・ブレインへの新しいアプローチが必要である。

マクリーンの行った多くの重要な洞察の一つとして、彼が脳の進化を情動を理解する鍵であると強調したことである。彼は情動を個体と種の生存を維持するのに与る脳機能と見なした。あとになってみると、彼の誤りは情動脳全体とその進化の歴史を一つのシステムに包み込んだことにあるようである。情動進化に対する彼の論理は完璧である、と私は思う。ただし彼はその適用を拡げすぎたのだと私は考える。情動は実際、生存に関わる機能である。しかしさまざまな情動が別々の生存機能に関わるのであるから――危険に対する防衛、食餌と交われる相手を探すこと、子孫を世話することなど――それぞれには異なる理由で進化した別々の脳内システムが利用されているのだろう。したがって、脳内には情動系が一つではなく、多数あるかもしれないのだ。

（1）ウディ・アレンの映画の一シーンを私の記憶で言い直したもの。
（2）MacLean (1949); MacLean (1952).
（3）Boring (1950).
（4）ガルが骨相学の父であると広く信じられているが、マーク・ローゼンツワイクによると [Rosenzweig (1996)]、ガルは彼の理論を〝器官学〟と呼び、この見解は彼の後継者によって広められて、その名も〝骨相学〟に変わったという。
（5）Boring (1950) を参照。
（6）しかし現在でも反機能局在論の運動はある。John (1972) や Freeman (1994) が旗頭である。
（7）大脳皮質の損傷による盲目は〝皮質盲〟と呼ばれる。しかし皮質性に盲目の人も意識外で起こる痕跡的な視知覚をもつ。彼らは目前の刺激に手を伸ばすが、それは見ていないという。詳細は Weiskranz (1988) 参照。
（8）Van Essen (1985); Ungerleider and Mishkin (1982).
（9）皮質領域が幼若期に損傷を受けると、その機能が隣接領域に引き継がれることがあるが、いったんその機能が発達すると、そのような置き換えは通常起こらない。
（10）Darwin (1959).
（11）刺激と摘除による初期研究の歴史については Boring (1950) 参照。
（12）初期の人間についての神経学的研究の歴史については Plum and Volpe (1987) 参照。
（13）動物実験では非常に詳しい情報が得られ、心理的機能の基盤をなす神経システムを明らかにするために利用できる。人間についての所見は伝統的に、注意深い実験よりは自然の事故にもとづいている。しかし、新しい画像技術は脳の外から脳活動を視覚化することを可能にし、人間の脳機能の詳しい研究に新たな道を開いた（イメージングの応用について第9章で触れる）。しかしそのような研究は脳活動と心理状態の関連を示すが、その脳活動がその状態の原因かどうかはわからない。画像研究はその所見の解釈を助けるような基本的脳過程が動物実験から十分理解されているか否かによる。
（14）LeDoux (1987) にまとめられている。

(15) Kaada (1960); Kaada (1967).

(16) Head (1921) は皮質が皮質下領域を抑制すると考えた。

(17) Bard (1929); Cannon (1929).

(18) Cannon (1929) を参照。

(19) Cannon (1929).

(20) Papez (1937).

(21) Peffiefer (1955).

(22) Herrick (1933).

(23) Broca (1978).

(24) Papez (1937).

(25) Descartes (1958).

(26) Papez (1937).

(27) Kluver and Bucy (1937); Kluver and Bucy (1939).

(28) Kluver and Bucy (1937).

(29) Weiskrantz (1937); Downer (1961); Horel, Keating, and Misantone (1975); Jones and Mishkin (1972);Aggleton and Mishkin (1986); Rolls (1992b); Ono and Nishijo (1992); Gaffan (1992).

(30) MacLean (1949); MacLean (1952).

(31) MacLean (1949).

(32) MacLean (1949).

(33) 同書。

(34) 同書。

(35) 同書。

(36) 同書。

(37) 同書。

(38) 同書。

(39) 現代の進化論的展望については他に Plutchik (1993); Ekman (1992a); Izard (1992a) がある。

(40) 歴史的事実は Nauta and Karten (1970); Karten and Shimizu (1991); Northcutt and Kaas (1995) に述べられている。

(41) Nauta and Karten (1970); Karten and Shimizu (1991); Northcutt and Kaas (1995).

(42) Karten and Shimizu (1991); Northcutt and Kaas (1995); Ebbesson (1980); Swanson (1983).

(43) Brodal (1982); Swanson (1983); LeDoux (1991).

(44) 例外として重要なのは、第8章で述べるように、ストレス反応のネガティブ・フィードバックによる制御における海馬の役割である。

(45) Brodal (1982), Kotter and Meyer (1992) も辺縁系を除外することを提唱した。

第5章　われわれの来た道——情動の進化

人間の精妙さ……自然が造ったものでこれ以上、美しく、単純で、直接的な発明はないだろう。[1]

レオナルド・ダ・ビンチ『ノートブック』（一五〇八―一五一八）

技術者が機械を設計しようと机に向かうと、まず実現しようとする機能を決め、次にその仕事をすることができる装置をどうやってつくるか考える。しかし生物機械は入念に設計された計画にもとづいて組み立てられたものではない。たとえば人の脳は、想像しうる限りの、あるいは想像を絶する最も精巧な機械としてたまたま存在するが、あらかじめデザインされてつくられたわけではない。それは進化という修繕を施されながら、長い歳月にわたって細かい変更がたくさん加えられ作られた産物である。[2]

スティーブン・J・グールドによれば、生物体はルーブ・ゴールドバーグ（Rube Goldberg）の装置であって、応急処置をしたつぎはぎ細工であり、すべきではないごまかしの部分的解決が施されている。[3] 進化は折々に働いているのであって、出発点から始まっているわけではない。進化生物学者リチャード・ドーキンス（Richard Dawkins）が指摘しているように、これは短い時間スケールで見れば恐しく非能率的である——最初のジェットエンジンを既存のガソリンエンジンを改良して製造しようとするのはおよそばかげている。[4] しかしドーキンスも述べているように、進化のとった修繕改良の戦略は、それが働いてきたとてつもない時間軸で見れば、きわめてうまくいっている。これにとって代わる方法はない。

脳がどのようにして働くのか明らかにしようという課題を言語学者スティーブン・ピンカー（Steven Pinker）は「逆向き工学《インバース・エンジニアリング》」と言い表した。[5] われわれは製品を手にしたとき、それがどう機能するのか知ろうとする。それと同様にわれわれは、脳を批判の眼で観察して、進化がどのようにして装置を組み合わせて脳をつくり上げたのか知ろうとする。

われわれは脳について語るとき、しばしば脳は機能をもっているものとしているが、実際には脳自体には機能がない。脳はシステム（ときにはモジュールと呼ばれる）の集合体であり、それぞれが別々の機能をもっている。[6] 入り混じった異なるシステムすべての機能を組み合わせたものが脳機能と呼ばれる付加的機能に等しいという方程式は成り立たないのである。

進化は脳全体に作用を及ぼしているのではなく、むしろ個々のモジュールとそれぞれの機能に影響を及ぼすという傾向がある。たとえば鳥における歌の学習、食物の隠し場所の記憶、性差、利き腕、人間の言語力のようなある種の能力の土台をなしているものには脳が特別に適応性を獲得したからだという証拠がある。[7] ときとして、進化は脳全体のサイズが増加するなど全体的なものに対しても起こるが、[8] 全般的には、脳における大部分の進化的変化は個々のモジュールのレベルで起こる。これらのモジュールは思考や信念のような知的世界から呼吸のような一般日常的なことまでを分担している。信じるというわれわれの能力を進化の過程で改善したからといって、必ずしもわれわれがよりよく呼吸するのに役に立ってはいない。そういうこともあるだろうけれど、必ずしもそうではない。

呼吸することと信じることは疑いもなく別の機能であり、明らかに脳の別の領域で行われている。呼吸は脳の地下二階にある公益本部ともいえる延髄で調節されるし、ずっと高級な認知機能はすべて新皮質の最上階室で行われている。これらを対比させてみても面白味はない。

そこで情動にもさまざまな様相があるように、よく似た機能について考えてみよう。危険を察知する能力やそれに反応する能力が変わることでわれわれの愛情生活がよくなったり、怒りや抑うつ状態に陥りにくくなるだろうか？ もしも脳のなかに普遍的な情動系があるとすると、それは情動機能に専念し、そこではすべての情動機能が取り扱われるはずである。この系の働きを全体的に改善すると、たぶんすべての情動が全面的に影響を受けるだろう。なぜ感じがいいか悪いかがわれわれの祖先や自身の生存に役立ち、したがってなぜ全目的的情動系が進化したかも知れないのかの説明を組み立てることはできるだろう。しかし前章で見たように、情動の唯我独尊的な脳システムを見つけようとする試みはあまり成功していない。そのようなシステムはあるのだが、科学者がそれを見つけられないのかもしれない。しかし私はそうではないと思う。おそらく、全目的的情動系を見つけようという企てはそのような系が存在しないために失敗したのであろう。個々の情動は別々の脳内ネットワーク、別々のモジュールでなされる限り、特定のネットワークが進化の上で変化したからといって、別のネットワークに必ずしも影響を及ぼすわけではない。もちろん間接的な影響――危険を感知しそれに対して防衛する能力が上がればロマンチックな興味を追求する暇と金が増える――はあるであろうが、これは別の問題である。

もし私が正しければ、どのように情動が脳で発現するかを理解する唯一の方法は、諸々の情動のうち一つずつ研究することである。もしもいろいろな情動系があり、この多様性を無視するなら、われわれは脳の情動の秘密を決して理解することはできまい。たとえ私が間違っていたとしても、このアプローチをとることで失うものは何もないだろう。恐れ、怒り、嫌悪、喜びについての発見は、いつでも後になってから一つに合せてみることができる。

このようなわけで、私はエモーショナル・ブレインについての研究を一つの特定の情動――恐怖とそのさまざまな具体的な化身――の神経的基盤にしぼってきた。本書では、これから多くの頁を割いて、恐怖の脳内メカニズムについて何がわかっているか、とくにヒト以外の動物の恐怖行動を研究して何がわかったかを説明し、それからこの知識がどの程度、この言葉のもっている広い意味での「情動」（とくにヒトの情動）を理解する助けになるのかを見ていきたい。しかしそこに進む前に、動物での恐怖行動の研究がよい出発点であることを読者に納得してもらわなければならない。

そしてさらにその前に、情動の進化についてのいくつかの考えとそれに対する批判、さらにそのバランスがどこにあるかを一通り見ておく必要がある。

変えるべきか変えざるべきか、それが（進化の）問題だ

言語をはじめとするいくつかの精神機能に関して理論進化学者が直面するのは、その機能がどのようにしてヒトに備わるようになったかという問題である。動物種の中でわれわれ人間は現在、自然言語を授かっている唯一の生物であろう。[9] だから、言語の起源、言語が何から進化して形成されてきたかは大きな問題である――話せない霊長類から話す霊長類へと移行した中間段階における脳とはどのようなものだったのか？

しかし事が情動となると、別の問題に直面する。一部の人文学研究者の意見とは異なり、情動は決して人間固有の特性ではない。事実、脳内のいくつかの情動系は哺乳類、爬虫類、鳥類、そしてたぶん両生類、魚類などの背骨をもつ生き物の多くで本質的に同じである、と私は信じている。これが正しければ、またそれを読者にこれが正しいと納得してもらいたいために、われわれが第一に行う作業は進化論的言語学者の作業とはまったく違ったものになる。われわれは、人間の情動に独特なものは何かを明らかにしようとするのではなく、進化が他の脳機能や身体的特性を変化させる一方で、いかに情動機能が種を越えてしっかりと維持されてきたかを調べることが必要である。

もしも人間に翼があったなら、ウィリアム・ジェームズは、熊から「走り去る」とした彼の有名な質問を、「飛び去る」という言葉で投げかけたことであろう。彼は恐怖を感じるので危険から飛び去ろうとするのか、危険から飛び去ろうとすることが恐怖を引き起こすのかと尋ねたはずだ。このように述べても、質問の意味は何も失われない。危険から逃避することはすべての動物が生存のためにしなければならない大事なことなのである。詩をつくったり微分方程式を解いたりするような人間に特有な特性は、われわれの存在に対する突然の瞬間的な脅威に直面したときに起こることとは無関係である。重要なことは危険を察知しそれに適切

かつ迅速に反応するメカニズムを脳がもっているということなのだ。そのとき起こる特定の行動（走る、飛ぶ、泳ぐ）は動物種ごとに誂えられているが、この反応の根底にある脳機能は同一で、危険からの防御である[10]。これは動物たるヒトにとっても、気味の悪い爬虫類にとっても同じく成り立つ。そして、後述するように、進化はこのような機能に行き当ったとき、そのまま脳内に残しておくべきだと判断したのである。

情動の血統

情念は人体から逃れようとする野獣であるとプラトンが宣言して以来[11]、長い間、情動の少なくともある部分は人間と他の生物に共通していると信じられてきた。しかし、精神と行動の諸様相が人間と他の動物種にいかにして、なぜ共通に現れるのかは、一九世紀にチャールズ・ダーウィンが自然淘汰による進化論を世に問うまではまったく理解されなかった[12]。

ダーウィンは身の周りの生物を見て彼のアイデアを得た。彼は、子どもは両親に似ているが、また違ってもいることに注目した。彼はまた、家畜で種畜の両親を注意深く選び、かけ合わせることによって、子孫の特性を確立できることに魅せられた。両親をあらかじめ選別することによって、牛はより多量のミルクを出すように、馬はより速く走れるようになった。彼は自然でも何か似たことが起こっていると推測した。このような観察やガラパゴス諸島への有名な航海で得た観察にもとづいて、ダーウィンは遺伝性と変異性によって、「変更しうる血統」ができあがるのだと提唱した。

ダーウィンは「進化」という用語を自然淘汰を記述するためには使わなかったとスティーブン・J・グールドは指摘している[13]。当時、進化という言葉は他に二つの意味をもっており、そのいずれもダーウィンの説とは相容れなかった。一つは胚は卵と精子の中に包み込まれた前成のホムンクルス（内蔵されたアダムとイブの小型版）から成長するという考え方であり、もう一つは理想に向かって着実に進歩するという日常的な用語法である。ダーウィンはアメーバのような、いわゆる生命の下等な形はその環境に適応してそうなったのであり、ヒトもその環境に適応したのであって、換言すれば、必ずしもヒトが他の動物よりも進化の理想形に近いわけではないと考えていた。「変更を備えた血統」をわれわれが今日使うキャッチフレーズの「進化」に変形したのは、じつはダーウィンと同時代人のハーバート・スペンサー（Herbert Spencer）だった[14]。

このような間に合わせの拙速語法のために、ダーウィンの自然淘汰説は現在使われるようなものになった[15]。種が特定の環境で生存するのに都合のよい特性は、長い間にその種の特徴的な特性となった。同様に、現存の種の特性が存在するのは、それが遠い祖先が生きていくうえで有益だったがためであった。食餌の供給が限られていれば、生まれた個体すべてが性的に成熟して子を生むことはない。不適格者は取り除かれ、時とともに適者が両親となって彼らの適格性を次々に子孫に伝える。しかしたまたま環境が変化すると、そして環境変化はしばしば起こることでもあるが、異なる別の特性が生存するに適すようになり、今度はこれが選択されるようになる。このように適応した種が生存し、適応できなかったものが絶滅する。

ダーウィンの説はたいていの場合、種の身体的様相がいかに進化するかを説明するものと考えられている。しかし彼は精神と行動もまた自然淘汰によって形づくられると主張した。行動生物学者のジェームズ・グールド（James Gould）はこの点を力説している。

> 進化に対するダーウィンの革命的な洞察は……動物のもつ世界とその行動の間の強固な繋がりを初めて示したことである。彼の自然淘汰説のお蔭でなぜ動物があのように神秘的な本能を備えているのか、たとえばスズメバチは自分が見ることもない幼虫に食べさせるために、自分が今まで見たこともない食物を採集するのかを理解できるようになった。自然淘汰は子孫を最も多く残す動物に有利であるとダーウィンは想定した。数え切れない世代にわたって、限られた量の食物を求めて止むことのない闘争が行われる。その生存者が彼らの世界では形態学的にも行動学的にも、よりよく適応しているに違いない……スズメバチのように細心のプログラムでなされた行動はその動物の闘

争においてとてつもなく有利なものに違いない[16]。

ダーウィンは『人間と動物における情動の表出』という著書の中で、「人間と下等動物が示す主要な表現は生得的ないし遺伝的である、つまり個が学習したものではない」ことを唱えた[17]。彼は情動が生得的である根拠を種の中でまた種の間で表現が似ていることに置いた。人間について、ダーウィンが心に留めたのは、人情動に伴って起こる身体の（とくに顔の）表現は、人種や文化的遺産とは無関係に世界中どこでも似ていることであった。彼はまたこれらの表情が、盲目で生まれたために他人の表情を見てその筋肉運動を学ぶ機会がなかった人にも同様に存在し、まだ幼いため模倣で情動を表現するのを学ぶ機会がほとんどない子どもにも存在することを挙げている[18]。

ダーウィンはあらゆる種類の身体の表現で異なる動物種で似ている例を収集した。最も高い類似性が見られるのは最も近縁の種の間であるが、ダーウィンはあまり似ていない動物の間でも著しい類似性があるいくつかの例を見出した。人間を含めて種々さまざまな動物で極端な危険に出遭うと排尿し脱糞するのはきわめて共通していることを指摘した。多くの動物は危険な状況では体毛を逆立てるが、これはたぶん自分を実際より狂暴であるように見せるためであろう。ダーウィンによれば、立毛はおそらく情動表現の最も一般的なものの一つであり、ちょっと挙げただけでも、犬、ライオン、ハイエナ、牛、豚、カモシカ、馬、猫、齧歯類、コウモリなどに認められる。ガチョウのこぶは人間の立毛の軽度のものであり、われわれの哺乳類のいとこたちが示すもっと劇的な表現の名残りであろうとダーウィンは推測した。彼はまた、人体にまばらに生えている毛が怒りや恐怖の場合に逆立つのは注目すべき事実であり、この情動状態では毛皮で覆われた動物でも体毛が直立し、立毛は同じ目的によると指摘した。しかし彼は、人体で最も毛の多い部分つまり頭でも立毛が起こることを、ブルータスがシーザーの亡霊を見たときの言葉「それは私の血を凍えさせ、私の頭髪を逆立たせた」を引用して指摘している。

ダーウィンは異なる種に共通の情動表現として別の例を多数挙げている。たとえば、怒った人間のうなり声を他の動物の同様な行動と等しいと考えた。彼はまたそれを支持する文献もあるとして、『オリバー・トゥイスト』の中で、ロンドンの街頭で極悪な殺人者の逮捕を目撃して怒り狂った群衆についてのディケンズの記述を引用している。「人びとは重なり合って、歯をむきだしてどなりながら、野獣のように彼につかみかかろうとした」。ダーウィンは続けて記している。「小さい子どもと長くつきあった人は誰でも、彼らが怒ったときには自然に歯をカチカチするのを見たことがあるに違いない。それは彼らにとっては、若いワニと同じく、本能的なのである。ワニは卵から孵るとすぐ小さい顎をパチパチ鳴らす」。彼はまたモーズリー(Maudsley)博士の言葉を引用する。モーズリー博士は人間の狂気の専門家で、ロンドンの有名なモーズリー病院は彼にちなんで名づけられた。「狂気の人が見せるどう猛なうなり、破壊的性癖、わいせつな言葉、野蛮な怒号、攻撃的習癖はどこからくるのであろう。なぜ人間は理由もないのにそのように残忍になれるのだろうか？　残忍な性格をもっていない者でも残忍な行為をする」。これに応えてダーウィンは「この疑問に対する答えは、見ての通り、肯定的である」といっている。

ダーウィンにとって、情動表現の重要な役割は個体間のコミュニケーション――自分がどういう情動状態にあるかを他者に示している――である。悪意のある音を発したり、身体の部分を膨らませること（羽根の開き、ひれや尖った脊椎の伸展、膨れあがり、さきに述べた体毛の逆立て）は動物界を通じて、敵の攻撃を思い止まらせるために使われている。音、匂い、さまざまな姿勢、身体の一部や隠れていた色を見せることは同様に異性を受け入れるシグナルである。音は危険が近いことを仲間に警告するのにも使われる。このようなシグナルは人間にも幾分関係があり、ダーウィンはわれわれ人間にとってとくに重要な情動表現の一部として以下のように記述している。

顔や身体の表現の動きは、その起源が何であれ、われわれの幸福にとって大切である。母親と幼児の最初のコミュニケーションの手段になる。母親は微笑みで承認を示し、大丈夫だと励まし、しか

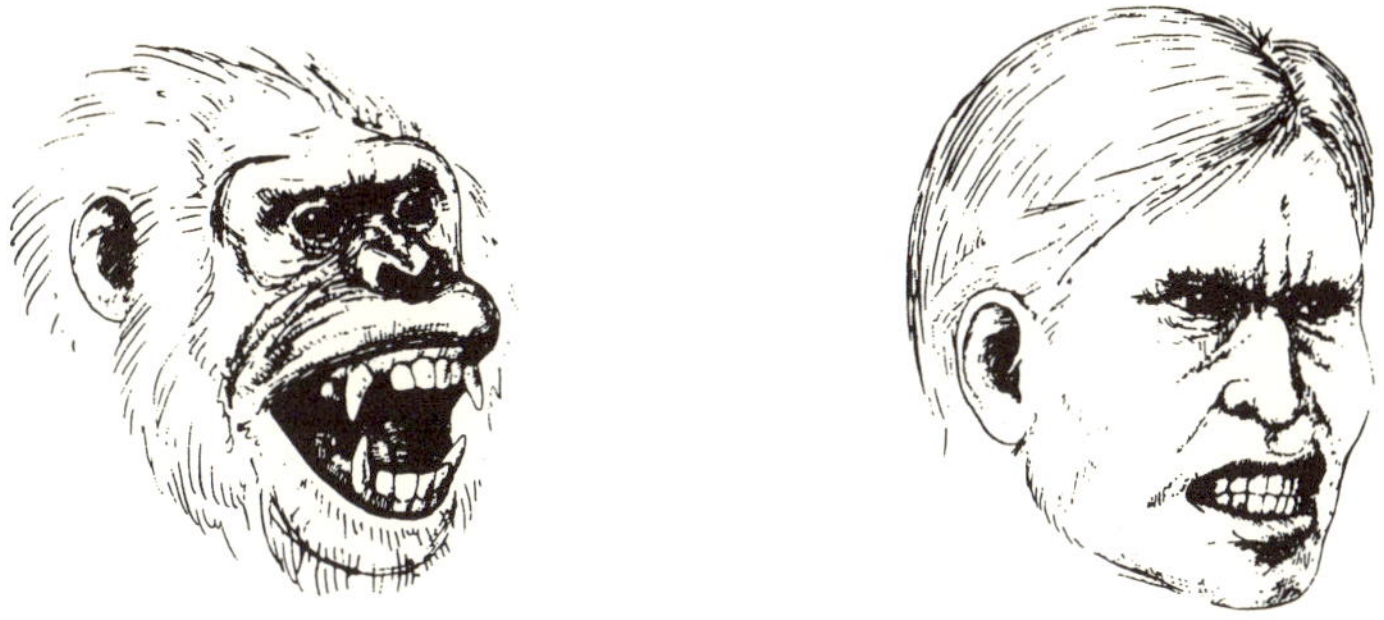

図5-1　動物と人間の顔における情動表出の共通性　一部の情動表出は人間と他の動物で似ている，この二つの図はチンパンジーと人間で怒ったときの顔の表情を描いている．両方の種とも怒りの表情ではまっすぐに凝視し，唇を縦にあけて歯が見えるように口をいくぶん開いている．(Chevalier-Skolinikoff [1973], Facial expression of emotion in nonhuman primates. In P. Ekman, *Darwin and Facial Expression*. New York : Academic PressにおけるEric Stoeltingsの絵を許可を得て複写.)

め面でしかる。われわれは他人の共感をその表情から容易に感じとる。われわれの苦しみはこうして和らげられ、喜びが増す。そしてお互いの好意が強調される。表情の動きによって、われわれの話し言葉は生気を帯び、活気あるものとなる。表情は言葉よりも他人の考えや意図を正しく表す。一方、言葉は偽って伝えられることがある。

一枚の絵は一千語に値することがあるが、身体の表現は情動の市場で値段がつけられないほどの必需品である。

情動表出はときに意志の力で黙り込ませることができようが、ふつうこれは不随意的な活動であるとダーウィンは主張した。彼は不随意的な真の微笑みと偽りのそれの違いを区別するのはいともたやすいと指摘した。そして自然に起こった情動反応を抑えるのがいかに難しいかを示す例として彼自身の経験を挙げた。「私は動物園で、ヘビが襲いかかってきても絶対後じさりしないと決心して、アフリカ毒ヘビの前の厚いガラス板に顔を押しつけた。しかし一吹きされるやいなや私の決心は雲散霧消し、私は驚くべき速さで一、二ヤード跳びさがった。私の意志や理性はいままで経験したこともない危険の想像に対しては無力であった」。

生得的な情動一般の中で、あるものは他のものに比べて進化的に歴史が古いとダーウィンは考えた。恐怖と怒りはわれわれの遠い祖先でも今日の人間とほぼ同様に発現すると彼は述べている。一方、悲嘆や不安のような苦痛の起源を人間の近くに置いた。しかしダーウィンは、異なる情動の起源の時期についてこのように考える際の落とし穴には十分気づいていて、次のように述べている。「現在、人間が示すさまざまな情動表出がわれわれの祖先のたどってきた長い道のりで、順次どのようにして獲得されたかを検索することは、無用な推測かもしれないが、好奇心をそそることである」。

基本的な本能

現代の理論家の多くはダーウィンの伝統に則って、

生得的情動には基本的セットがあると主張している。多くの異なる文化に類似する一般的な顔の表情によって基本的情動なるものを定義する者も少なくない。情動表現の文明を越えた普遍性はダーウィンの時代には偶然の観察から推測されたのだが、現代の研究者は地球上のさまざまな地域へ赴き、少なくとも一部の情動は、とくに顔の表情にかなり普遍的様式があることを科学的方法で証明している。このような証拠をもとにして、故シルバン・トムキンス（Sylvan Tomkins）は八つの基本的情動が存在すると提唱した。すなわち驚き、興味、喜び、怒り、恐れ、嫌気、恥辱、苦悶である。[19]これらは脳の「ハードウェア」回路系によってコントロールされる生得的でパターン化した反応を表していると見なされる。同様な八つの基本的情動についての説がキャロル・イザード（Carroll Izard）によっても提唱されている。[20]ポール・エクマン（Paul Ekman）は普遍的な顔の表情を伴う六つの基本情動から成るより短いリストを示した。[21]これは驚き、幸せ、怒り、恐れ、嫌気、悲しみである。ロバート・プルチック[22]（Robert Plutchik）やニコ・フリーダ[23]（Nico Frijda）のような別の理論家は顔の表情に全面的に頼ることをせず、その代わり、多くの身体部分が関わるより全体的な活動に第一義を置いた。プルチックは進化の道筋を遡っていくと顔の表情はだんだん少なくなっていくが、他の身体システムを使った情動の表現はたくさん残っていると指摘した。プルチックの情動リストは他のリストと重なりがあるが、幾分か異なる面もあり——エクマンのと似ているが、受容、予測、驚きをつけ加えた。フィリップ・ジョンソン-レアード（Philip Johnson-Laird）とキース・オートリー（Keith Oatley）はわれわれが情動について話すときに使う言葉を調べるというアプローチをとった。[24]彼らはエクマンの六つから驚きを除いた五つから成るリストにたどり着いた。ジャーク・パンクセップ（Jaak Panksepp）は別のアプローチをとった。それはネズミの脳の部位を電気刺激して、四つの基本的情動反応パターンすなわちパニック、怒り、期待、恐れを示すような行動を見ることであった。[25]別の理論家たちは基本情動を決めるのにまた別の方法を使ったが、そのリストもまた今まで述べたリストと重複するところとしないところがある。[26]

ほとんどの基本情動論者は、基本情動をブレンドまたはミックスした結果として生じる非基本的な情動があると考えている。たとえばイザードは、不安とは恐怖と他の二つの情動（それは罪悪感、興味、恥辱、怒り、悲痛のうちのどれか）の組み合わさったものだと考えている。プルチックの説は情動混成（ミックス）についてのさらに進んだ説の一つである。彼は基本色を混ぜると新しい色ができるという色のサークル（環）と類似した情動のサークル（環）をつくった。それぞれの基本情動は円の決まった位置にあり、二つの基本情動のブレンドをディヤード（二つ組）と呼ぶ。円内で隣り合わせの情動をブレンドすると第一次のディヤードが生まれ、一つおきの情動のブレンドが第二次のディヤードとなるなど、である。この図式では愛は隣り合わせの基本情動である喜びと受容のブレンドで生まれた第一次ディヤードであり、自責は間に受容を挟んで隣り合った喜びと恐れから生まれた第二次ディヤードである。二つの基本情動が離れているほど混合が起こりにくい。そして離れた二つの情動がミックスされると葛藤が起こる、恐れと驚きは隣り合っていて、容

プルチックの8基本情動

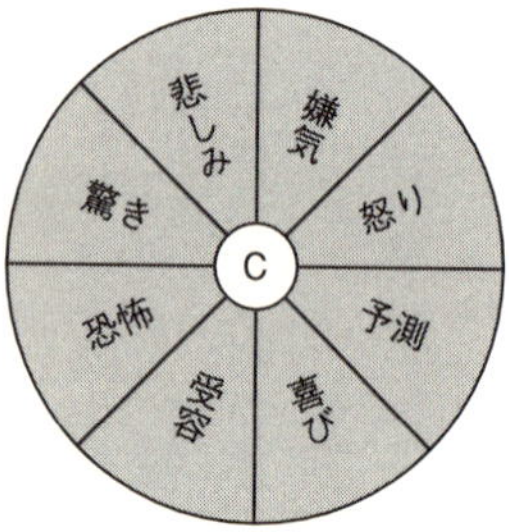

心理社会的に生ずる情動

一次ダイアッド（となり合わせの情動の混合）
- 喜び＋受容＝親しみ
- 恐怖＋驚き＝警戒

二次ダイアッド（一つおきの情報の混合）
- 喜び＋恐怖＝罪悪感
- 悲しみ＋怒り＝不服

三次ダイアッド（二つ離れた情報の混合）
- 喜び＋驚き＝歓喜
- 予測＋恐怖＝不安

図5-2　プルチックの基本情動と派生情動についての理論　(R.Plutchik [1980], Emotion : *A Psychoevolutionary Synthesis*. New York : Harper and Rowの図11.4と表11.3にもとづく.)

易にブレンドされて警戒を起こす。しかし喜びと恐れは受容で隔てられているので、この融合は不完全であり、その結果起こる葛藤は罪悪感という情動のもとになる。

基本情動を混合して高次の情動をつくるのは認知の操作によるというのが代表的な考えである。基本情動論者によれば、生物学的な基本情動は、すべてではないにせよ、あるものについては下等動物とも共有しているが、それから派生した基本情動でないものは人間に固有なものになってくる。しかし派生した情動は認知による操作でつくり出されるので、二種の動物が同じ認知操作を共有していれば同一のはずである。そして人間が他の哺乳類と比べて最も重要な相違と信じられているのは認知の領域であるから、非基本的でかつ認知によって創出される情動は基本情動よりも、人間と他の動物種とではるかに異なるであろう。たとえばリチャード・ラザラスは、誇り、恥じ、感謝は人間に特有な情動であると提唱している[27]。

野ブタになる

生物学的に原始的な情動が存在するという考えには支持者が多いが、中傷者もいる。挑戦状の一つはさまざまな形式をもった認知的情動説からのもので、この説によれば、特定の情動は、それが基本情動といわれるものでも、心理的な構築であって生物学的なものではないと主張される。この見解によれば、情動は状況の内的な表示ないし解釈（評価）によるものであって、心の通わない生物学的ハードウェアによる作業ではない。

われわれは第3章で情動の認知的見解について多くの例を見てきた。ここでは社会構成的アプローチに焦点をあててみよう。これはほとんどの認知的アプローチよりもさらに情動の生物学から遠ざかったものである。この説では情動は社会の産物であって生物的産物ではないと主張する[28]。認知過程がこの説で重要な役割を演じているのは、社会環境がどう表現され、過去の経験と未来への期待にもとづいて解釈されるかのメカニズムを示すからである。情動が文明ごとに多様であることがこの立場を支持する証拠とされている。

社会構成主義者の旗頭であるジェームズ・エイブリル(James Averill)は「野ブタになる」という行動パターンについて述べている。これは西欧的規準からはまったく異常であるが、ニュージーランドの高地に住む採集民族のグルルンバ人にとってはごくあたりまえであり、「正常」ともいえることである。[29] この行動は類推から名づけられている。この文明では家畜以外のブタはいないが、ときおり、理由はわからないが、家畜のブタが一時的に野放しの状況になる。しかしブタは適当な処置で再び家畜になり、村人の間でブタが戻って通常の生活に戻ることがある。同様に、グルルンバの人たちは似たように振る舞い、暴力的で攻撃的になり略奪したり盗んだりするが、それが害を及ぼしたり重大な事態になることはなく、再び日常の生活に戻る。あるときには、数日間森の中で盗んできたものを壊したりして過ごした後、その記憶を失って村に戻ってくる。村人もこの出来事を想い出させることをしない。しかし捕まえられて野ブタのように——昔の自分に戻るまで煙火の上に吊される——扱われることもある。グルルンバ人は誰か最近死んだ人の亡霊に嚙まれたときに野ブタになるのだと信じている。その結果、自分の行動に対する社会的制約が失われ、原始的な衝動が解き放たれるのだ、と信じている。エイブリルによれば野ブタになることは社会学的なことであって、生物学的や個人的状態ではない。西欧人はこれを精神病的異常行動と考えがちであるが、グルルンバ人にとってそれは村でのストレスを取り除き、社会の精神的健康を保つための方法である。エイブリルは「野ブタになる」を「最も標準的な情動反応は社会的につくられ制度化された反応パターンである」という彼の主張を支持するものであり、生物学的に決められた出来事ではない(とはいえ野生の衝動がどこから生じたのか疑問だが)とした。

西洋文明に一般的でない情動状態のもう一つの例は日本における「甘え」と呼ばれる精神状態である。[30] 甘えには印欧言語では文字どおりの翻訳ができない。ある人たちは、この言葉が示す状態が日本人の性格の構造について重要な点を理解するための鍵と信じている[31]。おおまかに言えば、他人の愛を予期することまたは他人の親切をあてにすることである。日本の精神科医土居健郎は、甘えを無力さの感覚であり、愛されたい、愛を受ける対象になりたいという欲望であると見なした[32]。彼は甘えは西欧人にもあるが、ずっと限られていると考えている。日本人はよく甘える（動詞形）がそのことをめったに口にしないのは、それが非言語的状態であり、言葉にするのが適当でないためである。土居によれば「お互いに緊密な人同士——いわば互いに溶け込んでいるといってもいい人たち——では感情を表現するのに言葉はいらない。もし必要なことを言葉にしなければならないのであれば、他者と溶け込んでいる（すなわち甘え）と感じていないのは確かである」。土居が言うには、アメリカ人は言葉の交換によって勇気づけられ確認しあうが、日本人はその必要もなくそれが望ましいとも思っていない。

表示規則

社会構成主義者は異なる文明や社会状況で異なる情動についてあらゆる事例を際限なく挙げることができる[33]。ある情動を表す言葉は南太平洋や他の遠い島々に由来し、英語に訳語が見あたらない。そして西洋文明の中にも情動の言葉に違いがある[34]。

しかしこの類の観察は情動の基本的見解を取り下げるには十分でない。基本情動論者は情動の名づけ方や表現の仕方が諸文明間でまた同一文明でも個人間で異なることを否定しない。彼らはある種の情動やその表現はすべての人びとでかなり一定していると言っているのにすぎない。社会構成主義者は特定の個人は怒りのような基本情動を異なった状況では異なって表現する——あからさまな怒りは社会階層で自分より上位の者に対するより下位の者に対して誇示されやすい——という事実を取り上げる。

基本情動論者であるポール・エクマンは、文明が違っても顔の表情は似ていることを強調する理論と違いを強調する理論との調和を企て、すべての文明に共通する一般的情動表現（とくに顔の表情）と文明ごとに違う身体の表現（たとえばエンブレムやイラストレーター）の区分けを唱えた[35]。エンブレム（象徴）は言葉で特定の意味がある運動であり、たとえばイエスかノーを表す頭のうなずきや、問いに対して答えがわからないことを示す肩すくめである。エンブレムは言葉で表現できることをそうしない。イラストレーター（図解説明者）は言葉の内容や流れと強く結びついている。言葉が見つからないときに言葉を中断して身ぶりを挿入したり、身ぶりによって、言おうとすることの説明を助ける。ある文明では他の文明よりもっと、人びとが「手を使って話す」。エクマンの考えでは、社会構成主義者は情動表現において学習した文明による違いを強調し、基本情動論者はすべての文明での基本（生得的）情動が生じるときの顔面筋の運動に見られるような学習していない普遍的表現に焦点をあててきた。

エクマンは基本情動の表出が常にぴったり同じに見えるとは主張していない。彼は顔の普遍的表情でも学習や文明で調整されうると述べている。顔の表情は習得した要因で中断したり、減弱したり増幅したりし、他の情動によって覆い隠されることもある[36]。エクマンは人びとが情動表出をやりくりするのに身につけた習慣、規範、習性を表すのに「表示規則」という語を使う。表示規則は誰が誰にどのような情動をいつどれだけ示すかを定めている。西洋文明では葬式での悲嘆に分類体系（とも言うべきもの）がある。マーク・トゥエインが言ったように、「そのとき血縁関係者がすすりなく。親しい友人は感きわまって息がつまり、遠い知り合いは溜息をつき、他人は同情してただハンカチをいじりまわす[37]」。エクマンによれば、秘書が未亡人より悲しそうにしていると容疑をもたれかねない。エクマンはまた表示規則は個人的になり、社会規範が無視されることもあると述べた。ある人びとはストイックであることを貫き、情動が自由に流出するのを社会が許すような状況においてもほとんど情動を示さない。エクマンの見解では、基本情動の概念は個人や文明間での基本的な情動表出の類似性を説明するものであり、表示規則は多くの相違点を取り扱うものである。

エクマンは彼の仮説を強力な方法でテストした[38]。彼は西洋人は東洋人より情動の表現が大きいという推測に立って、情動をかき立てる映画を見るときの日本人とアメリカ人の顔の表情を研究した。テストは被験者の生まれた国で行われ、部屋に一人、または白衣を着たいかにも権威のある実験者と一緒に映画を見た。彼らの顔つきは終始こっそりビデオテープに記録された。あとで被験者が何を見ていたものかを知らない観察者によって、顔の表情の分類がなされた。一人で見るという条件では、映画のさまざまな情景で見られた情動は日本人とアメリカ人の被験者で恐ろしいほど似ていた。しかし白衣の実験者が同席すると顔の動きはもはや同じでなかった。日本人はアメリカ人よりもいんぎんで、微笑みが多く、情動による揺れが少なかった。興味深いことに、ビデオをスローモーションにすると、日本人被験者の微笑みやいんぎんな顔の表情はその少し前にちょっと見られた顔の動き、エクマンによれば基本情動が漏れだしたもの、の上に重なっていた。

表示規則は人の社会適合化の一部として習得され浸透するので、基本情動の表出と同様、自発的にいわば意識が関与せずに起こる。同時に、個人個人は特定の状況において自分の利益のために、わざと情動を隠すことをする。しかしこれはマスターするのが難しい技術である——われわれの誰もがポーカーの名手ではない。

情動反応——部分か全体か

長い間、基本情動の表出における個人差と文明差を普遍的情動表出と表示規則との組み合わせによって説明しようとしてきたが、いかなる挑戦も退けて基本情動を完全に根づかせるまでにはいたっていない。認知科学者のアンドリュー・オートニー（Andrew Ortony）とテランス・ターナー（Terrance Turner）は、基本情動が普遍的な顔の表情で定義できるのか、何か他の手段によるのかについて重要な問題を提起した[39]。彼らは、基本情動が基本的であるのなら、なぜ基本情動とするものに異論が多いのか、またある理論家が基本的と見なす情動（興味や熱望のような）がなぜ他の人には情動とすら考えられないのかを問うた。彼らはさらにすすんで、そのように基本的なものはたぶん情動やその発現ではないと主張する。代わりに彼らは、情動の表現に利用されるが、他の非情動的状況でも同様に使用されるような、基本的でたぶん生得的な反応要素があると提唱する。「情動の表出は生物学的に決定された諸要素のレパートリーにもとづいてつくられ、……情動の多くはしばしば、常にではないが、そのような要素の限られた一部のセットと関わっている」。彼らは、身体での表現で情動の際と似たものが情動とは独立に起こりうるし、一つの情動に典型的な表現が別の情動状態のときにも現れうると指摘した。ふるえは寒いときにも起こり、恐いときにも起こる。極端に幸せなときも悲しいときも叫ぶことはある。まゆをしかめるのは怒ったときもフラストレーションのたまったときでも起こり、まゆをつり上げるのは怒ったときであるが、別の環境に用心深く入っていくことが必要な状況でも見られる。

オートニーとターナーによれば、情動は生物が直面するさまざまな状況に適切な反応を計画するという高度な認知過程（評価）を含んでいる。彼らは要素反応は生物学的に決定されることを認めてはいるが、情動自体を生物学的ではなく心理学的な決定論の世界に置いた。この見解によると、恐怖は危険によって包みをほどかれるような生物学的パックではなく、それは心理学的につくられた反応と経験のセットであり、特定の状況に合わせて仕立てられたものである。情動反応というものはなくて、ただいくつかの反応だけがあり、これらは評価がなされたとき即座に組み立てられる――一定の組み合わせ反応が生じるのは一定の評価が行われたことによる。その結果、異なるいろいろな情動の数はわれわれに可能な評価の数によってのみ決まる。そしてある種の評価はひんぱんになされ、人びともよく口にするので、このような評価はたいていの言語において正確な単語で容易に確実に名づけられ、基本的（普遍的）と見なされるようになる。

オートニーとターナーが情動表出の生得性と反応要素の生得性の区別を推し進めた理由は単純である。ある情動に特徴的な普遍的表現が存在しないのなら、ある種の情動いわゆる基本情動が生物学的に決定されることの根拠は崩れてしまうことになる。そしてもし情動が生物学的に決定されていないのなら、心理学的に決定されていることになる。しかしオートニーとターナーの二つの仮定は受け入れがたいように思われる。第一は、評価が知的であるというのは生物学的でないことを意味しない。実際、一部の基本情動説学者にとって、評価は情動刺激とそれで引き起こされる特徴的反応とのつながりとして生物学的役割を演じている。第二に、個々の反応要素が生得的であることは高次の表現も生得的である可能性を除外していない。ある種の生得的な行動パターンには階層的に構築された反応要素が含まれていることが知られている。(40) たとえば生殖行動はしばしば脳の特定部位に作用するホルモンで引き起こされる。生物が正常のホルモンの状態にあれば、交尾が起こるか闘争が起こるかはそこにたまたま受け入れる雌がいるか競争相手の雄がいるかによって決まる。そしてこの行動は生得的とはいえ、たくさんの複雑な制御が働いている。たとえば、つがいは求愛ダンスで始まり、相手に近寄り、最終的な交尾で終わる。それぞれの局面自体が複雑な階層をもった事象から成り立っており、それぞれがさまざまなレベルで神経系の調節を受けている。その低次レベルでは限定的要素（個々の筋肉の収縮と弛緩）を調節しており、高次レベルでは行動のより一般的な様相（交尾の行為）を規定している。

オートニーとターナーは基本情動の世界に騒ぎをまき起こした。彼らは、基本情動論者がもはや基本情動が存在することに同意し続けられないことと、同時に何が基本情動か議論をたたかわせ続けられないことを痛いほどはっきりさせた。しかし現在ではこうした混乱は収まった。彼らはたぶん基本情動説に厳格すぎたのだろうと考えられている。異なる研究者による基本情動リストの違いの一部はその語が含む情動よりも使われた語に関係している。(41) たとえば別々のリストで基本情動になっている喜びと幸せはたぶん同じ情動に対する別々の名前である。もしこのような解釈を認めると、多くのリストでは多くの重複があることがわかる。リストのほとんどとは言えないまでも多くには、恐れ、怒り、失望、喜びについていくつもの語が入り混じっている。残った食い違いの多くは興味、欲望、驚きのような境界例についてである。基本情動論者は見かけほどばらばらではなく、次に見ていくように、少なくとも一部の情動については生得的生物学的構成の証拠がきわめて強固である。

壊れていなければ……

ダーウィンの時代（およびさらに以前）からわかっていたことだが、異なる動物も同様な状況では非常に似た行為をする。このことからダーウィンは人間のある種の情動はそのルーツが動物の祖先にあると唱えた。しかし種の間で共通する行動はいくつか違う次元で起こり、すべてが同様にみえる反応をするのではない[42]。言い換えると二種の動物が同一のことをしているという絶対規準は必ずしも二つのことがまったく同じに見えることではない。種間における情動の共通性はダーウィンが考えたよりもっと幅広いであろう。

行動が起こるためには筋肉が動かなければならない。ところで、特定の情動に対して示す顔の表情が人が違っても同じに見えるという理由は、その情動を特徴的に起こす刺激が加えられると、誰でも顔面筋をほぼ同じように収縮させ弛緩させるからである。さらに、種が違っても同様な表現をするのは、動物が同一または類似の筋肉群を収縮、弛緩させるからである。たとえば怒りで額にしわを寄せ歯をむき出すのに必要な筋肉運動は人間とチンパンジーで同様である。同時に行動はもっと上のレベルでは似ているが、個々の筋肉レベルでは似ていないかもしれない。人間は二本の足で危険から走り去るが、他の陸生動物の多くは四本足全部を使って走り去る。四足獣は二足獣よりも多くの筋肉を使い異なったパターンの運動協調を要するが、発揮される機能は同じく逃走である。最も重要なのは、行動がひどく違っていても、達成される機能が同じということである。プルチック（Plutchik）はこれをうまく言い表している。「危険からシカは走り去り、鳥は飛び去り、魚は泳ぎ去る。その行動パターンは異なっていても機能的には等価である。つまりこれらはすべて、動物個体が生存にとっての脅威から遠ざかるという共通の機能を有しているのである[43]」。走る、飛ぶ、泳ぐは異なった筋肉を使う別の行動であるが、明らかに同じ逃避を実現する。

プルチックの考えは生存に必要な基本的機能は進化を通して保存されることを含んでいる。これらは必要に応じて修飾されたがその変化はかなり強固な背景に逆らっても起こった。精神分析学者のジョン・ボウルビイ（John Bowlby）は人間における母子の絆についての影響を与えた論文のなかで、同様な指摘をしている。

人間の行動能力の基本的構造は、人間より下等な種のそれに似ているが、進化の過程において、さらに多種多様な仕方で、同じ目的に達し得るような特殊な変容を蒙ったということである。……初期の形は取り換えられたのではなく、修正を加えて改良され、精巧化され、また増大されているが、依然として全体のパターンを規定しているのである。……人間における本能的行動は……他の種の動物に共通の何らかの単一もしくは複数の原型から派生したと想像される。[44]

私は種による違いを過小評価するつもりはない。一つの種と他の種を区別しているのはその祖先が特別の生存競争に生き残り、その特性を子孫にゆずり渡した場合が多い。動物がもつ身体の特徴が明らかにその動物のとる行動の特徴を規定する。にもかかわらず、多くの動物種に共通している進化による問題解決には機能的にいくつかの同等性が見られ、これはユニークな身体の形からくる行動の違いを越えている。

この論議から出てくる明らかな疑問は、この行動の機能的同等性が種を越えて、とくに行動の示す機能が根本的に異なる動物種を越えていかにして保存されるかである。このたいへん複雑な問題に対して短く答えるとすれば、機能発現に与る脳システムは種が違っても同じということである。

多様な脊椎動物種にわたって脳の構築には著しい類似性がある。脊椎動物はすべて、後脳、中脳、前脳をもち、この三区画のそれぞれでは、すべての基本構造と主要神経経路がどの動物にも同じである。[45] 同時に、かけ離れている動物の脳にははっきりした違いもある。種による違いはどの脳領域や経路にも見られ、これは種特異的な適応のために脳が特殊化したためか、ランダムな変化によるものかである。しかし脳の進化を魚から両生類、爬虫類を通って哺乳類、ついには人間までたどると、最大の変化は前脳に起こっていることがわかる。[46] しかし進化を上昇する音階のように考えてはならない。それは分岐する樹木に近い。[47] 人脳の進化の長い過程は単に前脳をどんどん大きくしていっただけではなく、多様化ももたらした。[48] たとえば第4章でみたように、新皮質は哺乳類で特殊化したもので、他のクラスの動物には存在しないと長らく考えられてきた(「新」という名称は脳のこの部分が進化的に新しいと見なされている表れである)。しかし現在、すべての脊椎動物は哺乳類で新皮質と呼ばれているものに相当する皮質領域をもっていることがわかっている——この領域は哺乳動物以外(たとえば鳥類、爬虫類)では別の位置にあるために、解剖学者がこの領域が何かの判断を誤ったのである。[49] それでもなお、人間の新皮質には他の動物の脳には存在しない分野がある。[50] このような多様化はあるが、脳の進化は基本的には保守的であり、一部のシステム、ことに一般に生存に有用で長年役立ってきたものはその基本構造と機能が保存されている。他のあらゆる身体部分と同様、脳の回路はわれわれの遺伝子にコードされた過程によって胚発生の経過の中で組み立てられる。もし異なる動物が何か共通の機能を達成するために別々の行動を調節する神経回路をもつとすると、身体のそれぞれの部分が機能を発揮するための遺伝コードは異なるにもかかわらず、脳機能の配線を行うときに制御する遺伝コードは種を超えて保存されると結論されるだろう。言い換えれば、進化は別々の種で生存の課題に対して独特の行動上の解釈を生みだしており、そうしながらも、それを支えている脳の体系を維持するために「壊れていなければ、そのまま定着させてしまうような」規則に従っているのである。

さてここで、それぞれの情動行動に関わる脳システムは脳の進化の多くのレベルを通じて保存されていることを読者に信じていただきたい。次章ではこれが哺乳類クラスでは正しいことの確かな証拠を挙げ、これが現存する爬虫類と鳥類にも拡張できることのヒントを挙げよう。

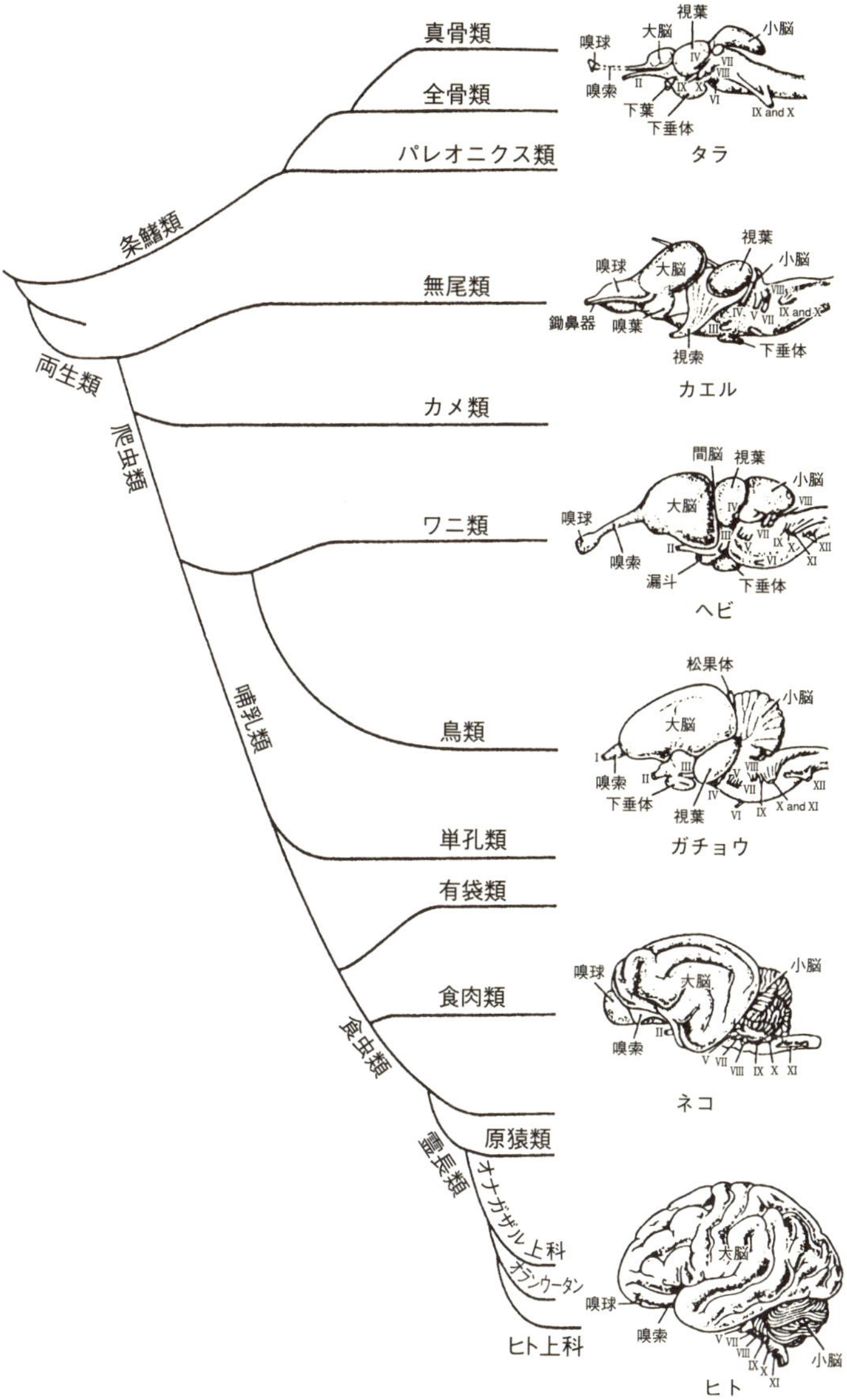

図5-3　脳の進化の系統樹　(W.Hodos [1970]. Evolutionary interpretation of neural and behavioral studies of living vertebrates. In F. O. Schmitt, ed., *The Neurosciences : Second Study Program*. New York : Rockefeller University Pressの図5を修正. 出版社の許可を得て使用.)

これまでの情動の進化についての議論を通して、たいていの人が最も重要と考えていること、つまり情動のはっきりした側面、すなわち情動に伴って起こる主観的感情については何も述べてこなかった。その理由は情動の基本的な建築ブロックは行動、とくに生存という根本的課題に関する行動と環境との関わりを取り持つ神経システムであると信じているからである。[51] すべての動物は脳の中に個人版の生存システムをもっているが、感情は生存システムをもつ脳が意識の能力をもっているときに初めて生じると私は信じている。意識は最近（進化という次元で）になって発達したものであるからには、[52] 情動面でのニワトリが先か卵が先かの問題ということになれば生物が反応することを身につけた後に感情が生じたと言えよう。私はどの動物に意識があり（感情をもっており）、どの動物にはないか（感情がない）を言うつもりはない。しかし感情をもつ能力は自己を認識し、自己とまわりの世界との関係を意識する能力に直接結びついている。第9章でこの問題に立ち返ろう。ここでは生存に重要な行動の進化について、詳しく言えばこれらの行動の根底にある神経システムの進化についていくつかの見解の検討を続けよう。

特殊神経系と汎用神経系

エクマンのような現代の進化論的情動論学者は情動は「生命に関わる基本的仕事」を処するものだと主張する。[53] ジョンソン＝レアドとオートリーも同様の主張をして、それぞれの情動は「進化の過程で繰り返し起こってくる環境に対して他の解決よりもよかった方向へとわれわれを導く」と述べている。[54] そしてトゥービー（Tooby）とコスミデス（Cosmides）は、情動はわれわれの進化の歴史で繰り返して起こった状況（危険、食物を探す、つがい）に関係し、われわれは現在の事象をわれわれの祖先が過去につくった用語で評価する――過去の構造が解釈のための風景を現在に賦与すると述べた。[55]

ある意味では、生存に決定的な特別の適応行動のリストを示すことは本質的には基本情動のリストを示すことである。基本情動のリストをつくるのに、標準的な方法――顔の表情、諸言語における情動に対する語法の違い、意識の内観など――よりも普遍的な行動の働きから始めるのがよい方法であると思う。しかし私は、何が異なる情動かを定義するのに初めから関わるつもりはなく、また基本情動リストをもう一つつくるつもりもない。もちろん何が生物学的に発生する情動で何が社会的に構築される情動かを理解し、その間のどこに線を引くかを決めることが最終的には重要である。また情動である精神現象とそうでない精神現象の間に線引きすることも重要である。しかし、基本情動論者は何が基本情動であるかについて意見が違うことに驚き、興味、欲求のようなはっきりしない事例についても一致していないとオートニーとターナーが非難したときのように、情動のすべてを決めようと企てると境界例についての議論というどろ沼にはまりやすいのは故なしとしない。いったんはっきりした事例について核心となる知識をもてば、ぼやけた事例を扱うとき好位置に立てると信じている。しかしわれわれはまだこの段階に達していない。

情動反応が進化するのは別々の理由によるのであり、違った機能を受けもつのには別々の脳システムが関わっているのは明らかかと思われる。これらをすべて、情動行動という単一概念で一まとめにするのはわれわれがことを系統立てる――情動的と呼ばれる行動（たとえば逃走、摂食、性行動、社会的結束に関わるもの）を認知機能を反映する行動（推論、抽象的思考、問題解決、概念形成のような）と区別する――のに便利である。しかし「情動行動」のようなレッテルを貼ることは必ずしも、貼られた機能すべてが脳の一つのシステムで行われると考えてよいことにはならない。見ることと聞くことはともに感覚機能であるが、それぞれ固有の神経装置をもっている。

最も実用的な作業仮説として、異なる情動行動は動物にとって別々の問題を処理するための別種の機能を表しており、そのために別々の脳システムがあると考えられる。これが正しければ、異なる情動は独立した機能的ユニットとして研究すべきである。

各情動ユニットは神経レベルでは入力セット、評価機構、出力セットから構成されると考えられる。進化の結果、評価機構はネットワークに入ってくる入力の感知または刺激の発射を行うようにプログラムされている。これを「自然のトリガー（引き金）」と呼ぼう[56]。捕食者の目撃は好例である。獲食になる動物が初めて会った相手を瞬時に捕食者と認識するのは稀なことではない。進化によって獲食の脳には何らかの方法で捕食者（天敵）の姿、音または匂いが危険の源であると自動的に評価されるようにプログラムされている。しかし評価機構はまた自然のトリガーの発射に関係し予期させるような刺激について学習する能力をもっている。これを「学習のトリガー」と呼ぼう。捕食者をこの前見た場所や捕食者が獲食を襲ってきたときに発した音は好例である。評価機構はどちらかのタイプのトリガー入力を受け取ると、決まったパターンの反応を起こす。それは祖先の動物が日常的に評価機構を働かせていたような状況で役立つものである。このネットワークは、トリガー刺激と個体の生存維持を成功させる反応とを結びつけるのに役立つように進化した。そしてさまざまな生存のための課題には異なるトリガー刺激があり、それを処理する反応にもさまざまなものが必要であるので、さまざまな神経システムがそれに与る[57]。

私が自分の研究でとくに焦点を絞っている機能ユニットは脳の恐怖系である。続く数章で恐怖系を詳しく眺めよう。これは他の情動系と同様かそれ以上によく理解されている。この系がどのように構成されているのかわかると、他の情動が脳内で構築される様式とこれらが恐怖系といかに関わっているかを考えるのに都合がよい。

なぜ恐れるのか

さて、なぜ私が脳の恐怖系が焦点を絞って調べるのによい系と信じているのか、理由をいくつか挙げてみよう。まず私は何を恐怖系と考えているのかはっきりさせておこう。厳密に言えば、この系は恐怖体験をもたらす系ではなく、危険を察知して、危険な状況を脱して生き延びる確率を、最も有利な方法を用いて、最大にするような反応を引き起こす。言い換えれば、防御行動の系である。前に述べたように、情動行動は防御行動と同様、意識のある感情とは独立して進化したものと私は信じており、人間以外の動物が危険に出会ったとき恐怖を感じると考えるのは早計である。つまり、われわれは防御行動を額面通りに、危険に対して日常的な方法で対処するよう進化の過程でプログラムされた脳システムの働きとして考えるべきである。行動に表れる場合などで、防御システムが働いているのに気づくことはあるが、防御システムは意識とは独立に働くものである——第3章で情動的に無意識と呼んだものの一部である。防御システムと意識の相互作用が恐怖感の底にあるが、防御システムの生命における機能または少なくとも進化で達成した機能は危険に直面したときに生存を図ることである。恐怖の感情は二つの神経システムが進化した副産物である。すなわちその一つは防御行動を起こすもので、他は意識を生みだすものである。どちらか一方では主観的な恐怖を起こすには不十分である。恐怖の感覚はたいへん役立つが、進化によって防御の神経システムにプログラムされた機能ではない。

このように縄張りを杭打ちしておいてから、なぜ脳の防御系とそれに連携した主観的情動である恐怖が情動脳の研究で魅力的な出発点になるのかについて考えてみよう。次の三点を論じよう。すなわち、恐怖は広がる、恐怖は精神病理で重要である、恐怖は人間と他の多くの動物で同様に表れることの三点である。次章ではもう一つの重要な点、つまり恐怖の神経基盤は人間と他の動物で似ていることについて考えよう。

恐怖は広がる　ウィリアム・ジェームズは、野獣に対する人間の優位性を最もよく示しているのは人間が恐怖が起きるような状況を縮減させたことだと述べたことがある。[58] この言葉でジェームズは、人間が危険の少ない生活をつくり上げてきたと言いたかったのであろう。われわれの霊長類の祖先が誰かの夕食になる可能性がいつもある世界に住んでいたのに比べて、人間は侵略者に出会う可能性がきわめて少ない生活術を生みだした。しかし危険は血に飢えた野獣の形で襲ってくるだけではない。ヘビやトラは近代都市では、動物園以外では稀である。動物園で束縛されている危険な動物を眺めるにつけてもわれわれの生命の安全を期待する願いは強まってくる。一方、われわれの自然を征服しようとする欲求が新たな形の危険をつくり出した。自動車、飛行機、武器、核エネルギーは未開地に立てられた進展ではあるが、それぞれはまた強力な危害の源である。われわれは野生での生命の危険を下取りに出して、わが種にとってどの自然の侵略者よりもはるかに有害かもしれない他の危険を手に入れたのである。われわれが直面している危険はわれわれの祖先の動物の危険より少なかったり小さかったりということはない。違うというだけである。

恐怖の概念の英語での表現され方の数をおおまかに調べてみても、われわれの生活での重要性がわかる——警告、おびえ、心配、気がかり、心もとなさ、疑念、胸騒ぎ、不愉快、用心、神経質、いらだち、びくつき、憂慮、不安、ろうばい、ぎょっとする、畏怖、苦悩、パニック、恐怖、嫌悪、仰天、窮迫、落胆、狂乱、脅威、防御など[59]。人間のいわゆる向上は恐怖を失いながらではなく、恐怖が引きつづき存在するなかで起こったのである。有名な人類生態学者のエイブル＝アイベスフェルト（Eibl-Eibesfeldt）は「人間はたぶん、侵略者や敵対者への根本的恐怖に、知性に根ざした実存的恐怖が加わってきているので、最も恐怖の多い創造物である」と述べている[60]。実際、実存主義哲学者（キエルケゴール、ハイデッガー、サルトルのような）にとって、畏怖、怒り、苦悶は人間の存在の核心にある[61]。

表面的には恐怖と正反対のように見える情動の多くにも、その背景に恐怖が潜んでいることの証拠を挙げることができる。勇気は恐怖を克服する能力である。子どもがモラルを習得するのは、ある程度まで、彼らがそうでないときに起こる事態への恐怖からである。法律は社会の混乱に対するわれわれの恐怖を反映している。同様に社会的秩序は法律を破ったときの成りゆきに対する恐怖によって、不完全ながら、守られている。世界の平和は希求すべき人道的目標であるが、実際のところ少なくとも部分的には、弱者が強者を恐れるために戦争が避けられているのである。これは荒っぽい言い方であり、誇張であってほしいが、一部真実として、恐怖がいかに深く人格と社会の構造に入り込んでいるかを強調している。

恐怖は精神病理学で重要な役目をもつ　恐怖は万人の生活の一部となっているが、過度の恐怖や不適切な恐怖は多くの精神病の問題となっている。不安は起こるかもしれないことへの恐怖であり、フロイトの精神分析論の中核をなす。恐怖症は特定のものへの極端な恐怖である。恐怖症の対象（ヘビ、クモ、高所、水、広場、社会的状況）は実際にもしばしば脅かしはするが、恐怖症の人が信じているほどのものではない。強迫性障害にはバイ菌のような得体の知れないものに対する極端な恐怖があり、患者は恐怖の対象物や出来事を避けようと、また一回出会った恐怖の対象から逃れようとして、そのために強制的な儀式を執り行う。パニック障害は多数の身体症状が急に現れ、しばしば、死が近いという抗しがたい恐怖である。外傷後ストレス障害（ＰＴＳＤ）は以前は砲弾衝撃（戦闘神経症）と呼ばれていたもので、復員軍人にしばしば見られ、戦場で負傷したときの出来事と何か似たことが刺激となって強い苦痛が起こる。雷鳴や車のバックファイアー（逆火）の音は共通に見られる例である。しかしＰＴＳＤは身体的、性的虐待を含めて、他の多くの外傷的状況にも拡張される。恐怖は精神病理学の核心となる情動である。

恐怖は人間と他の動物で同様に表現される　すべての種類の情動行動に長い進化の歴史があるわけではない。たとえば罪悪感と恥辱は人間に特別な情動である。[62]一方、後で見るように、人間の防御行動には明らかに長い進化の歴史があると思われる。そのため、われわれは動物の恐怖反応を、病的恐怖を含めた人間の恐怖のメカニズムを明らかにするために研究することができる。倫理的、実際的理由で脳内メカニズムを人間で詳しく研究することが不可能であるから、上の点は重要である。

動物はすべて、生き残るために危険な状況から身を守らなければならず、動物が危険に対処するためにとることのできる戦略の数はきわめて限られている。アイザック・マークス（Isaac Marks）は恐怖について の広範な著述を行い、これを撤退（危険を避け、危険から逃れる)、不動化(フリージング、すくみ)、防衛的攻撃(危険だぞ抵抗するぞと誇示する)、服従(譲歩)に要約した。[63] さまざまな動物を通して広くこれらの戦略がとられていることはとくに目を引くところである。

恐怖研究のパイオニアであるキャロライン・ブランチャード(Caroline Blanchard)とロバート・ブランチャード(Robert Blanchard)の次の記述を考えてみよう。

大きい音や突然の動きのような予期しないことが起こると、人びとはすぐに反応を起こす……していることを止め……刺激の方に向き、それが実際に危険をもたらすかを測る。これは素早く起こり、随意的または意識的に目論まれた行動に先行して起こる、反射的な連鎖のようである。暗闇での音のように脅威の源がどこの何かもわからないと、積極的な不動化を引き起こす。これは怯えた人が話すことも息をすることもできないほどめざましいものである。すなわちフリージングである。しかし危険の源がわかり、逃げ道や隠れ場所があれば、その人は逃げたり隠れたりしようとするだろう……脅威の源に実際に触れたり、とくに痛みを起こすものに触れると、往々にして脅威を受けた人はひっぱたき、噛みつき、引っかき、また他の傷害行為をとることがある。[64]

寓話的ではあるがブランチャードの記述は人が脅威に対してどう行動するかを深く踏み込んで説明している。どのような人も同様な状況に置かれるとほぼ同じことをする傾向にある。同様な行動が起こることはわれわれすべてが同様に恐ろしいと感じるように学習したのか、またはたぶん、恐怖の反応パターンが人間の脳に遺伝的にプログラムされたことを推測させる。

ブランチャード夫妻らの研究で上述の怯えた人間の反応パターンは危険に陥ったラットにも見られることを示している。[65] たとえば実験室で飼育されたラット(ネコを見る機会もネコに脅かされたこともまったくないラット)がネコに出会うと、今までしていたことを止め、ネコのほうを向く。そのネコが近くにいるか、遠くにいるか、また囲われた区域にいるかオープンかによって、ラットは立ちすくむか逃げようとするかのどちらかになる。ラットはネコに取り押さえられると声をあげるか、代わりにネコを攻撃するだろう。このような人間とラットの恐怖反応の機能面での著しい一致は多くの哺乳類や他の脊椎動物にもあてはまる。危険に対したとき、驚き、向きを変え、それからフリージング、逃走、攻撃はごく一般的に見られる。われわれはすでにダーウィンの例で、人間を含めた哺乳類の多くで立毛が共通の防御反応であり、それは鳥が羽根を拡げ、魚がひれを伸ばすのにも関係するだろうということを見てきた。

違う動物で行動の一般的パターンが似るだけでなく、危険なストレスのある状況で起こる生理的変化も似ている。たとえば外傷の起こりにくい環境でなら耐え難いほど痛いような傷でも、戦場の兵士は気づかないことがよく知られている。同様にラットがネコに対面したとき、痛みを伴う熱が尻尾に加えられても気づかない[66]。全体としてネコは尻尾の傷よりも大きい脅威であり、危険な場合には痛みを抑えることによって、個体がいちばん重大な危険に対応するために自分の持ち駒を使う。ヒトでもラットでもストレスで誘発される鎮痛は脳の内在性オピオイド系が活性化されて起こる[67]。脳は危険を感知すると、自律神経を通してメッセージを身体内の器官に送り、状況の要求に合わせてその器官の活動を調整する。胃腸、心臓、血管、汗腺、唾液腺へ行く神経が胃をこわばらせ、心臓を動悸させ、血圧を上げ、手と足をじっとりさせ、口を乾かせる。これはすべて人間の恐怖の特徴である。防御行動に関連した心臓、血管反応は、研究の進んだ種を挙げるだけでも、鳥類、ラット、ウサギ、ネコ、イヌ、サル、ヒヒおよび人間で調べられている。この反応はこのように異なった種でも同様な脳内ネットワークと身体内化学によってコントロールされている[68]。脅威の刺激はまた、下垂体から副腎皮質刺激ホルモン（ACTH）を放出させ、これが副腎からステロイドホルモンを放出させる[69]。それから副腎ホルモンは脳に戻ってくる。まず副腎皮質ホルモンは身体がストレスに適応するのを助けるが、ストレスが長引くとホルモンが病的な結果をもたらし始め[70]、認知機能に干渉したり脳傷害を引き起こすこともある。このいわゆるストレス反応は哺乳類を通じてどれでも見られ、他の脊椎動物でも起こる。[71]これらのさまざまな身体反応は無秩序な活動ではなく、それぞれが情動反応で重要な役割を演じ、それぞれが広範な動物群で同様の機能をしている。

しかしなお、危険に際してすべての動物がまったく同様に反応すると考えるのは間違いだろう。明らかにそうではない。動物それぞれは固有の進化史の産物である。一般的に防御反応といっても、たくさんの変形が可能である。事実、防御反応は生存の課題に対する絶えず変化するダイナミックな解答と考えるべきである。祖先の代につくり出されてそのまま維持されてきた静的な構造ではない。それが反応する外界の変化とともに変わっていく。リチャード・ドーキンスは捕食者と獲食は進化において軍備競争をしていると言っている。獲食が捕食者に対してよく防衛できるような適応が起こり、それが今度は捕食者に追走を可能にする特性を選択させる――獲食の体色が環境とよく調和するように変わると、今度は捕食者がカモフラージュした獲食を探すのにもっと鋭敏な知覚システムを進化させる。[72]しかしドーキンスはまたこの軍備競争にも、彼が「生命・夕食」原理と呼んでいるある種のアンバランスを挙げている。この考えによれば、ウサギとキツネでは、ウサギは生命をかけて走るがキツネは夕食のためだけに走るので、前者が後者より速く走る。その結果、遅いことの罰則はキツネよりもウサギにとって重大であるので、キツネをもっとゆっくり走らせる遺伝的変異はウサギをもっとゆっくり走らせる変異よりも遺伝子プールの中で生き残りやすい――キツネはウサギと走って負かされた後でも繁殖できるが、キツネに捕らえられてしまったウサギはもはや繁殖できない。

各々の種は危険に反応するためにそれぞれ固有の方法をもっているのは事実であるが、機能的パターンの共通性は原則となっている。実際、人間と他の動物との恐怖反応の区別はそれほど大きくはなく、防御システムの評価機構を活動させるトリガー刺激の違いによって恐怖の起こり方が違うだけである。それぞれの動物は自分への危険を探知できなければならないが、普遍的な反応戦略――撤退、不動化、攻撃、服従――と普遍的な生理学的調整を利用するのが進化上経済的である。認知力が付け加わると防御のハードウエアにも新たな事象すなわち新たに習得されたトリガーが加わる。人間はラットが概念化できないものを恐れるが、人間とラットの身体はそれぞれのトリガーに対しては同じ反応をする。

この状況の意味することは重要である。恐怖がいかにして生じるのか理解しようという目的にとっては、われわれがいかにシステムを活動させるのか、われわれが活動させるのは人間のシステムかラットのものかはあまり関係がない。このシステムは限られた数の防御反応戦略を使ってよく似た反応をする。そこでわれわれは、人間の恐怖システムがどのように働くか理解することを目的として、ラット（または他の実験動物）での実験をデザインすることができる。

遺伝による決定論と情動の自由

このような情動行動の進化のことを話すと、遺伝による決定について勝手気ままに想像しているように見えるかもしれない。つまるところ進化してきた特徴はどれも、その特徴が種のもつ遺伝子に表示されたためにそうなったのである。しかしここで情動行動の遺伝学には二つの別のことを含んでいることをはっきりさせよう。

一つは、遺伝子が同一種で防御の情動表現の類似性を保ち、種を越えて防御の機能の類似性を維持していることである。前に述べたように、これは防御の神経システムが進化の過程で保存されたために起こる。その結果、人間はすべて、危険に際して同一の一般的方法で自己表現し、これは他の動物が危険に直面して示す表現と似ている。この情動の遺伝学的見解では個体や種を越えて存在する情動反応の共通基盤――それぞれの情動系に進化した得意技――を見つけようと試みる[73]。

もう一方は遺伝子が個体間での行動の違いにどう関わっているかという問題である。優秀な闘士もいれば、そうでない人もいる。ある人は危険を察知するのが巧みであるが、他の人は周囲のことに鈍感である。恐怖行動の個体差は少なくとも一部は遺伝的なバリエーションによる。

ここまで私は第一の意味合い――遺伝子が人間の間や人間と他の動物との間で情動反応を似たものにする――を強調してきた。しかし遺伝子がわれわれをお互いに違えていることを少し詳しく検討することも重要である。そこでそのような違いによってわれわれが何か特別に行動するよう運命づけられるのかどうか、またそうであるのならどの程度かを、再び恐怖システムに集中して議論しよう。

気質は血統を通して保たれる。ある品種の馬や犬はびくびくしており、他の品種は愛想がよい。この特徴はある場合には、高速で走るというような何か他の選別された特性の副産物であるのだが、一方でその目的で選別することもできる。事実、選別育種はラットやマウスでとくに臆病とか勇敢な系統をつくり出すのに用いられてきた(74)。

たとえばラットはふつう広々したところでは群をつくらない。これは進化的にたいへん意味のあることである――オープンな場所は地上や空からの侵略者から無防備であり、齧歯類にとっては非常に危険である。齧歯類で広場をうろうろするような祖先は生存競争ではうまく立ち回れず、近くの安全な場所へ引きこもるものはうまくいく。心理学者はこの行動をテストする装置を考案した――「オープンフィールド」と呼ぶ、大きくて明かりを照らした円形の競技場である(75)。ラットをオープンフィールドの中央に置けば、壁へ直行するだろう。そこがいちばん防護された場所なのだ。またラットは脱糞する――人間のようにラットは度を失って混乱してしまう。脱糞は自律神経系でコントロールされ、落とした便粒（poop）の数は自律神経活動の信頼できる尺度である。オープンフィールドやきわめて危険な状況での脱糞は齧歯類で「恐れ」のかなり標準的な指標になる(76)。しかしすべてのラットが同数の糞を落とすわけではないが、一匹のラットが落とす量はほぼ一定である。多数のラットをオープンフィールドで糞をたくさん落とす群と少ない群に分け、それからこの特性にもとづいて繁殖させると、数世代のうちに小心なラットと勇敢なラットの系統を樹立することができる。脱糞数の少ない系統のラットはオープンフィールドや他のさまざまなテストで勇敢に行動する（オープンフィールドで防御されてない領域に長時間留まる)。この例から個性の特性が家族の、さらには文明の一部になるだろうと容易に想像できる。必要なことは、限定した遺伝子プールの中での繁殖を数世代行って、行動上の著しい特徴を安定化することだけである。

事実、人間での恐怖行動に遺伝的要素があることにはかなりの証拠がある。[77] たとえば一卵性双生児(別の家庭で育てられた場合でも)は二卵性双生児よりも恐怖の程度が非常によく似ている。この結論は見知らぬ人への内気さ、心配性、恐れについてのさまざまなテストや社会的内向性・外向性などについてもあてはまる。同様に不安症、恐怖症、強迫症は家族性に起こりやすく、二卵性双生児よりも一卵性双生児で両方に生じやすい。

防御行動の遺伝学はバクテリアで最もよく研究されている。[78] バクテリアは心理学的にはこれといって知的な生物ではないが、危険から身を守るので、学ぶべき生物学的課題をいくらか提供する。彼らの防御レパートリーは有害と評価した物質から遠ざかることである。この行動を制御する特定の遺伝子変異が同定されている。それは間近の環境中の化学成分の複雑なコード分岐を含んでいる。同様に、ショウジョウバエの防御行動の遺伝解析もとても進んでいる。[79] 非常に巧妙な実験でティム・タリー(Tim Tully)はこの生物が刺激の手がかり(匂い)にもとづいて危険(電気ショック)を避けることを学習できるのを示した。ある匂いがするときにショックを一回受けると、その匂いのする部屋を避けようとする。分子生物学と遺伝学の現代的手段を使って、ショックを避けるのに匂いの手がかりを使うことができない変異のハエがつくり出された。このハエは匂いをかぐことはできるが、匂いと危険を結びつけることができない。たしかにハエの防御反応は人間のものとずっとかけ離れているが、少なくともバクテリアから人間への距離に比べると一飛びである。しかし、このような単純な生物での研究がこれからの研究者が同様な実験を哺乳類で行うための道を切り開くことになり、このような研究が人間の恐怖の遺伝学に光を投げかけるだろう。結局、人間とチンパンジーの遺伝的構成には著しい重複があり、[80] 人間と他の哺乳類でも同様にかなりの重複があるからである。

遺伝子がわれわれ個人個人を互いに異なるものにし、人びとが危険や他の状況でそれぞれ違った行為をするのが一部説明できることを否定はしない。しかし異なった人びとでの行動の違いを解釈することには細心の注意が必要である。リチャード・ドーキンスはそのことに触れて、「私が遺伝子Gについてホモ接合だとすると、変異以外には私が私のすべての子どもにGを手渡すのを妨げるものはない。これは動かしえない。しかし私や私の子どもたちがGをもっていることに関係する表現型を示すかどうかは、私たちがどのように育ち、どのような食事をしてどのような教育を受け、他にどのような遺伝子をもっているかに依存するところが大きい[81]」。

要点は、遺伝子はわれわれの情動をつくり出すための原料をわれわれに与えてくれるということである。遺伝子はわれわれのもつ神経系の性質、その神経系が関わる知的過程の種類、それが制御する身体機能の種類を規定する。しかしわれわれが特定の状況でどのように行動し、考え、感じるかは他の多くの因子によって決められるのであって、遺伝子に運命づけられているのではない。多くはなくとも一部の情動は生物学的基盤をもつが、社会的な、いわば認知的な因子も絶対的に重要である。われわれの情動生活において氏と育ち（nature and nurture）はパートナーである。要は、それぞれの独自の寄与が何であるかを明らかにすることである。

（1）Leonardo da Vinci (1939).
（2）Dawkins (1982).
（3）Quoted by Dawkins (1982).
（4）Dawkins (1982).
（5）Pinker (1995).
（6）Fodor (1983); Gazzaniga (1988).
（7）Nottebohm, Kasparian, Pandazis (1981); Krebs (1990); Sherry, Jacobs, and Gaulin (1992); Sengelaub (1989); Purves, White, and Andrews (1994); Geschwind and Levitsky (1968); Galaburda *et al.* (1987). これらの引用文献は Finlay and Darlington (1995) による。
（8）Finlay and Darlington (1995).
（9）Pinker (1994).
（10）この指摘は Plutchik (1980) が行ったもので、あとで詳しく検討する。

(11) Plato, Phaedo, Flew (1964) からの引用。
(12) Darwin (1959).
(13) S. J. Gould (1977).
(14) S. J. Gould (1977) による引用。
(15) Simpson (1953); J. M. Smith (1958); Ayala and Valentine (1979); J. L. Gould (1982).
(16) J. L. Gould (1982).
(17) Darwin (1872). 以下のダーウィンへの引用は、とくに述べない限り、すべてこの文献による。
(18) Plutchik (1980) によるまとめ。
(19) Tomkins (1962).
(20) Izard (1977); Izard (1992a).
(21) Ekman (1984).
(22) Plutchik (1980).
(23) Frijda (1980).
(24) Johnson-Laird and Oatley (1992).
(25) Panksepp (1982).
(26) Arnold (1960).
(27) C. A. Smith and R. S. Lazarus (1990).
(28) Harre (1986).
(29) Averill (1980). グルルンバ族についてのエイブリルの記述はニューマンが行った研究［P. L. Newman (1960)］にもとづいている。
(30) Morsbach and Tyler (1986).
(31) 同書。
(32) Doi (1973).
(33) Heelas (1986); Davitz (1969); Geertz (1959).
(34) Wierzbicka (1994).
(35) Ekamn (1980).
(36) 同書。
(37) Twain (1967).
(38) Ekman (1980).
(39) Ortony and Turner (1990).
(40) Gallistel (1980).
(41) Ekman (1992a); Izard (1992a).
(42) Plutchik (1980).
(43) 同書。
(44) 同書。
(45) Shepherd (1983).
(46) Nauta and Karten (1970).
(47) S. J. Gould (1977); Pinker (1994).
(48) Preuss (1995); Reep (1984); Uylings and van Eden (1990).
(49) Nauta and Karten (1970); Karten and Shimizu (1991); Northcutt and Kaas (1995).
(50) Preuss (1995); Geschwind (1965).
(51) たとえば危険からの防御、食餌、隠れ場、適当なオスをみつけることなど。

(52) たとえば Jaynes(1976)参照。
(53) Ekman(1992a).
(54) Johnson-Laird and Oatley(1992).
(55) Toody and Cosmides(1990).
(56) 自然のトリガーとは動物行動学者がサイン刺激と呼んでいるものである。これは行動か、または同時に生理的な反応をも生得的に引き起こす。これはまた、同様に生得的に反応を起こす無条件刺激と同様なものである。
(57) 例としてはつがいの相手の識別や食物の探知のためのネットワークがある。
(58) James(1890).
(59) Marks(1987).
(60) Eibl-Eibesfeldt and Sutterlin(1990).
(61) Kierlegaard(1844); Sartre(1943); Heidegger(1927).
(62) Lazarus(1991).
(63) Marks(1987).
(64) D. C. Blanchard and R. J. Blanchard(1989).
(65) D. C. Blanchard and R. J. Blanchard(1988); R. J. Blanchard and D. C. Blanchard(1989).
(66) Bolles and Fanselow(1980); Watkins and Mayer(1982); Helmstetter(1992).
(67) Bolles and Fanselow(1980); Watkins and Mayer(1982); Helmstetter(1992).
(68) 自律神経機能の構成パターンは脊椎動物の中では、両生類からヒトを含む哺乳類まで同様である。［Shepherd(1983)］.
(69) Jacobson and Sapolsky(1991).
(70) このことは第8章でもう少し詳しく論じる。
(71) 神経内分泌系は他のほとんどの神経システムと同様、種が異なっても同様に構築されている。たとえば Shepherd(1983); J. A. Gray(1987); McEven and Sapolsky(1995)を参照。
(72) Dawkins(1982).
(73) これは動物生態学者や進化論的心理学者のアプローチと同様である。前者は行動の不変で、進化的に決まった側面に注目し、後者は進化の精神に及ぼす影響を重視する。J. L. Gould(1982)参照。進化論的心理学のアプローチの例としては Tooby and Cosmides(1990)参照。
(74) この研究は J. A. Gray(1987)にまとめられている。
(75) Wilcock and Broadhurst(1967).
(76) J. A. Gray(1987); Mark(1987)を参照
(77) Mark(1987); Kagen and Snidman(1991).
(78) J. L. Gould(1982).
(79) Tully(1991).
(80) Sibley and Ahlquist(1984).
(81) Dawkins(1982).

第6章　相互作用する神経回路

頭脳は——空よりも広い[1]——。

エミリ・ディキンスン『エミリ・ディキンスン詩集』

ある特定のニューロン群を他のニューロン群と区別して選択することは脳内の結合ではあまり起こらない。このため、脳のある領域に到達した情報は、最終的には他の多くの領域にも影響が及んでいくのだから、脳の領域間の結合について理解するのは時間の無駄だと往々にして言われる。しかし、このような批判は間違っている。たとえて言えば、何人かの知人を通して、われわれは、世間の誰とでも知りあいになれる。[2]けれども、一生のうちでわれわれが出会うチャンスのあるのはその一部に限られている。人間間のコミュニケーションとは、まさにニューロン間の情報のやりとりに似て、選択的なのである。

では、脳内の情報の流れに関する選択的チャネルを理解するのにいかに取り組んだらよいか。ニューロンは数十億個もあり、各々が軸索（ニューロンが情報交換を行うための神経線維）を伸ばしている。軸索の終末部は分枝しており、シナプス（軸索終末部と神経細胞の結合部の間）の数はニューロンの数よりもはるかに多い。それぞれのニューロンにはたくさんの樹状突起が出ており、他のニューロンから幾千ものシナプス結合を受け入れている。個々のニューロンが互いに結びついてできたこの複雑な網目構造を情動——情動それ自身がきわめて複雑な一連の現象を表す言葉ではあるが——と関連づけることが本当にできるだろうか。

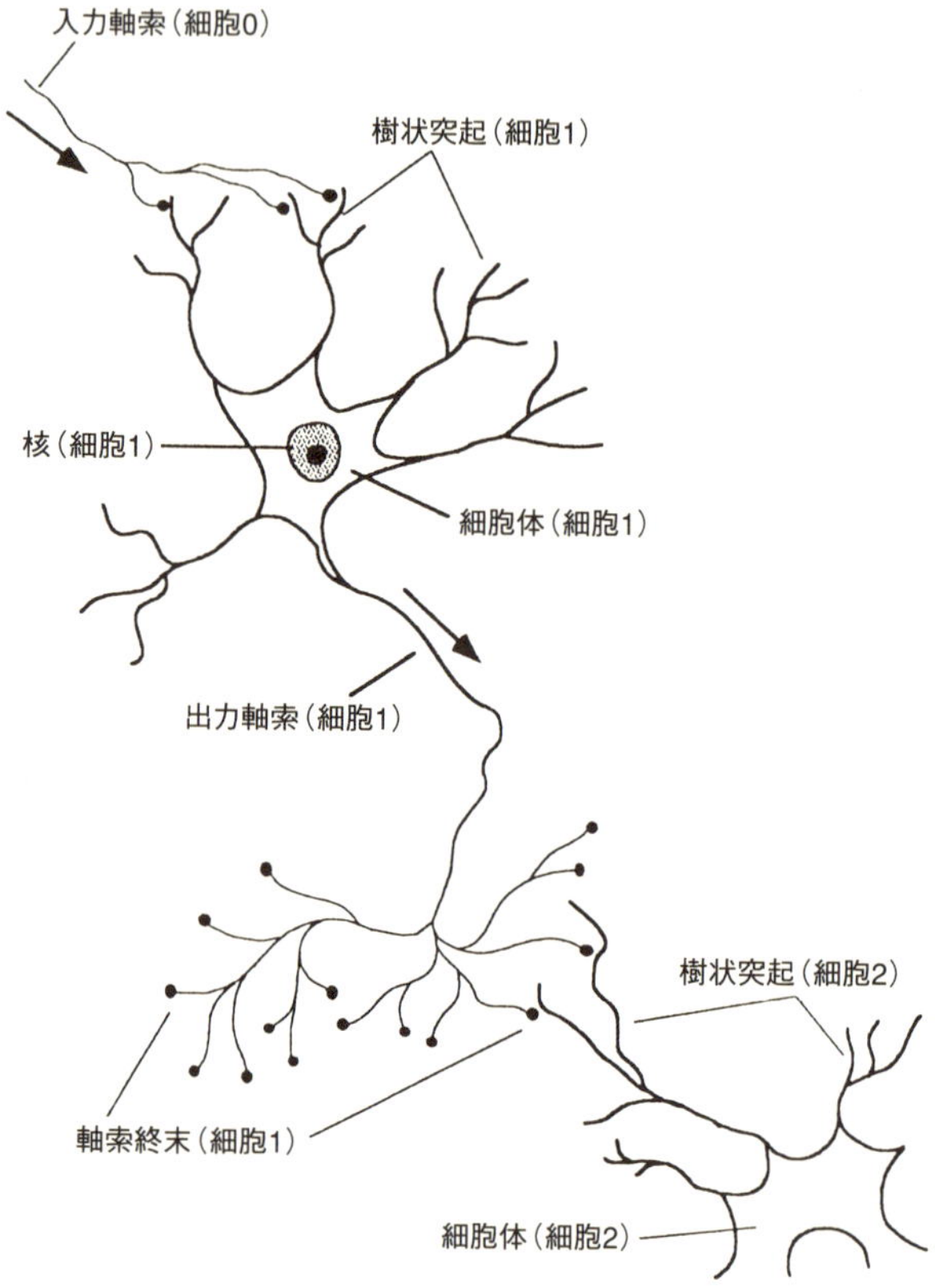

図6-1　**神経細胞（ニューロン）**　神経細胞（脳細胞）は，細胞体，軸索，樹状突起の三部分から成る．定型的には，他の神経細胞からの情報は樹状突起を伝わり脳細胞に入る（しかし，細胞体や軸索も他からの情報をうけとることはできる）．各々の細胞は他の細胞からの入力をうける．神経細胞が同時に十分な入力をうけとると，神経細胞は活動電位（電気的発火の波）を発生する．一つの神経細胞には通常，軸索は一本だが，分枝することで他の多くの神経細胞と影響しあう．活動電位が軸索末端に到達すると，神経伝達物質という化学物質が放出される．神経伝達物質は軸索末端から隣接する神経細胞の樹状突起に伝わり，隣接細胞の活動電位の発火を引き起こす．神経細胞の軸索末端と隣接神経細胞の間の空隙をシナプスという．それ故に，神経細胞間の情報伝達はシナプス伝達と呼ばれる．(B. Katz (1966)， *Nerve, Muscle, and Synapse*. New York : McGraw-Hill. 図1にもとづく．)

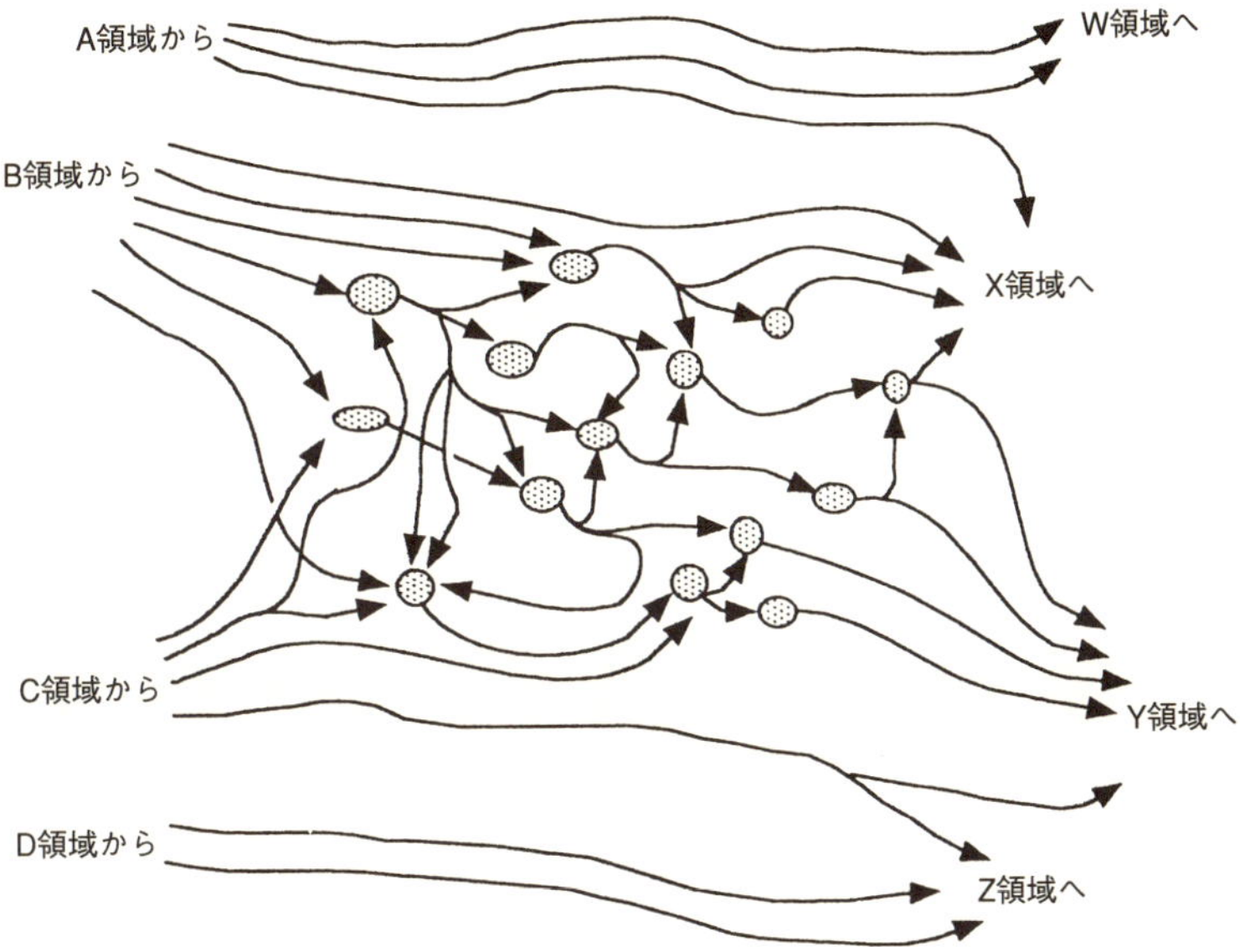

図6-2　**神経細胞間の結合は複雑だが系統的である**　脳の数十億の神経細胞が構成する数兆にも及ぶ神経細胞間の結合は気の遠くなるような複雑なネットワークを形成しているように見えるが，多くの脳領域において，神経細胞間には非常に体系的な相互作用のパターンが存在している．図の中央に示した互いに結合をもった脳の神経回路網は，領域B, Cからは入力をうけるが，領域A, Dからはうけない．領域X, Yへは出力するが，領域W, Zへは出力しない．さらに，領域Cは領域Yと，直接結合する経路と中央の神経網を介した経路の両方をもっている．実際の脳では，図6-8に示される仕方で領域間の軸索結合を追跡してこのような関係が明らかにされる．

神経科学の分野には、脳がどのように組織されているか——つまり神経網の結合を明らかにするために実にさまざまな技法がある。これらの技法は、エモーショナル・ブレインを理解するうえで重要であり、決定的でさえあるのだが、十分とは言えない。情動機能が特定の神経網のパターンにいかに媒介されているかを明らかにするためには、脳がいつ情動的な状態になるのかを正確に知る方法も必要になる。このためには、行動を対象とした研究諸手法が用いられる。動物や人間の行動を観察して、脳と情動活動との関係を判定する方法である。それに、私が描いているエモーショナル・ブレインの像が正確だとすれば、われわれが必要とする行動的手法は、理解したい情動機能の種類によって異なるはずだ。恐怖行動の根底にあるシステムがもたらす反応を高精度に計測する方法が、攻撃や性行動、母子関係の研究にも有効であるということは、おそらくなかろう。行動を適切に扱い、現代脳科学のあらゆる方法を動員すれば、情動機能を媒介する脳のネットワークを具体的に探ることができるし、発見できるだろう。しかし、適切な行動を対象とした研究の諸手法がなければ、情動のネットワークを理解しようとする試みはうまくいかない。

幸い恐怖のメカニズムを探るのにはうってつけの方法がある。それは恐怖条件づけと呼ばれている。恐怖条件づけとはどのようなものか、なぜ有効なのかを説明しよう。そして、恐怖条件づけを用いて、数十億のニューロンと数兆の神経結合の中から恐怖行動に重要なものをどのようにして選びだすことが可能かについて述べることにしよう。

誰がために鐘は鳴る

もし隣家の犬に嚙みつかれたら、その家の近くを歩くときはいつも用心するようになるだろう。その家や庭は、嚙みついた犬の姿や鳴き声と同じように、当の嫌な出来事と結びついて情動刺激となる。これが行動における恐怖条件づけである。このようなことがあると、もともと意味のなかった刺激が、同様の状況の下で過去の経験にもとづいて危険な状況を知らせる信号となる。

典型的な恐怖条件づけの実験では、実験対象、たとえばラットが小さなケージのなかに入れられる。音が鳴り、そのあと短時間軽いショックが足に与えられる。音とショックの組み合わせが数回続いたあとでは、ラットは音が聞こえただけで恐がりはじめる。ケージのなかにうずくまって、呼吸のために胸部が動く以外、じっと動かない。さらに、毛は逆立ち、血圧と心拍数は上がり、ストレスホルモンは血液の中に放出される。このような条件づけによる反応の表われ方はどのラットでも基本的に同じである。また、同様の反応が、ラットの宿敵である猫に出会ったときにも起こる。こうした事実は、恐怖条件づけの結果、音が、天敵や周りの危険に出会ったときに起こる反応を制御している神経系を活性化することを強く示唆している。

恐怖条件づけは、一九世紀末より二〇世紀初頭にかけてイワン・パブロフ（Ivan Pavlov）によって発見された方法である(3)。周知のように、この偉大なロシアの生理学者は、犬が肉片を口へ入れる直前にベルを鳴らすようにすると、ベルが鳴るだけで犬が涎を垂らすことを観察した。パブロフは、口の中に肉が入っている時間とベルの音の時間を同じくするとその二つの刺激の連合（脳内における結合）がつくり出される、すなわち、音が肉の代わりに唾液の分泌を引き起こすことができると提唱した。

パブロフは行動を心理学的に説明することを嫌い、「動物がわれわれ人間と似ていると推測して、動物の置かれた状況を主観的にとらえようと空想的な憶測をする」ことなく、実験動物の唾液分泌の予測を生理学的に説明するよう努めた。彼は、飢えた犬はベルの音を聞いたときに食事のことを考えはじめるがゆえに涎を垂らすのだという考えを、はっきりと否定した。このようにして、ウィリアム・ジェームズ（第3章参照）と同様に、情動行動を起こす一連の事柄から、主観的な情動的状況を排除していった。

パブロフは、肉を無条件刺激（US）、ベルを条件刺激（CS）、条件刺激によって引き起こされる唾液の分泌を条件反応（CR）と呼んだ。この用語は、唾液を分泌させるというベルの力が、自然に、いわば無条件に唾液を分泌させる肉との関わりにおいて条件的

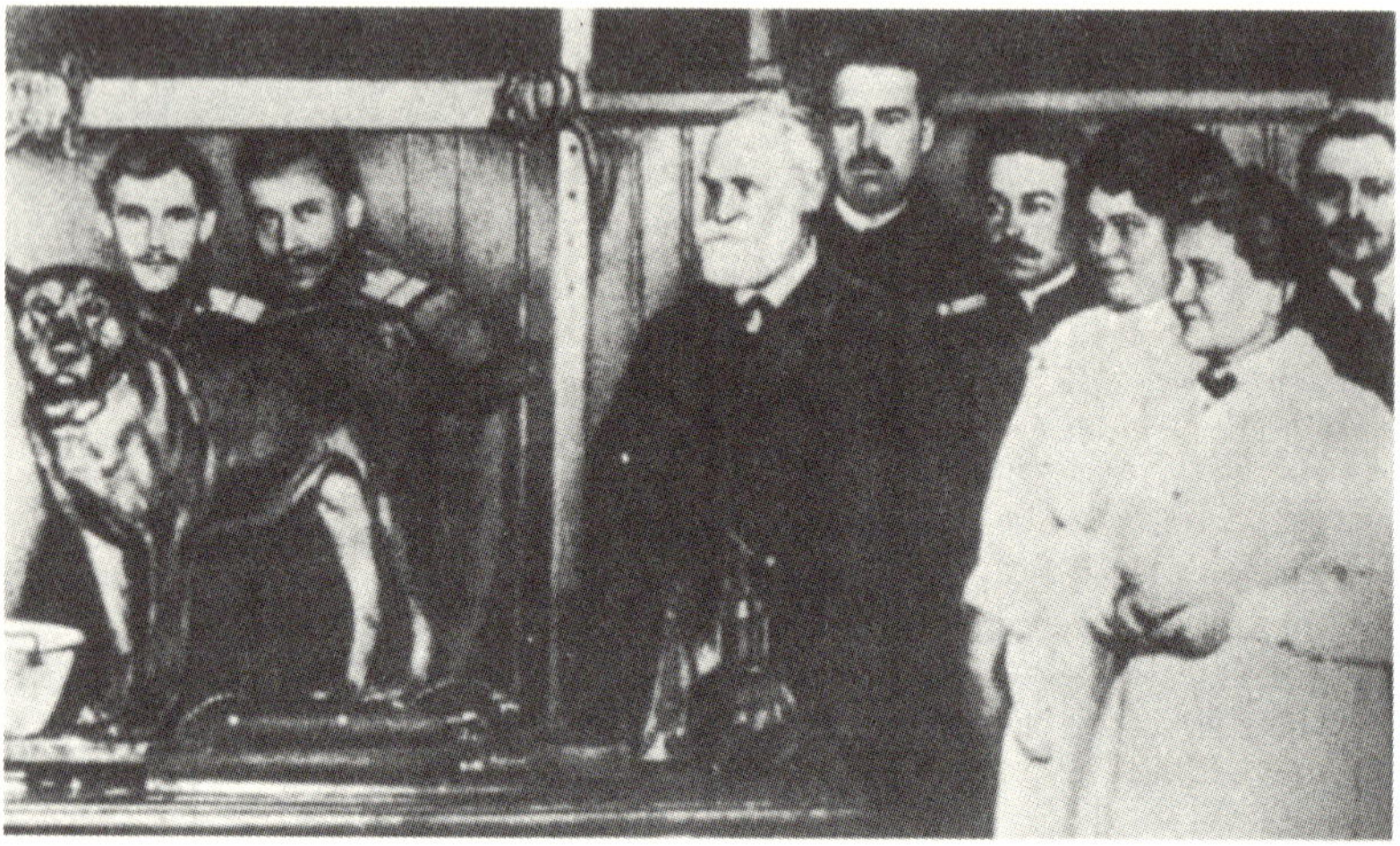

図6-3　**パブロフと犬**　ロシア軍医学校で学生と訪問研究員たちに古典的条件づけの実験を供覧しているI. P. パブロフの写真で1904年頃のものである．(Caption from figure on p. 177 of C. Blakemore Pavlov and S. Greenfield [1987], *Mind-waves.* Oxford : Basil Blackwell.)

であることに由来している。これらの用語を前述の恐怖条件づけの実験にあてはめてみると、音が条件刺激、ショックが無条件刺激、行動表出や自律神経表出が条件反応に相当する。情動行動を起こす刺激について述べた前章の用語を使えば、無条件刺激が生得的な引き金、条件刺激が習得された引き金ということになる。

恐怖条件づけには、反応を学習することは必要としない。ラットは、条件づけ以前には反応しなかった音に対して条件づけ以後は反応してすくんでしまうが、条件づけがすくみ方を教えているのではない。すくみは、危険にさらされたラットの生得的行動である。実験室で飼育され、猫を見たことのないラットでさえ、初めて猫に出会ったときにはすくむ(4)。すくみは、生まれながらにもっている防御反応で、生得的な引き金によっても、習得された引き金によっても活性化されうるのである。

恐怖条件づけは、新たな環境に対応できるように、進化の過程で獲得した能力の扉を開いて、危険を予告する新たな刺激（たとえば、天敵の近づく音や天敵の見える場所といったもの）がきたときに、すでに危険に反応して確かに役に立つとわかっているやり方を自在に使えるようにする。習得された引き金刺激によって予測される危険は、本物であれ仮想上であれ、具体的であれ抽象的であれ、外的（環境的な）条件や内的（心的）条件が条件刺激として使われる。

条件づけによって恐怖学習は直ちに成立する。一組の条件刺激——無条件刺激（CS-US）の組み合わせでも学習しうる。野生動物には試行錯誤を行って学習する機会はない。一度天敵から逃れられれば、再び天敵に出会ったときに経験を生かす。それが進化の摂理である。たとえば、ウサギが水たまりに出かけてそこでキツネに出会い命からがら逃げ帰ったとすると、次にそのウサギは、水たまりに近づくこと自体を避けるか、びくびくしながら注意深い足どりで、キツネが近くにいるという手がかりがないかどうか周囲を見ながら水たまりに近づくだろう(5)。ウサギの脳では、水たまりとキツネは関連づけられ、水たまりに近づくとウサギは警戒するようになる。

恐怖条件づけの形成は、速いばかりでなく長く続く。実際、一度条件づけされた恐怖は忘れ去られることは

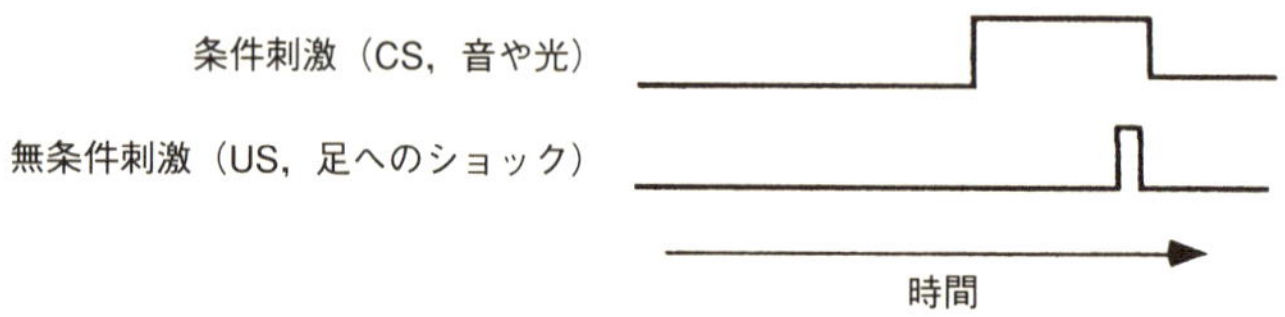

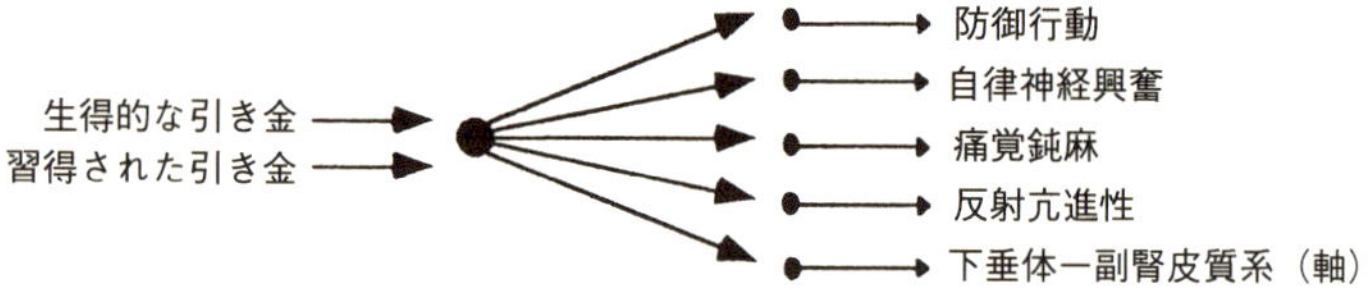

図6-4　恐怖条件づけ　恐怖条件づけでは，条件刺激（通常，音や光）に続いて，無条件刺激（代表的には，足への軽度の短時間ショック）が与えられる．この組み合わせ実験を数回続けると，条件刺激はさまざまな身体反応を引き出せるようになる．脳に生得的にプログラムされている自然界の危険に出会った時にも，同様の反応が起きる．たとえば，ラットは恐怖の条件刺激下あるいはネコの存在下では，すくみ，血圧，心拍数の変化や痛みへの反応性の変化，一層過敏な反射，下垂体からのストレスホルモン放出の上昇などを来たす．ラットはあらかじめネコに遭遇したことがなくてもこれらの反応を示すので，ラットにとってネコは防御反応の生得的な引き金であるといえる．また，恐怖条件づけが成立した後では，音だけでも防御反応は引き出されるので，音は学習された引き金ということができる．恐怖の引き金（生得的なもの，あるいは，習得されたもの）に遭遇すると，人間でも他の動物でも同型の防御反応が起こる．このようなわけで，人間以外の動物の研究は人間の恐怖反応の重要な側面を明らかにすることができるのである．

ほとんどない。時間の経過だけではそれを十分に消去することはできない[6]。しかし、無条件刺激なしに条件刺激が続くと、条件刺激に対する反応は消失する。つまり、何度も何度も無条件刺激なしに条件刺激が与えられると、条件刺激が恐怖反応を引きだす能力は弱まってくる。条件づけされてビクビクしているのどが渇いたウサギの近くに水たまりがあったとしよう。キツネに再び出会うことなく毎日水たまりに行くことができれば、ついにはウサギは、水たまりでキツネに会ったことがなかったかのように行動するようになるだろう。

しかし、条件づけされた恐怖が消えたからといって、条件刺激と無条件刺激の関連が取り除かれたことにはならない。条件反応がある日完全に消失したようにみえても、翌日にはその条件刺激が再び条件反応を引き起こすことを、パブロフは観察している。彼はこれを「自発的回復 spontaneous recovery」と呼んだ[7]。消失した条件反応の回復も起こりうるのである。マーク・ブートン（Mark Bouton）はこれを研究してうまく証明した[8]。ある箱の中で音刺激によって条件づけされたラットを、別の箱に入れ、恐怖の条件反応が起こらなくなるまで音の条件刺激を与え続けた——恐怖条件反応はこうして完全に消去された。ついで彼は、条件刺激と無条件刺激が結びつけられた元の箱にラットを戻し、条件刺激に対する恐怖反応が再び起きることを示した。条件づけられた恐怖反応がいったん消失したあとでも、動物を無条件刺激あるいは別のストレスを与えることで回復させることができる[9]。自発的回復がみられるということは、消去で条件刺激がかつて危険と結びついていた記憶を取り除いているのではなく、条件刺激が恐怖反応を引き起こしにくくしていることを示している。

このラットでの所見は、人間にみられる病的な恐怖（恐怖症）にもよくあてはまる[10]。心理療法をうけて、この刺激の恐怖を数年間にわたってコントロールすることができる。しかしその後、ストレスや心的外傷をうけると、恐怖反応が完全に元に戻ることがある。条件反応の消去と同じように、心理療法によって、引き金となる刺激と恐怖反応を結びつけている記憶は消去されはしない。両者の過程は単に刺激を与えることにより恐怖反応があらわになることがないように防いでいるにすぎない。これについては、第8章で詳細に述べる。

学習された恐怖を消去できないということには、プラスとマイナスの両面がある。脳にとって、過去の危険と関連した刺激や状況の記録を保持できることは、いうまでもなくたいへん有用である。しかし、典型的には精神的に傷ついた状況下でつくられる影響を及ぼす記憶は、われわれの日常生活にも顔をのぞかせて、たいして有用ではない状況にも入り込んで、正常な精神機能にとってきわめて破壊的なものとなることがある。心的外傷の記憶については、さらに第7章と第8章で述べる。

条件づけられた恐怖の神経基盤についての研究の多くは動物でなされているが、恐怖条件づけの過程は人間でも同じであろう[11]。人間での多くの研究は、音やその他のニュートラルな刺激を軽いショックに結びつけるといった方法で、心拍数の変化や汗腺の活動性（いわゆる直流（通電）皮膚反応）などの自律神経系を条件づけて行われている。第3章で述べたように、恐怖の条件反応は、言葉や意識に依存してはいないので、人間の意識下の（潜在的な）情動過程を研究するのに使われている。

疼痛刺激を予告する、意識的に感知しうる条件刺激が与えられると、人間はその条件刺激に際して、典型的な恐怖や不安を感じる[12]。それゆえ、われわれはややもすると条件刺激が恐怖の状態を引き起こし、それが反応を起こしているように考えがちである。実際、恐怖条件づけを研究している多くの心理学者や神経科学者たちは、「恐怖」が条件刺激を条件反応へ結びつけていると思っている[13]。しかし私は、パブロフやジェームズと同様に、恐怖を意識した状態を、引き金となる刺激を恐怖反応へと結びつける一連の事象のなかに組み込むことは、必要だとも望ましいとも思っていない。以下にその理由を述べる。第一に、防御反応をニュートラルな刺激と組にすることは、魚、カエル、トカゲ、ハト、ラット、ネコ、イヌ、サル、人間と同様に、虫、ハエ、カタツムリにおいても恐怖条件づけの方法として可能である[14]。危険を予知する条件刺激が存在するとき、これらの動物がすべて意識的に恐怖を経験してい

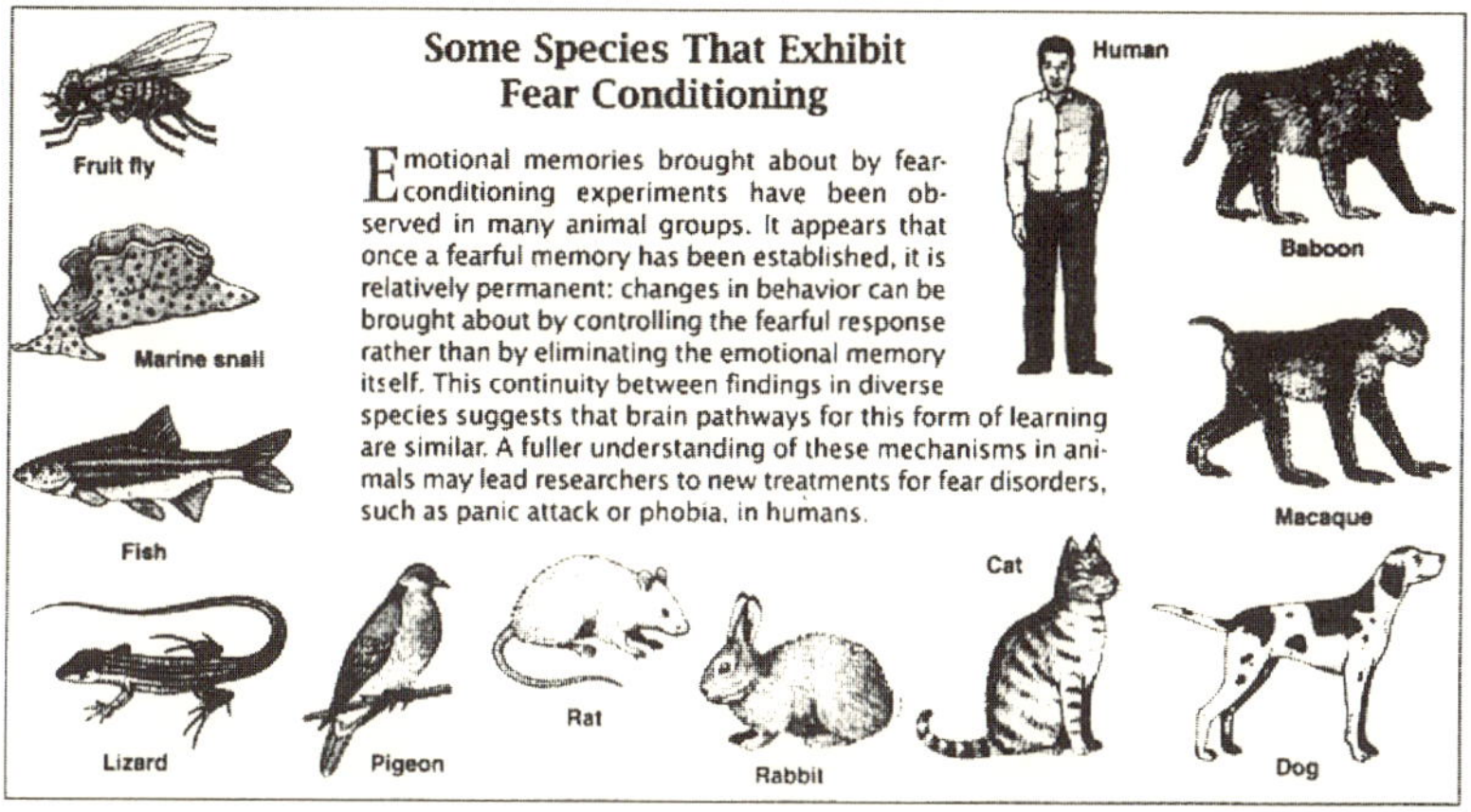
Some Species That Exhibit Fear Conditioning
Emotional memories brought about by fear-conditioning experiments have been observed in many animal groups. It appears that once a fearful memory has been established, it is relatively permanent: changes in behavior can be brought about by controlling the fearful response rather than by eliminating the emotional memory itself. This continuity between findings in diverse species suggests that brain pathways for this form of learning are similar. A fuller understanding of these mechanisms in animals may lead researchers to new treatments for fear disorders, such as panic attack or phobia, in humans.
Fruit fly
Marine snail
Fish
Lizard
Pigeon
Rat
Rabbit
Cat
Dog
Human
Baboon
Macaque

図6-5　動物の種を越えて恐怖条件づけがなされる　恐怖条件づけは，有害あるいは潜在的に有害な刺激や状況に関する情報を獲得し，集積するという課題に対する，進化的に古くからみられる解決策と言える．恐怖条件づけの研究は，無脊椎動物でも脊椎動物でも盛んになされてきたが，脊椎動物では，恐怖の条件づけとその神経基盤にもとづく行動表現は詳細に調べられたすべての種で共通していると思われる．(From J. E. LeDoux, Emotion, memory and the brain. *Scientific American* [June, 1994], vol. 270, p.39. ©1994 by Scientific American Inc., all rights reserved.)

るとはとても思えない。明らかにすべり台を自然にすべり落ちるのと同じであり、詳しくは第9章で述べることにする。さしあたり、ある種の生物で恐怖反応を説明するのに恐怖を意識している必要はないと仮定することが正しいとして、人間での恐怖反応を説明するのにも、意識していることを必要とはしないとしておこう。[15]第二に、意識過程をある程度の確信をもって研究することのできる人間においてさえ、条件刺激について、あるいは条件刺激と無条件刺激の関係についてはっきり意識していなくても、恐怖の条件づけは達成されうる。[16]人間において恐怖の条件づけとともに現れる恐怖の意識は、恐怖反応が原因ではない。それは意識をもった脳の防御システムを活性化したことによる一つの結果（必ずそうなるというものではないが）である。

恐怖についての脳のメカニズムを研究する際に用いる手段として、恐怖条件づけを価値あるものとしている重要な側面の一つは、恐怖反応は特定の刺激と組み合わせられるということである。このことはいくつかの重要な利点を示している。第一に、ひとたび刺激が恐怖学習の引き金刺激として確立されてしまえば、それは刺激が起こるたびに恐怖反応の表出につながる。恐怖反応の表出は、かくして実験者の思うがままとなり、たいへん都合がよい。第二に、条件刺激に関わる既知の感覚系の構成の上に立って、われわれは情動過程の回路を構築し始めることができる。脳の他の分野より感覚系はより理解が進んでいるので、これを足がかりとして、恐怖の過程の回路を前向きに探ることができる。第三に、条件刺激は脳の最小限のエネルギーで処理されるごく単純な感覚刺激であるので、恐怖の研究に際しての多くの認知機構の山を避けて通ることができる。つまり、われわれは刺激そのものの処理の仕方まで明らかにしなければならないというような泥沼にはまり込むことなく、刺激に含まれている危険を脳がどのように価値判断するかを研究することができる。条件刺激として、簡単な音でも話し言葉でも用いることはできるが、文章の処理過程はより複雑で理解のあまり進んでいない脳の機構なので、恐怖の条件づけに関わる経路を文章にまでたどることはきわめて難しいだろう。

このように恐怖条件づけは、恐怖や防御反応の脳内制御を研究するうえですばらしい実験方法である。動物の種を問わず適用できる。用いられる刺激は特定され制御される。条件刺激を処理するこの感覚系は、脳内の経路をたどる開始点とすることができる。学習は非常に迅速に起こり、無制限に続く。恐怖条件づけは、条件づけされた恐怖刺激を脳がどのように処理し、これらと組になっている防御反応をどのように調節するかを研究するのに有用である。恐怖条件づけは情動記憶が形成され、蓄えられ、回復される機序を調べるのにも用いられる。人間においては、不安と意識される恐怖の根底にある機序を明らかにするのにも用いられる。

恐怖の条件づけは、恐怖行動を研究するうえで必ずしも唯一の方法というわけではなく[17]、また、「恐怖」という言葉によって関連づけられるすべての現象の有効なモデルであるというわけではない[18]。にもかかわらず、恐怖の条件づけは強力で、汎用性の高い恐怖行動のモデルであり、脳の経路をたどるときにたいへん有効に用いられている。恐怖条件づけは、恐怖についてわれわれが知る必要のあることのすべてを明らかにするわけではないが、その出発点としてはすぐれた方法である。

尺には尺を

ひとたび刺激の意味が恐怖条件づけによって修飾されると、その刺激が次に起きたとき、生物は刺激が警告する差し迫った危険に対処する準備を全身的反応として起こす。これらの反応はいずれも条件づけの効果を測るのに用いられる。

たとえば、条件づけされた恐怖刺激が起きたときに、その動物は静止し、その場で動けなくなるであろう[19]。天敵の多くは動きに反応して襲いかかるので[20]、そのような危険が迫っているときには、動かないことが多くの場合最も良い[21]。また静止は、敵が失せたときに急いで逃げたり、逃避不可能のときに防衛的に闘う際の備えともみなしうる。静止をするための筋肉の収縮は代謝エネルギーを必要とするので、血液が筋肉へ供給されなければならない。実際、自律神経系は条件づけされた恐怖刺激によって強く活性化され、静止反応を支えるさまざまな循環系や他の内臓性反応を引き起こす。これらの反応は、次に起こる逃避あるいは攻撃のための身体的な準備なのである。[22] さらに、危険な状況を切り抜けられるように、ストレスホルモンが血液中に放出される。[23] 痛みに対する反応性も抑えられる。このことは、身体を傷つける可能性の高い状況を条件づけ刺激がしばしば告知するので有用である。[24] また、(瞬目反応や驚愕反応などの)いろいろな反射が起こりやすくなり、通常は防禦反応を引き起こす刺激に対する反応を、より速くより効果的にする。[25]

これらのさまざまな反応は、危険に対する身体の全適応性反応の一部であり、それぞれが条件づけされた恐怖反応に関わる脳の機序を研究することに使われている。たとえば、デービッド・コーエン(David Co-hen)[26] は、心拍数を用いてハトに恐怖条件づけを行ったときの脳内経路を研究した。さらに、ブルース・カップ(Bruce Kapp)[27]、ニール・シュナイダーマン(Neil Sch-neidermann)、フィル・マッカーベ(Phil McCabe)[28]、およびドン・パウエル(Don Powell)[29] は、ウサギで心拍数を用いた。マイケル・ファンスロー(Micheal Fan-selow)[30] は、ラットですくみと痛覚抑制を尺度として用いた。一方、マイケル・デービス(Michael Davis)[31] は、同様にラットで恐怖を起こさせる条件づけ刺激によって諸々の反射を引き起こさせた。オービル・スミス(Orville Smith)[32] は、動作抑制の測定と結びつけて、さまざまな循環系の反応を測定して、ヒヒの恐怖条件づけを研究した。恐怖条件づけの脳内メカニズムに関する私の研究では、ラットを用いてすくみと血圧反応の同時測定を行った。[33]

驚くべきことに、条件づけされた恐怖がどのように測られようと、または実験動物の種が何であろうとその方法に大した問題はなく、重要な脳の構造や経路の共通のセットに集約される。わずかな違いや矛盾はいくつかあるが、おおまかに見れば驚くほど一致するのである。この点、実験方法や動物種のわずかな違いが、その関係する神経系で大きな相異を招いてしまうような、多くの他の行動についての神経基盤の研究とは対照的である。恐怖条件づけはたいへん重要なので、われわれが脳にどう振舞ってほしいと望んでも、脳は同じやり方で仕事を行おうとするのである。

幹線道路とわき道

知らない土地に立たされたと想像してみよう。あなたはスタート地点とゴール地点が示された紙切れを持っている。紙切れには他にたくさんの地点も記されている。各地点間には線が引いてあり、一方からもう一方への可能性のある道が示されている。ところが、地点間を示している線は、実際ある道なのか、ない道なのか、また、地点間にあるすべての道が線で示されているわけではない、と知らされている。あなたの仕事は、車でスタート地点に立ち、ゴール地点までの最も良い道を探して、道に沿った正しい地図をつくることである。

脳内の回路網がどのように働いて、新しい聴覚刺激が恐怖条件づけの結果として防御反応を引き出させたかを理解しようとしたときわれわれが直面した問題がまさにこれである。われわれはスタート地点（耳とその脳への連絡）もゴール地点（行動の防御反応とそれに伴う自律神経系の事象）も分かっていた。しかし、脳の入力と出力の結びつきについては分からなかった。これに関係する脳内結合の多くは、ややもすれば誤った結果（二点間の本来存在しない結合を存在するとしてしまったり、本物の連絡を探しきれなかったり）に導きかねないような旧来の方法を用いて提示されていた[34]。恐怖の神経基盤に関する研究のほとんどが恐怖条件づけの方法を使用したものではなかった[35]。恐怖条件づけ以外の方法を用いた恐怖に関する研究によって、脳のいくつかの領域が関係しているだろうと示唆されてはいたが、これらが重要な経路の中間部位にあるのか、興味深い迂回路なのか、単に間違った道なのかははっきりしていなかった。

流れに身を任せて

驚くに当たらないが、エモーショナル・ブレインについてのこれまでの研究の多くは脳の中心部にある辺縁系からスタートしていた[36]。辺縁系の領域の破壊で情

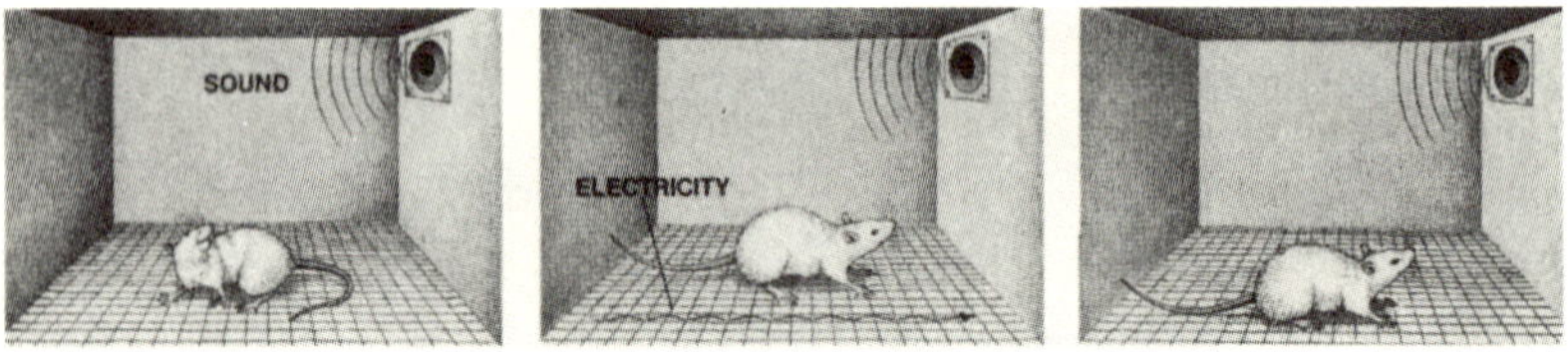

図6-6　恐怖条件づけをされているラット　ラットは最初に音だけを聞かされる．ラットは音の方向に反応するが，数回繰り返すうちに無視するようになる．次に，音と同時に短い比較的軽度のショックを与える．すると，音だけを与えられたときにも，条件づけされた恐怖反応が引き起こされるようになる．ショックと結びつけられて，音は恐怖反応の記憶された引き金となったのである．これは人間でも，危険や心的外傷にさらされたときには似たようなことが起こる．人間においても，危険や心的外傷と結びついた刺激は情動反応を引き起こす記憶された引き金となる．このようにラットの恐怖条件づけの研究は人間の情動の（恐怖の）学習の起こり方の重要な面を明らかにすることができる．(From J. E. LeDoux, Emotion, memory and the brain. *Scientific American* [June, 1994], vol. 270, p.34. ©1994 by Scientific American Inc., all rights reserved.)

動行動がおかしくなったり、辺縁系を刺激することによって情動反応が惹起されたりすることが示された。しかし、これまでの研究では、破壊や刺激を受けた領域がどのように脳の他の部位と関連しているかについてははっきりしないままであった。同様に、これまでの研究の多くは、はっきりした反応を引き起こすような刺激方法を用いてこなかったために、先に述べたような条件刺激が示す利点を得ることができなかった。

私の用いた方法は、脳内情報の自然な流れを意のままに導く方法であった[37]。言い換えると、私はまず、聴覚で条件づけされた刺激が脳に入って行くところからスタートした。そして、この系で、脳の経路を、条件づけされた恐怖反応を調節するゴールにたどり着こうと試みた。私は、この戦略が、恐怖の経路を明らかにする最もよい直接的な方法であろうと考えた。振り返ってみても、この戦略はとても有効であった。

私は聴覚系のどの部分が聴覚性恐怖条件づけ（聴覚刺激が条件刺激となる恐怖条件づけの課題）に必要なのだろうかという単純な疑問からスタートした[38]。他の感覚系と同様に、聴覚系の構成としては皮質が最高位である。すなわち、皮質は末梢の感覚受容器から始まる情報処理ステップの流れの頂点にあって、この場合、受容器は耳の中にある。耳に傷害を与えてもつまらないだろうと私は考えた。耳の聞こえない動物は音を聞いて学習することはできないだろうから。そこで、聴覚経路の最も高次の部位を傷害することからはじめた。もしも聴覚皮質の傷害が恐怖条件づけを妨げるのであれば、恐怖条件づけを形成するためには、聴覚刺激は聴覚皮質を含む聴覚系全体を経由する必要があり、その次の経路は聴覚皮質からの出力経路であると結論することができるだろう。しかし、もし、聴覚皮質を傷つけても恐怖条件づけが成立するのであれば、恐怖条件づけが形成されるためには、聴覚刺激が到達する最高部位を明らかにするために、より下位の部位を傷害しなければならないということになろう。

実際、聴覚皮質に傷害を与えても、すくみや血圧の反応の条件づけには何の影響も起こらなかった。そこで私は、皮質に次ぐ低位の部位の聴覚視床に傷害を与えてみた。聴覚視床を傷害すると、恐怖条件づけは完全に妨げられた。次に、もう一つ下位にある中脳の聴

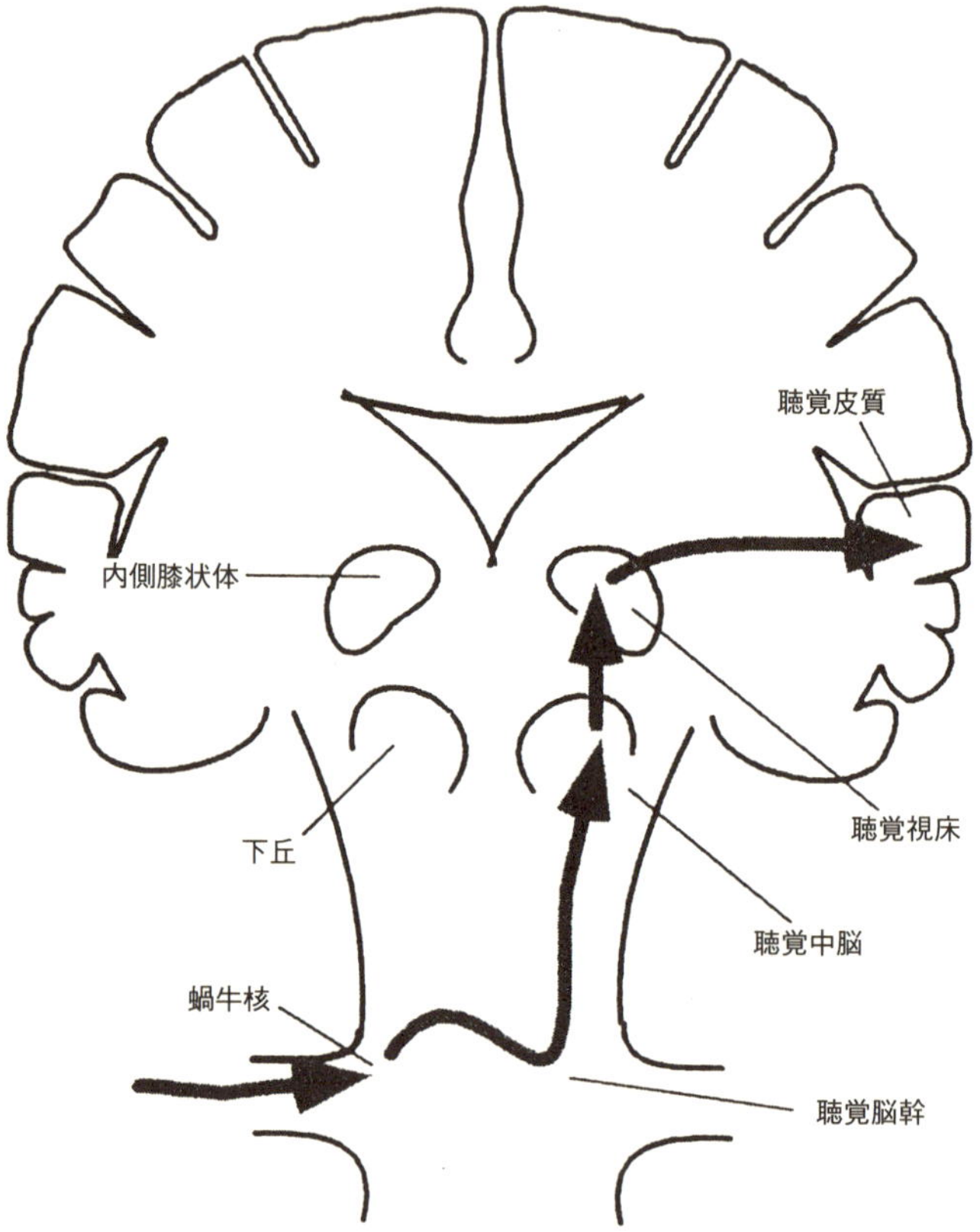

図6-7　聴覚刺激の進行経路　これは，人間の脳内聴覚路をできるだけ簡略に表した図である．同様の構造が他の脊椎動物でもみられる．周囲からの聴覚信号は，耳の特殊な受容体に感知され，聴神経（左下矢印）によって脳内へ運ばれ，脳幹の聴覚核（蝸牛核およびその関連領域）に終わる．これらの領域からの軸索は，その多数が脳内で交差し，中脳の下丘へ向かって上行する．下丘からの軸索は視床内の聴覚中継核である内側膝状体に達し，そこから聴覚皮質への主な入力となる．聴覚皮質は多くの領域や亜領域から構成されている．

覚野を傷害してみた。これらの研究にもとづいて私は、聴覚刺激は、耳から視床にいたるまでの聴覚路を通る必要はあるが、聴覚皮質まで到達する必要はないと結論づけた。これはパラドックスをもたらした。

伝統的に、皮質下での感覚処理系は、主人たる皮質の従者とみられている。その仕事は皮質に情報を与えることであり、そこでは刺激についての興味あることがすべて起こっている。あたかも、われわれをとりまく外界を知覚するものをどれもこれも神経入力として集めているようなものである。神経解剖学の教科書によれば、聴覚皮質は、唯一ではないにしても聴覚視床の主要な標的の一つである。ところで、聴覚刺激は視床を発った後に、情動活動への旅路を、皮質以外のどこに向かって進めるのであろうか。

鏡を通して

聴覚視床の次に信号がどこへ行くかについて理に叶った考えを得るために、脳内経路をたどるという技術を用いた。この技術を用いるためには、調べようとする脳の領域に少量のトレーサー（追跡標識物質）を注入しなければならない。トレーサーは化学物質で、注入部位の神経細胞体に吸収され、軸索を通って神経終末へ到達する。神経細胞の内部では神経伝達物質のような多くの重要な物質が常に動いている。それらは、細胞体でつくられ、軸索を通り、シナプス伝達が行われる神経終末まで運ばれる。トレーサーは細胞体に入った後、これらの可動性物質と一緒になって軸索の終末領域まで運ばれ、そこに沈着する。トレーサーは、運搬された物質が存在する脳の部位を〝染める〟という化学反応によって可視化させる。この技術によって、ある領域の神経細胞がどこに線維を送っているのかを明らかにすることができる。情報は線維によってのみ脳のある領域から他の領域へ伝わることができるので、ある領域の線維結合を知ることは、ある領域で処理された情報が次にどこへ送られるのかを知ることになる。

そこで、われわれはトレーサーを聴覚視床へ注入した[39]。注入された物質は、最新の神経科学の技術を駆使してつくった化学的成分というよりも自然食品をあつかう店で使うエキゾチックサラダの素材のような、麦芽凝集素が結合した西洋わさびペルオキダーゼ、ある

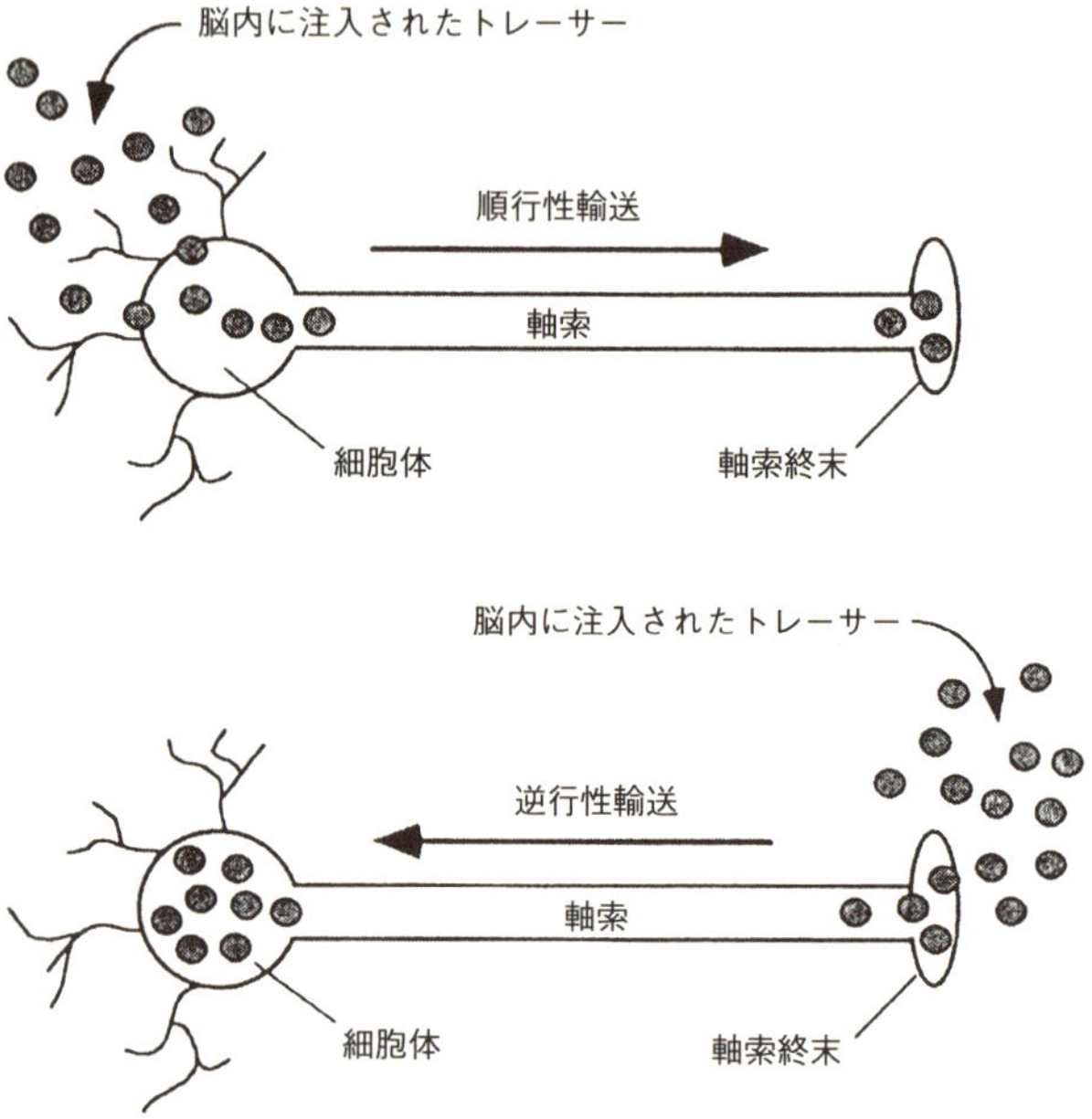

図6-8　軸索輸送による脳内の神経路追跡　異なる二つの脳内領域にある神経細胞が互いに結合しているかどうかを知るために，トレーサーを一方の領域に注入する．注入液に浸った神経細胞はトレーサーを取り込む．神経細胞の中に取り込まれると，トレーサーは軸索を通って運ばれる．その一部は細胞体に取り込まれ，軸索終末まで運ばれる（順行性輸送）．また一部は軸索終末に取り込まれて細胞体へ運ばれる（逆行性輸送）．

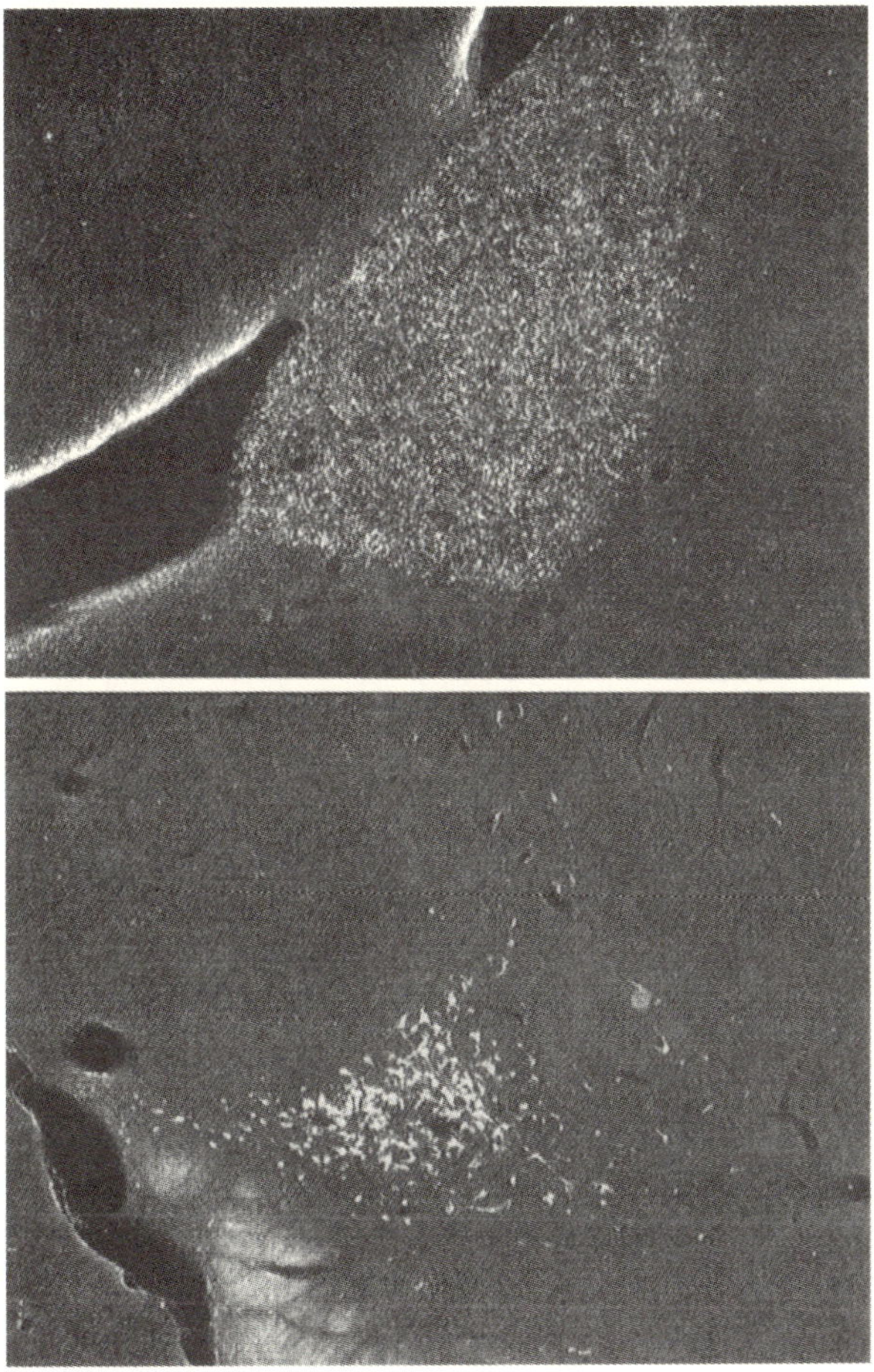

図6-9　視床扁桃体路の順行性および逆行性輸送の例　上段の写真は，聴覚視床にトレーサーが注入されたとき，扁桃体外側核にみられた順行性に輸送された軸索終末像を示している．この扁桃体外側核の軸索終末は聴覚視床の細胞体からきていることになる．細かい点状に標識された順行性の軸索に注意してほしい．下段の写真は，扁桃体外側核にトレーサーを注入したとき逆行性に標識された聴覚視床の細胞体を示している．標識された細胞は，集まって三角領域をつくり明るく白く光って見える．このようにして，聴覚視床の細胞は扁桃体外側核へ軸索を送っていることがわかる．上段の軸索終末に比べて標識された細胞体は細胞のサイズが大きいことに注意してほしい．この二枚の写真は，顕微鏡下に暗視野照射で撮影した脳切片標本の白黒写真である．

いは単に略してWGA-HRPというものである。脳は次の日にとりだされ、切片にされる。切片は、特殊な化学薬剤と反応させることによって染色される。染色された切片をスライドガラスの上に置き、暗視野下で顕微鏡を覗くと、スライドガラスへの間接的な光で反射して見える。このようにして、切片上のトレーサーの反応を簡単に見ることができる。

初めて暗視野下でWGA-HRPを覗いたときのことを私は決して忘れないだろう。明るいオレンジ色の粒子が、ほの暗い青灰色の背景に流れるような斑点をつくっていた。まるで、何か奇妙な内面世界を見ているかのようだった。信じられないほど美しく、長いこと私は顕微鏡に釘づけになってしまった。

その輝くばかりに美しい染色に出会ったあとに、すぐに私は、聴覚視床が聴覚皮質以外にどこに投射するのかを明らかにする仕事にとりかかった。私は、小さなオレンジ色の点がたくさん散在している四つの皮質下領域を見つけた。この所見はこれらの領域が聴覚視床からの投射を受けていることを示していた。視床の感覚野が全部ではないにしても主に皮質に投射しているという見解が一般的に受け入れられていることを考えると、これはたいへんに驚くべきことであった。

ラベルされた四領域のうちの一つが、恐怖条件づけの経路の中で決定的な次の段階、すなわち視床の次に刺激が伝わる部位であろうと思われた。そこで、私は四つの各々の領域に対して聴覚視床からの情報が流れないように傷を与えるという実験をしてみた[40]。その中で三つの領域では、まったく何の影響も起こらなかったが、四番目の領域で聴覚視床との結合を除去すると恐怖条件づけが起こらなくなった。その部位は扁桃体であった。

アーモンドの喜び

扁桃体は、前脳にある小さな領域で、アーモンドに形が似ているところから、昔の解剖学者によって命名された（扁桃体 amygdala は、ラテン語でアーモンドを意味する）。ここは辺縁系に属する領域で、長い間、さまざまな情動行動に重要であると考えられてきた。電気刺激による研究（後述）やこれまでのクリューバー・ビュシー症候群の研究がそのことを示している

（第４章を参照）。

情報を視床から扁桃体へ直接運ぶことのできる経路を発見したことは、条件づけられた恐怖刺激が皮質の力を借りることなく、どのように恐怖反応がつくられるかを示してくれた。視床から扁桃体への直接の入力は、皮質を通らずに迂回されている。脳は実に結合の複雑な網目から成立しているが、解剖学的な知見は、この神経の迷宮を巡る楽しい発見の旅にわれわれを導いてくれた。

私の研究は、実は、扁桃体を探すことではなかった。脳の経路を細かく調べていくうちにそこにたどり着いたのである。しかし、ひとたび明らかになりはじめると、私の研究は、ブルース・カップが扁桃体の一つの亜域——中心核——について得た一連の所見とよく一致した。中心核が心拍数や他の自律神経系の反応の調節に関係する脳幹の領域と結びついていることに触れながら、カップは、中心核は条件づけされた恐怖刺激によって引き起こされる自律神経反応を示す神経系と結びつきがあるのではないかと提唱した。それで、ウサギの中心核を傷害して、その仮説を立証した。——中心核を傷害すると、ショックと組になっている音に対する心拍数の反応の条件づけが、見事に形成されなくなったのである。[41]

カップはさらに、扁桃体の中心核を刺激すると心拍数や他の自律神経反応が引き起こされることを明らかにして、中心核が脳幹で生じる自律神経反応を調節する上での、重要な前脳における中継点であるという彼の考えを確かなものとした。ところで、彼は、中心核の刺激がすくみ反応も引き起こすことを見出して、扁桃体の中心核は、自律神経反応の調節に関わっているだけでなく、全身性目的指向型の防御反応調節ネットワークの一部にも関係していると示唆した。

事実、他のいくつかの研究室からの追加実験によって、中心核が傷害されると、条件づけられた恐怖に対して本質的にすべての尺度が妨げられることが示された。それらはすくみ行動、自律神経反応、痛みの抑制、ストレスホルモンの放出、反射の潜在力などである。[42]また、これらの反応は各々、中心核からの異なる出力によって仲介されているということも明らかになった。[43]例えば、私は、中心核からの異なる投射を傷害するこ

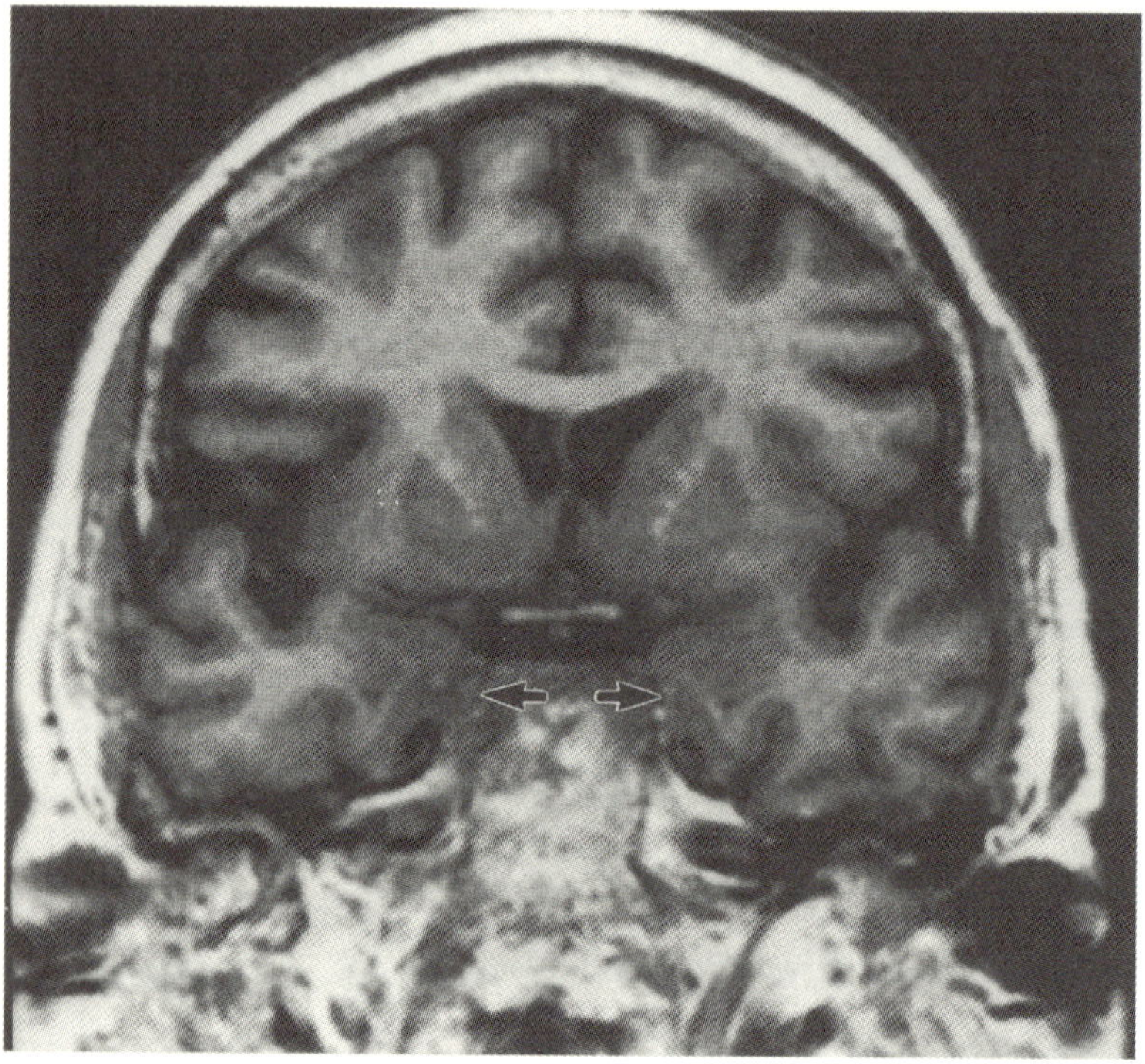

図6-10　人間の脳の扁桃体の局在を示したMRI像　矢印は，それぞれ左右の脳の扁桃体を示している．（イエール大学のリズ・フェルプス提供）

とによって、別個に、すくみと血圧の条件反応が妨げられることを示した。ある投射の傷害（中心灰白質）は、すくみは妨げたが血圧反応は妨げなかった。一方、別の投射の傷害（視床下部外側部）では、血圧反応は妨げたがすくみ反応は妨げなかった[44]。また、第三の投射（分界条床核）を傷害してみても、すくみにも血圧にも影響は現れなかった。後日他の科学者たちによって、この領域の傷害は条件刺激によるストレスホルモンの放出を妨げることが明らかにされた[45]。

扁桃体中心核への旅路

　扁桃体中心核とその出力の研究によって、どのようにしてこれらの反応が現れるかという問題を解決したように思われた。しかし、諸反応をコントロールできるように、刺激がどのように中心核へたどり着くかについては、いくつかの謎がまだ残っていた。再びWGA-HRP追跡法を用いて、聴覚刺激が聴覚視床から直接に扁桃中心核へ送られるかどうかを調べた[46]。

　私は、トレーサーであるWGA-HRPを中心核へ注入した。しかし、今度は、神経路の終末部位から起始細胞体へと逆方向にトレースして経路を調べることにした――トレーサーは逆向性にも同じように運ばれる。顕微鏡下で切片を調べてみると、トレーサーを含んだ明るいオレンジ色の細胞が、聴覚視床に隣接した視床領域にはみられたが、聴覚視床自体にはなかった。つまり、聴覚刺激は、恐怖反応を調節する過程で直接、中心核へ送られるのではないようであった。

　しかし、扁桃体の他の亜核――外側核――に注入したときには、聴覚視床にオレンジ色の細胞体が現れた[47]。また、これらの標識された細胞を含む聴覚視床領域に注入したときには、軸索終末に特徴的なきれいなオレンジ色の粒が外側核内に見えた（図6－9）。聴覚視床からの線維が、視床から扁桃体の外側核へ達していると考えられた。この仮説を確かめるために、私は、外側核を傷害してみた。すると、扁桃体の中心核を傷害した時と同じように、恐怖条件づけが妨げられた[48]。

　これらの傷害実験をもとに、解剖学的なトレース（追跡）実験と合わせ考えると、恐怖条件づけにおいては、外側核は条件刺激の入力を受けとめる扁桃体の領域で、中心核は反応調節系の窓口となる領域である

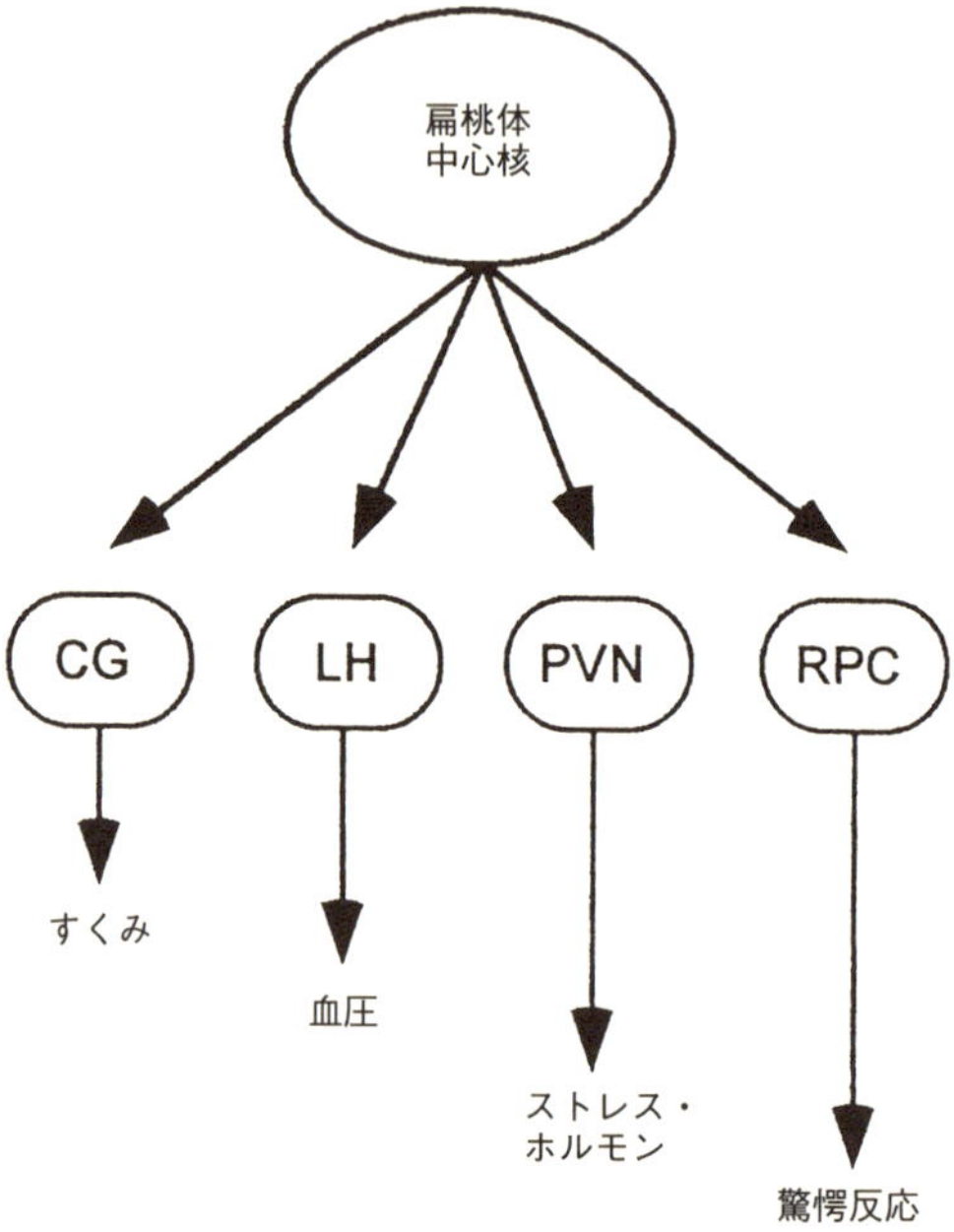

図6-11　扁桃体からの異なる出力がさまざまな恐怖条件づけ反応を調節する　危険あるいは危険を警告する刺激の存在下では，行動反応，自律神経反応，内分泌反応が出現し，反射は調節される．これらの反応は，扁桃体の中心核からの異なる出力によって個々に調節されている．中心核を傷害するとこれらすべての反応を消すが，出力経路を傷害したときはそれぞれの反応だけを消す．扁桃体の中心核からの出力のうちいくつかを選んで示した．図中の略語：CG, 中心灰白質；LH, 視床下部外側部；PVN, 視床下部室傍核（扁桃体中心核からの直接の入力と分界条床核を経由した入力を受ける．）；RPC, 橋網様体尾部

と考えられるようになった。このようにして、入力と出力が地図に描かれた。

しかし、まだ重要な結合が地図には描かれていなかった。もし、条件刺激の入力が外側核を経由して扁桃体に入り、条件反応の出力が中心核から出るとすると、外側核で受けられた情報はどのようにして中心核へ伝えられるのであろうか。この疑問にはまだ完全な答えはでていないが、解剖学的な所見はわれわれに手がかりを与えてくれた[49]。外側核は中心核へ直接投射するが、同時に、他の二つの扁桃体の核——基底核と副基底核——への投射があり、それを経由して中心核に影響を与えることもできる。この二つの核からは、中心核への強い投射がある。このように、情報が外側核へ入り、そこから中心核へ達するまでの経路には、幾通りかの経路が考えられるが、正確にどの経路が決定的かはまだわかっていない。

扁桃体は十数の亜域から構成されており、そのうちのすべてではないが、多くの領域が恐怖の条件づけに関連している。恐怖の条件づけの回路の一部である扁桃体の領域に傷害が限局したときに、恐怖条件づけができなくなることが予想された。外側核と中心核は、明らかに、決定的に恐怖条件づけに関与しているが、他の扁桃体の領域の役割についてはまだ研究中である。

低位の道と高位の道

情動学習が新皮質を迂回する経路によってなされているという事実は興味深い。というのは、思考、推理、意識に関連すると思われている脳の高次処理系が関わることなく情動反応は起こりうることを示しているからである。しかし、この考えを進める前に、われわれは、恐怖条件づけにおける聴覚皮質の役割についてさらに考えてみる必要がある。

これまでの実験では、単純な音とショックが組み合わされてきた。聴覚皮質はこの条件づけには明らかに必要ではない。しかし、より複雑な状況を仮定してみよう。ただ一つの音をショックと組み合わせる代わりに、動物が二種類の似た音を与えられたと想定しよう。一つの音はショックと組になり、もう一つの音はショックとは関係がないとし、両者を識別することを学ばなければならない。そのとき聴覚皮質は必要であろう

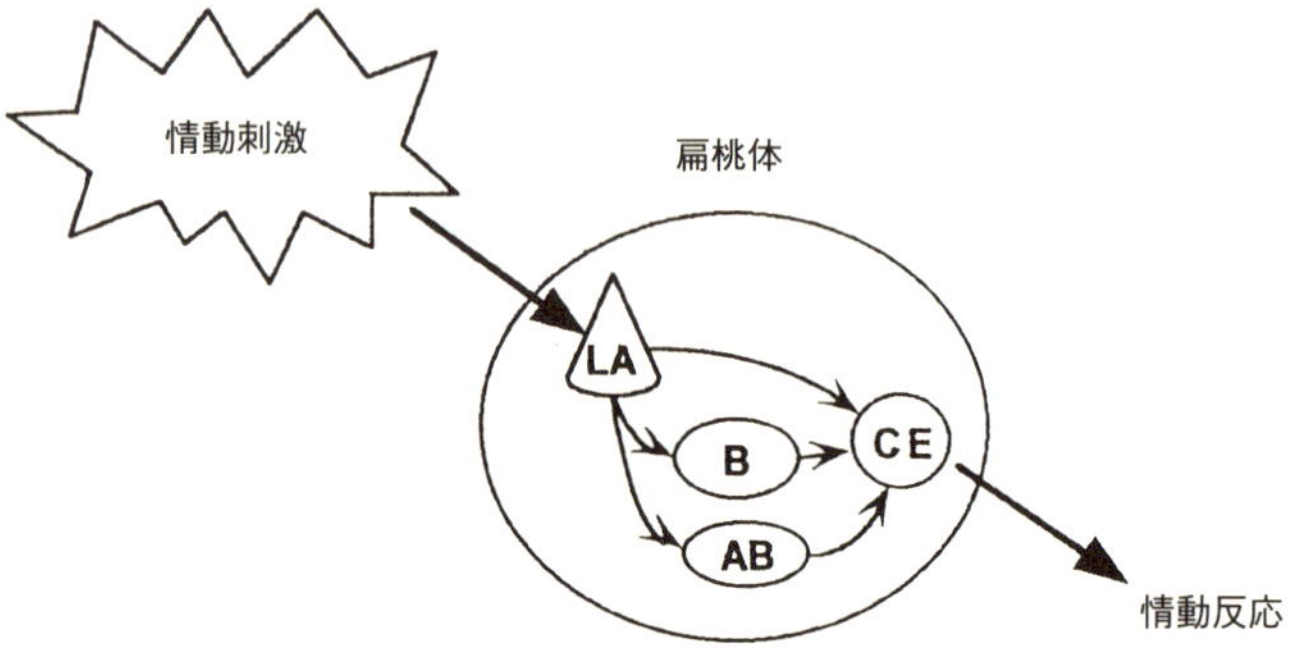

図6-12　扁桃体における情報処理経路の構成　外側核（LA）は扁桃体の入口である．外界からの刺激は外側核へ伝達され，外側核は情報を処理し，その結果を基底核（B），副基底核（AB），中心核（CE）など扁桃体の各亜核へ伝達する．中心核は情動反応を調節する領域と主に結合している．図6-11に示したように，中心核からのさまざまな出力はさまざまな反応の発現を調節する．

か。シュナイダーマン、マッカーベとその仲間たちは、ウサギで心拍数の条件づけの研究をしてこの問題を調べた[50]。十分に訓練すると、ウサギはついにはショックと関連のある音に対してのみ心拍数の反応を示すようになった。そして、聴覚皮質が傷害されたときには、その能力は失われた。興味深いことに、聴覚皮質を傷害しても、ショックと組になった刺激に対する反応をブロックすることによっては条件づけを妨げることはなかった。そのかわり、皮質を傷害された動物は、まるで二つの音が共にショックと組になっているかのように、両方の音に反応した。

以上の所見は、主に聴覚皮質に入力する視床細胞とは別に、扁桃体に投射する視床細胞があるというわれわれの知見があって初めて意味をもってくる[51]。脳に電極をおいて、聴覚刺激に反応するニューロンの電気的活動を記録することができる。一次聴覚皮質に投射する視床領域のニューロンは、狭い音域にしか反応しない。反応する音に対する特異性が非常に高い。しかし、扁桃体に投射する視床領域のニューロンの特異性はそれほど高くない。むしろ、より広範囲の刺激に対して反応する広音域同調性であるといわれている。ビートルズやローリングストーンズ（あるいは、オアシスやザ・クランベリーズ）の音楽は、視床からの扁桃体投射を経たときは同じように響くだろうが、皮質からの投射を経たときはまったく違って響くであろう。したがって、条件づけ刺激の研究において二つの似たような刺激が用いられたときには、処理されるその刺激音がどちらであっても、視床は扁桃体に基本的に同じ情報を送る。しかし、皮質が異なる刺激を処理するときには、皮質は扁桃体に異なる信号を送る。もし皮質がやられると、動物は視床からの直接の経路のみをもつことになり、扁桃体は二つの刺激を同じだと考えてしまう。つまり、両方の刺激で条件づけられた恐怖が起きてしまうのである。

即応、然らずんば死

脳はなぜこのように構成されているのだろうか。高位の皮質路が存在するのに、より低位の視床路がなくてはならないのだろうか。

太古の動物の脳についての唯一の情報源は、それら動物の子孫の脳である。現在生存する魚類、両生類、爬虫類を調べて示されたことは、未発達な皮質感覚領への感覚投射は、原始動物にみられる皮質下領域への投射に比べて弱いものであったと思われる[52]。現在の哺乳類では、視床皮質投射は一段と精緻になっており、情報処理の上で重要な経路となっている。だから哺乳類で、視床から扁桃体への直接投射の経路は、進化の過程での遺残、つまり、脳の中にある虫垂とも言えよう。しかし、私はそうではないと思う。直接の視床扁桃体路が何の役にも立ってなかったならば、この経路が退化するに十分な時間があったはずである。しかし、視床扁桃体路は退化しなかった。視床扁桃体路が、何百万年もの間、視床皮質路と並存し続けたということは、何らかの役に立つ機能があったことを示唆している。その機能とは一体何だったのだろうか。

この視床系では、刺激の細かい弁別をすることはできないが、皮質から扁桃体への入力系に比べて重要な利点がある。それは情報処理に要する時間が短いことである。ラットでは、聴覚刺激が視床路を通って扁桃体へ達するには約一二ミリ秒かかるが、皮質路を通るとその約二倍はかかる。このように、視床路の方が速い。視床路は何の音であるかを扁桃体に伝えることはできないが、何か危険な音がしているという情報をすばやく伝えることができる。視床路は迅速性に富むが、具体性に欠けるおおまかな処理体系である。

林の中を歩いているとしよう。ぱりぱりという音が聞こえたとしよう。その音の刺激は、視床路を通ってまっすぐ扁桃体に伝えられる。音は、視床から皮質にも達する。皮質は、その音が、自分の長靴の重みではじけた乾いた小枝の音なのか、ガラガラヘビがしっぽをまいている音なのかを認知する。しかし、皮質がそれをはっきりさせるまでに、扁桃体はすでにヘビに対しての防備を始めている。視床からうけとる情報には、呼び起こされた反応に対するフィルターはかかってないが、バイアスがむしろかかっている。皮質の役割は、適切な反応をつくりあげるというよりはむしろ、不適切な反応を起こさないようにすることにある。もう一つ例をあげよう。小道に細くて曲がった形のものがあったと想像してほしい。曲がっているという情報、細いという情報は視床から扁桃体に達するが、一方、皮

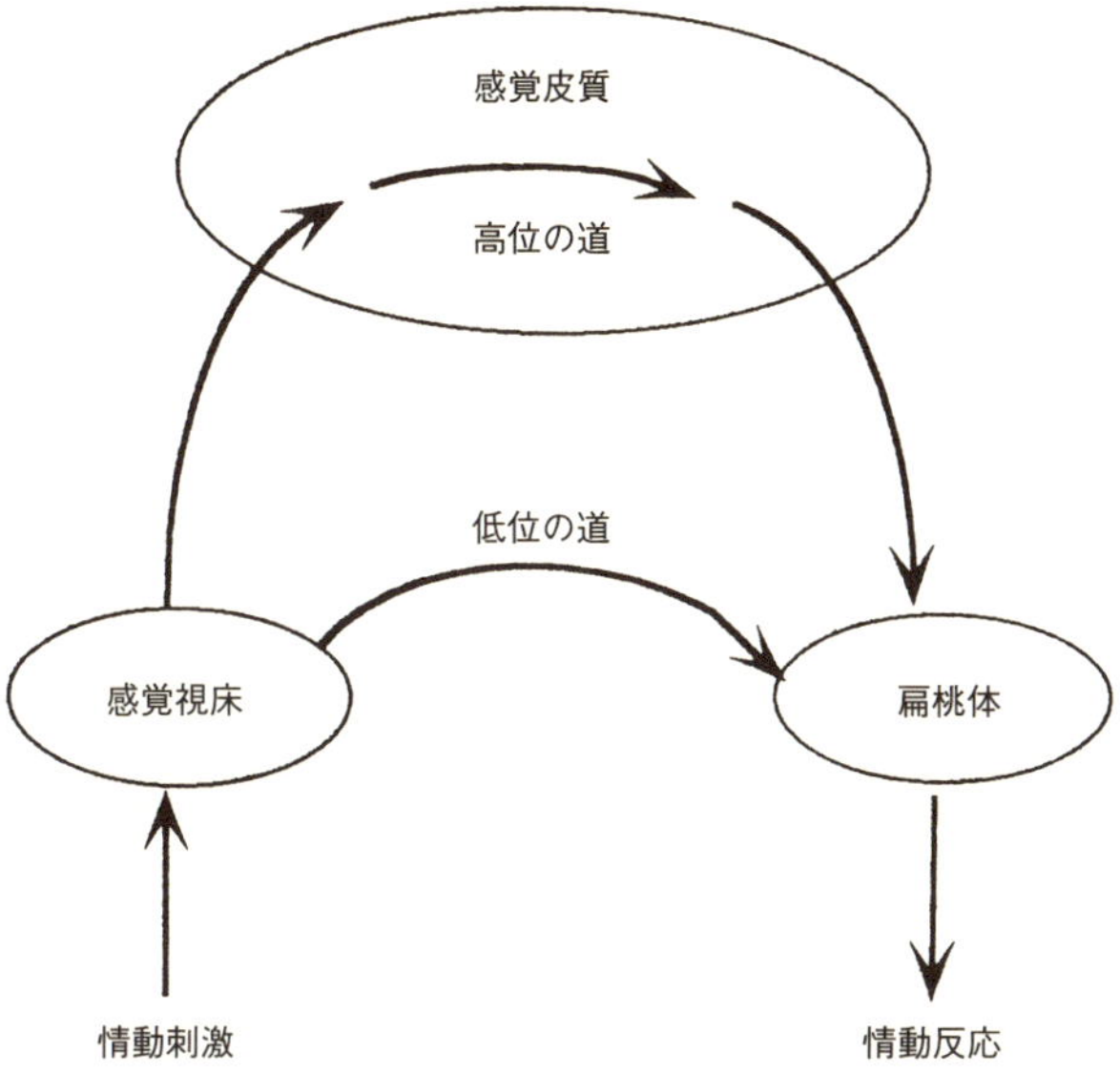

図6-13　扁桃体への低位経路と高位経路　外界からの刺激に関する情報には，視床から直接扁桃体へ行くもの（低位経路）と視床から皮質を経由して扁桃体へ行くもの（高位経路）がある．直接の視床扁桃体路は，視床から皮質を通って扁桃体へ至る経路に比べて短く，より速く伝達する．しかし，この直接の経路は皮質を経由しないために，皮質の処理の恩恵を受けることができない．この結果，直接の経路では，その刺激のおおまかな表現しか扁桃体に伝えることができない．したがって，直接の経路での処理は速いが，粗雑である．直接の経路は，その刺激が何であるかを十分に知る前に，危険を示す刺激に対して反応することができる．これは，危険な状況下ではたいへん有用である．しかし，これが利用されるためには，皮質路が直接路の上に乗っていることが必要である．直接路が，われわれが理解していない情動反応を調節しているということもある．このようなことは誰にでもときには起こることだが，情動障害をもった人々においては，ある種の機能様式が勝っているのかも知れない（第 8 章で詳しく論じる）．

質だけが曲がった棒切れととぐろを巻いたヘビとを区別することができる。もしそれがヘビだったとすると、扁桃体は先手を打ったことになる。生き残るという観点から見ると、たとえ本当は危険ではなかったとしても危険な可能性があれば反応するほうが、反応し損ねるよりはましである。長い目で見ると、棒をヘビと間違えることによる損失は、ヘビを棒と間違えることによる損失よりも少ない。

こうして、われわれは、恐怖反応系の概要を理解し始めることができた。これには、感覚性視床および感覚性皮質から扁桃体への並列の二種の伝達系が関与している。皮質下の経路は外界のおおまかな像を伝え、より詳細で正確な描出は皮質経由で送られてくる。視床からの経路では一つしかシナプスを介さないが、皮質からの経路で扁桃体を刺激するにはいくつかのシナプスを経由する必要がある。各々のシナプスで時間が加算されるため、視床路の伝達のほうが速いということになる。興味深いことに、視床扁桃体路と皮質扁桃体路は、共に扁桃体の外側核で終わっている。多分これらの二つの神経路は、条件づけられた恐怖刺激の感覚処理過程を統一し調和的に働かせる上で中核的な働きを担っていると思われる同じ外側核に信号を送っている。そして、ひとたび情報が外側核に達すると、情報は扁桃体内の経路を通じて中心核へ送られ、その結果、各種それぞれの防御反応として表出・展開される。私は、主に自分の研究について論じてきたが、他の研究者によってなされた研究（特に、デービス、ファンセロー、ワインバーガー、カップなど）も同様に、恐怖条件づけの神経基盤の理解に重要な貢献をしてきた。[53]

どんな出来事にも海馬が……

ほかの例を考えてみよう。道を歩いているときに、誰かがこちらに向かって走ってくるのに気づいたとする。その人は近づいてきてあなたの頭を殴って財布を奪う。次の機会に誰かがこちらに向かって走って来たならば、おそらくふつう一連の恐怖反応が起こり、あなたはすくんで防御の準備をし、血圧は上昇し、心拍数も上がるであろう。手足は汗ばみ、ストレスホルモンが血中をめぐりはじめる。誰かがこちらに向かって走って来るという光景が、条件づけされた恐怖刺激となっていたのである。ところで、後日、あなたがその襲われた場所にまたやってきたとする。誰もこちらに向かって走ってはこないのに、あなたの身体は例の防御運動を経験するだろう。この理由は、トラウマ（強盗があなたに向かって走ってくる光景）と直接関係のある刺激そのものだけに条件づけされるのではなく、その場で同時に起こった他の刺激に対しても条件づけされるからである。これらは、強盗に襲われたときの出来事や状況が再現し、強盗に出会ったときのように、そのトラウマの経験によって条件づけされたのである。

心理学者は、状況設定による条件づけについての研究を盛んに行ってきた。ラットを箱に入れて、音を鳴らしたときに小さなショックを何度か与えると、これまで見てきたように、ラットは音に対して条件づけされるが、箱に対しても条件づけされる。するとラットは、次にその箱に入れられたとき、音が鳴らなくても、条件づけされた恐怖反応（すくみ、自律神経や内分泌系の励起、痛みの抑制、反射の強化など）を起こすだろう。状況が条件刺激となったのである。

状況設定による恐怖条件づけ実験では、状況というのは、明白な条件刺激以外にまわりにあるすべての刺激から成り立っている。言い換えると、条件刺激は表面に出ているものであって、ショックに関して最も目立った予告的なものである。その他のすべての刺激は、条件刺激の背景に立っており、状況を構成している。状況はそこに常在しているのだが、条件刺激は時々にしか現れない。だから、このショックと今まで関わりのなかった新しい状況の下では、条件刺激の効果を吟味しておくことが、しばしば必要となる。というのは、常在状況で引き起こされる恐怖反応が、時に起こる条件刺激に対する反応を検出できなくしていることがあるからである。

ある意味では、状況設定による条件づけは付帯的要素をもった学習である。条件づけの間、動物は、最も明白な刺激（音による条件刺激）に注意を払うが、その他の刺激も等価なものとしてうけとっている。これは、進化の観点からみて非常に有用である。キツネから逃げることのできたウサギは、キツネの出現（襲われたときのキツネの姿、臭い、音）と直接関連する刺激に対してだけ条件づけされるのではなく、キツネに遭

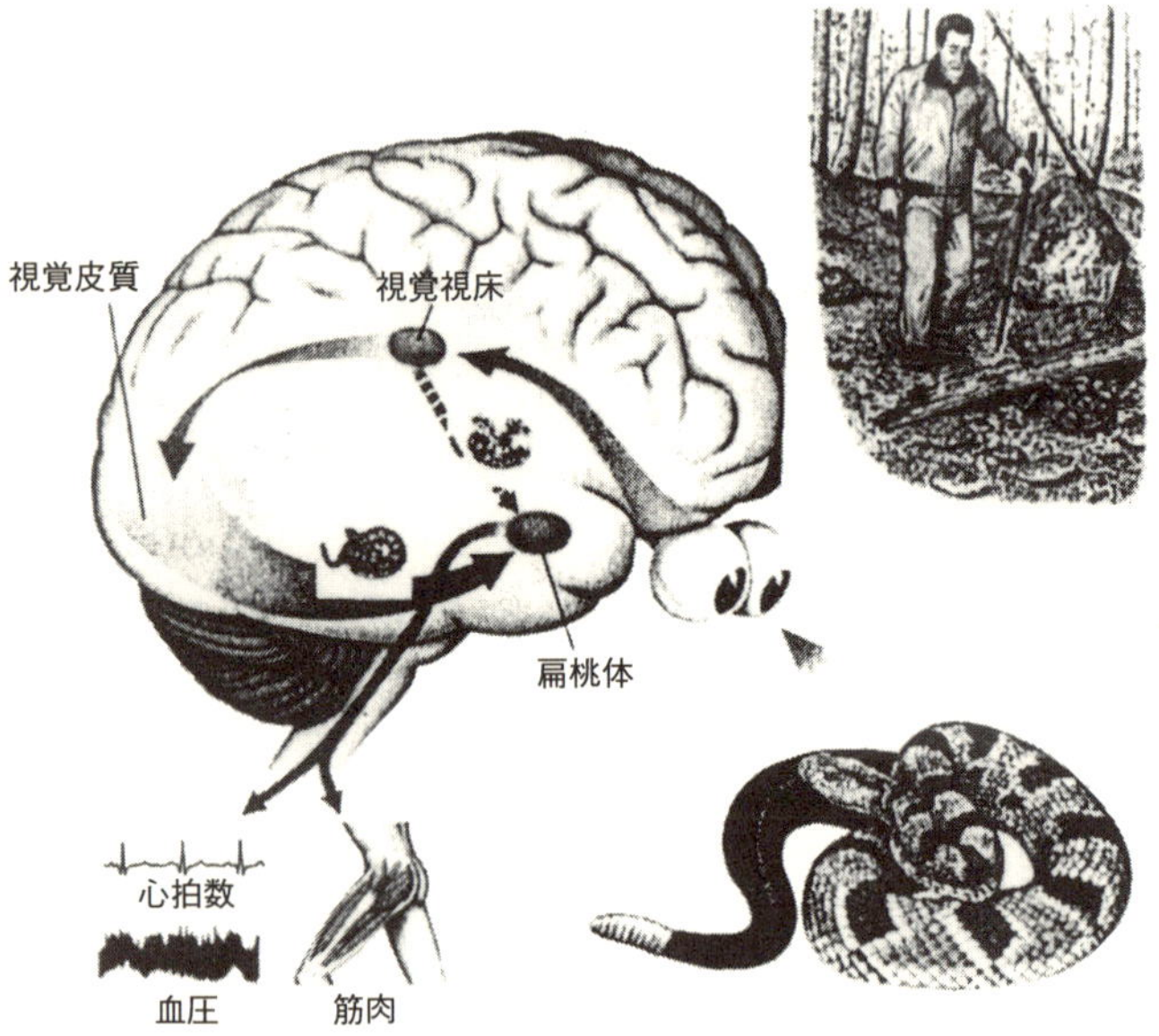

図6-14　脳の防御経路　ハイカーが林の中を歩いているとき，通り道で丸太の向こうにとぐろを巻いているヘビに突然出会った（右上挿絵）．視覚刺激はまず視床で処理される．視床の一部はほとんど原始的な，粗雑な情報を直接扁桃体に伝える．この速い，粗雑な情報の伝達によって，脳はヘビであるか無害なただの棒であるかわからないが，細い曲がった物体が意味する潜在的な危険性に対して反応し始める．一方では，視床は視覚情報を視覚皮質にも送る（視床のこの部分は，入力を扁桃体へ送る部分よりも刺激の詳細についてチェックすることができる）．視覚皮質は刺激の細部にわたり正確に再現するという仕事をする．皮質で処理された結果は，同じく扁桃体へ送られる．視床から扁桃体への直接経路よりも，皮質路はより正確な内容を扁桃体へ伝えるけれども，皮質路を経由すると情報が扁桃体へ到達するまでにより時間がかかる．危険な状況下では，敏捷に反応できることが非常に有用である．皮質からの入力を待っているよりも，視床からの情報に反応することで扁桃体が節約した時間は，生と死の別れ道となる．棒をヘビとして把える方が，ヘビの可能性のあるものに反応しないことより良いのである．これらの経路に関して，われわれの知っていることの大半は，実際には，視覚機構ではなく聴覚機構に関する研究で得られたものであるが，どちらにも同様の構成の原則が適応できるように思う．(From J. E. LeDoux, Emotion, memory and the brain. *Scientific American* [June 1994], vol. 270, p.38. ©1994 by Scientific American Inc., all rights reserved.)

遇した場所（水たまりや周囲の光景）に対しても条件づけされる。これらの番外の刺激は、危険を避けて逃れるために、動物が関連のありそうもないような手がかりさえも用いることを可能にした点で、明白で直接的な刺激を越えて条件づけの効果を広げるのにたいへん役立っている。

状況について興味深いのは、状況とは単一の刺激ではなく、多くの刺激の寄せ集めであるという点である。個々の刺激を統合して、もはや個々の刺激の要素を含んでいないというような状況をつくり出すのは海馬の機能であると長いこと考えられてきた[54]。扁桃体と違って海馬は、光や音といった個々の感覚刺激を処理する脳の領域からは情報を受け取っていない[55]。それよりも、ある場所からの光や音は、海馬に到着する前にまとめてプールされてしまう。脳のこの領域の一つの働きは、個々の刺激というよりは、刺激間のつながりをもった状況を表現することにある[56]。

このような海馬についての見解をもって、フィリップス（Russ Phillips）と私、また、ファンセローとその共同研究者たちは、背景となっている状況に対して恐怖反応の条件づけが成立するとき、海馬が決定的な働きをしているかどうかについて調べてみた[57]。すなわち、音とショックの組み合わせの条件づけが行われた箱に対する恐怖反応の条件づけが、海馬を損傷したとき成立しなくなるかどうかについて調べた。正常ラットは、条件づけの行われた箱の中に入れられるとすぐにすくんだ。海馬を損傷されたラットは、条件づけされた箱に対してほとんど反応しなかった。しかし、音を聞くとすぐに、海馬を損傷されたラットはすくんでしまった。つまり、海馬に損傷を与えたとき、音刺激によってつくられた恐怖反応に影響を与えることなく、状況刺激によってつくられた恐怖反応は選択的に取り除かれてしまったのである。音による刺激は直接扁桃体に達しうるので、もと通り機能していたということである。われわれは、海馬が損傷された動物は、状況の説明を扁桃体に送ることができないので、箱に対して恐怖反応を示さなかったのだと理由づけた。実際、扁桃体を損傷すると、音に対する条件づけも状況に対する条件づけも共にできなくなってしまった[58]。

恐怖という車輪の中心部

扁桃体は車輪の中心にあるようなものである。扁桃体は視床の感覚特異的な領域から低位の入力を、感覚特異的な皮質から高位の入力を、それから、海馬から一般的な状況に関するより（感覚とは独立した）高位の情報を受ける。これらの結合を通して、扁桃体は、複雑な状況と共に個々の刺激の情動の意義をも処理することができる。扁桃体は、情動の意義を評価することに本質的に関わっている。すなわち扁桃体は、まさに引き金となる刺激がその引き金を弾く場所なのである。

このような扁桃体への異種の入力とは何であるかを知り、それがどんな認識機能としての役割を演じているのかを考えることによって、どんな種類の認識の表現を用いれば恐怖反応を引き起こすことができるかという理にかなった仮説を立てることができるだろう。このように考えることは無理な推論ではない。そのうえ、もし脳がある種の認識機能をどのように遂行しているのかを知り、その機能に関係する脳の領域がどのように扁桃体と結合しているのかを決めることができれば、その種の認識によって恐怖がどのように引き起こされるかについての納得のいく考えにたどり着くことができよう。

扁桃体とその神経共同体の機能異常がどのように情動疾患に結びつくのか容易に想像できよう。もしも、ある人が（遺伝的あるいは後天的に）、視床路のほうが優位、あるいは皮質路とうまく連動していなかったとすると、この人たちは、皮質によって仲介される現実の意識感覚とは一致しない刺激入力にもとづいて情動記憶がつくり出されることになるだろう。すなわち、扁桃体への視床路は、意識した感覚が皮質レベルでつくり出される前に感覚系を出ていくので、皮質下の経路を通して起こる処理は刺激の特徴と断片的な情報しか表現できず、皮質で起こる知覚とは必ずしも一致しない。そのような人は、自分の情（動）を見抜くことがたいへんに拙い。同時に、また、海馬のシステムが、視床や皮質から扁桃体への投射とうまく連動しなくなると、場合によっては社会的状況を含む即座に決める状況にそぐわないような情動を示すことになろう。これらのことは、現時点ではまったく推測でしかないが、現在入手できる事実と合致している。

昔ながらに

ラットでの恐怖条件づけの研究を通して、恐怖行動の基礎となる脳のメカニズムについて、詳しく計画を立てることができた。ラットにおける恐怖をわれわれが研究する理由は明白である。人間の恐怖がどのように起こるのかを知りたいからである。これが合理的なアプローチであるかどうかはそれほどはっきりしているわけではない。ラットの脳を研究して人間の恐怖について何かを学ぶことができるであろうか。われわれは、できると信じている。

ラットほど恐怖条件づけについて徹底して研究されてきた生物はないし、恐怖を研究するうえで、恐怖条件づけほど広範囲にわたって用いられたテクニックもないが、種を越えて実験的アプローチから得られた証拠を集めてみると、恐怖に関する基本的な脳のメカニズムは、進化の幾多の段階を通して基本的には同じであるという必然の結論に達する。

恐怖の基本的なモデルである恐怖条件づけから始めよう。恐怖条件づけにおける扁桃体の損傷の影響については、トリ、ラット、ウサギ、サル、そして条件反応として自律神経系の活動を用いて人間でも研究されてきた。それぞれの動物で、扁桃体を損傷すると、条件づけされた恐怖反応が起こらなくなる。すなわち、扁桃体が損傷されると、もはや条件刺激が条件反応を引き起こすことができなくなるのである。

ハトは恐怖条件づけに対する扁桃体の損傷の影響が研究された唯一の哺乳類以外の種属である。ハトと哺乳類におけるこの影響の類似性は、鳥類と哺乳類が爬虫類から分かれる前に脊椎動物の脳の防御システムの重要な構成要素として扁桃体が選ばれたということを意味するか、あるいは鳥類と哺乳類において別々にこの機能を担うように扁桃体が進化したということを意味するかのどちらかである。この問題を解決する最も良い方法は、爬虫類において扁桃体の傷害が恐怖条件づけを妨げるかどうかを知ることである。あいにく、この実験はまだ行われていない。だからわれわれはこの答えを得るために、別の種類の証拠を探す必要がある。

恐怖あるいは防御行動の脳内経路を明らかにするために用いられてきたもう一つのテクニックは、脳の刺激である。このテクニックは、哺乳類や鳥類に対するのと同様に、爬虫類に対しても用いられてきた。そして、少なくとも鳥類と哺乳類が爬虫類から分かれて以降、扁桃体が防御に関与しているかという設問に対して、総合的な答えを下すのに一助となりうるかもしれない。

しかし、われわれが最初に行わなければならないステップははっきりしている。脳の刺激が哺乳類の恐怖条件づけの研究で明らかにしたのと同じ恐怖反応の経路を同定することである。哺乳類の脳内刺激の研究については、長い興味深い歴史がある。しかし、ここではほんの少ししか触れることができない[59]。われわれの主たる興味は、恐怖条件づけの研究によって明らかにされた恐怖のシステムの核心である扁桃体の刺激が、哺乳類の防御反応を引き起こすかどうかということである。これは明らかに起きる。麻酔された哺乳類の扁桃体の刺激は、自律神経系の反応を引き出し、覚醒した哺乳類の扁桃体の刺激では、自律神経系の変化に加えて、すくみや、逃避、防御反応などが引き起こされることが立証された[60]。これらの研究は、ラット、ネコ、イヌ、ウサギ、サルで行われ、すべて同様の結果が得られた。さらに、防御反応は、条件づけされた恐怖反応を調節する脳幹領域と扁桃体を連絡する部位である扁桃体の中心核から引き起こされた。また、脳幹と扁桃体を連絡する経路を損傷すると、防御反応の表現が妨げられる。恐怖条件づけと脳の刺激の研究は、恐怖反応の発現についての似た出力経路を明らかにした。

生物の系統樹を下って、爬虫類の扁桃体を刺激したときに何が起こるかを見てみよう。哺乳類が爬虫類から分かれたときに、その爬虫類がどんな形をしていたかの例として、現在の爬虫類を用いるのはきわどい仕事である。というのは、現在の爬虫類自身は、先祖の爬虫類から分かれてきたものだからである。だが、脳や行動は化石としては保存されないので、これが脳の機能を比較研究する際に唯一の方法となっている。トカゲの扁桃体の刺激は、天敵に襲われたときにトカゲ

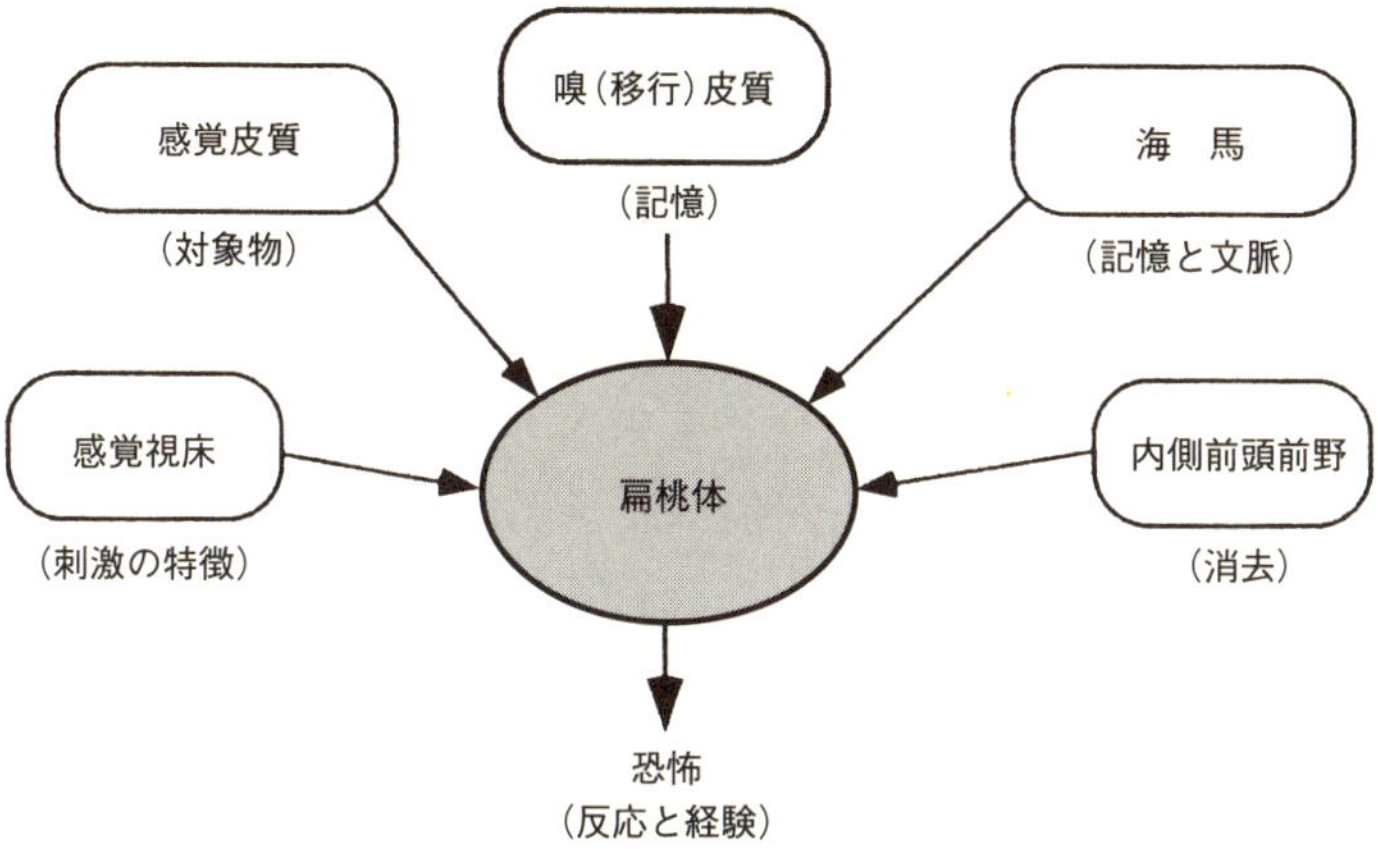

図6-15　扁桃体：恐怖という車輪の中心部　扁桃体は，認識過程の広範なレベルから入力をうける．視床の感覚領野からの入力で，扁桃体の情動機能は低位の刺激によって引き起こされ得る．一方，皮質の感覚処理系（とくに，系の後期の処理段階）は，より複雑な刺激の処理（物体も出来事も）の局面で扁桃体を活性化する．海馬からの入力は，情動の状況を準備する上で重要な役割を担っている．さらに，第7章で述べるように，海馬と皮質の関連領域（嗅内野とその移行皮質部を含む）は，明白な記憶の形成とその取り出しに関与し，これらの領域からの扁桃体への入力は，このような記憶にもとづいた情動を引き起こさせることもあろう．内側前頭前野皮質は，消去として知られている処理機構と関係しており，それによって，無条件刺激なしに条件刺激が繰り返されると，恐怖刺激によって条件づけされた恐怖反応が引き起こされる能力が弱まるのである．内側前頭前野皮質から扁桃体への入力は，この処理に寄与していると思われる（第8章を参照せよ）．どの皮質野が扁桃体に投射しているかを知ることによって，これらの領域が参画している機能を知り，これらの機能がどのように恐怖反応に関与しているかを予言することができるようになる．言い換えると，解剖学は心理学に光明を投じることができるのである．

が特徴的に示す防御行動を引き起こし、その場所が損傷されると、自然の引き金刺激に反応した行動の表現が弱められる[61]。

次に、進化の系統樹を昇っていくと、人間の扁桃体への刺激の影響について考察することができる[62]。このような研究が、手術以外に治療法のないてんかんの脳手術との関連で行われている。刺激は、患者が覚醒しているときに扁桃体へ送られるので、引き起こされた反応を記録するだけでなく、それがどのようなものであったかを尋ねることもできる。興味深いことに、報告された中で最も一般的な経験は、なにか危険が起こりそうだという恐怖であった。恐怖も本質的には扁桃体に起こる自然発生的な電気刺激であるてんかん性痙攣に関連して起こる、ごくふつうに知られている経験である。

扁桃体を損傷された人間についての最近の研究は、扁桃体が恐怖において特別な役割を演じていることも示唆している。扁桃体に損傷が限局している患者に出会うことはきわめて稀であるが、扁桃体を含む損傷をうけた患者に出会うことはそれほど珍らしいことではない。これは、側頭葉のてんかんの焦点を取り除く手術を受ける患者にとっては特にふつうのことである。ケビン・ラバー（Kevin LaBar）、リズ・フェルプス（Liz Phelps）と私は、この種の患者に対して恐怖の条件づけの研究を行った[63]。ラットではなく人間の研究を行うので、無条件刺激として電気刺激の代わりに非常に大きな不快音を用いた。これは、コントロールとして正常の被験者で柔かい非侵害的な音を使って自律神経系の反応を条件づけした時にとてもうまくいった。重要なことだが、側頭葉が傷害されているグループでは自律神経系の条件づけ反応が減弱していた。興味深いことに、患者は条件刺激と無条件刺激の間の関係に気づいていた。すなわち、この実験では何が行われるのかを聞かれると、患者は決まったように、こう言うのだった。「ああ、この音の後に別のもっと大きい音がするんですね」と。この知識は意味のない音を引き金刺激に変換するのに十分ではなかった。損傷は扁桃体以外の領域も含んでいるが、動物実験から、損傷されたすべての領域のうち扁桃体に対する損傷が、恐怖条件づけの欠如の最も考えられる原因であることをわれわれは知っている。このことは、なぜ動物実験がこのように重要なのかを示す良い例である。動物実験なくしては、人間での実験結果を解釈することはむずかしい。

人間の扁桃体に限局された損傷は、非常に稀であるが、アイオワ大学のダマジオと同僚たちは、そのような患者に出会った。[64]彼らは、いくつかの非常に重要な、すばらしい研究を行った。たとえば、ある研究で、顔面に表われた情動の表現を察知する患者の能力を調べた。患者はほとんどあらゆる種類の表情を正しく認識することができたが、不安の表情を言いあてることはできなかった。かつとても重要なことだが、彼らは最近、扁桃体が損傷された患者で、恐怖条件づけに対する能力が妨げられているかどうかについて調べた。実際、扁桃体が損傷されていると、恐怖条件づけは妨げられていた。側頭葉傷害患者とは異なり、この症例では、間違いなく扁桃体が関わりあっている。これも扁桃体が損傷された動物を用いた研究によってそうであろうと考えられるからである。もしも、この研究が、まだ動物の条件づけに関する研究が行われていなかった二〇年前に行われていたならば、われわれは、扁桃体が恐怖条件づけに関与する経路について理解することはほとんどできなかっただろう。事実、動物研究の結果が、人間での研究が行えるほどのレベルに達していなかったならば、人間での研究は行われることさえなかっただろう。実験動物において条件づけされた恐怖に関する扁桃体の損傷の影響が知られていなかったなら、扁桃体の病理学について人間でのこのような研究を、誰が考えついたであろうか。

この議論のポイントは、扁桃体をもつすべての動物で扁桃体は同じ働き、すなわち恐怖反応の処理をしていることを説明することにある。これは、扁桃体の唯一の機能ではないが、[65]明らかに重要なものの一つである。この機能は、おそらく少なくとも恐竜が世界を支配していたはるか昔に確立され、多岐にわたる進化の発達を通じて維持されてきたように思われる。危険に対する防御は、生物の営みの中でも、おそらく最優先権を有するものであり、これまで研究されてきた主な脊椎動物（爬虫類、鳥類、哺乳類）では、脳は共通の設計図のもとにこの機能を遂行しているように思われる。

危険に対処する防御は、行動レベルではいろいろ異なった方法でなされるが、種が違っても扁桃体の役割は変わらないというのは驚くべきことである。異なる動物でも行動がさまざまでも、進化的にみて似たような機能をしているということは、疑いもなく種を越えた神経系の一致があるからである。この機能上の等価性と神経系の対応関係は、人間の脳を含む多くの脊椎動物の脳に当てはまる。危険を察知して反応する時には、脳にそれほどの変わりはない。見方によれば、情動的にはわれわれはトカゲと同類である。[66] ラットにおける恐怖反応の研究は、人間の脳においても恐怖のメカニズムがどのように働いているのかについて多くのことを教えてくれると、私は確信している。

進化の先に

扁桃体とその入・出力の連絡によって、祖先が日常的に経験してきた危険も、われわれ各々が学習した危険も、同じように察知できるように脳はプログラムされている。そして、脳はわれわれの身体に対しても、その反応が選択されてきた昔からの環境条件に対しても、最も効果的な防御反応をつくり出すようにプログラムされている。

生まれつきの反応は進化によって形成され、自動的に、あるいはダーウィンが指摘したように不随意的に起こる。[67] その反応は、脳が何をするかを考えはじめる前に起こる。考えるのには時間がかかるが、危険に対して、しばしば決定に際してあれこれと考えないですばやく反応を起こす必要がある。ダーウィンが、ヘビに動物園で出会ったときのことを思い起こしてみよう。ヘビが襲いかかるとダーウィンはその瞬間に跳び退いた。ヘビがガラス越しでなかったら、彼自身の不随意反応の結果によってダーウィンの運命が決まっただろう。その不随意運動が十分に速かったなら彼は生き延びたであろうし、遅すぎれば彼は死んでいただろう。ひとたびヘビが襲いかかろうとすれば、彼には、跳び退くかどうかを決定する時間はなかった。また、もしも彼が跳び退くまいと決めたとしても、跳び退かざるを得なかったであろう。

多くの動物は生涯ずっと情動行為については自動操縦士であるが、自動操縦から手動にすぐに切り替えることのできる動物は、非常に大きな利点をもっている。この利点は、情動と認識の機能が融合して生まれる。これまでわれわれは、生来備わっている情動反応の引き金を弾くことのできる信号のよりどころとして、認識過程の役割を強調してきた。それのみならず、われわれが置かれた状況下で次にどんな種類の行動を起こすべきかを決める能力をわれわれに与えるという点でも、認識は情動に寄与している。認識が非常に有用な知的な蓄積の一部であるという理由の一つは、認識することで〈反応〉から〈行動〉に移ることができるという点にある。この移行ができたことによる生存上の利点こそが、哺乳類における進化の過程で精巧な認識を練り上げ、かつ、霊長類とくに人間における認識機能の爆発的な増加をもたらした重要な要素であった。

最もうまくやれそうな行動にまず最初に反応するように、脳は時間を使っている。時間を使うことを目的として脳は最初に自動的に反応すると言っているのではない。進化的に言って、自動的な反応は最初に起こったが、次いで発達した諸反応の役に立つためにあったというものでもない。脳の構成によって情報処理の方法は制約されているので、むしろその幸運な副産物として、脳は時間を費やしているのである。

自分が小さな動物であると想像してみよう。たとえば、プレーリードッグのような。あなたは、夕食を探すために穴から這い出てくる。辺りを探索しだしたところ、突然強敵であるヤマネコを見つける。あなたは、直ちにぴたりと動きを止める。すくみは進化がもたらしたあなたへの贈り物だ。よく考えてから決めるということなくあなたはすくむ。これはすぐに起きる。ヤマネコの姿や音はすぐにあなたの扁桃体へ達し、すくみ反応を引き起こす。もしも、何をすべきか慎重な決断を下さなければならないとすると、成功するか失敗するかそれぞれの可能性のある選択肢について考えなければならない。決断を下すのに泥沼にはまってしまって、選択をする前に食べられてしまうかもしれない。決断しようとしている間に、そわそわしたり歩き始めてしまうと、間違いなく天敵の注意を引き、生き延びる可能性を減らしてしまうだろう。もちろんすくみだけが自動的反応であるわけではない。しかしすくみは明らかに、動物界を通じて危険に出会ったときにみられるかなり一般的な基本的な反応である（第5章参照）。すくみのような自動的な反応は、風雪を経てテストされてきたという利点をもっているが、理にかなった反応はこの種の微調整ではうまくゆかない。

おそらく進化は認識を速める方向に向かっているのであろう。思考を常に行動に先行させ、不随意的行動をすべて行動のレパートリーから取り除いていく。しかしこのやり方は非常に物入りな話である。歩くときに片方の足をもう片方の足の前においたり、物体が目に近づいたとき瞬きをしたり、飛球（フライ）を取るためにグローブをはめてちょうどよい場所へ行ったり、喋るときに主語や動詞を正しい位置に挿入したり、危険にすばやく適合して反応したりなど、われわれが考えずにすむことはたくさんある。

しかし、自動的な反応がどんなに有用であっても、特に人間では、その反応は単に短時間に調節されているだけである。結局は自分で制御するものである。自分で計画を立てて実行する。こうするためには、あなたの認識の資源が情動のほうに向けられている必要がある。危険が起こる前に考えていたことを中止して、自分が直面している（あるいは、すでに自動的に反応している）危険について考えはじめなければならない。ロバート（Robert）とカロライン・ブランチャード（Caroline Blanchard）はこの行動を〝危険評価〟と呼んだ[68]。これはわれわれが常に行っていることである。われわれは常に状況を判断し、利益を最大にして、損失を最小にするように企てている。生き延びるというのは、野獣の存在下でのみ起こっているのではない。社会的状況の中で生き延びるための出会いが頻繁に起こっているのである。

われわれは、人間の脳がどのように状況を判断し、行動の可能性を探り、さまざまな行動の可能な結果を予測し、可能な行動に優先順位を付け、特定の行動を選択するのかを十分に理解しているわけではない。しかし、これらの活動は間違いなく最も洗練された認識の機能によるものであろう。この機能のおかげで、反応から行動へのきわめて重要な移行が可能となる。現在われわれが知る限り、前頭前野（皮質）がこれに関与していると思われる。[69]前頭前野は霊長類において最も広い大脳皮質の一部であり、他の哺乳類では存在しないことさえある。[70]もし人間でこの領域が破壊されると、計画を練ることが非常にむずかしくなる。[71]いわゆる前頭葉が損傷された患者は何度も同じことを繰り返すようになる。彼らは現在に固執し、未来を志向することができない。前頭前野の一部は、扁桃体と結びついており、これらの領域は一緒になって、もしかしたら他の領域も含めて、情動行動を計画し実行するのに中心的な役割を演じているのかもしれない。第9章で情動の意識について考えるときに情動の前頭前野の役割について再び考えてみよう。もう一つの関連領域は基底核である。これは前脳皮質下にある集合体である。長いこと運動調節はこれらの領域に関連があるとされてきた。最近の研究が示すところでは、扁桃体と基底核の間の相互作用は、情動行動（behavior）を成立させるために道具立ての側面からみて重要であり、それは実際に施行される情動行為（actions）と私が呼んでいるものである。[72]

情動を計画することは情動の自動性にすばらしい添えものをすることである。それは、われわれをしてただ情動の反応者ではなく、情動の行為者／演技者たらしめる。しかし、このような変換を成し遂げる能力はただでは手に入らない。あなたが考え始めるや否や、侵略者（社会的侵略者も含む）が次にやってきそうないくつかの動きに直面してできるだけのことをやろうと考える。また、もし失敗したらどうなるかとも考える。脳が大きければよりよい計画も立てられよう。しかし、このためにあなたは不安のるつぼの中で高い代償を払う。この主題に第8章で再び立ち帰る。

理論家ラザルスは情動的対処を評価している。[73]ここで示された図式の中で、情動的に対処するとは、不随意的に引き起こされた情動反応の真只中にわが身を処したときに、随意的行動を認識するプランを立てることである。進化の過程でつくりだされた情動のプログラムが動き出す。しかし、ひとたびそれが開始された後は、われわれ自身がそれを推し進めることになる。この重荷をいかに効果的に処理するかについて、重要な要因はたくさんあるが、ひとつふたつ挙げてみると、われわれの遺伝的体質や過去の経験や認識の創造性などの問題がある。そして、われわれが〝情動〟を理解する前に、これらすべてを理解しておく必要はあるだろうが、情動を理解しようとする方法としては、一連のものの第一歩を解明することにあるように思われる――それは、先天的あるいは後天的な引き金となる刺激によって、生まれつきの情動反応を引き起こすことである。われわれは情動を理解するために、明らかに進化の先にあるものを見据える必要がある。しかし、われわれはそれを無視するのではなく、むしろそれが貢献したことを理解することによってそれを過去のものとすべきである。少なくとも情動恐怖について、あるいは少なくとも恐怖条件づけの研究によって理解された情動恐怖の状況について、今やわれわれはそれを成し遂げてきていると私は考える。

（1） Dickinson(1955).

（2） この題は、ジョン・ゴールによって書かれた *Six Degrees of Separation*、分離の六段階（一九九〇）という大衆向きの芝居と映画に拠った。

（3） Pavlov(1927).

（4） D. C. Blanchard and R. J. Blanchard(1972).

（5） R. J. Blanchard *et al.*(1993); D. C. Blanchard and R. J. Blanchard(1988).

（6） Campeau, Liang, and Davis(1990); Gleitman and Holmes(1967).

（7） Pavlov(1927).

（8） Bouton(1994); Bouton and D. Swartzentruber(1991).

（9） Campbell and Jaynes(1966).

（10） Jacobs and Nadel(1985); Marks (1987).

（11） Hodes, Cook, and Lang(1985); Hugdahl(1995); Ohman(1992).

（12） しかし、この学習システムは暗示的あるいは無意識の状態で行われており、その過程が意識に達したにしろ、そうでないにしろ、恐怖が経験されたか否かは重要ではない。明示的および暗示的な学習システムは第7章で述べる。

（13） McAllister and McAllister(1971); Brown, Kalish, and Farber(1951); Davis, Hitchcock, and Rosen(1987).

（14） For some examples see Carew, Hawkins, and Kandel(1983); Tully(1991); D. H. Cohen(1980); Schneiderman *et al.*(1974); Bolles and Fanselow(1980); Smith *et al.*(1980); Ohman(1992).

（15） これは、オッカムの剃刀、あるいは、吝嗇（または節約）の法則と呼ばれている。それが献ずるものは以下の如し。単純明快にできるときに、複雑な説明や過程を求めないということである。動物の心理に関する人間中心的な考えの近年の復興［McDonald(1995); Masson and McCathy(1995)］は、意図的にこの法則を侵害するものであり、誤りであると私は考えている。ある動物に意識というものを証明できなければ、その行動の説明として意識という言葉を用いるべきではない。

(16)　このことはいつも論議の的になる。しかし、オーマンによる最近の研究が、条件づけは条件刺激やその無条件刺激との関係を意識して気づいてなくても起こりうることを示した。彼は、"backwards masking"（後方抑制）という言葉を用いた。これは、条件刺激は脳に入ることはできるが、意識の中に入ることはできないということである［Ohman(1992)］。

(17)　恐怖を研究する他の手段としては、恐怖反応を直接に引き出すために脳に電気的刺激を用いる方法や、逃避条件づけを用いる方法がある［LeDoux(1995)をみよ］。

(18)　失敗や恐れへの恐怖のいくつかの側面は、恐怖条件づけによっては簡単にはモデル化されない可能性がある。

(19)　多くの動物で、すくみ反応は突然の危険に反応して起こる［Marks(1987)］。しかし、その多くはラットで条件反応として研究されてきた。

(20)　Von Uexkull(1934).

(21)　Archer(1979).

(22)　Cannon(1929); Hilton(1979); Mancia and Zanchetti (1981).

(23)　Mason(1968); van de Kar *et al.*(1991).

(24)　Bolles and Fanselow(1980); Watkins and Mayer (1982); Helmstetter(1992).

(25)　Brown, Kalish, and Farber(1951); Davis(1992b); Weisz, Harden, and Xiang(1992).

(26)　D. H. Cohen(1980).

(27)　Kapp *et al.*(1992).

(28)　McCabe *et al.*(1992).

(29)　Powell and Levine-Bryce(1989).

(30)　Fanselow(1994).

(31)　Davis(1992).

(32)　O. A. Smith *et al.*(1980).

(33)　LeDoux(1994), (1995).

(34)　過去のデータの多くは、脳のある領域の破壊実験から得られている。変性した領域やそこから投射される神経線維は、順次変性していく。特殊な染色を用いて、変性線維を観察することができる。しかし、破壊された領域を通るがそこからは投射されてはいない線維も同様に破壊を受けるために、誤った結果を得ることがある。トレーサーを用いた新しい技術もある程度（ある場合には、通過軸索線維からもトレーサーが取り込まれる可能性はありうるので）はこの問題を抱えてはいるが、以前の技術に比べると問題の程度は少ない。

(35)　しかし、コーエンによるハトの研究とカップによるウサギの研究は、恐怖学習の脳内メカニズムを明らかにするために恐怖条件づけを用いている。これらは、私の初期の実験を計画する上で重要なヒントとなった［D. H. Cohen (1980); B. S. Kapp *et al.*(1979)］。

(36) 恐怖行動や他の情動や記憶の機能における辺縁系の役割についての研究のレビューに関しては、Isaacson (1982)の研究を参照されたい。

(37) これまでに報告された破壊あるいはトレースによる研究の多くは、マンハッタンのコーネル大学医学部神経生物学研究室において行われた。ドン・ライスがその研究室の指導者である。解剖学的仕事での主たる共同研究者は、David Ruggerio と Claudia Farb である。行動学研究における研究者には、Akira Sakaguchi, Jiro Iwata, Piera Cicchetti がいる。

(38) LeDoux, Sakaguchi, and Reis (1984).

(39) 同書。

(40) LeDoux *et al.*(1986).

(41) カップの業績は、この分野の研究をする上で基本となるものであった。一九七九年に彼は扁桃体の中心核の傷害が恐怖条件づけを妨げることを示す最初の論文を発表した。後の研究では、刺激、追跡法、ユニット記録法などを用いて、疑いなく扁桃体の中心核が恐怖条件づけにおいて重要な構造物であるということを示した［Kapp, Pascoe, and Bixler (1984) にまとめてある］。

(42) 扁桃体の中心核の傷害の影響は、Kapp *et al.*(1990), Davis (1992), LeDoux (1993), LeDoux (1995) にまとめられている。

(43) Kapp *et al.*(1990); Davis (1992); LeDoux (1993); LeDoux (1995).

(44) LeDoux *et al.*(1988).

(45) T. S. Gray *et al.*(1993).

(46) LeDoux, Farb, and Ruggerio (1990).

(47) 同書。

(48) LeDoux *et al.*(1990).

(49) Price, Russchen, and Amaral (1987); Amaral *et al.* (1992); Savander *et al.* (1995); Pitkanen *et al.*(1995).

(50) Jarrell *et al.*(1987).

(51) 恐怖条件づけにおける聴覚視床と大脳皮質の処理の相違についての議論は、Weinberger (1995), Bordi and LeDoux (1994a), Bordi and LeDoux (1994b) を見よ。

(52) Nauta and Karten (1970); Northcutt and Kaas (1995).

(53) Kapp *et al.*(1992); Davis *et al.*(1992); Fanselow (1994); Weinberger (1995). 視床路の役割の異なる解釈については、Campeau and Davis (1995) を見よ。その解釈に対する反論については、Corodimas and LeDoux (1995) を見よ。

(54) O'Keefe and Nadel (1978); Nadel and Willner

(1980); Eichenbaum and Otto (1992); Sutherland and Rudy (1989).

(55) Amaral (1987); Van Hoesen (1982).

(56) O'Keefe and Nadel (1978); Nadel and Willner (1980); Eichenbaum and Otto (1992); Sutherland and Rudy (1989).

(57) Phillips and LeDoux (1992); Kim and Fanselow (1992); Maren and Fanselow (1996).

(58) 状況による恐怖条件づけを研究した人たちには，R. J. Blanchard, D. C. Blanchard, and R. A. Fial (1970), Selden (1991) がいる。

(59) LeDoux (1987); Bandler, Carrive, and Zhang (1991); Kaada (1967).

(60) 総説としては，LeDoux (1987) を参照。防御反応の表現には状況や種間によって違いは認められるが，扁桃体は常に防御反応の制御に関与している。

(61) Greenberg, Scott, and Crews (1984); Tarr (1977).

(62) Gloor, Olivier, and Quesney (1981); Halgren (1992).

(63) LaBar *et al.* (1995).

(64) Bechara *et al.* (1995); Adolphs *et al.* (1995); Hamann *et al.* (1995).

(65) Aggleton (1992).

(66) この軽率な表現は，危険に対する身体の反応についてはあてはまるが，危険を認識した上での表現や危険な状況での意識した恐怖の経験についてはあてはまらない。

(67) Darwin (1872).

(68) D. C. Blanchard and R. J. Blanchard (1988).

(69) Fuster (1989); Goldman-Rakic (1992).

(70) Preuss (1995); Povinelli and Preuss (1995).

(71) Luria (1966); Fuster (1989); Nauta (1971); Damasio (1994); Stuss (1991); Milner (1964).

(72) Everitt and Robbins (1992); Hiroi and White (1991).

(73) Lazarus (1966); Lazarus (1991).

第7章　過去の情動の思い出

誰でも、友にしか語ろうとしない思い出を持っている。そして、友にも語らず、自分の心の中に秘密としてとどめている事がある。しかしさらに、自分自身に語ることさえ恐れるものがあり、人はそんな事柄を心の奥にたくさんしまい込んでいる。

フョードル・ドストエフスキー『地下生活者の手記』[1]

自転車に乗ること。英語を話すこと。忠誠を誓うこと。七をいくつも掛けること。ドミノ遊びのルール。感情を穏やかに保つこと。ほうれん草の好き嫌い。ヘビがとても恐いこと。立っているときにバランスを保つこと。「古きよき時代」の意味。「サブタレニアン・ホームシック・ブルース」の歌詞。歯医者のドリルの音への不安。バナナプディングの匂い。

これらすべてに共通しているのは何だろうか。どれも私が学び、脳の中に蓄えたことである。あるものはやり方を学び、あるものは予測することを学んだ。またあるものは個人的経験として記憶した。単に事実として機械的に記憶したものもある。

長い間、脳には一つの学習システムしか存在しないと考えられていた。たとえば行動研究者が幅を利かせていた頃は、心理学者はあらゆる動物でどんな種類の学習でも研究することができ、それによってヒトの学習の仕方を明らかにできると考えられていた。この論理は、食べ物を見つけることや危険の回避のように、ヒトと動物とに共通した事柄だけでなく、話すことのようにヒトにしかできないと思われる事柄に対してさえも当てはめて考えられた。

今日では、脳の中にはいくつもの記憶システムがあり、それぞれが異なる記憶機能に寄与していることが知られている。野球のボールを打つことを学ぶ脳のシステムは、ボールを打とうとしたことや、打ちそこなったことを覚えている脳のシステムとは異なっているし、ビーンボールを投げられた後の打席で、ホームプレートへ近づいたときに私を緊張させ不安にさせる脳のシステムとも異なっている。これらは長期記憶（数秒間以上続く記憶）のさまざまな形であるが、それぞれ異なる神経回路網が担っている。異なる種類の記憶は、異なる種類の情動や異なる種類の感覚と同じように、異なる脳のシステムから生じるのである。

本章では、情動体験に関する記憶をつくる際に脳が使う二つの学習システムについて述べよう。脳の中にこれら二種の記憶が別々に存在することは、一方のシステムが損傷をうけながらも、もう一方は正常に機能しているという有名な症例によって明らかである。

手の内のピン、あるいは私に会いたい？

二〇世紀の初め、エドワード・クラパレード（Edouard Claparede）というフランスの内科医が女性の患者を診察した。彼女は、脳に傷害を起こした結果、新しい記憶をつくる能力をすべて失ったようだった。[2] 彼女にはクラパレードに会ったという記憶がまったくないため、彼は部屋に入るたびに自己紹介をしなければならなかった。記憶障害はきわめて重篤で、クラパレードが部屋を出てほんの数分後に戻ったとしても、彼女は彼に会ったことを思い出せないほどであった。

ある日、彼は新しいことをやってみた。部屋に入り、いつものように握手しようと手を差し出した。彼女は、決まりごとのように彼と握手をした。しかし、手が重なったとき手をさっと引いた。というのも、クラパレードが掌に画鋲を隠し持っていて、それが彼女の手を刺したからであった。次の機会に、彼がご機嫌伺いに部屋に行ったとき、彼女は、彼が誰であるかを認識することはまったくできなかったが、握手することは拒んだ。なぜ彼と握手しようとしないのかを語ることはできなかったが、握手しようとはしなかったのである。

クラパレードは、今や危険を意味することとなった。彼はもはや単に一人の男でもなければ、医師でもなく、情動上特別な意味のある刺激となったのだ。患者はこの状況を意識上の記憶として持ってはいないが、クラパレードと握手することは自分に危害が加わりそうであることを意識下で学習し、脳がこの蓄積された情報（記憶）を使って、不愉快なことが再び起こらないように防いだのである。

記憶の保持と喪失についてのこれらの例は、クラパレードの時代には容易に解釈できず、一つの学習・記憶システムにはいろいろと異なる側面がある中で、あるものは生き残りあるものは崩壊したことを反映するものと近年にいたるまで考えられてきた。しかし、記憶の脳機構に関する最近の研究は、別の見方を提示している。クラパレードは、二つの異なる記憶機構の働きを患者の中に見ていたように思われる。一つは、経験を記憶として形成し、後にこれらの記憶を意識上の記憶として利用可能にする働きであり、もう一つは、過去の学習にはっきりと気づくことなく無意識のうちに行動を制御する働きである。

意識の上に思い出すことは、われわれが日常の会話の中で「記憶」という言葉を使うときに思いつくような種類の記憶である。すなわち、思い出すということは、過去のある経験を意識することであり、日常の会話の中で「記憶に問題がある」というときは、思い出す能力に困難があるという意味である。科学者は意識上の記憶のことを宣言的記憶（declarative memory）あるいは外示的記憶（explicit memory）と呼んでいる。[3] このようにしてつくられた記憶は意識にのぼり、言葉で記述することができる。時々この記憶を呼び起こしにくい場合もあるが、意識上の記憶として利用することはできる。クラパレードの患者は、脳傷害の結果として、この種類の記憶に問題があったのである。

しかし、握手を拒むことで危険が潜む状況から自身を守る能力は、また異なる種類の記憶システムによっている。このシステムは、危険や恐ろしい状況に関する内示的記憶（implicit memory）あるいは非宣言的記憶（nondeclarative memory）をつくる。前章で見たように、この型の記憶は、恐怖条件づけの機構によって形成される。――痛みを与える画鋲と連合することによって、クラパレードが視野に入ることが防御行動の引き金（条件づけ恐怖刺激）として学習されたのである。また、条件づけ恐怖反応は、二つの重要な意味において、内示的あるいは意識下の過程に関与する。学習が起こるのは、意識が明瞭であるかどうかには依存しない。そして、いったん学習されれば、条件づけされた情動反応を引き起こすには、刺激が意識上で認知されることは必ずしも必要ない。恐怖条件づけが行われたことに気がつくかもしれないが、恐怖条件づけが行われることや、その働きに意識的に関与することはしない。クラパレードの患者はこれに似た状況にあることを示している。彼女は、恐怖条件づけ刺激によって、二度と画鋲に刺されまいとする自己防衛力を自分でも気づかないうちに獲得したのである。しかし、脳傷害のために、それを学習したという意識上の記憶がないのである。

脳傷害からわかったことは、情動による学習経験をはっきり意識した記憶として持てなくても、無意識の情動記憶システムが働いていることである。これに対し、傷害のない脳では、通常、外示的記憶システムと内示的記憶システムが同時に働いており、それぞれ独自に特有の記憶をつくっている。だから、今日クラパレードに会い、今でも彼が相変わらず古いトリックを使うとしたら、古風な変人に画鋲で刺されたという外示的な意識上の記憶を形成することだろう。同時に内示的な意識下の記憶も。われわれは、内示的記憶あるいは恐怖条件づけ記憶のことを「情動による記憶」と呼ぼう、そして外示的な宣言的記憶を「情動体験の記憶」と呼ぶことにしよう。恐怖条件づけがどのように働くかはすでに明らかになったので、外示的あるいは宣言的記憶システムの神経機構について調べることにしたい。そして意識の上で働く記憶神経回路と、意識の下で働く恐怖条件づけシステムとの相互作用も一瞥しよう。

患者H・Mの人生とその時代

カール・ラシュレーは、近代の生理学的心理学の父であり、二〇世紀前半における脳研究者のうちで最も影響力のあった研究者の一人である。彼は、ラットの脳における記憶の場所を探す広範な研究を行った。[4] 彼の結論は、記憶はある特定の神経システムによって行われるのではなく脳内に分散して広く分布するというもので、広く受け入れられた。この結果、二〇世紀中ごろの研究者は、脳内の記憶場所を探そうという研究をやめてしまった。というのも、記憶場所を探す試みは不毛であり、誤った問題設定とさえ思われたからである。しかしながら、重篤なてんかんを患った一人の青年が一九五三年五月に、コネチカット州ハートフォードで手術を受けたことで潮流は変わった。[5]

　脳研究者や心理学者のあいだではH・M[6]として知られているこの患者は、知らず知らずのうちに、外示的（意識上の）記憶の脳機構についての研究方向をその後四〇年以上にわたり一気に決定づけたのである。彼は手術時に二七歳で、一六歳の時からてんかんの痙攣発作を経験していた。当時利用可能な薬でこの痙攣をコントロールしようとしたが、すべて失敗した。H・Mのてんかんは重篤かつ難治性であったので、病気の主たる部位、すなわち「焦点」を含む脳組織を除去する根治手術を行うべきであると判断された。彼の場合、両側の側頭葉を広範囲に除去することが必要であった。

　医学的な治療目的がどの程度達成されたかと言えば、彼の手術は大いに成功した。てんかん痙攣は抗てんかん薬で抑えることができるようになったのである。しかし、他方で、思いも寄らぬ不幸な結果が生じた。H・Mは記憶を失ったのである。より厳密に言うと、彼は外示的、宣言的、意識上の長期記憶を形成する能力を失ったのである。しかしながら、外示的記憶と内示的記憶の区別はさらに後年になるまで起こらなかったし、実際この区別はH・Mの研究にある程度もとづくのである。そこで、H・Mと彼についての問題を十分に検討するまで、しばらくはこの区別は脇に置くことにしよう。

　H・Mの記憶障害、健忘症について、何年にもわたり、多くのことが調べられ記述されてきた。先駆的な記憶研究者であるコーエンとアイヘンバウムは、最近になってH・Mの状況を要約している。――「現在、術後約四〇年になるが、H・Mは自分の年齢、現在の日付を知らない、どこに住んでいるか知らない、両親の現況も知らない（亡くなってから長いこと経つ）、そして自分の身の上についても知らない……」[7]。この分野における指導的研究者の一人であるラリー・スクワイヤー（Larry Squire）は、これについて以下のように述べている。「てんかんが著しく改善された一方で、重篤な健忘症となり、新しい学習がほとんどできず……新しい事柄の学習に関するH・Mの障害は広範囲に及びかつ非常に重度で、H・Mは日常生活では常に監視と世話を受けなければならなかった。毎日会っている人物の顔や名前も覚えられないのである。手術後年をとったので、自分自身の新しい写真を認めることができなかった」(8)。しかし、H・Mの状態を最も率直にまた適切に示しているのは、彼の不幸な状態を記載した最初の論文であろう。外科医ウィリアム・スコビール（William Scoville）と心理学者ブレンダ・ミルナー（Brenda Milner）がH・Mをはじめに研究した人たちであるが、H・Mは、日常生活の出来事を起こった端から忘れると述べている(9)。

ミルナーの研究から明らかになったことの一つは、H・Mの記憶障害は、決して知的能力の喪失ではないということである。H・Mの術後の知能指数は正常範囲内、実際には正常範囲でも良い方であり、何年もそれを保っている。彼の心の中における知識のブラックホールは、思考能力や判断能力の全般的な崩壊によるものではない。彼は愚かなのではない。単に記憶することができないだけである。

H・Mの記憶障害は、いろいろな面においてクラパレードの患者の障害に非常に似ている。しかしながら、二つの理由からH・Mは、記憶を理解するうえでより重要な症例である。一つは、H・Mは一九五〇年代半ばからほんの数年前にいたるまで広範に調べられてきたことである。おそらくこれほど詳細かつ長期にわたり研究されてきた患者は、神経学の歴史の中にもあるまい。彼は常に意欲があり、能力のある被験者であった。しかし、最近では年齢がその能力を削ぐにつれ、これらの研究に参加する能力を失ってきた。この研究のすべての結果から、われわれは彼の記憶のどの側面が損なわれたのかを正確に知っている。記憶を理解するうえでH・Mが非常に重要であったことの第二の理由は、われわれは彼の脳のどの部位が損傷したかを知っていることである。彼の損傷部位は、偶発的なものでなく、精緻な外科的切除の結果である。かくして手術の記録は損傷がどこにあるかを示している。さらに、新しい脳の画像診断手法を使って頭蓋内を見ることもできるようになり、損傷部位を確認することもできるようになった。脳の損傷部位に関する正確な神経学的情報と、記憶のどの側面が損障され、どの側面が正常であるかの詳細な情報とをつきあわせることによって、H・Mを研究している研究者たちは脳内で記憶が構成される仕方について重要な洞察を得ることができた。

記憶の長短[10]

今日では、記憶は数秒間続く短期貯蔵と、数分から一生続く長期貯蔵とに区分されている。[11] いま意識にある事柄は、短期記憶（特にワーキングメモリーと呼ばれ、第9章で述べるような短期記憶の特殊な形）の中に一時的にあるものであり、短期記憶となった記憶は長期記憶へ進んでいくことができる。[12] この二つの記憶様式の区別は一九世紀後半からあったことで、言葉は違うが、誰あろうウィリアム・ジェームズにより提唱されてきた。[13] しかし、短期記憶と長期記憶が異なる脳機構によって行われるまったく異なる過程であることの決定的な事実は、ミルナーによるH・Mの初期の研究から生じたものである。

H・Mは、長期記憶をつくることができず、彼の身の上に起こった事柄のほとんどすべてを忘れているように見えるが、それでもなお数秒間は情報を保持することができた。つまり短期記憶は持っていた。たとえば、絵の描かれたカードを見せられてからカードを隠された場合、何が描かれていたかをすぐに聞かれれば答えることができるが、数分経った後では何を見たかまったく答えることができない。そればかりか、何かを見たかどうかさえも答えることができない。いろいろなテストの結果から明らかとなったことは、H・Mにおける側頭葉部分の除去は長期記憶を損障したが、短期記憶は損障しなかったことであった。このことから、長期記憶の形成は側頭葉によって行われるが、短期記憶には他の脳部位が関与することが示唆された。[14]

われわれがH・Mから教えられたことは、新しい長期記憶を形成する脳のシステムは、古い長期記憶を蓄えているシステムとは異なることである。H・Mは少年時代や青年期の出来事は非常によく思い出すことができた。事実、手術前の記憶は良く、手術時より二年以上古い出来事は思いだすことができる。ミルナーはさらにいう。H・Mはきわめて重度の前行性健忘(新しい情報を長期記憶化することができない)があるが、逆行性健忘(手術前に起こったことを思い出せない)は軽度である。H・Mに欠けているのは、人生の初期に蓄えられた情報を引き出す能力の欠如ではなく、新しく学んだことを長期記憶の貯蔵庫の中に蓄えることである。

H・Mから得られた所見により、短期記憶と長期記憶が明確に区別され、さらに長期記憶には少なくとも二つの段階のあることが示唆された。第一段階は、摘出された側頭葉の部分が必要であること、第二段階として、他の脳部分、おそらく大脳新皮質の各領域が深く関与していることである。[15] 側頭葉は長期記憶の形成には必要であるが、年を経るにしたがって記憶はこの部分から独立するようになる。これらのことが記憶の脳機構に関するわれわれの理解の中心となる強力な概念である。

モデルを求めて

H・Mが傷害を受けた側頭葉の領野は、海馬と扁桃体の主たる部分と周囲の移行領域を含んでいる。これらには、マクリーンが辺縁系の要素とした部分が含まれている。すでに見たように、辺縁系は脳の情動系を構成していると考えられる。H・Mは情動の辺縁系説に初めていくつかの難点を提示し、辺縁系のある部分は情動とともに少なくとも記憶のような認識機構にも関与することを示した。

H・Mは側頭葉のいくつかの領域が破壊されているが、記憶障害の主たる責任は海馬が破壊されたことにあるという考えが示された。H・M以外の患者にも手術が行われたが、これらの症例も総合して考えると、記憶障害の程度は、除去された海馬の量に直接的に関係しているように思われた。これらの観察をもとに、新しい記憶を定着させるための主導的な脳部位候補として海馬が登場したのである。今日では、側頭葉を手術するとき、外科医は少なくとも片側の海馬および関連領域には手をつけないようあらゆる努力を払い、記憶を荒廃させないようにしている。

一九五〇年代の後半までは、記憶研究者が直ちにやるべき仕事は明瞭で一本道であったと言える。すなわち、動物実験の研究に転じて、海馬がいかにして記憶をつくり上げるかを解明することであった。動物実験では、記憶していることを尋ねるというテストではなく、以前の学習経験によって行動の遂行成績が影響を受けるか否かを見ることで行われた。海馬除去の影響を見る実験が、いろいろな種類の動物で数えきれないほど行われた。結果は、ばらばらでがっかりするようなものだった。海馬の破壊は、学習したものを思い出す能力を損なったり、影響しなかったりであった。結果が一定しないのは、人と動物では異なる記憶機構を持っているようにも思えるし、研究者たちが動物の記憶をテストする適切な方法をまだ見つけていなかっただけとも思われる。

しかし、一九七〇年代初頭、オックスフォード大学の心理学者デービット・ガファン（David Gaffan）は、海馬に依存する機能を高い信頼性で計測できるサルの記憶テストを開発した。[16] 遅延非見本合わせ（delayed nonmatching sample）課題と呼ばれた（図7-1）。サルは一つの刺激、たとえばおもちゃの兵隊をまず見せられる。次に、その刺激を取り除く。一定の遅延時間をおいた後、二つの刺激、前のおもちゃの兵隊と、同じ大きさのおもちゃの自動車が現れる。前に与えられなかった刺激（見本にあわない刺激）、この場合は自動車をつかむと報酬（干しぶどうやフルーツループ［ケロッグ社のシリアル］）をもらうことができる。もし見本（兵隊）をつかむと、報酬はもらえない。

サルは甘いものが大好きなので、この種のゲームを喜んで行う。正常のサルは、見本提示と二つの刺激提示の間にかなり長い間があっても見事に行う。海馬に損傷のあるサルでも、短い遅延時間ではそこそこうまくやることができる。しかし遅延時間が長くなるにつれ、試行の結果は惨憺たるものとなる。二つの刺激に対してランダムに応答し、見本にあった刺激を見本にあわない刺激と同じぐらいの頻度で選んでしまう。[17] 長い遅延をおいた時のこの失敗は、見本にあわない物を

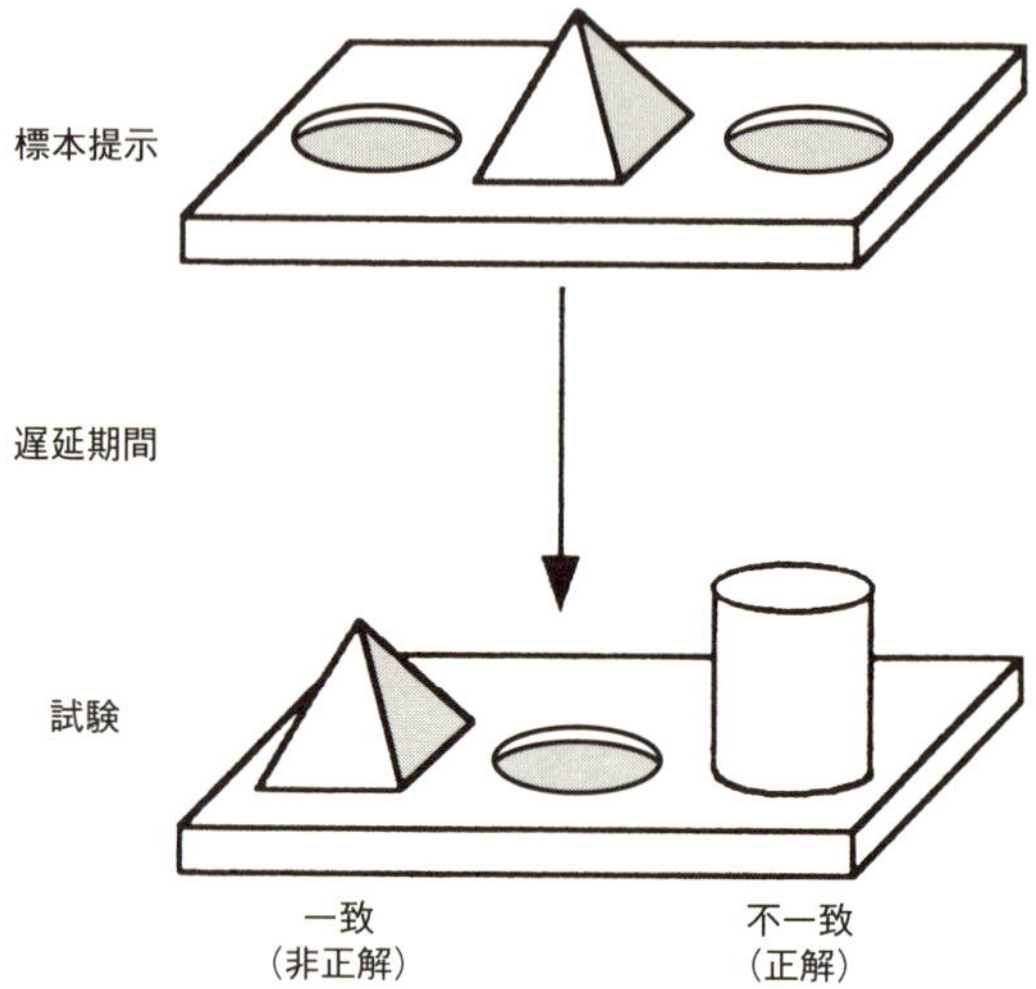

図7-1　遅延非見本合わせ試験　この試験では，サルは皿の中央に標本刺激を見せられる．遅延時間を置いた後，新しい刺激とともに元の見本が再び示される．もしサルが新しい刺激（見本と違う）を選択すると，その下にある報酬（ピーナッツ，フルーツループ，干しぶどう）を見つけることになる．この方法は，動物の記憶過程における海馬および関連皮質領域の役割を調べるのによく使われている（米国国立精神健康研究所，NIMH の E. A. Murray の図による）．

つかむという規則を学習できなかったからではない。海馬を除去される前にこの規則を学習するので、サルはすでに規則を知っており、特定のテストで現れる刺激物にこの規則を当てはめるだけである。問題は、見本にあわない物を選択するまでの期間、見本を記憶として保持していることができるかどうかである。

遅延非見本合わせ課題は、健忘症あるいは正常のヒトで記憶をテストするために用いられる課題とまったく同じではない[18]。ヒトの場合には、どのように課題を遂行するかを言葉で指示されるが、動物では数週から数カ月の行動訓練により学習できるのである。ヒトは通常は言語的なものでテストされるが、非言語的な試験刺激の場合にも言葉による応答を要求される。動物は、常に記憶を行動によって表現している。ヒトは正解しても甘いものを与えられることはない。遅延非見本合わせ課題で重要なことは、H・Mで記憶の問題を明らかにするのに用いたテストの種類と完全に対応していることではなく、動物での海馬依存性の記憶の研究にとって信頼性がある方法だということである。この理由で、遅延非見本合わせ課題は、ヒト側頭葉性健忘症のサルにおけるモデルとして申し分のない基準となった。

遅延非見本合わせ課題は、他の動物の研究、特にラットの研究にも試みられ、これらの動物においても海馬依存性記憶のよいテスト方法であることが判った[19]。しかしラットの研究を通じて、確実に海馬に関与すると考えられる他の課題も発見された。これらの課題では、空間的手がかりの使用に依存する形の学習と記憶に関わっている。ある課題では、中心から異なる方向へ放射する迷路の中でテストされた[20]。ラットはまず中心に置かれ、通路のうちの一つを選択せねばならない。ラットがすべき仕事は、前に通ったことがない通路を覚えておくことである。ラットが前に通ったことのある通路を選ぶと、何も報酬を得られない。この課題を解く唯一の方法は、空間的手がかりを使用することである。つまり、迷路のある部屋の中の物体と関連させて一つの通路の場所を覚えておかねばならない。別の課題では、ラットは、ミルクのように不透明な水を張ったタンクの中に入れられる[21]。ラットは、泳ぎが上手ではあるが実は泳ぐことが好きなわけでなく、できるだけ早く安全なところへ泳いでいこうとする。はじめに、水面にプラットフォームがおかれる。プラットフォームがどこにあるかを学習すると、プラットフォームは水面下に沈められる。ラットはプラットフォームがどこにあったかを覚えておかねばならない。そして、安全な場所であるプラットフォームへ泳いでいくための指標として、部屋にある周囲の空間的手がかりを使うのである。海馬を破壊すると、放射状迷路でも水迷路でも空間記憶が妨害される。

一九七〇年代の終わりまでには、役者は出そろったように思える。結局、動物とヒトの研究はどちらも、海馬が記憶ゲームの鍵であることを指摘している。しかし、国立精神健康研究所（NIMH）のモルチマー・ミシキン（Mortimer Mishkin）は、記憶と健忘症における海馬の役割についてのこのようなすっきり整った話に問題を提起した。[22] 彼の指摘は、側頭葉の破壊によって健忘症となったH・Mや他の患者では、海馬とともに扁桃体も同時に損傷されているのではないかというものだった。扁桃体も同じように重要なのではないだろうか。ミシキンはこのアイディアを検証するために、海馬と扁桃体を同時に破壊した効果と、それぞれの部分を別々に破壊した時の効果をサルで調べた。所見は明らかであった。サルの遅延非見本合わせ課題では、扁桃体と海馬を同時に破壊すると、どちらかを単独で破壊したときよりも記憶障害が大きかった。扁桃体や海馬のような辺縁系の領域が認識よりも情動に関与するという考えは、海馬が認識（記憶）に関与していることの発見によってすでに異論が唱えられていた。扁桃体が記憶システムの一部であるという可能性は、辺縁領域の認識機能と情動機能との区別をさらにあいまいにした。

しかしながら、扁桃体が記憶システムの一部であるという見解を、ほかの研究者は完全に受け入れているわけではない。そして、一九八〇年代の終わりには、海馬がやはり長期記憶システムの中心であるという方向に流れが戻ってきた。サンディエゴのラリー・スクワイヤー（Larry Squire）、スチュワート・ゾーラ＝モルガン（Stuart Zola-Morgan）とデービット・アマラル（David Amaral）は、H・Mとは別の重篤な記憶障

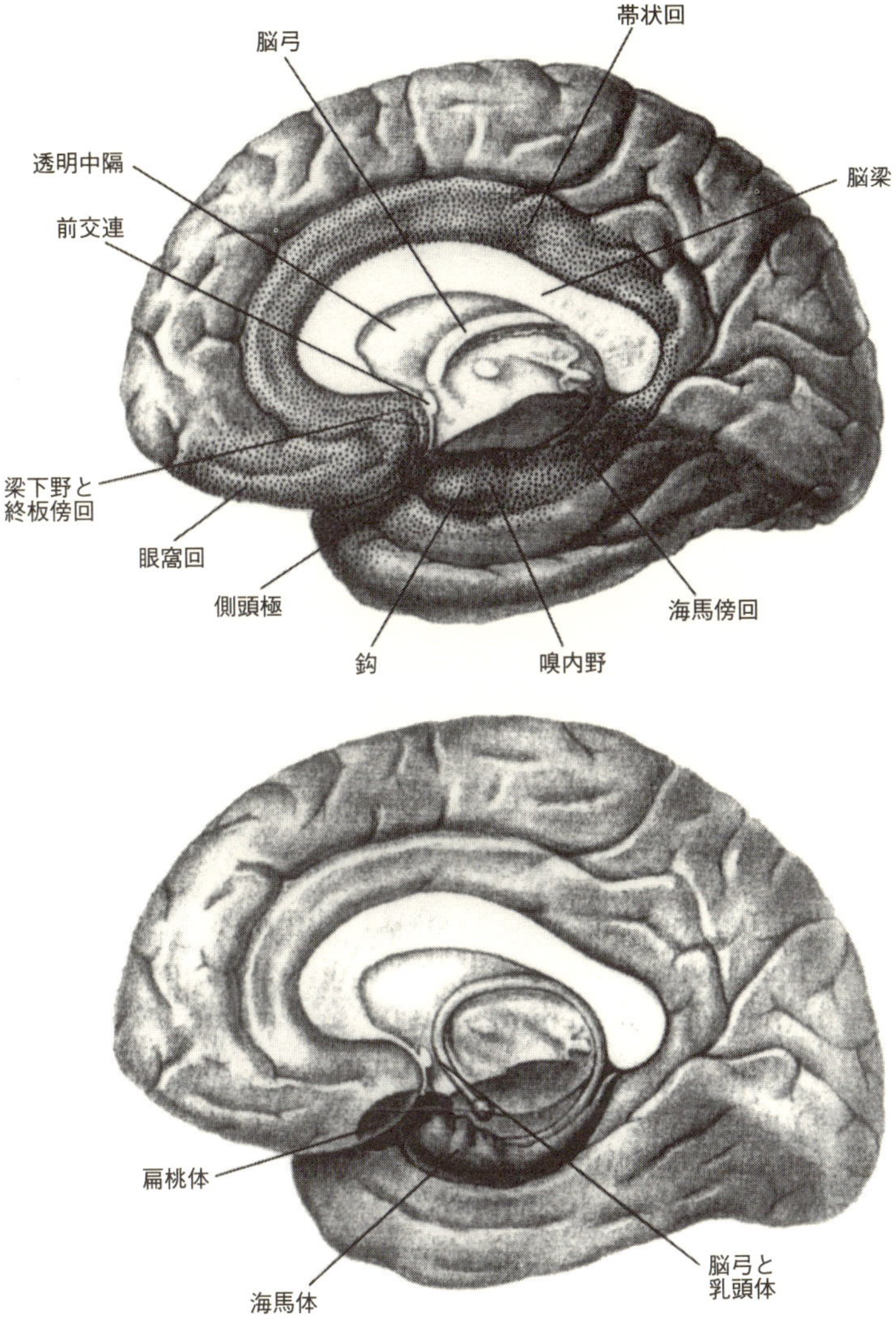

図7-2　海馬，扁桃体および周辺皮質の位置　この二つの図は，人脳の内側面とその内部を示す．点を打った領域は本来の辺縁系である（第4章参照）．扁桃体と海馬は側頭葉の内側面の深部に見られ，鉤，嗅内野および海馬傍回の下部にある（上図）．下図では，これらの皮質領域が取り除かれ，海馬と扁桃体の位置が描かれている（J. H. Martin［1989］, *Neuroanatomy : Text and Atlas.* New York : Elsevier. Copyright ©［1989］by Appleton and Lange の図15-1と15-2より複写）．

害の患者を調べた[23]。まもなくその患者は亡くなり、脳を調べることができた。この患者は、海馬だけに損傷を持っていたことが判ったのである。その他の部位には何も損傷が認められなかった。この選択的な破壊は、脳への酸素供給が低下する酸欠症の結果起こった。酸欠症は海馬の細胞に特異的に影響を与えたのである。健忘症は、海馬のみの損傷で起こったと考えられる。

それではなぜ、海馬と扁桃体の同時破壊のほうが、海馬の単独破壊よりもサルの遅延非見本合わせ課題でより成績が悪いのであろうか。サンディエゴのグループは、次にこの問題に取り組んだ。彼らは、扁桃体の除去手術に際して、海馬と新皮質との間の重要な連絡に携わる皮質領域をしばしば傷つけていることに気づいた。おそらくミシキンの効果は扁桃体の傷害によるものではなく、新皮質と海馬との間の双方向性の情報の流れを断ったことによるのであろう。サンディエゴの研究者たちは、海馬と関連するこの皮質領野を損なうことなく扁桃体を除去する方法を開発した。この扁桃体単独破壊法では、遅延非見本合わせ課題でなんの影響もなかったのである[24]。しかし重要なことは、扁桃体単独破壊でもクリューバー–ビュシー症候群で起こる情動障害、特に恐怖感の減弱を引き起こすことである[25]。記憶における海馬の役割は保たれたように思われ、認識の担い手としての扁桃体の役割は再び遠のいたのである。

それでは、扁桃体と海馬の周囲にある問題の皮質領域に対して、海馬の貢献とは何だろうか。ミシキンとムレイは、周囲の皮質に損傷があると遅延非見本合わせ課題にも障害が起こることを示した。事実、これらの部位への損傷では、海馬の損傷で見られるよりも欠陥が多かった[26]。この所見にもとづき、ムレイとミシキンは、海馬の記憶における主体的役割に疑問をいだき、周囲の皮質が特に決定的であるとの見解を示した。しかしながら他の研究者たちは、遅延非見本合わせ課題のみにもとづく結果をあまりにも強調しすぎることを指摘した。遅延非見本合わせ課題は、これまで思われてきたような魔法の弾丸ではないかもしれないのである[27]。ともあれ、前述の酸欠症の症例を思い起こしてほしい。すなわち、ヒトでは海馬だけの破壊で健忘症を起こしうるという確固たる事実がある。遅延非見本合

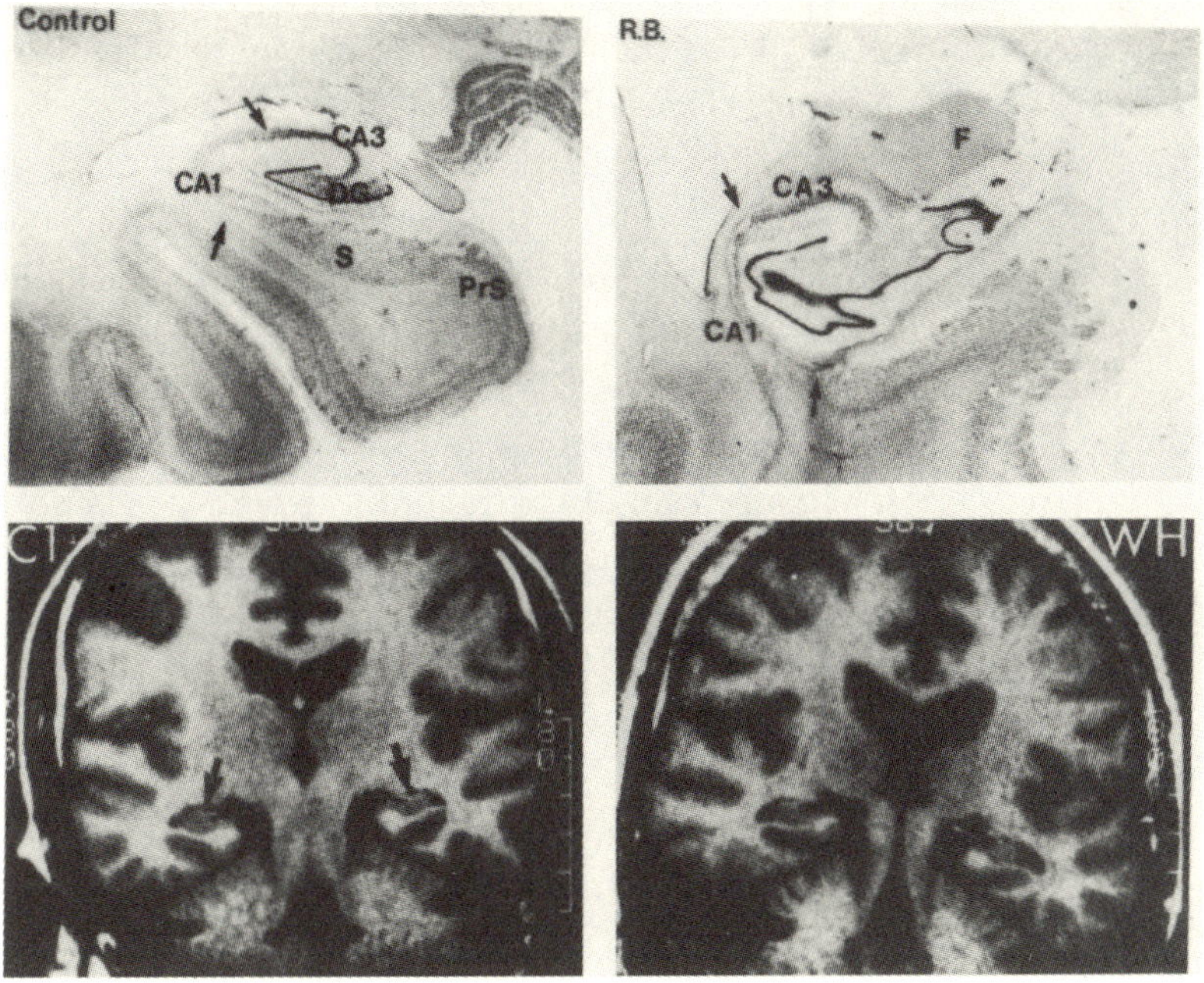

図7-3　正常および傷害された海馬の核磁気共鳴（MRI）像　ヒトの正常海馬（上図左）と健忘症患者の海馬（上図右）の顕微鏡標本．海馬CA1領域が正常脳で矢印で示されている．健忘症患者ではCA1領域が傷害されている．健常者のMRI像（下図左）と健忘症患者のMRI像（下図右）．健忘症患者では海馬体が著しく委縮している（上図はL. R. Squire［1986］, Mechanisms of Memory, *Science* 232, 1612-1619, ©1986 American Association for the Advancement of Scienceから転載許可．下図はG. Press, D. G. Amaral, and L. R. Squire［1989］, Hippocampal abnormalities in amnesic patients revealed by high-resolution magnetic resonance imaging. *Nature* 341, p. 54, © Macmillan Magazines Ltd.から転載許可）．

わせ課題は、海馬よりも周囲の皮質機能をテストするのに優れたものと言えるだろう[28]。つまり、この二つの領域それぞれが記憶には貢献しているのである。

細部にわたる論争が今後も続いて行くことは疑いもない。しかしながら、側頭葉の記憶システムがいかに働くかについてのおおまかなアウトラインについては、この領域の研究者のほとんどに共通した合意がある[29]。大脳皮質の感覚処理領野では、外界の出来事についての情報入力を受け、刺激の認知表現をつくり出す。これらの認知表現は次に海馬周囲皮質領野に伝えられ、さらに処理された情報が海馬へと送られる。海馬は再びこれらの周囲皮質へと情報を送り返し、周囲皮質は他の新皮質と情報を交換している。短期間（数年間）記憶を保持するには、側頭葉の記憶システムが健全である必要がある。というのも側頭葉記憶システムの要素が記憶の軌跡を貯蔵しているからであり、記憶の軌跡が側頭葉システムと新皮質との相互作用によって維持されるからである。年を経るにつれ、海馬は記憶に対するコントロールを新皮質へ手放していき、記憶は新皮質において長い間、おそらく一生涯保たれるように思われる。

動物とヒトの健忘症研究から判ってきたこの記憶様式は、アルツハイマー病で起こる精神変化を理解する手がかりをもたらした[30]。この病気では、まず側頭葉、ことに海馬に変化が起こる。このことがアルツハイマー病の初期症状として物忘れが起こることをよく説明している。しかし実際には、病気の進行とともに病変が新皮質にもおよび、新旧を問わず記憶のすべての面が侵されるとともに、大脳皮質に依存するいろいろな認識機能にも障害が現われる。ヒトと動物の健忘症に関する長年にわたる研究がなかったならば、アルツハイマー病が前脳に広がっていくにつれて認識機能が荒廃していく状態は、そう簡単には理解することができなかったであろう。この病気がどのようにして精神と脳を次々と荒廃させていくかについて検討することは、病気の進行とともに起こるであろう認識機能の崩壊を防ぎ、留め、引き戻す方法を見出すのに最も有効なことではなかろうか。

記憶のポケット

初めの頃、H・Mは与えられた記憶テストのほとんどで、新しい長期記憶をつくることができなかった[31]。テストが言葉、絵、あるいは音によるかに依らず、ともかく彼は覚えることができなかった。したがって、彼の記憶障害は「汎健忘症」と記述された。彼が保持できた数少ない記憶のかたわれは、初めは孤立して関連のないこま切れの記憶のように見えた。しかしながら、いろいろな記憶テストによる知見が増えるに従い、明瞭に識別できる記憶のポケットがH・Mにも残されていることが明らかとなった。これらの発見によって、側頭葉性健忘症は、新しい学習のすべてを障害する汎健忘症とはもはや考えられなくなった。健忘症の中でどのような学習機能が保全され、何が障害されるかを明らかにすることによって、側頭葉システムが記憶にどのように貢献しているのかを特徴づけることが可能になった。

学習能力が保たれていることが判った最初の観察は、手にした鏡を見ながら星形の図をコピーするようにミルナーがH・Mに求めたときになされた[32]。この課題は、鏡像を見ながら手を制御するという脳への不自然なフィードバックにもとづいていて、手が空間の中でどこに在るのかを学習することを求めていた。一回目はうまくできなかったが、練習により改善され、ついに良好な作業成績を示すことができるようになった。マサチューセッツ工科大学のスーザン・コーキン（Suzanne Corkin）は、他の手作業課題、たとえば回転テーブル上で回転している小さな点の上に鉄筆の針を保つように要求する課題も、H・Mが練習によって上達していくことを発見した[33]。鏡像描写課題と同じように、試行を重ねるほど上手になった。二つの手作業学習課題において改善が見られたのであるが、作業成績が改善されるまで練習したことについては、まったく意識上の記憶がないというのは興味あることで、また重要なことである。これらの所見は、手作業の学習と記憶は、側頭葉システムではなく他のシステムによって行われるのではないかということを示唆した。

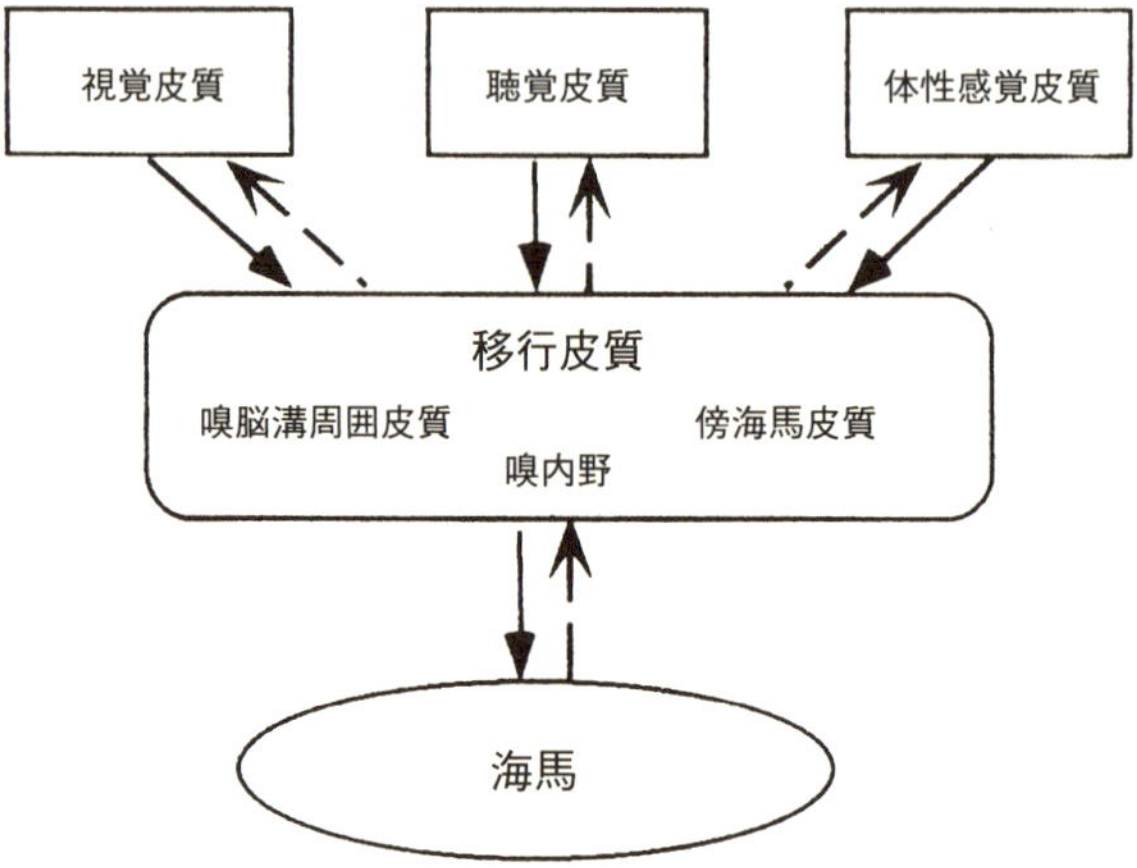

図7-4　**海馬への皮質性入力**　大脳新皮質の主な感覚処理システムは，新皮質と海馬の移行領域（嗅周皮質と海馬傍回）へそれぞれ投射する．次いでこれらの領域は嗅内野へ出力を送る．嗅内野は，海馬体への主たる入力源となっている．海馬は，移行皮質を通る同じ神経路によって新皮質へ投射を返す．

ニール・コーエンは、健忘症でも保全される作業学習能力が、心理課題をより上手に行う能力、いわゆる認知能力にまで及ぶのか否かを調べた。[34] 彼は、健忘症患者の鏡像単語（"egral"は"large"の鏡像）を読む能力は、練習により改善されることを示した。また、数学問題やパズルを解くのに必要な、複雑な規則にもとづく戦略も学習できることを示した。よく検討された例の一つは、ハノイの塔と呼ばれるパズルである。この問題を解くには、異なる大きさの円板を三本のピンの間で一定の方法で動かさねばならない。しかも小さいピンを大きいピンの下にしてはいけない。健常者でもこのパズルの最適な解答を見つけることは難しい。しかし、H・Mなどの健忘症患者でも、何回も練習すると、この問題を解くことができるようになる。他の学習課題の時と同じように、彼らにはゲームをやったという記憶はない。

英国のエリザベス・ワーリントン（Elizabeth Warrington）とラリー・ワイスクランツ（Larry Weiskrantz）の研究によって、「プライミング効果」は健忘症患者にも保存されることが示された。[35] プライミングとは、上述した健忘症でも残存する学習や記憶の例と同じように、被験者が前に行った学習経験が後の行動達成に効果を与えることで学習が起こるのであり、先行する学習によって得た知識によるものではない。たとえば、プライミングの一型では、被験者に単語のリストが与えられる。後に、リストにあった単語を思い出すように言われたとき、健忘症患者はまったく答えらない。しかし、単語を思い出すように言われるかわりに、字の抜けた単語を提示され、これを完成するように言われると、リストになかった単語よりも、リストにあった単語のほうが完成率がよい。

ワイスクランツとワーリントンは、古典的な条件づけまばたき反応が健忘症患者にも保存されることを示した。[36] この課題では、ある音が嫌悪刺激（通常は目に空気を吹きつける）と対になっている。何百という試行の後に、この音を聞くと、空気が吹きつけられる直前にまぶたを閉じるようになる。このタイミングのよい反応は、吹きつけられる空気から繊細な眼球組織を防御しようとするものである。健忘症患者は、正常なまばたき条件づけ反応を示す。このことはとくに驚くべきことでなく、まばたき条件づけには脳幹の神経回路が関与しており、中脳より上位の脳がすべて除去されても影響を受けないことが、動物実験によって、現在ではわかっている。[37] まばたき条件づけ反応を獲得したにもかかわらず、健忘症の患者は条件づけに用いた器具を見たことの記憶はまったくない。

記憶の多重性

これら残存する学習機能や記憶機能に共通しているものは何か、側頭葉性健忘症で破壊される機能とはどう違うのか。コーエンとスクワイヤーはすべての所見をまとめ、一つの結論に達した。[38] 彼らの提唱するところでは、側頭葉の記憶システムに加えられた傷害は、意識上に想起する能力を妨げるが、ある技能（skill）を学習する能力は正常に保たれている。彼らは、これらの二つの記憶過程を宣言的記憶（declarative memory）と手続的記憶（procedural memory）と呼んだ。ハーバード大学のダニエル・シャクター（Daniel Schacter）は、外示的記憶《エクスプリシット・メモリー》と内示的記憶《インプリシット・メモリー》を区別し、似たような二区分を提唱している。[39] 作業原理を意識することは外示的記憶において起こることであるが、作業それ自体は無意識的な要素によって内示的記憶において行われている。技能学習、プライミング、および古典的な条件づけは、すべて内示的記憶あるいは手続的記憶の例である。これらは側頭葉性健忘症においても健常であり、側頭葉の記憶システム以外の脳部位が関与している。記憶を二つに区分する仕方は、長年にわたりいろいろと提唱されてきたが、[40] 意識的記憶、外示的記憶、宣言的記憶と、無意識的記憶、内示的記憶、手続的記憶との区別は、今日の考え方に大きな影響を与えたのでここで強調しておこう。

外示的記憶と内示的記憶の区別は、スクワイヤーと彼の同僚によって行われた研究で目がさめるように描かれている。[41] 健忘症患者は、単に検査における指示の内容を変えることで、記憶テストに成功することもあれば失敗することもありうることを示した。つまり、外示的記憶を必要とする方向へ患者を誘導すれば失敗を招くことになり、内示的記憶の方へ誘導すれば成功へ導くことになる。用いる刺激はすべての状況においで同じであり、ただ記憶の指示が異なるだけである。被験者は単語のリストを見せられる。数分後に、三種の指示が与えられる。すなわち、リストの単語からできるだけ多くの単語を思い出すことを求める指示、次の手がかりを使ってできるだけ多くの単語を思い出すことを求める指示、手がかりを見たときに最初に心に浮かんだ単語を述べよという指示である。後の二つのテストに示す手がかりとは、リストに在った単語を構成する三文字の語幹である。たとえば、MOTがMOTELの手がかり、ABSがABSENT, INC.がINCOMEのというようなものである。それぞれの語幹は他の単語にもあるもので、MOTはMOTELの他にMOTHERやMOTLEYからもありうる。なんの手がかりもなしに想起しなければならない場合は、当然ながら、健忘症患者は失敗ばかりである。単語の想起に手がかりを使うように指示された場合にも、やはりほとんど失敗である。しかし、手がかりを見た後に初めて心に浮かんだ単語を述べよという指示の場合には、患者は健常者と変わらないほどに成功する。後者の例では、手がかりは想起の助けではなく、プライミング刺激となっていた。プライミング課題の遂行、内示的記憶システムを使うような場合には、患者は課題を見事に遂行するのだが、側頭葉の記憶システムに傷害があると、たとえ手がかりを使ったとしても事象の意識的想起が妨げられる。アイヘンバウムはラットの研究で似たようなことを発見した。訓練の中でラットに与えられた指示の違いによって、海馬に依存する学習状況、あるいは依存しない学習状況を作りだすことができることを示した[42]。

コーエンとスクワイヤーは、外示的記憶、あるいは宣言的記憶が単一の記憶システム、すなわち側頭葉記憶システムにより行われるということをいち早く指摘したが、多重な内示的あるいは手続的記憶システムがあることも指摘した。かくしてプライミングを行う脳のシステムは、技能学習あるいは古典的な条件づけに必要なシステムとは異なる。さらに、違った形の古典的条件づけは、異なる神経機構によって行われる。たとえば、まぶた閉じ条件づけは脳幹の神経回路によって、また恐怖条件づけは扁桃体と関連構造によってというように。明らかに、脳はいくつもの記憶システムを持っており、それぞれが異なる種類の学習や記憶機能に携わっている。

過去を振り返って、動物では海馬依存性の記憶課題を見つけられなかったという事実を考えれば、記憶システムの多重性は明らかであるはずだった。そのような課題はいくつか見つかったが、動物の記憶研究で用いられた記憶課題のほとんどは、海馬のない状態でもまったく見事に遂行されていた。課題の遂行が海馬に依存したり依存しなかったりというのであれば、記憶は単一の現象ではなく、脳内に異なるいくつかの記憶システムが存在すると言わざるを得ない。しかし、一九六〇年代、一九七〇年代には、これらのさまざまな効果を理解するに足るはっきりとした考え方の大枠がなかったのである。むしろ、これらさまざまな結果は混乱を引き起こした。記憶システムの多重性という考え方は、これらのことすべてをなるほどと思わせてくれる。

海馬は何を表現しているのか？

大脳新皮質から海馬への入力の種類を調べることによって、海馬がどんな性質の記憶に重要なのかがわかってきた[43]。上に述べたように、海馬と新皮質の主な結合は、移行部の海馬周囲皮質を経由して行われる（図7-4参照）。この領域は、主だった各種感覚について最も高次な処理が行われる部位から入力を受けている。たとえば、光景あるいは音といった刺激によって、ある皮質感覚システムが処理を終わると、情報が移行部領域に送られる。そこで他の感覚種の情報と混合される。このことは、移行部の神経回路では、もはや単に視覚、聴覚、あるいは嗅覚に限られるものでなく、そのすべてを包含した世界の表現をつくり始めていることを意味している。単なる感覚認知の脳領域から概念認識の脳領域へ移り始めるのである。この移行領域は、つぎに認識表現を海馬へと送り、ここでさらに複雑な表現が形成されるのである。

海馬の記憶における役割についての一つのヒントは、一九七〇年代の初めに、ロンドン大学のジョン・オキーフ（John O'Keefe）によって行われた研究からわかった[44]。彼は、ラットが試験箱のある特定の場所へ移動してくると、海馬の神経細胞の活動性が高まることを見出した。ラットが他の場所へ移動すると、この細胞の活動性はなくなるのである。彼はこのような細胞をたくさん見つけ、それぞれの細胞は別々の場所に反応することを見つけた。オキーフはこの細胞を「場所細胞」と呼んだ。試験箱は上が開いているので、ラットは部屋を見渡すことができる。神経細胞の発火頻度は、ラットが部屋の中のどこにいるかを知ることによって制御されていることを示した。というのも、この部屋にあるいろいろな手がかりを取り除いてしまうと、発火パターンが劇的に変化するからである。さらに重要なことは、場所細胞は、厳密には視覚刺激に反応しているのではなく、真っ暗やみの中の「場所領域」（細胞の活動性が亢進する場所）をずっと維持していることである。オキーフと仲間のリン・ナーデル（Lynn Nadel）らは、一九七八年に『認識地図としての海馬』という大きな影響を与えた本を出版した。この中で、海馬は感覚依存性の空間表現を形成すると述べている[45]。オキーフとナーデルによれば、空間表現の重要な機能の一つは、記憶を配置する文脈を形成することであるという。文脈は、記憶を空間と時間の中に配置して自叙伝的なものにする。これこそが記憶における海馬の役割であると彼らは言う。海馬によって行われる場所（空間）記憶システムを、他の脳領域で行われるいくつかの他の記憶システムから区別する初期の多重記憶システムという考えを、彼らは提唱した。オキーフとナーデルの主たる関心は、場所のシステムにあり、他の学習様式の基礎となる脳システムを同定しようという意図はなかった。

オキーフの観察、およびナーデルとの著書は、空間手がかりの処理における海馬の役割を理解することに全精力を捧げた。放射状迷路[46]や水迷路[47]における海馬依存性記憶の実証は、直接的には場所細胞の発見となり、また多くの実験は、まさに海馬がいかにして空間を符号化するかの解明のために行われた。この後も継続されたオキーフの研究[48]に加えて、ツーソンのブルース・

マックノートン（Bruce McNaughton）とカロル・バーネス（Carol Barnes）の研究[49]、バルチモアの故デービッド・オルトン（David Olton）の研究[50]、エジンバラのリチャード・モーリス（Richard Morris）の研究[51]、そしてブルックリンのジム・ランク（Jim Ranck）、ジョン・キュビェ（John Kubie）およびボブ・ミューラー（Bob Muller）の研究[52]などが特筆される。

しかし、すべての研究者が、海馬は空間認識機構であるとの考えを受け入れているわけではない。たとえば、アイヘンバウムは、空間処理における海馬の役割それ自体に疑問を持っている。海馬が特に巧みなことは何か、そしてなんのために重要かというと、多くの手がかりを必要とする表現を同時に形成することであると主張し、空間はその中の特別な例ではあるが、その主要なものではないという[53]。さらに、ジェリー・ルーディー（Jerry Rudy）とロブ・サザランド（Rob Sutherland）をはじめとする研究者たちは、海馬は、個々の刺激を超越して、手がかりの配列（混合）に関わる表現を形成すると主張する[54]。これはアイヘンバウムの仮説、すなわち、海馬の表現は個々の手がかり間の関係に関わっているのであって、手がかりが溶け合って新しく合成された配列となるような表現ではないとの主張とは異なっている。

空間仮説、配列仮説あるいは関係仮説のどれを選択すべきかを知るにはさらなる研究が必要である。最終的な評決を下すには、体験としての光景、匂い、音が海馬の中でどのように表現されているか、また同様に空間と時間におけるさまざまな刺激や出来事のすべての配列がどのように表現されているかを事実に即して説明するもの次第といえよう。

ポール・マクリーンは、辺縁系理論を展開して、海馬は情動が宿る打ってつけの場所であるという提案をした。海馬は、原始的で単純な構造ゆえに、刺激の間の細かい区別はできないだろうし、物事を混同するだろうと述べた[55]。マクリーンの提示は、われわれの日ごろの情動が非論理的で混乱しやすいものであることを説明しているかもしれない。しかし今日では、振り子は反対方向に振れた。海馬は、混乱を生ずる原始的な機構ではなく、むしろ高性能な計算能力をもたらすように精緻に設計されていると考えられている[56]。海馬は、脳の中でも最も重要な認識システムの一つ、すなわち側頭葉記憶システムにおける要衝と考えられるようになった。

情動による記憶と情動体験の記憶

それでは、情動的な状況において記憶がいかにつくられるかを理解するために、外示的記憶と内示的記憶の区別に含まれている意味を探ってみよう。自動車で坂を下っていて、恐ろしい事故に遭うことを考えてみよう。警笛の音が耳についている。この体験によってあなたは苦痛の中にあり、心が傷ついている。後になって、警笛の音を聞いたとき、内示的記憶システムも外示的記憶システムも共に賦活される。警笛の音（音の神経的表現）は恐怖条件づけの刺激となっており、聴覚系から直接扁桃体へ送られ、危険な状況下で通常起こるような身体反応を気づかぬうちに引き起こす。つまり、筋肉の緊張（硬直の痕跡）、血圧と心拍数の変化、発汗の増強などの身体反応である。警笛の音はまた新皮質を通って側頭葉記憶システムに達し、ここで外示的な宣言的記憶が賦活される。あなたはあの事故を思い出している。どこを通っていたか、誰と一緒だったかを明らかに覚えている。またどれほど恐ろしかったかも覚えている。しかし宣言的記憶システムでは、ボブとそこにいたという事実と、事故は悲惨だったという事実についての差は何もない。両方ともその体験についての事実以外のなにものでもなく、陳述できる事柄である。事故は悲惨だったという事故の特殊性に関する事実は、情動による記憶ではない。これは情動体験についての宣言的記憶である。これは側頭葉記憶システムで媒介され、情動の影響はまったく受けていない。嫌悪感のある情動記憶は、情動とともに身体的経験を伴って完成するのだが、これを形成するには情動記憶システム、たとえば扁桃体が関与する内示的恐怖記憶システムを活性化しなくてはならない（図7-5）。

しかしながら、情動体験の外示的記憶と内示的な情動記憶が邂逅する場所がある。それがワーキングメモリーであり、この中で即時的意識経験が形成される

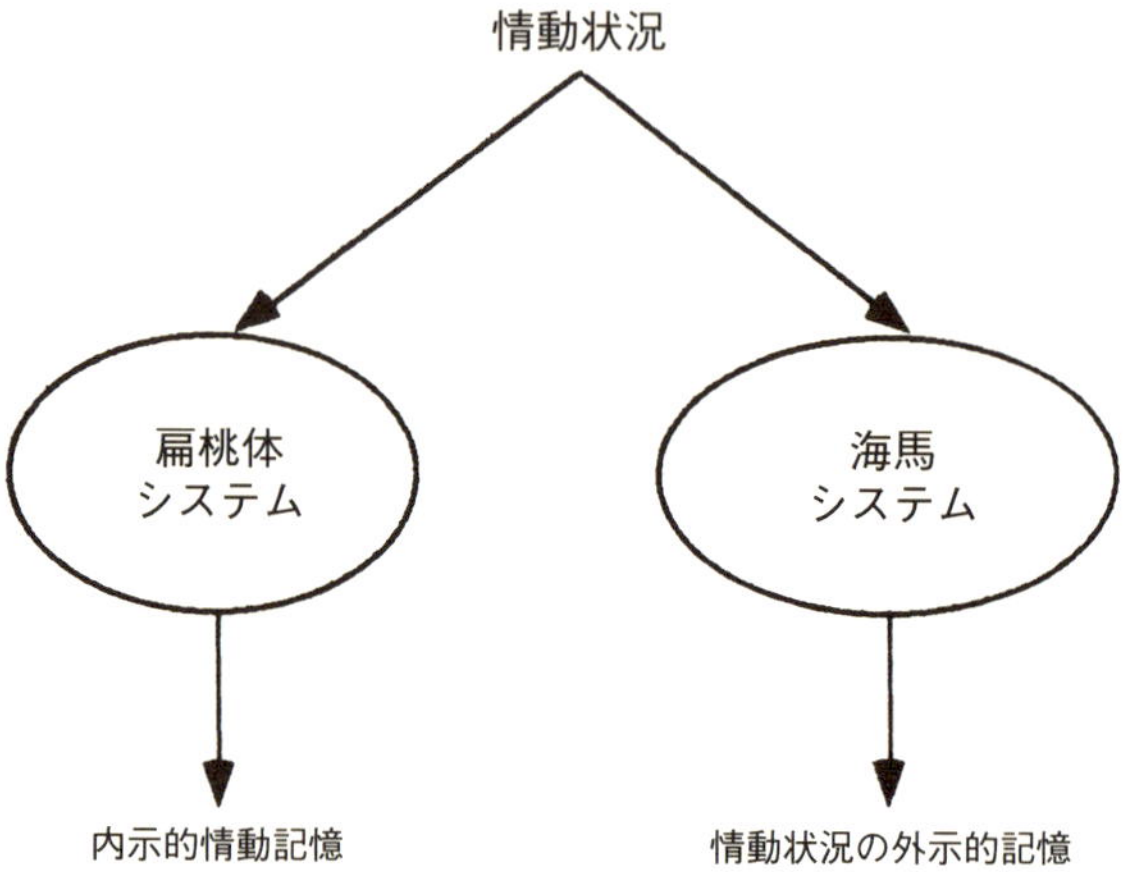

図7-5　情動の記憶と情動体験の記憶の脳機構　脳にはさまざまな異なる記憶システムが含まれていると考えるのが一般的である．意識上の宣言的あるいは外示的記憶は，海馬と関連する皮質領域によってつくられる．一方，さまざまな意識下のあるいは内示的な記憶は，これとは異なるシステムでつくられる．内示的記憶システムの一形は情動（恐怖）記憶システムであって，扁桃体と関連領野が関与している．心に傷を負うような状況では，内示的記憶システムと外示的記憶システムがともに並行して働いている．後になって，その傷害時に起こった刺激に出会うと，両方のシステムが再び賦活される．海馬システムによって，その時誰といたか，何をやっていたかを思い出すとともに，客観的な事実としてその状況が恐ろしいものであったことを思い出す．扁桃体システムによって，その刺激は筋を緊張させ，血圧や心拍数を変化させ，ホルモンを分泌させて，体や脳の反応を引き起こす．これらのシステムは同じ刺激で賦活され，同時に働くため，この二種類の記憶システムは一つの統合された記憶システムの部分のようにも見られよう．これらのシステムを別々に切り離すことによって，また特に動物実験の研究やヒトの数少ない重要な臨床例の研究によってはじめて，どのようにしてこれらの記憶システムが並行して働き，独立した記憶機能を生み出しているかを知ることができよう．

（ワーキングメモリーと意識については第９章で述べよう）。警笛の音は、内示的情動記憶システムを経由して、情動喚起の水門をあけ、恐怖と防御に関わるすべての身体的反応のスイッチを入れる。喚起されているという事実は現在の経験の一部となる。この事実は、事故の外示的記憶とともに意識の上で並ぶことになる。内示的記憶システムによる情動喚起なくしては、意識上の記憶も感情に関しては平坦なものとなるだろう。しかし、意識上の記憶と、今喚起された情動とを同時に意識にのぼらせることは、意識的記憶に情動的な風味を与えることとなる。実際にこの二つの出来事（過去の記憶と現在喚起されたもの）は、その瞬間の出来事を統合した意識経験として継ぎ目なく癒合されるのである。過去の記憶と喚起された情動とを統合した経験は、新しい外示的な長期記憶に変換されるのである。こうして、事故のことを思い出すと、情動も呼び起こされる記憶が形成される。この例では、事故の記憶が情動を喚起したのではない。情動が内面で呼び起こされたことで、外示的記憶に情動的な色合いが加えられたのである（図７-６）。

それにもかかわらず、意識上の記憶が緊張や不安を起こしうることは、経験からもわかるし、説明しておく必要がある。このことを起こすのに必要なのは、外示的記憶システムから扁桃体へと続く一連の神経結合である。実際に、海馬と移行領域および他の皮質領域から扁桃体への多くの結合がある。

意識下で処理された刺激は、意識の上での記憶を賦活することなく、あるいは意識に上ることもなく、扁桃体を活性化することがある。第２章、第３章で見たように、刺激自体に気づかないか、その意味に気づかないか、いずれにせよ、刺激を無意識的に処理することはありうる。たとえば、上で述べた事故が起こってからかなり時間が経ったために、外示的記憶システムは、警笛が鳴り続けたなどの事故の詳細についての多くを忘れてしまったと考えてみよう。長い年月が経った現在、警笛の音は外示的記憶システムからは無視されている。しかし、情動記憶システムは警笛の音を忘れていないとしたら、それによって扁桃体が刺激されたときには情動反応が引き起こされるだろう。このような場合、なぜそうなるのか理解できないけれど情動

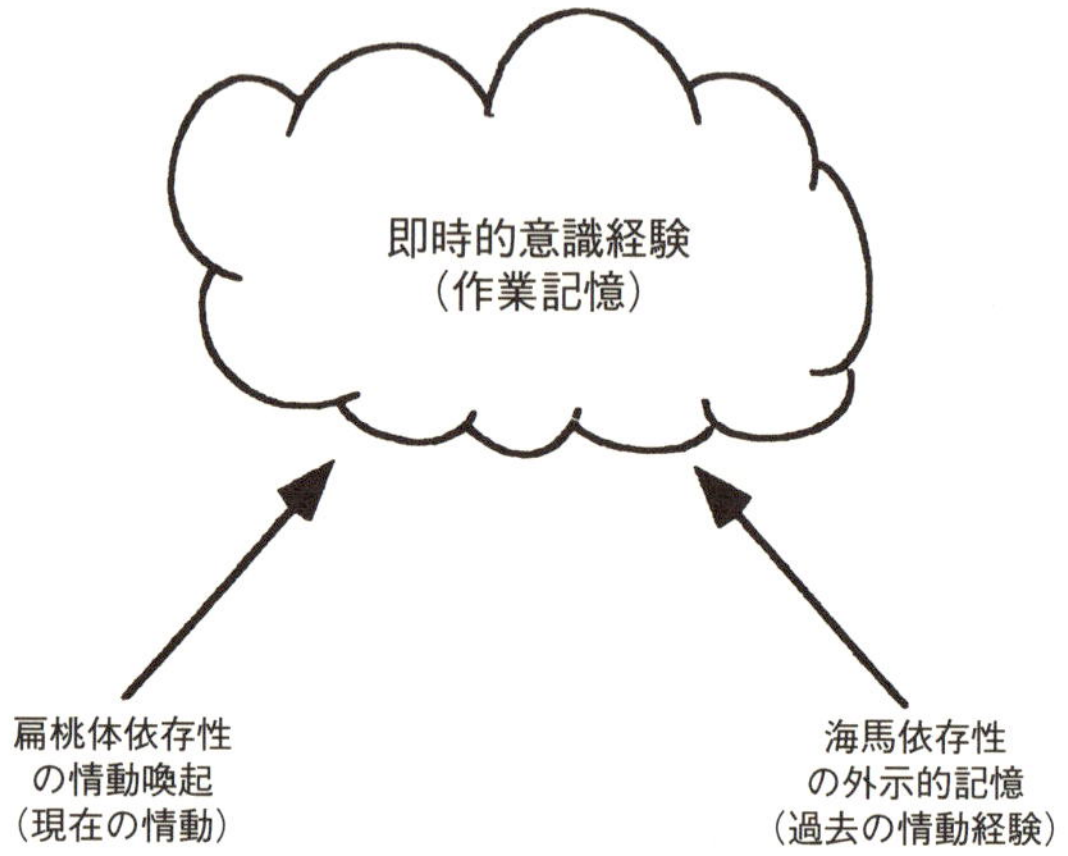

図7-6　即時意識経験における外示的記憶と情動喚起の交差　海馬の外示的記憶システムが活動すると，貯蔵された知識あるいは個人的経験が意識に上ってくる．扁桃体が活動すると，情動的（防御的）反応の発現を起こす．しかし情動が喚起されたことにも気がつき，過去の状況の外示的記憶と目前に喚起された情動とを意識上で融合する．このようにして，過去の記憶について新たにつくられた外示的記憶には，情動の色合いが加わる．

的にとても苦しい状態にあるかもしれない。このように、情動は呼び起こされているがなぜこんな感情をもつのかわからないという状態は、多くの人でよく起こることである。また、このことは、これから説明しようと思うシャヒター-シンガーの情動理論の鍵となる条件でもある。しかし情動がこのようにして喚起されるには、内示的情動記憶システムのほうが外示的記憶システムより忘れやすいものであってはならない。二つの事実が、その可能性を示唆している。一つは、外示的記憶システムは、もの忘れがひどく不正確なことで悪名が高い（後述）。二つ目は、条件づけ恐怖反応は、時間が経っても減弱しないことである。実際、恐怖反応は時が経つにつれ増強することがしばしば見られ、「恐怖の培養」と呼ばれる現象である。[57] 条件づけられた反応を減弱するには、学習した引き金としての条件刺激（CS）を、非条件刺激（US）を与えることなしに、繰り返し何度も示すことによって行うことができる。しかしながら、一度鎮静化した反応が再燃することはしばしば見られ、再燃しない場合でもストレスのある出来事によって息を吹き返すことがありうる。[58] このような観察によって、条件づけ恐怖学習は著しく回復しやすいものであり、消えにくい形の学習であると結論できる。この結論は、ある心理的状態を理解するうえできわめて重要な示唆を与えており、次項でも見てみよう。

幼年期健忘

内示的な情動記憶と情動体験の外示的記憶の形成には別々の異なるシステムが関与しているという考えは、おおよそ三歳以前の経験を思い出すことができないという幼年期健忘をよく説明している。幼年期健忘はフロイトが初めてとりあげた問題で、子供は二歳ぐらいまでには上手に話せるようになり、精神的にも複雑な状況に対応できるようになるが、後になってこの時期に起こったことの話におよんでも、その記憶はないという。[59]

ナーデルとジェイク・ジェイコブズ（Jake Jacobs）は、幼年期健忘の鍵は、海馬が比較的長い間かかって成熟することにあると主張した。[60] 脳の領域が十分に機能するためには、そこの神経細胞が育ち、いろいろな脳領域の神経細胞と情報連絡するための神経結合ができる必要がある。海馬が働くようになるには、他の脳領域に比べて少し長い時間がかかるようだ。そこで、ジェイコブズとナーデルは、人が幼年時期の外示的記憶をもっていないのは、それを作るシステムが十分には働いていないからであると述べている。しかしながら、学習したという明瞭な記憶はないにせよ、子供はこの健忘症の時期にもたくさんものを覚えるのだから、他の脳システムは初期の段階で学習し覚える体制が整っているはずである。

ジェイコブズとナーデルは、子供時代に被った心の傷が、思い出しはしないが、長く続き、その後の精神生活に悪影響を与えるようなことがどうして起こるのかについて特に関心を持った。精神的苦痛の出来事（トラウマ）を無意識のうちに記憶するこのシステムは、海馬に先んじて成熟すると主張した。彼らは、この精神的傷害を意識下に残し、記憶するシステムが何であるかをはっきりさせてはいないが、このシステムが扁桃体とその神経結合に大いに関係していることは今やわかっている。

扁桃体の発生上の成熟化についての生物学的研究はあまり進んではいないが、行動学的研究から、まさに扁桃体は海馬より先に成熟していると考えられる。コロラド大学のルーディーと同僚研究者は、ラットが海馬依存性課題と扁桃体依存性課題を学習する年齢を調べた。[61] 扁桃体の課題は、海馬の課題より早い時期に獲得されることがわかったのである。扁桃体は、機能的にも海馬より先に成熟するようである。

扁桃体が海馬と異なる働きをし、異なる時期に成熟することは、精神病理学的諸問題を理解するうえできわめて示唆に富んでいる。次の項でこれらのことについてさらに探究しよう。

フラッシュバルブメモリー（閃光記憶）

ギャリー・ラルソン（Gary Larson）は、*The Far Side* という本の中で、多くの動物が森の中で車座に座っている絵を描いた[62]。その脚注には次のようなことが書かれている。バンビのお母さんが銃で撃たれたというニュースを聞いたとき、自分たちがどこにいたか、誰といたかを森の動物たちはみんな知っている。この話は、アメリカのベビーブーム時代の人たちやその親に特徴的なのだが、ケネディー大統領が銃で撃たれたことを聞いたとき何をしていたかを正確に思い出せるという現象にもとづいたものであると気がつくだろう。情動との関わりあいによって澄明でくっきりとした記憶になっているこのような記憶を、心理学者は「フラッシュバルブメモリー」と言う[63]。カリフォルニア大学アーバイン校のジム・マゴー（Jim McGaugh）と共同研究者たちの最近の発見は、状況の情動的な意味合いを感知することと、外示的記憶における情動の状況を再現することとは異なるシステムが関与しているとの考えとともに、フラッシュバルブメモリーの生物学的基礎を理解するうえで助けになる。

マゴーの研究室では、アドレナリンなどの末梢のホルモンが記憶の固定過程に果たす役割について長い間調べてきた[64]。彼の研究により、ラットが学習した直後にアドレナリンを注射すると、学習の記憶が高まることが示された。このことは、ある状況下で自然に（副腎から）アドレナリンが放出されれば、その経験は特によく記憶することができることを示唆している。通常、情動が喚起されるとアドレナリンが放出されるので、フラッシュバルブメモリーから類推されるように、感情が動かされるような状況の外示的、意識的な記憶は、感動的でない状況の外示的記憶よりも強くなるだろうと思われる。また、アドレナリン作用を遮断すれば、情動の喚起によって記憶が強化される効果が鈍化されるものと思われる。

マゴーとラリー・カヒル（Larry Cahill）は、この仮説を検証した。彼らは被験者に、自転車に乗る少年の物語を読むように言う。ある被験者には、少年が自転車に乗って家に帰り、彼と母親が医師である父親を病院に自動車で迎えに行く話を読ませる。他の被験者には、少年が自転車に乗っていて自動車にはねられ、彼の父親が医師として働いている病院へ急いで運ばれるという話を読ませる。この二つの物語の中で用いる単語はできる限り同じようにしてあり、情動に訴えるか

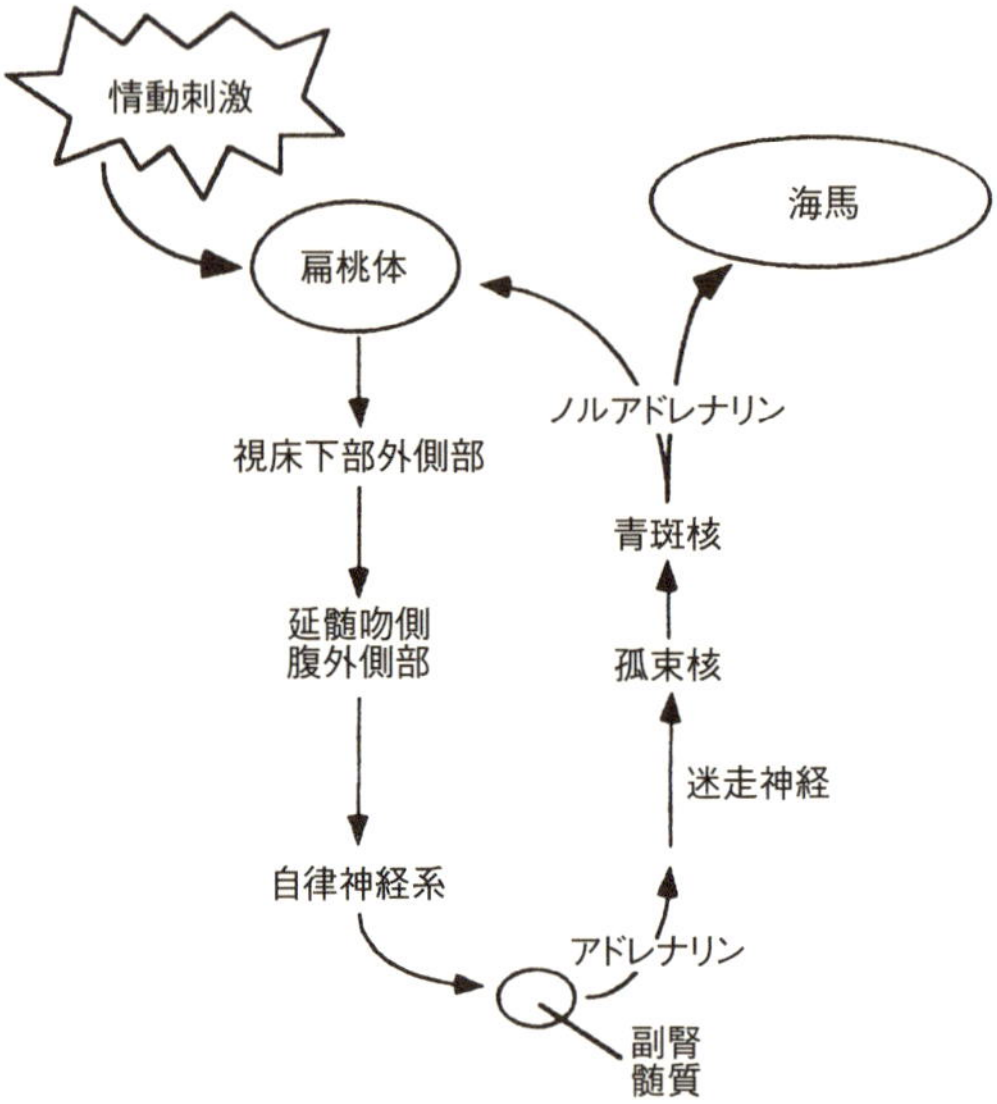

図7-7　アドレナリンによる記憶回路の修飾　ストレス中に放出されるホルモン，すなわちアドレナリンが記憶を固定し強化することが，マゴーらの研究によって示された．しかしながら，アドレナリン分子は脳血液関門を通るには大きすぎて，通常では血液から脳内へは入らないので，その作用は間接的であるに違いない．模式図は，アドレナリンがどのようにして脳に間接的に作用しうるかを示している．危険を示す刺激が扁桃体を賦活する．視床下部外側部（LAT HYPO）から延髄の吻側腹外側部（RVL）への神経路によって，自律神経系（ANS）が賦活される．自律神経系が賦活されて影響を受ける器官のうちの一つが副腎髄質である．副腎髄質はアドレナリンを放出し，身体に広範な作用を及ぼす．記憶の調整で特に重要な作用が，延髄の孤束核（NTS）に終止する迷走神経への影響である．孤束核は青斑核（LC）に出力を送り，青斑核は，扁桃体や海馬を含む前脳の広範な領域にノルアドレナリンを放出する．扁桃体と海馬の活動に影響を与えることで，情動の内示的記憶と外示的記憶が修飾される．

否かの点で筋に手が加えられているだけである。物語を読み終え、想起テストを受ける前に、各グループの半数の被験者にプラセーボ（偽薬）か、あるいはアドレナリン効果を遮断する薬を投与する。プラセーボを与えられた被験者では、感動的な話の読者のほうが、平凡な話の読者よりも細部について数多く覚えていた。しかしながら、アドレナリン遮断薬の投与を受けた被験者では、感動的な話の読者も平凡な話の読者も記憶に差はなく、プラセーボを投与された平凡な話の読者の場合と同様の出来栄えだった。まさに、アドレナリン遮断薬は、情動喚起による記憶強化効果を妨げるのである。

マゴーは、この魅力的な結果を臨床に応用することを提案した。救命救助隊員や戦場の兵士たちは、目のあたりにした恐ろしい光景の記憶によってしばしば心に傷を負っている。この体験の直後にアドレナリン効果を遮断してやれば、その後の苦悩を幾分か救うことができるであろう。

しかし情動を引き起こす状況では、まずどのようにしてアドレナリンの放出が起こるのだろうか。扁桃体に着目するのが当然のことであろう。繰り返し見てきたように、嫌悪すべき状況を扁桃体が感知すると、自律神経系を含め身体の中のあらゆるシステムにスイッチが入る。引き続き、自律神経系が副腎を活性化することで、アドレナリンが血中に放出される。そしてアドレナリンが、間接的にではあるが、脳に影響を及ぼすことになる。このフィードバック（ウィリアム・ジェームズ型）は、同時に活性化されるいくつかのシステム、状況を外示的に記憶する海馬システムのようなシステムと相互に作用することになる。外示的記憶を強化するフィードバックの様式はまだ完全にはわかっていないが、アドレナリンがともかく脳にやって来て、側頭葉記憶システムの機能に影響を与えることで、そこで作られる記憶を強化しているように思われる（図7-7）[65]。

注意すべきこと

われわれにとって重要な事柄（情動を喚起するよう

な事柄）がよりよく覚えられるということは、直観的にわかることであり、多くの研究によっても支持されている。しかし、この考えには心に留めておくべき重要な制約がいくつかある。

記憶は選択的である

ある経験のすべての局面が等しく覚えられるわけではなく、情動の喚起によって生ずる記憶の強化は、ある局面に対してとくに効果があるということである[66]。もしあなたが襲われて銃を突きつけられたら、同じ日に起こった他の出来事よりも、強盗に遭ったことを後まで憶えているだろう。それにもかかわらず、強盗事件の詳細に関する記憶の生々しさ、正確さは相当に変化するだろう。概して言えば、銃の外観のようなエピソードの中心となる事柄や、犯人の人種、体格といった特別に明白な事柄はよく覚えているが、髪の毛や目の色、顔にひげがあったかなかったか、逃走した車の色など細かなことは、あまり覚えていないようだ。残念なことに、これらの細かなことのほうがしばしば事件を追及するのには重要であり、犯人を特定するのに欠くことのできない情報である場合が多いのである。

記憶される細かなことは、おそらく個人個人のさまざまな要因によるもので、その時に被害者が何に直面したかということにはほとんど関係しない。このような状況下ではもっともなことではあるが、もし被害者が銃を突きつけた犯人の顔よりも顔につきつけられた銃に注意を払っていたなら、犯人の顔よりもその銃の外観のほうをよく記憶するであろう。この状況を見ていた第三者は別なことに注意するかもしれず、そうすれば、事件の外示的記憶として被害者とは異なる記憶をもつだろう。外示的記憶というものは、その経験の際に何に注意を払っていたかということに密接に関係している[67]。

同時に、内示的な情動記憶は、注意や意識から離れた体験のある面を捉えることがあり得よう。第3章で見たように、自律神経の反応は、意識上では符号化されなかった情動記憶があることを示している。加害者を記憶するという点では、被害者の自律神経反応の生理学的測定の方が、（被害者の）外示的記憶よりも感覚が勝れているであろうと考えられる。自律神経系の働きを調べるポリグラフ試験は、信頼性は高くないが、罪状を証明するために被疑者の意識下の不随意反応を得る手段として時として用いられる。また逆に、被害者の不随意で意識下の状態を調べるために、被害者にポリグラフ試験が用いられることもある。しかし、このような試験の結果には不確かさが伴うことは変わりない。

記憶は経験の不完全な再構築である

たとえ情動体験の記憶が強く生き生きとしたものであったとしても、それが必ずしも正確なものとは言えない。外示的記憶は、情動的な関わり合いがあろうとなかろうと、記憶を作り出した体験のそのままのコピーではない。記憶は体験を思い出した時の再構築であって、想起時の脳の状態は、引き出される記憶の思い出し方に影響を与える。だいぶ以前にフレデリック・バートレット（Frederic Bartlett）卿が示したように、外示的記憶は、初期学習の要素脱落と共に、学習経験の単純化、付加、精緻化、理論づけなどを含んでいる。[68] 簡潔に言えば、記憶は、バートレットが認識模式図と呼ぶ文脈の中に生ずるのであり、認識模式図には思い出そうとする人の期待と先入観が含まれている。[69]

記憶は、記憶がつくられた後に起こった出来事によって容易に修飾されることは、多くの研究や逸話に富んだ報告に記載されている。エリザベス・ロープタス（Elizabeth Loftus）の著書がそうである。彼女は記憶の柔軟性を特に研究している心理学者で、彼女の共同研究者は多くの例を提示した。[70] 真珠湾の爆撃を目撃したエリオット・ソープ（Elliot Thorpe）准将の一例がある。彼は退職時にこのことについて記載しているが、以前に残したメモとはまったく異なる様相が述べられている。さらに、両方の記載とも、他の情報源から得られた事実に適合しない所がたくさん見られる。ほかに、スウェーデンの首相ウーローフ・パールメ（Olof Pal-me）が、ご夫妻で映画を見てから歩いて帰宅する途中に殺害された事件で起訴されたカール・グスターフ・クリスター・ペターソンの予審の例がある。[71] 弁護人は、事件後に日を変えて行ったパールメ夫人の数度の証言を記憶心理学者に鑑定させた。この心理学者は専門参考人として呼ばれ、パールメ夫人の供述が時間が経つにつれて鮮明になり、詳細になったと証言し、事件の経験以外の要因がその事件を思い出す過程に影響を与えたことを示唆した。夫人は、新聞やテレビからの情報を自分の記憶と一緒にしてしまったと主張した。第三の例として、ウルリック・ナイセル（Ulric Neisser）という先駆的な認知心理学者によって行われた実験を挙げることができる。彼は、スペースシャトル・チャレンジャー号の爆発についての人びとの記憶を事故直後と数年後の二回調べた[72]。被験者のほとんどは、事故のニュースを聞いたとき何をしていたかを非常によく覚えていた。しかし多くの例が示すように、後になっての記憶は、直後の記憶とはずいぶんと違っている。これらの説明は、情動を呼び起こすような経験の最中には生き生きとした記憶がつくられるということに疑問を投じるものではないが、たとえ情動的な状況の外示的記憶であっても、細かな点が重大な影響をもっている場合には、外示的記憶の正確さに疑義を呈することがあってもよいことを教えてくれる。

情動的な出来事の記憶は貧弱でもある

情動的な出来事、とくに心に傷を負わせるようなことは、その体験をよりよく記憶するよりはむしろ選択的な健忘を伴うと言われる。多くの逸話によれば、戦場の兵士、強姦、近親相姦、あるいは暴力事件の被害者には、心の傷害を伴う外示的記憶がきわめて希薄であるか、まったく存在しないこともあるという。これらの観察結果は、不愉快な出来事は意識から回収される姿を消すというフロイト理論に一致している[73]。記憶を増強するのに対して記憶の消去を促す状況はよくわかっていない。しかし、情動の傷害の期間や強さに何か関係があるかもしれない。次項ではこの問題に戻り、トラウマ的記憶に起こる健忘症の生物学的機構に言及しよう。

むら気な記憶

学習記憶は、学習したときと同じ状況や状態にあるときに最もよく想起される[74]。マリファナの影響下で単語リストを学習すると、「しらふ」のときより再び「ラリッてる」ときのほうが、その単語リストの記憶はよいだろう。いわゆる状態依存学習は、薬物中毒状態に限らず、いろいろな状況で起こる。単語の記憶は、被験者が単語を学習したその部屋で試験されるほうが、初めての部屋で試験されるよりも成績がよい。また、学習と想起が同じ雰囲気で行われると単語記憶の成績がよい。これに関連する事実として、悲しいときには嫌な思い出を、幸せなときには楽しい思い出を想起しがちである。いわゆる記憶の雰囲気連関は、落ち込んでいる人で増強される。気分の沈んでいるときには、センチメンタルな思い出しか浮かんでこないようである。内示的な情動記憶と情動体験の外示的記憶を貯蔵する異なるシステムが存在することは、記憶の内容が情動の状態によっていかに影響されるかということを理解する助けとなる。

多くの心理学者たちは、記憶は連合した神経回路網に貯蔵されると信じている。それは、認知の構造であり、その中では記憶のいろいろな要素がそれぞれ別々に表現されているとともに、お互いにリンクしている[75]。ある記憶が意識上に現れるためには、連合性神経回路が一定のレベルまで活性化されなくてはならない。この活性化は、賦活される記憶要素の数とそれぞれの要素の重みの関数として起こるのである。要素の重みとは、その神経回路の中の記憶総体に対してなす寄与の度合である。ある記憶に本質的な事柄は、あまり本質的でないことよりも強い重みをもっている。学習の際、思い出すときに存在する手がかりが多ければ多いほど、そして思い出す手がかりによって賦活される記憶要素の重みが強いほど、その記憶が生じやすくなるといえる。

過去の情動体験の外示的記憶要素の一つは、その体験に含まれる情動的な意味あいであろう。この要素を賦活する手がかりがあると、連合神経回路の活性が亢進する。この場合、適切な手がかりとは、学習したときと同じ情動状態があることを示す脳や身体内部からの手がかりであろう。この手がかりは、刺激が外示的記憶システムと内示的情動システムとに同じように作用することによって起こり、外示的記憶システムが学習したときの情動状態が再起する。現在の情動状態と、

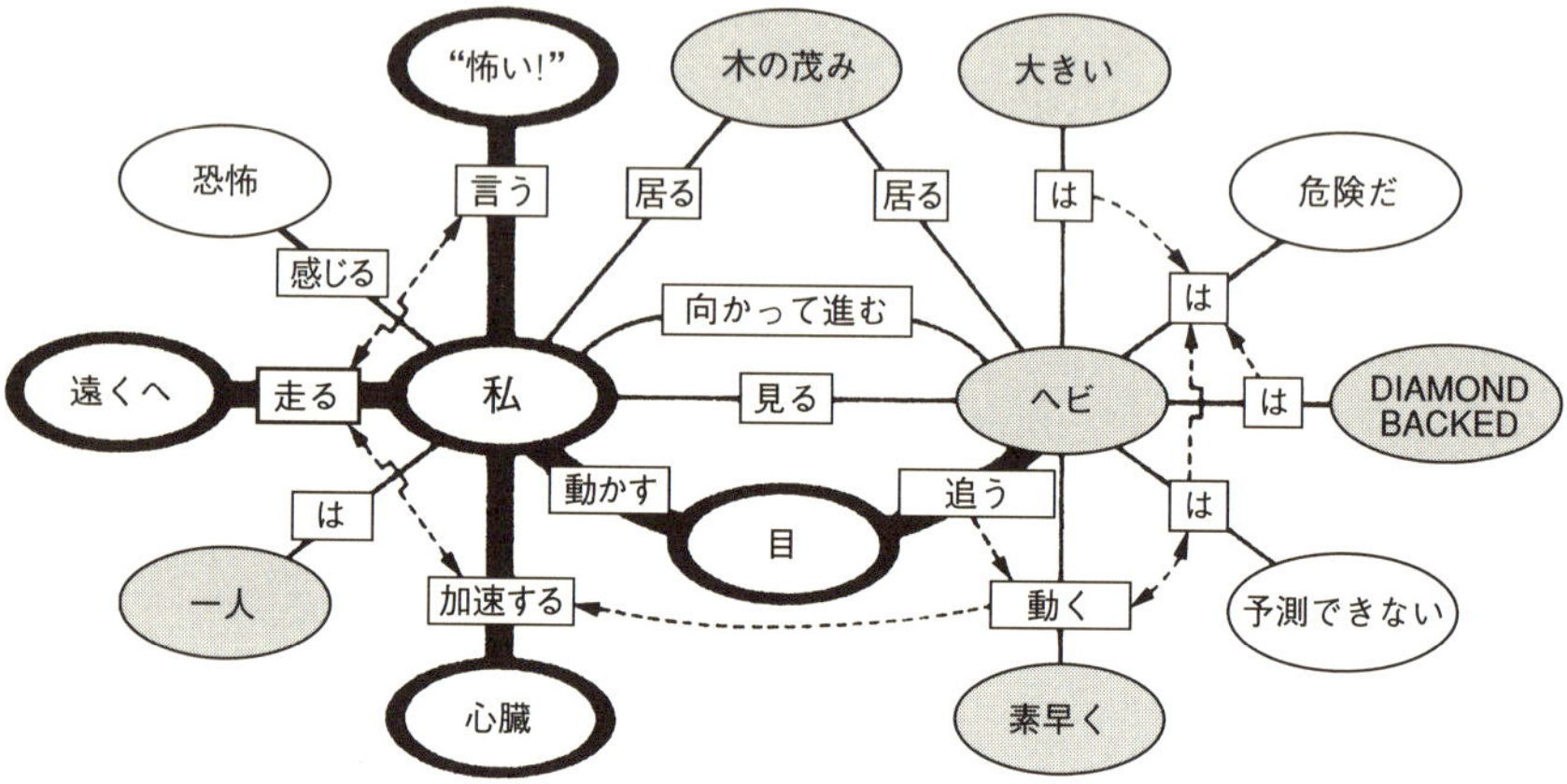

図7-8　恐怖の連合記憶神経回路　連合性神経回路モデルでは，記憶は知識という節々をつなぐ結合として貯蔵されると考えられる．より広範囲の節々が結合されればされるほど，記憶はより容易に想起され，生き生きとする．図は，ヘビ恐怖症の基盤と考えられる連合性神経回路の仮想図を示す．このモデルでは，恐怖症は言語による情報提示によって維持されている(P. Lang [1984], Cognition in emotion : concept and action. In C. E. Izard, J. Kagan, and R. B. Zajonc, eds., *Emotions, Cognition, and Behavior*. New York : Cambridge University Press, ©1984 by Cambridge University Press の図7.1より許可を得て転載).

外示的記憶の一部として貯蔵された情動状態とが一致することにより、外示的記憶の活性化が促進される。このようにして、内示的情動記憶が同時に活性化されることで、想起するときや学習するときの外示的記憶システムが助けられる。

シナプスの活動

ここまで、学習と記憶を神経システムの観点から眺めてきた。これから、脳の働きに深く立ち入り、神経細胞とそのシナプスが学習と記憶機能にどのように貢献しているかを見てみよう。

学習には、ニューロン間のシナプス結合の強化が必要であることは広く信じられている。純粋に構造の観点からすると、シナプスはニューロン間の微小な間隙である。重要なことは、シナプスは二つのニューロンが接することで作られる微小な空間であり、ここでニューロンが情報を交換することである。

シナプスには、一方の神経細胞の軸索終末と他のニューロンの樹状突起との接触が必ずある。電気信号が、情報を送る側のニューロンの細胞体から軸索を通って終末に流れる。ついで、終末は神経伝達物質と呼ばれる化学物質を放出し、神経伝達物質はシナプス間隙を流れて信号受容側ニューロンの樹状突起にある受容体分子（特定の伝達物質を受容する目的で作られた）に結合する。受容側ニューロンの受容体に十分な量の伝達物質が結合すると、ニューロンはその軸索に電気的インパルスを発射する。そしてこの軸索は次のニューロンの発火を起こす。そして次へと続いていく。

一九四九年、カナダの偉大な心理学者であるヘッブは、シナプスレベルでの学習の起こり方を提唱した[76]。解剖学的に結合はしているが、弱いシナプス関係を持つXとYという二つのニューロンがある。つまり、Xが発火した場合、Yは発火する可能性はあるが、実際には発火しない状況である。しかしながら、XからのインパルスがYに到達する時にYが発火している場合には、この二つのニューロン間に何かが起こって、機能的結合が形成される。結果として、次にXが発火すると、Yも発火する可能性が増す。このようにして強

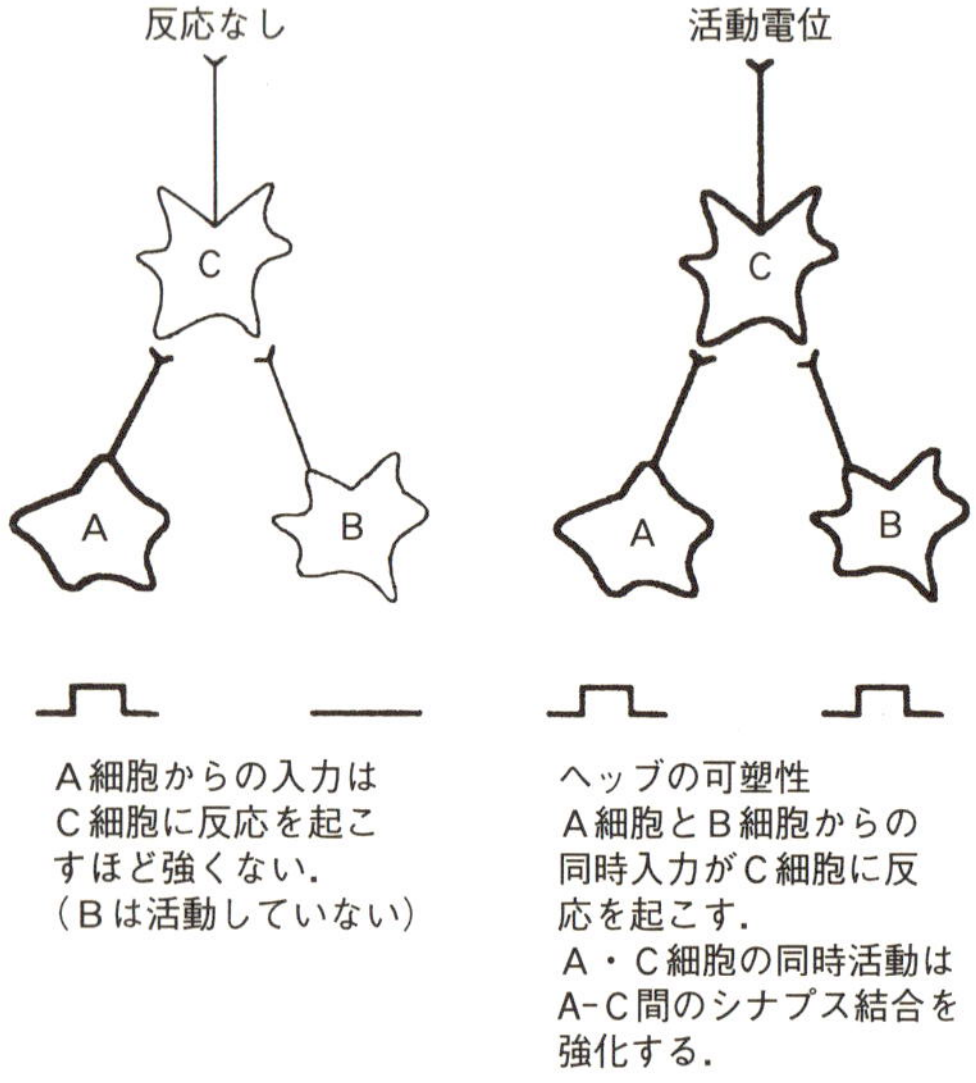
活動電位
C
A
B
A・C細胞の同時活動は
ヘッブの可塑性によって,
A細胞からの入力は今や
C細胞に反応を引き起こ
すのに十分となる.

すほど強くない.
(Bは活動していない)

A細胞とB細胞からの
同時入力がC細胞に反

図7-9　ヘッブのシナプス可塑性　1949年，ドナルド・ヘッブは，学習には，二つのニューロンが同時に活動状態にあるときにもたらされる神経機能の変化が必要であろうと提唱した．いわゆるヘッブの可塑性は，今日では，学習や記憶が脳内の個々の細胞レベルでどのように起こっているのかについて最も認められた考えとなっている．図に示すように，ヘッブの可塑性は，AとCの細胞が同時に発火するときに両者の間に起こる．Aは通常ではCを発火させないが，BはCを発火させる．そこでもしBがCを発火させ，Aが同時に発火したとすると，AとCの間の結合に何かが起こり，Aの発火でCを発火させることができるような変化が見られる．AとCの間に実際何が起こったのかは未だ謎である．しかし，ヘッブの可塑性を起こしうる機構が近年の神経科学の研究からわかった．この機構は長期増強（LTP）と呼ばれ，グルタメートとその受容体が必要である．LTPとグルタメート受容体機能は，図7-10と7-11にそれぞれ描かれている．

化された二つのニューロン間の結合は、今日ではヘッブ型のシナプスと呼ばれている。[77]「一緒に発火する細胞はお互いに結合している」というスローガンほど、ヘッブ則の考え方の本質を表す言葉はないだろう。ヘッブのシナプス可塑性は図7-9に示した。

長い間、ヘッブの仮説は、学習がいかに行われるかについての考え方として、興味深いが根拠に乏しいとされてきた。学習の起こり方についての彼の仮説は、一九七〇年代のはじめに事実の後押しを得て、皆が認めるところとなった。この後押しは、ティム・ブリス(Tim Bliss)とテリエ・ロモ(Terje Lømo)が行った海馬のシナプス機能の一連の研究によりもたらされた。[78]

当時、海馬と移行皮質領域をつなぐ伝導路を電気的に刺激すると、海馬内に神経活動が引き起こされることが知られていた。その活動は、神経細胞の反応として測定することができ、フィールド電位と呼ばれる。フィールド電位は、刺激によって発火するさまざまな神経細胞のシナプス応答の総体を反映している。ブリスとロモは、フィールド電位の大きさ、すなわちシナプス反応の大きさが一つの単純な操作によって増強されることを示した。彼らは毎秒一〇〇回という高頻度で海馬への伝導路を短時間刺激した。すると、単発刺激により起こるシナプス反応が、高頻度刺激する前に比べて大きくなったのである。言い換えれば、海馬周囲皮質と海馬との間のシナプス結合の強度が増したのである。最も重要なことは、引き起こされた変化がすぐに消滅するのではなく、長く続くように思えたことである。短期間の刺激の結果起こったシナプス強度の変化は、一般に「長期増強(LTP)」と呼ばれる(図7-10)。

ニューロン活動の中に起こった短い出来事がそのニューロンの行動に持続する変化を生じうるということは、LTPが記憶を作り出す要素かも知れないことをまさに直接的に示唆している。初めは奇抜と思われたこの概念も、LTPの別の性質を確認する発見が続くと、確立した概念として定着したのである。

その一つは、LTPの特異性である。[79]一個のニューロンは多くのニューロンから入力を受けている。たとえば、ニューロンZは、XやYをはじめ、他のニューロンからも入力を受けている。X－Zの伝導路を刺激

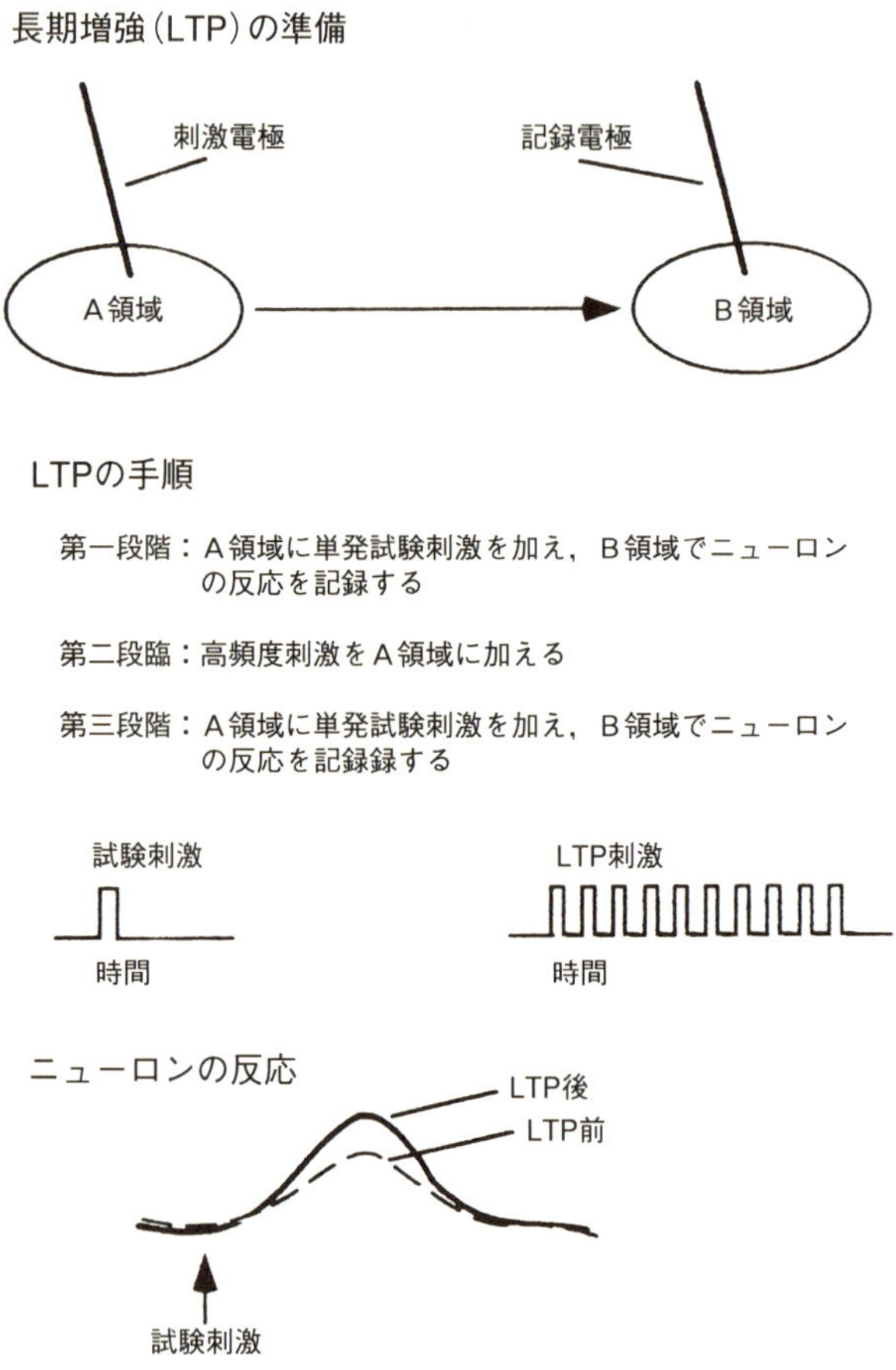

図7-10　**長期増強（LTP）**　LTPは二つの脳領域（A領野とB領野）間の機能的結合の強化を行う．脳領野間の結合はシナプスによるから，LTPはシナプス間の伝導を強化することになる．LTPは，A領野に高頻度電気刺激を加えることにより実験的に誘発される．この処置により，単発刺激に対するニューロン反応が増強されるのである．同じ刺激でも，神経伝導路が高頻度刺激処理されたあとでは，大きな反応を起こすので，高頻度刺激はこの神経回路の伝導を増強したと言える．

することで起こるＬＴＰが、Ｘ－Ｚのシナプスだけでなく Ｙ－Ｚのシナプスも促進すれば、この現象に特異性があることにはならないし、きわめて特異的な学習経験によっていかに記憶が生ずるかというモデルとしてはあまり役立たないだろう。しかし、Ｘ－Ｚの伝導路の高頻度刺激は、このＸ－Ｚ結合のシナプス強度を変化させ、Ｙ－Ｚの結合の強度を変化させない。ＬＴＰはシナプス後ニューロンの全体を変化させてすべての入力に対する感受性を上げるのではなく、シナプス後ニューロン上のシナプスで、学習経験に関与した特定のシナプスだけを変化させるのである。学習の特異性と同様に、ＬＴＰにも経験特異性がある。

ＬＴＰのもう一つの重要な性質は協調性である。[80] ＬＴＰが起こるには、ニューロンに対して一定数の入力が刺激され、十分量のシナプスが活動しなければならない。刺激が少なすぎれば、ＬＴＰは起こらない。言い換えれば、ＬＴＰが起こるためには入力が協調して働かねばならない。

ＬＴＰと学習との結びつきを生みだすために特に重要な協調性は、連合性である。[81] もう一度、ＸとＹから入力を受けるニューロンＺについて考えてみよう。Ｘ－Ｚ、Ｙ－Ｚの神経路を同時に高頻度刺激すると、それぞれの神経路を単独に高頻度刺激したときよりも大きなシナプス反応がそれぞれの神経路に起こる。これが二つの神経路間の協調作用である。この二つの神経路は今や連結、あるいは連合していると言える。

ＬＴＰの連合的性質はヘッブの学習則に関する鍵を与え、通常の学習経験の中で出来事間の連合が形成される一つの可能性のある方法を示唆している。しかしながら、ヘッブの学習理論は、海馬における学習やＬＴＰの分子的基盤についての発見がたくさん集まるにつれ、より重みを増してきた。

記憶の接着

海馬ＬＴＰの分子基盤についての膨大な研究から、神経伝達物質であるグルタミン酸が中心的な役割を果たしていると考えられる。特に、海馬ＬＴＰには特別な形のグルタミン酸受容体分子が必要であることがわかってきた。海馬依存性の記憶にはこれらと同じ受容体が必要であるという所見は、記憶とLTPとを結びつける重要な点である。

軸索終末から放出される神経伝達物質は、シナプス後膜にある受容体に結合すると、興奮を起こしたり、あるいは抑制を起こしたりする。興奮性伝達物質はシナプス後ニューロンを発火させ、抑制性伝達物質は発火を抑える。グルタミン酸は、脳における主要な興奮性伝達物質である。グルタミン酸の伝達作用の基本的なやり方は、軸索終末から放出された一群のグルタミン酸がシナプスを超えてAMPA型のグルタミン酸受容体に結合する。[82] すると、シナプス後ニューロンがインパルスを軸索へ送る。別な型のグルタミン酸受容体であるNMDA型受容体は、通常では閉じられており、グルタミン酸が到達してもなんの効果も生じない。[83] しかし、シナプス後ニューロンが発火すると、NMDA型受容体もグルタミン酸と結合するようになる（図7－11）。

NMDA型受容体を持ったニューロンが発火する時だけそのNMDA型受容体が利用できるようになるという事実は、NMDA型受容体が刺激間の連合を形成する手段として働くことを示している。NMDA型受容体は、実際に、ヘッブ則（一緒に発火するニューロンはつながれているという）を脳内で実現する手段のように思える。

一つの入力回路からのインパルスがグルタミン酸の放出を起こし、それがシナプス後ニューロンに結合して発火させることを考えてみよう。異なる入力回路からのインパルスが同じニューロンのシナプスでグルタミン酸を放出し、そのニューロンが発火しているときにインパルスが到達すると、グルタミン酸は短期間開いたNMDA型受容体（AMPA型受容体にも）に結合する。その結果、二つの入力間に連合あるいは結合が形成される。

NMDA型受容体は、LTPの連合的性質、すなわちヘッブの学習則が起こりうる手段を提供している。もっと一般的には、同時に起こっている出来事がその経験の記憶の部分として連合される方法を与えていると言える。[84] したがって、重要なことは、グルタミン酸がNMDA型受容体に結合することを阻害する薬を投

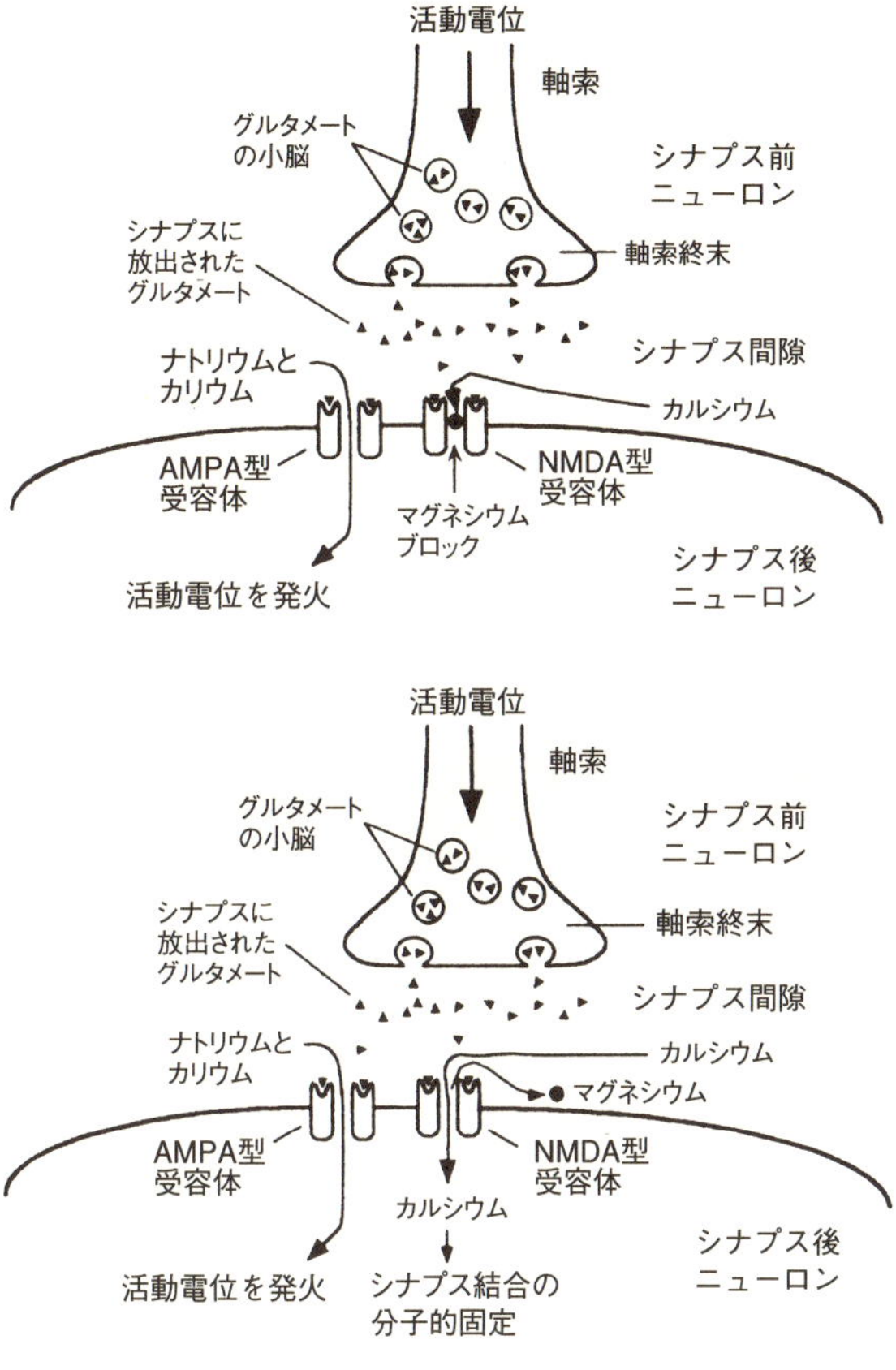

図7-11　グルタメート受容体　活動電位が軸索を伝わって終末に達すると，シナプス前ニューロンの終末からグルタメートが放出される．放出されたグルタメートはシナプス間隙に拡散し，シナプス後ニューロンの樹状突起にある AMPA 型や NMDA 型の受容体に結合する．グルタメートが AMPA 型受容体に結合すると，ナトリウムとカリウムがシナプス後ニューロンに流入して活動電位の生成を助ける（上図）．NMDA 型受容体は，通常マグネシウムによりブロックされているが，AMPA 型受容体にグルタメートが作用するとこのマグネシウムブロックが解除される．するとカルシウムが細胞内に流入し（下図），細胞内で分子変化が起こり，シナプス前ニューロンと後ニューロンの間の結合が強化され安定化される（F. A. Edwards(1992), Potentially right on both sides. *Current Opinion in Neurobiology* 2 : 299-401 の図1より）．

与すると、海馬の神経回路にＬＴＰが起こらなくなり、海馬依存性の記憶（水迷路における空間学習など）を妨げることである[85]。ＮＭＤＡ型受容体がどのようなやり方でＬＴＰと記憶とに貢献しているのかが、今日の神経科学において最も盛んに研究されている主題の一つとなっている。カルシウムがシナプス後ニューロンに流入すると、シナプス結合を安定化させ、シナプス反応を増強させる分子作用過程のカスケードを稼働するきっかけとなる（次項の考察を参照）。

多くの研究者たちは、ＬＴＰと記憶とをさらに直接的に結びつけようとしている[86]。一つの神経路にＬＴＰを誘発すると、その神経路に依存する学習過程に影響が出ることが示された。また、ごく普通に行う学習がＬＴＰの起こしやすさに影響することもわかった。さらに、学習している間にＬＴＰに起こったのと同様な変化が、その学習を伝える神経路にも起こることがわかった。

ＬＴＰと学習との間の対応がますます有無を言わさぬようになっているが、ＬＴＰが学習の基礎であるという例はまだ証明されてはいない。実は、ＬＴＰによって起きた変化が実際に学習を説明するような研究はないのである。多くの研究室で、急に躍起となって、ＬＴＰと学習の相関関係を原因と結果の関連へと転換している。この領域の研究者が信じていることは、現に原因となる結合があることと、そのＬＴＰと学習の関連を明示する適当な方法が発見されるのは単に時間の問題であるということである。

記憶の分子をブロックする

当初、ＬＴＰは主に海馬での現象と信じられていた。このことがまさに、記憶に対する海馬の貢献を研究するために、動物モデルを開発する試みに拍車をかけた。今日では、ＬＴＰは脳内の多くの領域そして多くの学習システムで起こることが知られている。特に注目される事実は、恐怖条件づけに必要な神経路でＬＴＰが認められたこと[87]、扁桃体のＮＭＤＡ受容体をブロックすると恐怖条件づけが妨げられることである[88]。ＮＭＤＡ依存性シナプスの可塑性は、脳が分子レベルで情報を学習し貯蔵する一般的な方法であるらしい。NMDA受容体によらない形の可塑性が海馬にもみられるが、[89]それにもかかわらず、NMDA依存性の可塑性は主たる学習装置の一つであると考えられるし、またいろいろに異なる状況下で使われる脳の学習機構の数には限りがあるようだ。

記憶がどのように固定されるのかに注意すると、さまざまな記憶を作るのに用いられる機構は汎用性のあるものであることがますます確定的になってくる。カタツムリ、ハツカネズミ、ショウジョウバエなどの異なる動物種を研究することによって、学習経験を長期記憶に転換するにはさまざまな分子レベルの出来事が起こっているということに帰結した。細胞核にある遺伝子機構によって制御されている蛋白合成が重要な役割を演じているようだ。もし蛋白合成がブロックされると、長期記憶は形成されない。[90]ある経験の長期記憶は、学習が行われた後に細胞内で作られる蛋白によって維持されるとも言える。蛋白は、記憶の固定に必要な化学物質の精製を制御する遺伝子を作るから重要である。蛋白合成を乱すと、ほとんどの動物で、ほとんどの長期記憶の形成が阻害されるようだ。またLTPを長期に維持することも阻害される。[91]

とくに重要と思われる物質は、サイクリックAMP（cAMP）である。この物質は伝達物質が去った後にその場所を占める。伝達物質によってX細胞、Y細胞はZ細胞と連絡する。そしてcAMPの助けによって、Z細胞は、X細胞とY細胞がZ細胞において同時に発火したこと、つまりX細胞とY細胞が連合したことを記憶する。cAMPは、細胞間よりも細胞内での連絡にかかわっている。cAMPが記憶に関与することが初め示されたのは、記憶研究の指導的な神経生物学者の一人であるエリック・カンデル（Eric Kandel）のカタツムリの研究によってであった。[92]カンデルはまた、cAMPの発現を抑える薬品は、海馬の記憶とLTPを混乱させることを示した。[93]新しい遺伝子操作法を用いることによって、cAMPを作れない動物が作成された。ティム・タリー（Tim Tully）は、この遺伝子を欠損したショウジョウバエは、ある種の長期記憶に対する記憶障害をもつことを示した。[94]また、カンデルとアルシノ・シルバ（Alcino Silva）[95]は、cAM

Pを作れないように遺伝子操作したマウスでは、海馬のLTPが不全で、海馬に依存する課題の長期記憶を新しく形成できないことを示した。記憶の固定現象は、動物種が異なっても、また学習方法が異なってもきわめて類似しているように見える。そのような機構は複数あると思われるが、その数は比較的少ないかもしれない。

多くの動物における異なる学習神経回路で、通常一つあるいは少数の分子機構が使われているという考えは、極めて重要な示唆を与えている。学習形態の違いは、分子レベルでは必ずしもはっきりしたものでないが、関与する神経回路によってその独特な性質が獲得される。分子レベルでは記憶の汎用性、あるいは少なくとも一般性が見られるだろうが、システムレベルでは記憶の多重性がある。

再びクラパレードに

内示的記憶を生じた体験についての外示的記憶がないにもかかわらず、クラパレードの患者がピンで刺されたことの内示的記憶をどのようにして形成できたかが、今やはっきりとしたに違いない。まず考えられることは、彼女の側頭葉記憶システムが傷害されていたことである。そして、彼女が形成した内示的記憶には恐怖条件づけが伴ったことを考えると、扁桃体は健全であり十分に働いていたと言えよう。彼女の脳のどこに傷があったのかを知らないのだから、確かに、これらのことは後から考えたことである。しかし、これらの考えは、記憶の神経機構に関する四〇年におよぶ研究にもとづいているのであって、もし何らかのわからない理由（決して知りえない何か）によって彼女の症例の解釈に間違いがあったとしても、脳内の傷害部位を同定できるような症例が将来出てきて、きっと正しいことがはっきりするだろう。

システムレベルでの記憶の多重性とは、ある種の記憶をそれが然るべき記憶にすることである。海馬の神経回路は、大脳新皮質と多くの神経結合を持っていて、空間的にも時間的にも多くの事柄が結合する複合記憶を確立するのに適している。アイヘンバウムによれば、

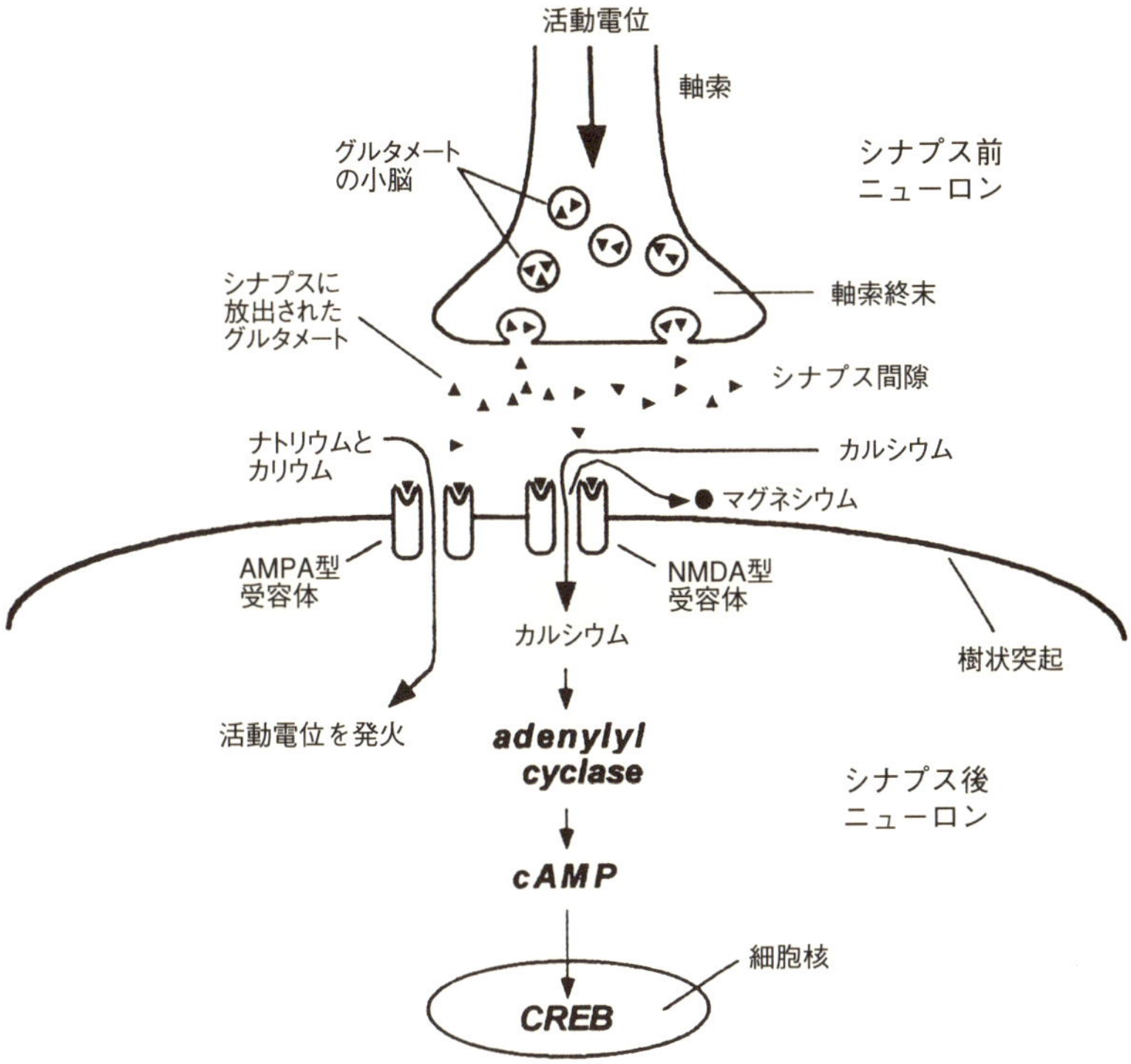

図7-12　シナプスの可塑性と記憶の分子的固定　まさに活動電位を発火したニューロンのNMDA型受容体にグルタメートが結合すると，NMDA型受容体のマグネシウムブロックが解除され，カルシウムが流入する．ついで，カルシウムの流入はアデニールサイクラーゼを活性化し，サイクリックAMP(cAMP)を増す．cAMPが増えると，遺伝子転写因子CREBによって細胞核内のcAMP誘導遺伝子を活性化する．CREBは，シナプスに影響を与えるような蛋白質を生成し，おそらくシナプス後ニューロンの樹状突起形態の変化を固定することによって，LTPを長期に維持するのであろう（M. Mayford, T. Abel, and E. R. Kandel [1995], Transgenic approaches to cognition. *Current Opinion in Neurobiology* 5 : 141-48の図1をもとに作成）．

これらの神経回路の目的は表現の柔軟性を提供することである。[96] これらの記憶に関連する一つの特別な反応があるわけでなく、海馬の回路はいろいろな状況下でいろいろに使用される。これとは対照的に、扁桃体は、生存行動を遂行するための引き金のような装置として適している。刺激的となる状況は、この脳領域の学習と記憶機能によって、特定の反応と密接に結びついている。扁桃体は、なさねばならぬことをまず考えることに直結している。

　これらは海馬と扁桃体の機能を明らかに単純化しすぎているし、この二つの構造物が宣言的記憶と情動的記憶にそれぞれ貢献しているというのも単純化しすぎであろう。しかし、この単純化は、これらの構造物の行動学的研究から得られた結果と一致しているし、これら二つの構造物が、それぞれ関連した形の記憶にどのように参加しているかという点の少なくとも一部はつかんでいると思う。

　分子に言及すれば、内示的（意識下の）な情動記憶と情動体験の外示的（意識上の）な記憶とは、明確には区別できないだろう。しかし、神経システムとその機能のレベルでは、それぞれ独特な脳の作動様式がある。いろいろなことがすでにわかっているが、これらのシステムがどのように関わりあうのかを見ることにしよう。これらの相互作用は、過去の情動の記憶に情緒的な色合いを加えることの中心となっている。

（1）　Dostoyevsky (1864), Erdelyi (1985) の引用から。

（2）　Claparede (1911).

（3）　宣言的記憶と外示的記憶の用語はともに、意識上の記憶を意識下の過程にもとづく記憶から区別するのに使われる。しかしながら、この二つの言葉は、若干異なる種類の研究から派生した。宣言的記憶は、側頭葉記憶システムの機能を理解しようとした研究から生じた。このシステムについては後にさらに言及する。これに対して外示的記憶という語は、記憶の神経基盤というより記憶心理学の研究から生じた。ここでは、二つの用語はともに意識上の記憶を表す語として、置き換え可能なものとして同様に使用する。意識上の記憶は、側頭葉記憶システムの機能であることが今や明白であるので、意識下の過程にもとづく記憶から、意識的想起に関与する記憶を区別するのに用いる。

（4）　Lashley (1950a). この本の中でラシュレーは、記憶は一つの脳システムには限局しないと結論している。この結論はまったくの間違いであることがはっきりとした。脳科学の歴史の中でも最も注意深い研究者の一人である彼が、どうしてこのような大きな間違いを冒したのであろうか。ラシュレーは、当時の多くの研究者と同じように、以前の経験の結果としてある時点で起こる行動変化を調べるタスク（課題）は、記憶を調べる他のタスクと同様に有効であると考えた。脳に記憶を発見する探究では、彼は各種の迷路学習課題を使用した。現在では、これらの迷路課題がいろいろな方法で解かれることがわかっている。たとえば、盲目の動物は、触覚や嗅覚の手がかりを使用している。迷路課題に複数の解答方法があることは、複数の記憶システムが学習に従事していることを意味する。結果として、一つの脳傷害では学習成果がそれほど妨げられることはない。ラシュレーは、異なる脳領域に存在する複数の記憶システムを呼び起こすような行動課題を使用したために、記憶は広範に分布しているという誤った結論を導いたのである。このことは、脳内には複数の記憶システムが存在するという言葉で説明できる。

（5）　Scoville and Milner (1957).

（6）　患者の研究では、彼らを特定できないように通常イニシャルで呼ぶ。しかし、H・Mの名前がHenryであることはかなり広く知られている。

（7）　N.J. Cohen and H. Eichenbaum (1993).

（8）　Squire (1987).

（9）　Scoville and Milner (1957).

（10）　この節はH・MについてのScoville and Milner (1957); Squire (1987); N. J. Cohen and H. Eichenbaum (1993)らの出版物に見られる記載にもとづいている。

（11）　記憶の貯蔵を妨げるのに薬を使用した研究、ある種の化学物質を脳内に欠く動物を用いた研究などによって発見されてきた直接的な蓄積がある。

（12）　短期記憶（ＳＴＭ）は傷害されているが、長期記憶は形成できる患者がいる。彼らは、短期記憶を評価する数唱範囲テストの成績が悪い。しかしながら、短期記憶そのものは組み立てのユニット部品であり、短期記憶を持つことができない刺激の長期記憶をつくることはありえない。

（13）　James (1890). ジェームズは、一次記憶と二次記憶を区別した。概念に微妙な差はあるが、大ざっぱに言えば短期記憶と長期記憶に相当する。

（14）　第9章で見るように、短期記憶は作業記憶システムとして考えられており、前頭前野皮質を巻き込むものと信じられている。一時的記憶過程における前頭前野の役割の議論については、Fuster (1989); Goldman-Rakic (1993)を参照。

（15）　Squire, Knowlton, and Musen (1993); Teyler and DiScenna (1986); McClelland *et al.* (1995).

（16）　Gaffan (1974).

（17）　Zola-Morgan and Squire (1993); Murray (1992);

Mishkin (1982).

(18) Iversen (1976); N. J. Cohen and H. Eichenbaum (1993).

(19) N. J. Cohen and H. Eichenbaum (1993).

(20) Olton, Becker, and Handleman (1979).

(21) Monis (1984); Monis *et al.* (1982).

(22) Mishkin (1978).

(23) Zola-Morgan, Squire, and Amaral (1986).

(24) Zola-Morgan, Squire, and Amaral (1989).

(25) Zola-Morgan *et al.* (1991).

(26) Meunier *et al.* (1993); Murray (1992).

(27) Squire, Knowlton, and Musen (1993); Zola-Morgan and Squire (1993); Eichenbaum, Otto, and Cohen (1994); N. J. Cohen and H. Eichenbaum (1993).

(28) Eichenbaum, Otto, and Cohen (1994).

(29) Zola-Morgan and Squire (1993); N. J. Cohen and H. Eichenbaum (1993); McClelland, McNaughton, and O'Reilly (1995); Murray (1992).

(30) DeLeon *et al.* (1989); Parasuramna and Martin (1994).

(31) Milner (1962).

(32) Milner (1965).

(33) Corkin (1968).

(34) N. J. Cohen (1980); N. J. Cohen and L. Squire (1980); N. J. Cohen and S. Corkin (1981).

(35) Warrington and Weiskrantz (1973).

(36) Weiskrantz and Warrington (1979).

(37) Steinmetz and Thompson (1991).

(38) N. J. Cohen and L. Squire (1980); Squire and Cohen (1984); Squire, Cohen, and Nadel (1984).

(39) Schacter and Graf (1986).

(40) Tulving (1983); O'Keefe and Nadel (1978); Olton, Beckel, and Handleman (1979); Mishkin, Malamut, and Bachevalier (1984).

(41) Graff, Squire, and Mandler (1984).

(42) Cohen and Eichenbaum (1993).

(43) Amaral (1987).

(44) O'Keefe (1976).

(45) O'Keefe and Nadel (1978).

(46) Olton, Becker, and Handleman (1979).

(47) Monis *et al.* (1982).

(48) O'Keefe (1993).

(49) McNaughton and Barnes (1990); Barnes *et al.* (1995); Wilson and McNaughton (1994).

(50) Olton, Becker, and Handleman (1979).

(51) Morris (1984); Morris *et al.* (1982).

(52) Kubie, Muller, and Bostock (1990); Kubie and Ranck (1983); Muller, Ranck, and Taube (1996).

(53) Eichenbaum, Otto, and Cohen (1994).
(54) Rudy and Sutherland (1992).
(55) MacLean (1949; 1952).
(56) McClelland, McNaughton, and O'Reilly (1995); Gluck and Myers (1995).
(57) Eysenck (1979).
(58) Jacobs and Nadel (1985).
(59) Freud (1966).
(60) Jacobs and Nadel (1985).
(61) Rudy and Morledge (1994).
(62) 私はJ・マゴーの講演でこのギャリー・ラルソンの漫画を知った。マゴーはこの図のスライドをしばしば見せる。
(63) R. Brown and J. Kulik (1977); Christianson (1989).
(64) McGaugh *et al.* (1995); Cahill *et al.* (1994); McGaugh *et al.* (1993); McGaugh (1990).
(65) アドレナリンは正常状態では脳内に直接入らない。McGaughは、アドレナリンは迷走神経を経由して働き、扁桃体と海馬を含むいくつかの脳システムに間接的に影響を与えると考えている。マゴーは扁桃体への働きかけを強調しているが、外示的記憶の強度が変化することから海馬もまた影響を受けると思われる。これは扁桃体と海馬への並列作用と考えられる。また用いる課題が異なるので、動物の学習では扁桃体がより重要で、人では海馬が重要である可能性もある。いずれにせよ、効果は扁桃体に現れ、そして海馬に影響を与えると思われる。Paul Gold (1992)は、アドレナリンの記憶に対する効果について、少し違う意見を持っている。彼の研究で、アドレナリンは血中にグルコースを放出することが指摘された。血液に運ばれたグルコースは速やかに脳内に入り、海馬のような領域でニューロンのエネルギー源として使用される。海馬のエネルギー源を増加させることが側頭葉記憶システムで作られる記憶を強化するのに役立つという。
(66) Christianson (1992b).
(67) 同書。
(68) Bartlett (1932).
(69) Erdelyi (1985).
(70) Loftus (1993); Loftus and Hoffhran (1989).
(71) Christianson (1992a).
(72) Neisser and Harsch (1992).
(73) Freud (1966).
(74) Bower (1992).
(75) Bowel (1992); Lang (1984).
(76) Hebb (1949).
(77) Brown *et al.* (1989); Cotman, Monaghan, and Ganong (1988).
(78) Bliss and Lømo (1973).
(79) Cotman *et al.* (1988); Nicoll and Malenka (1995); Madison *et al.* (1991); Lynch (1986); Staibli (1995); Mc-

Naughton and Barnes(1990).
(80) Cotman *et al.*(1988); Nicoll and Malenka(1995); Madison *et al.*(1991); Staubli(1995); McNaughton and Barnes(1990).
(81) Cotman *et al.*(1988); Nicoll and Malenka(1995); Madison *et al.*(1991); Lynch(1986); Staübli(1995); McNaughton and Barnes(1990).
(82) AMPAとNMDAはグルタミン酸の二つの主要な受容体である。訳註：AMPA(α-amino-3-hydroxy-5-methyl-4-isoxazole propionic acid), NMDA(N-methyl-D-aspartate)の略記号。[Collingridge and Lester(1989); Cotman *et al.*(1988)].
(83) 同書。Collingridge and Lester(1989); Cotman *et al.*(1988).
(84) Bliss and Collingridge(1993); Brown *et al.*(1988); Cotman *et al.*(1988); Staübli(1995); Lynch(1986); McNaughton and Bames(1990).
(85) Morris *et al.*(1986); but see Saucier and Cain(1996); Bannerman *et al.*(1996).
(86) Skelton *et al.*(1987); Berger (1984); Laroche *et al.*(1995); Barnes(1995); Staübli(1995); Rogan and LeDoux(1995); Barnes *et al.*(1995); Dudai(1995).
(87) Clugnet and LeDoux(1990); Rogan and LeDoux(1995); Chapman *et al.*(1990).
(88) Miserendino *et al.*(1990); Fanselow and Kim(1994).
(89) Nicoll and Malenka(1995); Staübli(1995).
(90) Squire and Davis(1975); Rose(1995); Rosenzweig(1996).
(91) Kandel(1989); Lisman(1995).
(92) Kandel and Schwartz(1982).
(93) Frey Huang, and Kandel(1993).
(94) Yin *et al.*(1994).
(95) Mayford, Abel, and Kandel(1995); Bourtchouladze *et al.*(1994).
(96) Eichenbaum and Otto(1992).

第8章　内なる野生——「不安」と脳

恐怖症は、精神分析理論とまさに同じく、野性のあり場所を探す物語である。

アダム・フィリップス『キスし、くすぐり、うんざりすることについて——答えのない人生に対する精神分析的エッセイ(1)』

一七九三年、パリには革命が広がっていた。しかし、われわれがここで問題にしている「フランス革命」は街中ではなく精神病院で起こったものである。フィリップ・ピネルは、精神を病んだ人は治癒する望みのない野蛮な動物と同様に幽閉され拷問を受けるしかない存在ではなく、礼儀正しく敬意を払って治療されるべき人びとであるという革新的な考えを主張していた。革命政府の刑務所長は、精神病者を社会復帰させようというピネルの計画を聞いて、「こんなけだものたちを解放しようというあなた自身、気が狂っているのではないですか？」とたずねた。ピネルは答えてこういった。「この人たちは、もし外の空気と自由を与えられれば治療は可能だと信じています」。このけだものたちの中には、ピネルの手で治癒した人もあり、その中の一人はピネルのボディガードになった(2)。

一八〇〇年にはパリでたいへんな実力者である医師のひとりになっていたピネルは、革命委員会から、数カ月前に南フランスの小さな村で捕らえられたまさにけだものと呼ぶべき一一歳前後の少年について調べるよう依頼された。アヴェロンの野生児についての興味深い本の著者であるロージャー・シャタックの記述によると、事件はこのように起こった。

一八〇〇年一月九日の明け方、驚くべき生き物が南フランスのサンセルナン村の近くの森の中から現れた。まったく不意のことで、何者なのかだれにもわからなかった。人間の形をして、まっすぐに立って歩いてはいたが、それ以外の点ではまったくケモノのようであった。ボロボロになったシャツを着ているほかはすっ裸で、慎みなどおよそ見られず、自分を捕らえた人たちと自分とが、同じ人間としてかかわりがあるなどという意識はみじんもないようで、話すことはできず、気味の悪い、意味のない叫び声を出すだけであった[3]。

ピネルは、それまで成功してきたのだが、野生児の症例においては社会復帰は不可能だと感じていた。シャタックによれば、ピネルがこの少年の病状の原因を器質的なのか機能的なのかを深く考えた形跡はない。この区別はピネルが他の症例で通例用いたものであるが、このような分析が行われていたら、この少年の治療が可能かどうか、もっと詳しいことがわかっていたかもしれない。もしこの問題が脳損傷のような器質的なものなら、野生のまま治療不可能だったろう。しかし、もし生活環境が原因であって、彼の幼少時に養育がなされていなかったり、社会的刺激がなかったり、苛酷な環境でストレスや外傷を被りやすい状態におかれていたのなら、何らかの治療が可能だったかもしれない。シャタックが書いているように、われわれにはその答えは永久にわからないであろう。

いわゆる機能的な障害は、器質的な原因のあるものよりはるかに治療しやすいと考えられる。しかし、器質的疾患と機能的疾患の間の区別は注意深くなされなければならない。またこの区別は決して、ある特定の精神疾患が脳に障害をもたらしたり、心に障害をもたらすのだと言っているのではない。シェークスピアの言うように、脳は魂のすみかであって[4]、精神疾患は精神の正常な機能と同様に、脳の働きを反映したものなのである。

実際、シェークスピアのこの名句が示すように、脳は魂の脆いすみかであって、心の健康と病いは紙一重である。われわれはみな、ときに悲しみ悩む。しかし、この悲しみや悩みが過度になって環境に適応できないほどになると、それは正常な情動から病的な情動へと移行する。

本章でわれわれは、不安障害とよばれる病的な情動を中心に考えてみたいと思う。これは精神障害の中でも最もよく見られるものである。[5] この障害は脳の中の恐怖を感ずるシステムと関わっている。だから、正常な状態でこの恐怖を感じるシステムがどのように機能しているかについての理解を進歩させることが、不安障害において何が異常なのかを知るうえで非常に役立っていることを示したい。このことをもとに、恐怖を感ずるシステムに対する大脳皮質のコントロールが低下したときに不安障害が起こるという見方を提唱したい。この大脳皮質によるコントロールとは、ふだんはわれわれの原始的な衝動、すなわちわれわれの内なる野生を抑えつけているものなのである。

心的病いの歴史

精神病の診断は一九世紀末のエミール・クレペリンの業績に端を発している。彼は精神分裂病を躁うつ病から区別するために、両者が異なった経過をとることを明らかにした。クレペリンの同時代人であるフロイトは分裂病のような精神病より神経症により関心を抱いており、心理的葛藤とその結果起こる不安を神経症の原因として強調した。神経科医であるピーター・クラマーに従えば、二〇世紀なかばまでにアメリカの精神科医はフロイトを凌いでいた。[6] 彼らは精神病のスペクトルモデルをとり入れた。このモデルによれば、すべての精神病理学は不安神経症に続発したものと考えられている。[7] 神経症は、典型的なフロイト派の見方からすると、不安に対して防衛が部分的に成功した結果、症状が現れたものと見られている。しかし、スペクトルモデルでは、精神病でさえも自我が崩壊し退却するほどの過剰な不安の結果と考えられるようになった。精神の健康と病気は現在の不安の程度によって区別され、心理療法による内的葛藤の軽減はすべての病気にあてはまるものであった。

それ以後流れは変わって、現在では精神衛生の専門家には目もくらむばかりに列挙された多数の診断カテゴリーが準備されている。どのようにものごとが激しく変わったかを知るためには、診断のバイブルであるアメリカ精神医学会の『精神疾患の診断と統計マニュアル』（DSM：一九八〇年に初版が発行され現在第四版）を読めばよい。[8] 多数の恐怖症、異なった種類のパニック発作、いろいろな感情や思考の障害、身体化障害、反社会的人格障害、無数の薬物乱用、その他諸々がのっている。これに加えて広場恐怖（広場や混雑した場所に対する恐怖）とパニック、躁うつ病とコカイン中毒との合併などがいろいろとみられる。

このような診断上の多様性にもかかわらず、あるカテゴリーの精神疾患は他のものよりずっと頻度が高いことは明らかである。米国の公衆衛生局は異なった型の精神疾患の頻度を調べて分類した。[9] 一九九四年には一八歳以上のアメリカ国民のうち五一〇〇万人が何らかの精神疾患と診断され、そのうち一一〇〇万人が薬物乱用に関係していた。残りの四〇〇〇万人のうち、半分以上は不安障害のカテゴリーに入り、半分以下が気分障害、とくにうつ病のカテゴリーに入った。そして残りが分裂病その他に分類された。

不安関連の精神障害の割合が高いことはスペクトラム理論の正しさを証明するものではない。というのは、うつ病や分裂病を不安症状として治療することは、これらの疾患を別個に独立したものとして対処しないかぎり納得しないだろう。しかしながら、不安障害が多いことは、不安の本質とその種々な表現型を理解することの重要性を強調する。幸運にも、これまで明らかにされてきた恐怖のシステムの知識が不安障害がどのようにして起こるかを説明するうえで役に立ち、またその治療法と発症の予防法を解決するうえで役に立つと考えられる。

不安における恐怖と嫌悪

不安と恐怖とは密接に関連している。両者とも有害な、あるいは潜在的に有害な状況に対する反応である。不安はふつう恐怖と区別され、不安においてはそのような反応をひきおこす外的な刺激が欠けている。すなわち不安はわれわれの内部から生じるものであり、恐怖は外の世界から生ずる。ヘビを見ると恐怖が生じるが、ヘビを見た不快な経験を思い出したり、ヘビと出会うかもしれないと予想することは不安の心理状態に対応する。不安はまた、未解決の恐怖とも言われてきた[10]。この考え方によれば、恐怖は危機的状況での逃避、回避のような行動に関連性がある。そして、これらの行動が妨げられたときに、恐怖は不安になる。

恐怖と不安は危険（現実であれ、仮想のものであれ）に対しての正常な反応であって、それ自体は病的状態ではない。恐怖と不安がくり返し起こり、その環境下では無理もないと思われる以上に長く続き、ふつうの生活が妨げられた状態におちいったとき恐怖／不安障害が成立することになる[11]。

不安とそれに対する防衛（たとえば転換、抑圧、転移が起こっている状態）を反映している状態をフロイトはノイローゼ（神経症）と呼んだ[12]。今日、精神医学の分野では、フロイトの考えは以前ほどもてはやされてはいない。そして神経症という言葉はDSMでは強調されなくなり、不安の症候とフロイト学派の防衛機制とを必ずしも結びつけて考えない傾向になっている[13]。その結果、DSMの「不安障害」はフロイトが不安神経症と呼んだ状態を含むが、より現代的な診断も同様の傾向を示し、両者を同じものとは見なしていない[14]。DSMでは不安障害は全体としてパニック、恐怖、外傷後ストレス障害、強迫性障害と全般性不安（障害）から構成されている。

これらの疾患の特徴は強度の不安感と、このような不安感が引き起こされやすい状況から逃れようとすることである[15]。恐怖症とは、直面した現実の脅威を、特別な意味をもった過度の刺激や状況としてとらえて恐れることをいう。すなわち、恐怖の対象となる物体あるいは状況にさらされると、必ず強い不安感が引き起こされるのである。患者はそのような対象や状況を避けるためにはどんなことでもしようとする。パニック発作は強い不安感と不快感が一定期間続くことを意味する。患者はしばしば窒息しそうに感ずる。恐怖症とちがって、発作はふつう予期せず起こり、特別な外部からの刺激や状況とは無関係である。ときにはパニックは広場恐怖と合併しており、重症な場合はこのような状況から逃れようとして、引き込もって暮らすようになることもある。外傷後ストレス障害（PTSD）

とは、極度の外傷体験の際に受けた刺激によって引き起こされる不安を意味する。これは退役軍人だけでなく激しい身体的あるいは性的虐待、自然災害の犠牲者に頻繁に認められ、外傷体験を思い出させるような状況やイメージから逃げだそうとする。強迫性障害はくりかえし、何度もしつこくまとわりついてくる思考あるいは行為で、このような行動は強迫的思考によって枠にはまったように正確に行われる。強迫的行動により不安を抑えようとするが、不安を引き起こす状況に直接関連性がないか、行動自体は状況に直接関連性がないか、不安を引き起こす状況を除こうとして状況に過度に反応してしまう。全般性不安は、長期間に、直接関係ないことを過度に心配することを言い、浮遊性不安ともよばれる。

ＤＳＭは経験をつんだ臨床家が不安障害の種類を鑑別する症候と状況因子の概略を示している。しかし、ヒトの恐怖と不安研究のリーダーの一人であるアーネ・エーマン（Arne Oehman）が最近論じている内容を紹介すると、「恐怖症の患者が恐怖の対象に暴露されたときに示す生理学的反応をＰＴＳＤの患者が外傷体験を想起させる場面にさらされたときに示す反応、パニック発作が起こっている間の反応と比較した場合、その違いよりも、むしろ、それらが互いに驚くほどよく似ていることに気がつくだろう」、と言っている(16)。彼は続けて次のように論じている。「パニック、恐怖症の反応、ＰＴＳＤでは一つの共通した不安反応が引き起こされていると考えられる」。これこそ、私がまさに言いたいことである。しかし、私はこの考えを症状ではなく脳のシステムの言葉で表したい。すなわち、不安障害は脳の恐怖システムの働きを反映しているのである。エーマンは全般性不安を彼の分類法から除外している。それは、この障害では不安が個々に間隔をおいて引き起こされるのではなく、一定した人格障害として現れるからである。しかし、全般性不安も他の不安障害と同様の脳内システムと少なくとも部分的には関連している、と考えられる。

アルバート少年とハンス少年との出会い

不安障害はいつでも起こりうるが、大人になったばかりの時期に最も起こりやすい。なぜこのようなことが起こるのであろうか？　脳はどのようにしてとくに不安をもっていない正常な状態から病的な不安を示し、あるいは不安を抑えるための神経症的な行動を引き起こす状態へと変化するのであろうか？

フロイト以来、大部分の理論家は、臨床的に退行する不安は不快な記憶を形成するような外傷体験によって引き起こされた結果であると考えてきた。ブロイアーとフロイトは有名なO・アンナの症例から、ヒステリー患者は主に記憶に苦しみの源をもっていると主張した[17]。またマシュー・エルデリー（Matthew Erdelyi）はその症例について、意識からしめ出された外傷体験の記憶に原因があると論じた[18]。恐怖の条件づけは外傷体験を記憶する上での必要条件であるから、恐怖条件づけが病的不安の生成に関与していると提唱されてきたことは驚くにあたらない。長い間議論されてきたにもかかわらず、意見が分かれ不完全ではあるがいくつかの新しい知見によって、恐怖条件づけは不安障害に大きく関与することは間違いないと考えられるようになった[19]。

不安の条件づけ理論は一九二〇年代に始まった。当時、心理学者たちは行動のほとんどの面を経験学習の言葉で、とくにパブロフの条件反射理論によって説明しようとしていた[20]。行動主義の父とよばれるジョン・ワトソンは、一一歳の少年を動物恐怖症に条件づけしたと主張した。ワトソンはアルバート少年に対し、楽しくラットと遊んでいるところへ大きな音を立てることにより条件づけした[21]。そのような処置により、少年はラットと遊ぶのを避けるようになり、ラットが近くにいると泣きだした。ワトソンはこの知見を説明するために、ある刺激（大きな音、痛み、身体的支持が突然なくなること）は生まれつきの恐怖反応を引き起こすことができると提案した。これらの無条件刺激が与えられるときに、たまたま他の刺激が提示されると後者の刺激は条件づけされた恐怖を引き起こす能力をもつようになる。ワトソンによれば、神経症はこれらの外傷体験を記憶した結果おこるものであり、生涯にわたって持続し、行動に影響を及ぼすものと考えられる[22]。

ワトソンの不安理論は心理学に関する彼の行動主義

的見解とともにパブロフの条件反射学習の理論にもとづいていた。しかし、一九三〇年代までには道具的条件づけまたはオペラント条件づけとよばれる新しい学習の様式が、行動主義者にとって等しく重要性をもつようになった。[23] 道具的条件づけにおいては、ある任意の（たとえば棒を押すような、または迷路を通り抜けるような）反応は強化によって学習される。強化する手段として、報酬を与えるか罰をまぬがれるようにする。強化によって反応は学習されて、その後、報酬を得るため、あるいは罰をまぬがれるために反応は行動として表れる。パブロフの条件づけは、情動的な喚起から中立的刺激へと意味を転移することと関連しているが、道具的条件づけにおいては情動的な刺激と中立的反応の間に連合が形成される。

行動主義と精神分析は基本的に異なったアプローチをとったが、両者とも人間の行動様式はなぜ決まっているのかを明らかにしようとした。代表的な行動主義グループの一人であるO・ハバート・マウラー（O. Hobart Mowrer）は両方のアプローチに意義を認め、一九四〇年代にフロイトの不安神経症の理論を学習理論の言葉に翻訳した。[24] パブロフの条件づけと道具的条件づけの原理を用いてマウラーは彼の言う「neurotic paradox（神経症の逆説）」を解こうとした。正常な思慮深い人であれ、知性の低い野蛮な人であれ自分の行動の結果を評価する。もしも掛け値なしに結果が望ましくなければ、その行動は抑制され中止される。ところが、神経症の場合には、明らかに望ましくない結果しかもたらさない行動であると知りつつも、その行動は何カ月も何年もあるいは生涯にわたって続けられる。[25]

マウラーによれば、外傷的な事象が実際に起きる前にそれに対処するように不安はわれわれに動機づけをする。そして、不安を減少させることは安心感をもたらすので、道具的行動にとっての補強材となっている（要求をみたし、目的が達成できるため、恣意的な反応が学習、記憶される）。このようにして不安を弱める反応は学習、記憶され維持される。

マウラーは、不安は最初、ワトソンが示唆していたように学習されると思っていた。すなわち、苦痛や外傷をもたらす刺激が呈示されている間、その刺激は不安を引き起こす能力をもつようになる。不安は不快であるから、不安を引き起こす刺激が呈示されると、不安障害の患者は環境を変えて不安を引き起こす刺激がある場所から逃避して、これから先もそのような状況を避けようとする。このような反応によって不安が軽減されると、行動は強化されて継続して行われることになる。これはしばしば役に立つが、ときには神経症的症状へと変わることもある。

実例を見てみよう。ある男がエレベーターの中で背後から襲われ首をしめられた。その日から彼はエレベーターに乗るのが恐くなった。彼はできるだけエレベーターを避けようとする。彼が受診した心理療法家は、彼がまたエレベーターで襲われるようなことは、特に人がたくさん利用する時間帯なら、まずありえないといって安心させようとする。しかし、そのように保証しても何の役にも立たない。その男は一三階の彼のオフィスまで行かなければならない。このことは彼を不安にする。不便であるにもかかわらず、彼は毎日階段を使う。マウラーの理論に従えば、階段を使うことによって不安が軽減されることが、階段を使うという神経症的行動を持続させることになる。

マウラーは実存主義の哲学者として、不安を人間存在の重要な部分、人間に特有の基本的特性と考えたが、またわれわれの脆さを示すものとしてとらえていた。

概して、不安を軽くする行動は、予感される危険を小さくするようにも働く。カモシカはヒョウのにおいをかぎわけるが、ヒョウのにおいの圏外へ出ると不安が薄らぐだけでなく、いくらか安全そうだと感ずる。盗賊や獣にねらわれる村人は深い堀や、頑丈な柵で周りを囲むことによって、やっとよく眠れるようになる。さらに現代の母親は、子供がワクチン接種をうけると情緒的にずっと心地よく感じるようになる。外傷体験が実際に起こる前、または再び起こる前に単なる予感によって不快になるこの能力、またこのような体験に対して現実的な予防策をとるような動機づけがなされる能力は、間違いなく非常に重要で役に立つ心理学的メカニズムである。そして先を見越して不安になるという人間の心は、下等動物よりずっと発達しているという事実は、おそらく人間に特有の

多くの能力を説明している。しかし、これはまた人間の明らかな弱点の説明にもなっている。(26)

マウラーはフロイトの不安神経症理論の行動学的解釈への道を開いたが、この仕事はもう一人の行動学的心理学者、ニール・ミラー（Neal Miller）によって完成された。(27) ミラーは、空腹や性欲と同じように、恐怖が衝動を減ずるような行動をとるよう人間を動機づける内的なシグナルとしてどのように役立つかを詳しく解明しようと試みていた。ちょうど腹をすかせた動物が食べ物を探すように、恐怖感の強い人は恐怖を引き起こす刺激から逃れようとする。マウラーはラットを訓練して、ブザーの音が聞こえた時はいつでも二つの区画を分離しているハードルを飛び越えることによりショックから逃れるようにした。(28) 最初の段階は恐怖条件づけである。すなわちブザーが鳴るとラットはショックをうける。ついで、無作為的な試行ののち、ラットはブザーが鳴っている間にハードルを飛び越えるとショックを受けるのを避けることができることを学習した。ラットはいったんこの問題を解決すると、ショックのスイッチは切ってあってもブザーを聞くたびにハードルを飛び越えた。ショックはもはや加えられず、したがって動機づけの因子ではなくなった。逃避反応は、マウラーがすでに思っていたように、ショックがくるのを予期することによって、すなわち警告の信号によって引き起こされる恐怖によって支えられているように見えた。しかし、恐怖が動機づけの因子であることを証明するために、ミラーはラットに対するルールを変えた。これまではラットがハードルを飛び越えるとブザーは止まり、ブザーを切ることがラットを飛び越え続けさせることの十分な強化刺激であると考えられた。しかし、今度はラットが飛び越えてもブザーは鳴り続け、ラットがレバーを押したときだけブザーが鳴り止むようにした。いったんこれを学習すると、ミラーは手順をさらに変えて、ラットがブザーが鳴り止むようにするもう一つ別の反応を学習させた。ラットがショックを避けるようにすることで最初の反応を学習させたが、次の反応はショックとは無関係であって、音を止めることでその反応は強化された。ミラーによれば、これらの知見は、恐怖は一つの衝動、行動の内なる促進力であって、不安を軽減する行動は強化され、それによって行動は習慣化されることを示している（しかし、注意すべきことは、恐怖は空腹と同様に内なる身体の信号であって、必ずしもこの理論における主観的で意識的に経験された恐怖を指すものではない）。

ミラーは、恐怖を行動を起こさせる衝動と捉える新しい考え方は、精神分析の原理への真に科学的なアプローチの鍵となると考えた。経験の豊かな精神分析専門家のジョン・ダラード（John Dollard）とともに、ミラーは意識下の神経症的葛藤とその症状としての発現を動物の学習原理の言葉で説明しようと試みた[29]。ちょうどラットが学習によって不安を誘発する状況から逃れ、あるいはそういう状況を避ける反応をするようになるのと同様に、人はあらゆる種類の道具的反応を学習し、これによって神経症的葛藤によって引き起こされる不安や罪悪感からのがれ、あるいは避けるようになる[30]。ダラードとミラーは言う。

神経症者の症候群は、彼の問題のうちでもっとも明瞭な側面である。これらの症候群は患者もよく知っており、それから免れたいと感じている。神経症者にみられる恐怖症、禁止、回避、強迫、合理化、および心身症の症候群は、患者および患者を取り扱うすべての人にとって厄介なものとして経験される。……葛藤を低減させうるような症候群が生じたとき、その症候は強化される。なぜなら、このことによって神経症のみじめさが低減されるからである。こうして、症状は習慣として学習される[31]。

不安の恐怖づけ理論は一九六〇年代初期に内容が変化した。フロイトは科学的には正しくないが方向性は正しいとするマウラーとミラーの伝統的な見方に対し、新しい理論家たちは不安についての精神分析的見方とそれが意識下の葛藤を強調することに強く反対した。ジョセフ・ウォルペ（Joseph Wolpe）はこれらの反対者の一人であった。彼はフロイトの有名な恐怖症の症例であるハンス少年[32]をとりあげて、単純なパブロフの条件づけ理論で解釈し直した[33]。ハンスは五歳の少年で、馬が転ぶのを見て驚いた日以来、馬を怖がるようになった。フロイトの解釈によれば、馬恐怖症は解決されていないエディプス葛藤であって、ハンスが母親に対する願望のために父親によって去勢されるのではという恐怖が馬に置き換えられたというのである。馬が転ぶのを目撃したという外傷体験をきっかけとして、恐怖症が深層の葛藤を覆い隠すようになったのである。しかし、ウォルペはこれについて異なる見方をした。彼はすべてのすぐれた条件づけ理論家と同様に、馬のような中立的な刺激が外傷体験とともに与えられると、恐怖反応を引き起こすことができるようになり、恐怖症はとくに意味のない出来事に対して条件づけされた恐怖（不安）にすぎないと主張した。ウォルペは、ハンスの症例を記述するにあたって、フロイトが自分の理論を確かなものとする内容だけを選んで使い、理論とあわない内容を故意に無視したことを厳しく批判した。たとえば、ハンス自身は馬が転ぶのを見たとき、たぶん「くだらない」と言ったことだろう。父親の見解も同じで、この不安は事件の直後に始まったと言っている。フロイトはこれらの表面的な説明を無視したが、ウォルペはこれらの事象を素直に受けとった。ウォルペにとっては、ハンス少年はちょうどアルバート少年と同じであった。条件づけ理論は一周して元にもどってきた。

ワトソンとウォルペの純粋にパブロフ学派のアプローチとマウラーとミラーの精神分析的翻訳との間の違いは、いかにして不安が生ずるかを記述するのに使われた言語の違いということのみに留まらない。重要なことは、どのようにして不安の治療が行われるべきかという問題にも影響を与えた。フロイト学派とその後継者たちは治療の目標を意識下の葛藤の解消と考えていた。ウォルペを代表とするもう一つの学派は意識下の説明を利用せず神経症的症状を条件づけられた反応以外の何ものでもないと考えた。この考え方を支持する他の二人であるスタンレー・ラッチマン（Stanley Rachman）とハンス・アイゼンク（Hans Eysenck）によれば、症状を取り除けば神経症（ノイローゼ）は取り除かれたことになる。(34)

多くの重要な違いにもかかわらず、精神分析理論と種々の条件づけ理論の間に共通のテーマがある。すなわち、不安は外傷的な事象を学習した結果であるということである。外傷体験を学習することは、少なくとも一部は恐怖条件づけを伴うので、同様の脳内メカニズムが人の病的不安と動物における条件づけされた恐怖に関わる可能性がある。もしそうであるならば、容易に行える動物実験の所見は人間においてどのようにして不安が学習され、忘れさられ、制御されるかを理解するのに役立つであろう。しかしながら、われわれはやや強調された、そして人によっては議論がまちまちであるこの結論を受け入れる前に、恐怖条件づけと不安障害との関係についての考え方を検討しておく必要がある。また、恐怖に関わる脳内の構造のしくみと機能について、さらにいくつかの事実を検討する必要がある。

恐怖への準備

一九七〇年代の初め、実験心理学者で動物の恐怖条件づけを研究していたマーチン・セリグマン（Martin Seligman）は人の不安と実験動物の恐怖条件づけの間に著明な違いがあることを指摘した[35]。特にセリグマンにとって重要なことは、もし動物が回避反応ができないようにされて、逃避か回避かという二者択一の解決法が与えられなければ、回避条件づけはすみやかに消失してしまうという事実であった。ミラーのラットではショックを与える装置のスイッチが切られているのにブザーの音が聞こえるたびにハードルを飛び越え続けることを考えなおしてみると、そのラットはハードルを飛び越え続けていたので、ショック装置が切られていることに気がつく機会がなかったとも考えられる。しかしセリグマンの論点は、もしハードルが壁でおきかえられていて回避反応が妨げられていたら、ラットはブザーに引き続いてショックが来ないことをすぐに学習しブザーを無視しはじめる。もし、壁が取り除かれてハードルにつけかえられても、ブザーに反応して飛び越えるということは起こらなくなる。ラットにブザーの音がしても危険なことは起こらないということをわからせると恐怖は消失し、これに伴って神経症的な回避反応は消滅する。これに対し、高所恐怖症の患者に、誰も誤ってエンパイアステートビルから落ちた人はいないと教えても、彼を無理やりビルへ登らせて納得させようとしても何の役にも立たないし、高所恐怖症を良くするどころかもっと悪くすることになる。人の恐怖症ははるかに消去しにくく、動物の条件づけられた恐怖より不合理である。

セリグマンの考えによれば、この違いの重要点は実験室内では特別な意味をもたない刺激（点滅する光やブザーなど）を用いるが、恐怖症の患者は特に意味のある対象物や状況（昆虫、蛇、高所など）に関わることが多い。セリグマンは、おそらくわれわれは進化の過程で特定の物事をずっと容易に学習できるようになったのであり、これらの生物学的に加速された学習の例は特に強力で長期間持続すると主張する。この観点からすると、恐怖症は、危険について学習し、学習した情報を特に強く保持するように進化したことを反映している。

比較的安定した環境においては、ある種の動物が直面する危険がゆっくりと変化するのは一般的には有効な賭けである。であるから、祖先や自身にとって危険であったものを急いで学びとるという、あらかじめ用意された手段をもっていることは一般的に有用なことである。しかし、われわれの環境は初期の人類が住んでいた環境とは非常に異なっているので、祖先にとって危険であったものを学習するように備えつけられた遺伝子が、現代において特に危険でないものに対しても恐怖を引き起こすような場合にはかえってわれわれにとって不利なものとなることがある。

セリグマンは準備状態という概念と共にワトソンと後の行動主義者たちが受け入れやすい形にした単純な条件反射理論の中へ、一定量の生物学的リアリズムを注入した。皮肉なことに、準備状態の現象はアルバート少年に対してワトソンが行った条件づけに重要な役割を演じたと思われる。後に行われた研究はワトソンの知見を再現することができず[36]、これらの結果は不安の恐怖条件づけ理論に反対する材料としてしばしば使われてきた。しかし、毛皮でおおわれた動物を条件刺激として選ぶことで、ワトソンが意識しないで準備された刺激を使っていたのに対して、のちの研究がうまくゆかなかったのは生気のない無意味な刺激を使ったからであるとセリグマンは考えている。

準備状態理論は間もなくスーザン・ミネカ（Susan Mineka）の研究により強い支持を得た。[37] サルは遺伝的にヘビを恐れると長い間考えられてきた。したがってサルがはじめてヘビを見たとき、サルは恐がって身を守ろうとする。しかし、ミネカは、実験室で飼育されたサルは実際にはヘビにはじめて出会っても恐がらないことを示した。初期の研究の大部分は若いサルを、母親とは切り離されてヘビを見せられると、少しも恐がらなかった。幼いサルは母親ザルが恐がるのを見てヘビを恐がることを学ぶと考えられる。先ほど述べた若いサルはこのようなやり方では恐くないものについて学習しなかった。このことから、迅速かつ強力な観察による学習に対しての感受性を持たせるような生物学的刺激に特有の性質があると考えられる。ヒトは、他のものを社会的状況の中で観察することにより多くのことを学習する。そして不安、とくに病的なものは時には、あるいはしばしば社会的な観察によって学習されるといわれている。[38]

最近、準備状態理論はエーマンによって強く支持された。[39] エーマンは、進化は現代の人類に恐怖とわれわれの先祖の生存をおびやかした状況とを関連づけることを好む性質を備えつけたと考える。この性質が進化する限りにおいては、これはわれわれの遺伝子にもとづくものに相違なく、遺伝的変異は確実に存在する。その結果として、ヒトは一般に先祖が恐れたものの危険性に対して容易に恐怖を抱くようにできているけれども、ある人たちは特別の恐怖を獲得するにあたって他の人よりずっと準備ができていたにちがいない。これらの超準備状態にある人は恐怖症にかかりやすいと彼は提唱している。

エーマンは準備状態理論をきびしく検証した。彼は、ヘビと昆虫は恐怖症の共通する対象であり準備状態にある刺激の最もよい例であるが、花は共通の恐怖の対象ではないと仮定して開始した。次に、彼はヒトの条件づけ研究に、このような恐怖と関連のある（準備された）刺激と恐怖と無関係な刺激を用いた。準備状態理論を支持する所見として、（自律神経反応によって測られた）条件づけられた恐怖は、恐怖と無関係の刺激による消去よりも、恐怖に関連した刺激による消去にずっと抵抗性が高いことを見出した。さらに、現代の恐怖と関連した刺激である銃やナイフを使うと、消去に対する抵抗性は認められなかった。このことは、進化がこれらの危険を組み込むに十分な時間がまだ進行していないことを示唆している。彼はまた、恐怖症の患者は自分自身の恐怖反応に関連した刺激に遭遇したときのほうが、他の恐怖に関連した刺激に遭遇したときよりずっと強く反応することを示した。ヘビ恐怖症の患者はクモの絵よりヘビの絵にはるかに強く条件反応を示し、クモ恐怖症はちょうど逆の反応を示す。これは、恐怖症は恐怖の対象に対する反応性が遺伝的に過剰に準備されているという彼の主張と一致する。最後に、条件刺激が意識的に認識されないような特殊な手法を用いることにより、条件刺激を意識しない条件下に準備された条件づけを作りだすことができた。これは、恐怖症は意識とは無関係に学習され表現されるもので、表面上理屈に合わない恐怖症の性質と関連性があるといえよう。

準備状態理論は、不安の伝統的な恐怖条件づけ理論の欠点のいくつかをとりあつかうには不十分な点がある。特に不安障害においては恐怖は容易には消去されないし、特に不合理なものである。しかし、恐怖症と他の不安障害の重要な側面は説明されないままになっている。人間は進化の過程で準備されてはいない（車やエレベーターに対する恐怖のような）物体や状況についても不安を抱く。不安障害は外傷経験の記憶がなくても現実にはしばしば起こりうる。ということは、外傷体験による条件づけはそれほど重要ではないのかもしれない。時には明確な外傷体験が不安障害の発症に先立って起こるが、外傷体験自体はこの疾患には無関係である（たとえば患者の母親の死が高所恐怖症の発症に先行するような場合）。もし、不安が外傷体験によって条件づけられるものならば、これは理屈に合わないことになる。しかしながら、恐怖条件づけに関する脳内メカニズムについてのわれわれの理解と、脳に対するストレスの影響についての新たな観察をあわせ考えると、これらのギャップを埋めるのに役立つ手がかりが得られよう。

不安についての新しい解釈——脳からみた手がかり

さらに不安障害の性質を検討する上で、前章で展開したように記憶の多重構造について考察する。特に、われわれは、外傷体験を学習する状況においては意識された記憶は、海馬とそれに関連した大脳皮質領域からなるシステムによって蓄えられるが、恐怖条件づけのメカニズムで形成された無意識の記憶は扁桃体を中心としたシステムによって蓄えられる、という考えに関連したいくつかの事がらを検討する。すなわち、これらの二つのシステムは並行して働き、経験に関連した異なった種類の情報を蓄える。最初の外傷体験の時に提示された刺激に後になって遭遇したとき、各々のシステムは記憶を想起する能力をもっている。扁桃体システムでは、想起は危険に対して準備する身体的反応として表現され、海馬システムでは意識された記憶が起こる。

どのように不安障害が起こり持続するかを考えるとき、宣言的記憶システムの働きを他の記憶システムから分離してみるとたいへん考察しやすくなる。この点は一九八五年の論文でジェイク・ジェイコブズとリン・ナーデルによって明らかにされ、この論文は恐怖のシステムに対するストレスの影響についての私の考え方に大きな影響を及ぼした[40]。

外傷体験記憶のストレスに誘発された喪失と回復

臨床的に不安障害を示す患者の中には、不安の原因と考えられる特別の外傷体験さえも思い出せない者もいるという事実は条件づけ理論の側からは困難の種であった。これに対して、主な論争点は、フロイトの精神分析理論では、不安は外傷体験の記憶が無意識の心の隅に送りこまれた時にのみ起こると考えられている。抑圧のような神秘的で科学的根拠のない事項を必要とすることを好まないため、条件づけの理論家たちは著しい外傷体験の記憶が認められない症例には苦闘してきた。外傷体験がないために条件づけが起こっていないのか、あるいは外傷体験は起こったが記憶されていないのか、という両方の可能性は条件づけ理論家に説

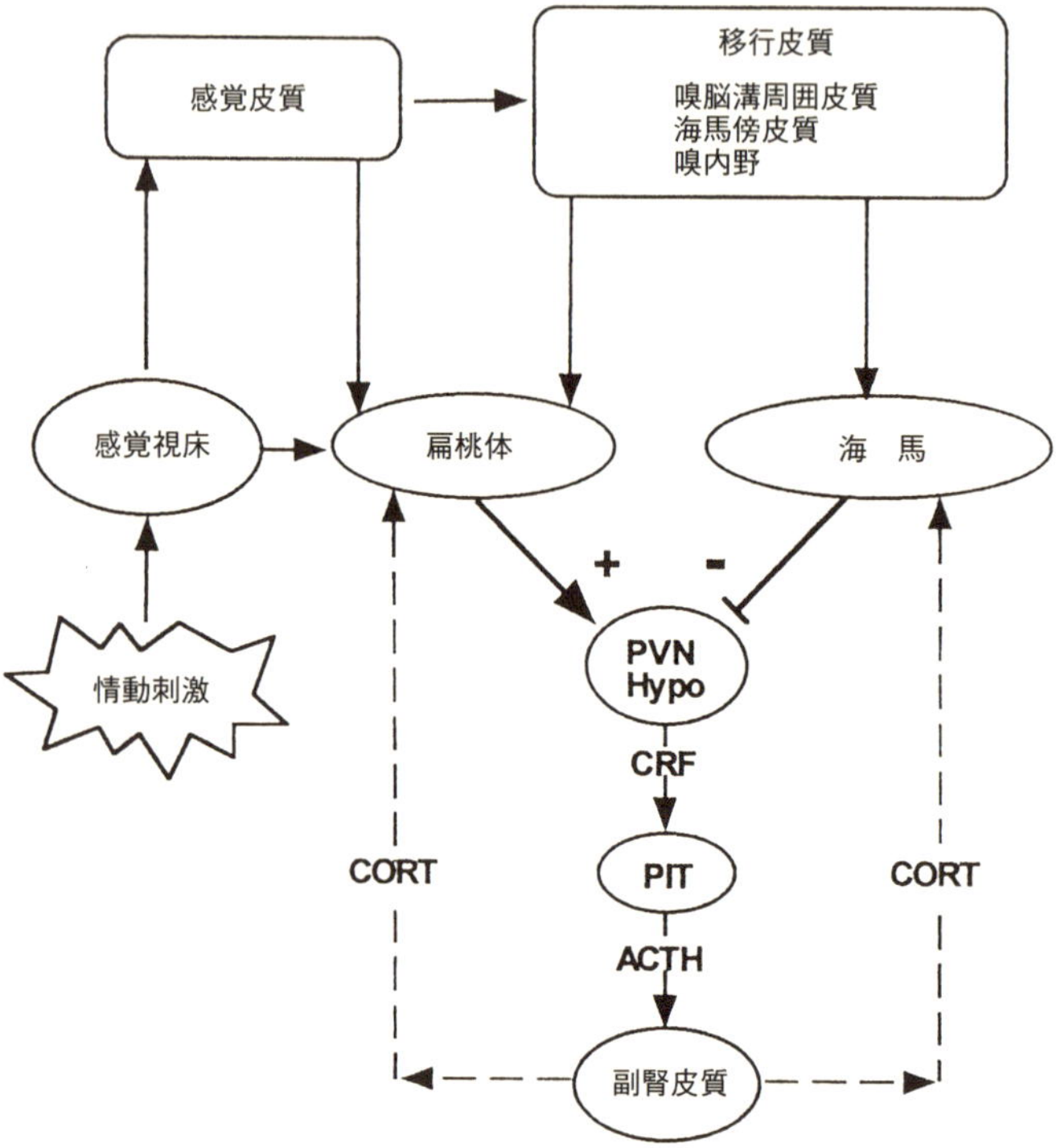

図8-1　ストレスの神経経路　危険と連合した刺激は扁桃体を活性化する．扁桃体から視床下部の室傍核（PVN）へ至る経路によって，副腎皮質刺激ホルモン放出因子（CRF）は下垂体へ送られ，ついで副腎皮質刺激ホルモン（ACTH）の血流中への放出を引き起こす．ACTH はついで副腎皮質へ働きステロイドホルモン（CORT）の血流中への放出を引き起こす．CORT は血中から脳内へ自由に入ってゆき，海馬，扁桃体や他の領域のニューロン上の特別の受容体に結合する．海馬を経由して CORT は PVN からの CRF のさらなる放出を抑制する．しかしながら，情動刺激が存在する限り，扁桃体は PVN からの CRF の放出を引き起こそうとする．扁桃体からの興奮性入力と，海馬から PVN への抑制性入力の間のバランスが，どれほどの CRF，ACTH，そして究極的には CORT が放出されるかを決定する．

明すべき課題を残している。

この謎に対する可能性のある解答が、ストレスを引き起こす事象が海馬に機能異常を引き起こすという最近の研究から現われた。この知見は、少なくともある症例においては誘発体験を想起できないのは、海馬の記憶機能がストレスによって機能障害をうけているためであることを示唆している[41]。どのようにして、またなぜこのようなことが起こるのかを理解するためには、われわれはストレスの生物学的影響を調べる必要がある。

人間や動物がストレスの多い状況にさらされると、副腎は血中へステロイドホルモンを分泌する[42]。副腎のステロイドは身体がストレスの多い状況に対処するために必要なエネルギー源を動員するのを助ける重要な役割を果たす。第6章で見たように、扁桃体は副腎ステロイドの放出の調節に深く関わっている。扁桃体が危険を感知すると視床下部へ信号を送り、ついで信号は下垂体へ送られて、結果としてACTHとよばれるホルモンの放出が起こる。ACTHは血中を通って副腎へ到り、ステロイドホルモンの放出を引き起こす。身体中の標的部位へ到達すると同時に、ステロイドホルモンは血中から脳内へ流れこみ、海馬、扁桃体、前頭前野やその他の領域の受容体に結合する。副腎や下垂体の分泌はストレスによって確実にひきおこされるのでこれらはストレスホルモンと呼ばれている。

海馬のステロイド受容体は副腎ステロイドホルモンの放出量の調節に関与する制御系の一部と考えられてきた[43]。ホルモンが海馬の受容体に結合すると、情報が視床下部へ伝えられ、下垂体と副腎がホルモンの放出を低下させるように指示される。ストレスに直面すると扁桃体はホルモンを放出せよと指示を出し続け、海馬はホルモン分泌を低下せよという指示を出し続ける。これらの情報回路を何回も信号が循環して、ストレスホルモンの血中濃度は、ストレスを受けた状況から要求される量に見合った状態に微妙に調節される。

もしストレスがあまりに長く続くと、海馬は、ストレスホルモンの放出を制御し、日常の活動を遂行する能力の低下をきたしはじめる。ストレスにさらされたラットは海馬に依存した行動課題をどのように遂行するかを学習し、記憶することができなくなる[44]。たとえば、ストレスにさらされたラットは前章に述べた水迷路課題における安全な台の位置を学習できなくなる。ストレスはまた海馬における長期増強現象の誘導能力を阻害する[45]。この知見はおそらくなぜ記憶障害が起こるかの説明となる。重要なことはストレスは人間における明確に意識された記憶の機能をも障害するということである[46]。

ストレスの生物学研究の主導的立場にあるブルース・マックイーウェン（Bruce McEwen）は、苛酷な一過性のストレスは海馬における樹状突起の萎縮を引き起こすことを示した[47]。樹状突起はニューロンの一部で入力を受けとる部分であり、主に長期増強現象と記憶形成の初期過程に関与している[48]。マックイーウェンは、また、ストレスが中断されると、これらの樹状突起の変化は可逆的でもとに戻ることを示した。しかし、ストレスが長引くと不可逆的な変化が起こる。海馬内の細胞は変性しはじめ、記憶は永久的に失われてしまう。

海馬に対するストレスの影響は最初、サルの行動に対する社会的ストレスの影響を研究していたロバート・サポルスキー（Robert Sapolsky）によって見出された[49]。サルは集団をつくって生活し、有力なオスに社会的に従属していた。何年もの間に数匹が死んだ。解剖してみると、それらのサルは胃潰瘍を患っていることがわかり、ストレスをうけながら生活していたことと一致した。非常に劇的であったことには、海馬の著明な変性が見つかったが、脳の他の部位には障害の徴候は認められなかった。この基本的な所見は多くの状況で確認されており、社会的ストレスにさらされて生きているマウスでは海馬の変性が認められる[50]。

最近の研究によると人の海馬も同様にストレスに対して非常に弱いことが明らかにされた[51]。くりかえし虐待を受けた子供や外傷後ストレス障害のベトナム帰還兵のような外傷体験をうけて生き残った人びとでは海馬の萎縮が認められる。これらの人びとでは、ＩＱや他の認識機能は失われていないが、記憶能力が著しく低下していた。このように強いストレスを体験すると人の海馬とその記憶機能に変化が起こりうる。

副腎ステロイドが海馬におけるこれらの形態学的変化と、それによって引き起こされる記憶の障害に関わ

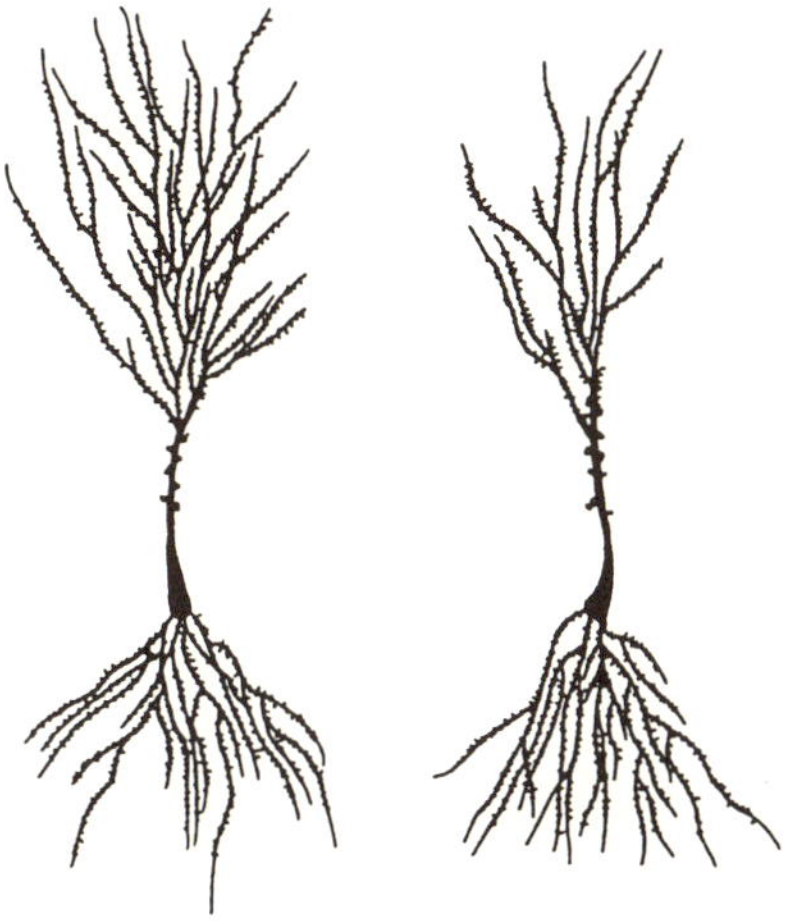

図8-2　社会的ストレスによって樹状突起が縮む　哺乳動物で初期の霊長類の進化に関連したトガリネズミにストレスを加えない場合（支配群）とストレスを加えた場合（従属群）についてニューロンの形態を示してある．この実験において，従属群のオスを支配的なオスに暴露してストレスを加えた．この種類のくりかえし与えられる社会的ストレスにより樹状突起の分枝や長さが減少した．ストレスをうけていない対照とストレスをうけた従属群の細胞の上部半分について比べてみよう．

ることは明らかだと思われる[52]。たとえばクッシング病とよばれる病気では、副腎に腫瘍が発生してステロイドホルモンが過量に分泌される。この患者では記憶障害を示すことが昔から知られていた。最近の研究により この病気で海馬が萎縮していることが示された。また、ラットやヒトに大量のステロイドを注射すると激しいストレスと同じような効果を示し、海馬の細胞死と記憶障害が起こる。もしラットにステロイドの作用をブロックするような薬物を投与すると、ラットは海馬や記憶に対するストレスの影響をまぬがれる。

もう一つ、ストレスと記憶の間の関連性について指摘に値するものがある。過度のストレスの結果の一つとしてうつ病があり、うつ病患者はときに記憶障害を示す。うつ病における記憶障害が海馬に対するストレスの影響と密接に関連している可能性が大いにある。

時にはストレスは外示的記憶の形成に役立ち強化するように働く(フラッシュバルブ仮説を思い起こしてほしい)。しかし、ストレスは同時に外示的記憶を低下させることもある。われわれは現在、このパラドックスに対してなるほどと思わせるような説明をすることができる。すなわち、記憶はアドレナリンの促進作用によって弱いストレスでは強化されるが(第7章)ストレスが非常に強くしかも長引いて、海馬が障害を受けるほど副腎ステロイドのレベルが逆に上昇する場合は記憶は低下する。

記憶に対するストレスの逆作用についての証拠の大部分はストレスが何日も続くような、かなりきびしい条件から明らかにされた。重要な点は、くり返しでない、単一の外傷体験、たとえば強盗におそわれたり強姦されたような場合、海馬に障害をおよぼし事件に対する記憶を喪失させるほどステロイドのレベルが上昇するかどうかである。まだ確かな答えはないが、最近の研究によって短期間のストレスでもラットの空間記憶を失わせ海馬における長期増強の誘導を阻害しうることが示された[53]。そして、これらのストレスの影響は、両方とも副腎が除去されている場合には見られなくなる。これは副腎ステロイドの関与を示している。

さてここで、やっかいなことが起こってくる。一過性の外傷体験によって経験したことを忘れてしまうようなことがあるとしよう。この場合、のちになって、この出来事についての記憶を取り戻すことができるであろうか？　一般的には記憶を取り戻すことが可能か不可能かの条件の種類を同定することができるが、ある特定の例においてはそれを当てることはできない。たとえば、もし海馬がストレスによって完全に機能しなくなり、その程度がある事象の間の記憶を形づくることができなくなるほどであるとすると[54]、どんなにしてもその出来事の意識的な記憶を探し求めることは不可能であろう。もし、このような記憶が形成されなければ、記憶は回復することができない。他方、海馬が外傷によって部分的に傷害されている場合には、弱い断片的な記憶の形成には関与していたかもしれない。このような状況においては、経験のいくつかの断片を頭の中で再構成することも可能かもしれない。このような記憶は「空白を埋める」ような形のものになるはずで、記憶の正確さはどれくらいたくさんの空白を埋めることができたか、埋められた部分が記憶の本質的な部分にどれくらい重要か、という点にかかっている。

はっきりと意識された記憶は、前章で強調したように長期記憶に蓄えられていた情報を、現在の心の枠組みと融合させて再構築されたものである。完全に良好な状態で働いている海馬で形成された記憶でさえ、記憶の形成とその想起との間に起こる体験によってゆがめられやすい。これは、エリザベス・ロフタス（Elizabeth Loftus）と彼女の共同研究者による多数の実験で示された[55]。記憶が確立されたあとに起こった出来事を操作することによって、間違った記憶を作り出すことは非常に容易であり、あるいは起こったことのない事柄を体験したように思って記憶を新たに作り出すことも非常に容易であるという特に重要な研究がなされた。これらの研究における被験者は彼らの記憶の内容を信じ込んでいる。しかし、これらの記憶は操作された実験室内の実験から生じたものであるので、記憶が修飾されていることを示しているということもできる。同時に、最初に意識された状態で処理され蓄えられた情報は後になって忘れられてしまっても回復可能であることが注意深くコントロールされた実験により示されており、これは第3章ですでに見たハイパーメシア（記憶力異常増進）とよばれる現象である[56]。

実生活における記憶の回復に関してただ一つはっき

りしていることは、特定の記憶が実際にそうであるか修飾されているかを確実な証拠なしに定めることは局外者には不可能であるということである（修飾された記憶というのは、その人が嘘を言っているということを意味するのではなく、ただ、その記憶がまちがっているということである）。恐ろしい事件の犠牲者の中には、その出来事についての記憶を失った人がいることは確かで、その中には後になって起こったことの記憶をつなぎあわせることができる人もいる。しかし、修飾された記憶と実際の記憶を単に自認にたよって判別することは非常にむずかしい。かつてサルバドール・ダリが言ったように、まちがった記憶と真の記憶との間の違いは宝石の場合と同様であって、最も本物らしく最も光り輝いて見えるものが常に贋物である。[57] ダリの言が正しいかどうかは議論の余地があるが、前に（第2章、第3章）見たように思考過程についての内観的な知識は、たとえ日常的な（外傷体験とは無関係の）状況であっても心の中をのぞく窓としては非常に不確かなものである。外傷体験の最中やその後のように精神的にひどく混乱しているときには事態はもっと悪い。記憶の回復がさかんに起こるということは当てにならないことが多く、十分に注意して評価する必要がある。

現在知られている限り、ストレスは扁桃体の働きを妨害することはない。そして、これから考察するように、ストレスは扁桃体の機能を強めさえする。したがって、外傷体験に関わる意識的記憶は乏しくても、同時に扁桃体を介した恐怖条件づけによる意識されない非常に強力な内示的な情動記憶が形成されることは大いにあり得る。また、以下に記するストレスの他の効果の故に、このような強い無意識の恐怖は消去が非常にむずかしくなる。すなわち、このような無意識の恐怖は、目にみえない悪い影響を一生の間与えつづける可能性のある、強力な不安の無意識の源泉となり得る。しかし、このような強力で意識下に蓄えられた記憶が明確に意識された記憶へと変換されるようなことは起こり得ない。さらに、もし意識された記憶が形成されなかった場合には、記憶は回復されない。

外傷体験の諸状況は、時に意識と直接関係のない記憶系に蓄えられるのは明らかだというフロイトの信念は正しかった。これに対し、抑圧（フロイト学派の意味での）が関与しているかどうかという点はそれほど確かではない。外傷体験を思い出せないのは、なお証明を要するが、海馬がストレスによって機能停止に陥ることに起因すると考えられる。とは言っても、これに照らして、不安の外傷の源泉がいつも思い出されるのではないという事実についての不安の条件づけ理論をぶちこわすものは何もない。もちろん不快な経験が抑圧されるということは現実によく起こることであり、これはまだ科学的に理解されていない部分である。そして不安障害の中には、最初に外傷体験がなくて発症するものもある。それにもかかわらず、われわれはこの障害のいくつかの側面を、わかりやすい生物学のことばで説明できるのではないかと考えるメカニズムを少なくとも一つは手にしている。

不適切なストレス因子による情動記憶の増幅

外傷体験についてのはっきりと意識された記憶に対して、強いストレスはこれを弱めるように働くことが示唆されている。外傷体験を忘れさせるこの同じ程度のストレスが、外傷発生中につくられた内示的あるいは意識されていない記憶を強めることもある。

たとえば、最近の研究によれば、ラットに非常に強いストレスと同様の効果を示す量の副腎ステロイドを投与すると、下垂体からのストレスホルモンであるＡＣＴＨの放出を制御している[58]。視床下部の一部において副腎皮質刺激ホルモン放出因子（ＣＲＦ）とよばれる化合物の量が激減する。ＣＲＦは実際、ＡＣＴＨ放出を刺激する神経伝達物質である。この経路におけるＣＲＦの減少は、海馬によるストレスホルモンに対する負のフィードバック制御を反映している──いったん副腎ステロイドの血中レベルが一定の値に達すると、海馬は視床下部にＣＲＦの分泌を低下させるように指令を出す。そして、ステロイドのレベルがある臨界値に達すると、海馬の神経回路は変調をきたしはじめる。これとはまったく対照的に、同じ状況において扁桃体の中心核においてはＣＲＦが劇的に上昇する。──ステロイドの血中レベルが増大するにつれて扁桃体の活動はますますさかんになる。根本的に、扁桃体に対するストレスの効果は、海馬・視床下部回路に対する効果とは非常に異なっていると思われる。

これらの観察をもとにして、キース・コロディマス（Keith Corodimas）、ジェイ・シュルキン（Jay Schulkin）と私は、強いストレスをうけると扁桃体が関与する学習と記憶の過程が促進されると考え、ストレスホルモンの過剰投与が条件づけされた恐怖行動におよぼす影響について検討した[59]。予測通り、ステロイドを投与されたラットにおいては、ステロイド投与をうけていない群に比べて学習された恐怖の強さは増加していた。この結果は予備的な点もあるが、他のパブロフ型条件づけを用いた研究でも、ストレスは条件づけられた反応を強めることが示されている[60]。

もしストレスによって本当に海馬が障害を受け、扁桃体機能が促進されるのであれば、ストレスはわれわれが危険についてあれこれ考えるより、むしろその危険に対して反応するという行動様式にシフトさせていると考えることができよう。高次脳機能が故障したとき、進化の結果、退避場所がわれわれにとって都合のよいものになることが、なにか特別な適応であるのか、あるいはたまたま幸運なのかはわからない。

ストレスホルモンが、条件づけられた恐怖反応を強めることができるという知見は、われわれが不安障害を理解する上で重要な示唆を含んでいる。特に条件づけられた恐怖反応が無関係なストレスの後に引き起こされたり、あるいは悪化することがあるのはなぜかを理解するのに役立つ[61]。ストレスの間、条件づけられた弱い恐怖反応はずっと強くなる。弱く条件づけられていたとか、以前に消去されていたとか、治療によって寛解していたなどであったら、その恐怖反応は弱い。どちらにしろ、この反応の強さはストレスによって増強される。たとえば、ヘビ恐怖症が長年の間寛解していても、配偶者が死んだことがきっかけになって恐怖症が再発することがある。他に、軽度の高所恐怖症は日常の生活ではほとんど問題にならないが、ストレスが強められた影響の下では病的な恐怖に転換することがある。この場合、ストレスは悪化した障害との関連はないが、代りに不安障害への閾値を下げている。障害されやすくなるが、どんな障害を引き起こすか、その性格を決めているわけではない。それは、おそらく恐怖の種類と、個人に内在している他の脆弱性によって決まるのであろう。

脳の機能障害は、非準備状態の学習を消去しない

神経症性の恐怖をやわらげることがむずかしいことはよく知られている。これは精神療法の専門家にとって悩みの種であるが、また生計の資ともなっている。準備性はこのジレンマからの脱出法の一つであるが、別の方法もありうる。ラットで、ある音なり光なりに条件づけされた恐怖反応は、もし扁桃体へ投射する特定の皮質領域が損傷をうけると消去することが非常にむずかしくなる。この知見は、皮質のこのような領域は病的な不安のある症例では機能的に異常であり、ありふれた刺激によって扁桃体で条件づけされると消去が非常に困難になることを示唆している。

数年前、われわれは視覚領皮質に損傷を加えて、ラットが視覚刺激に対して条件づけされることにどのような影響を及ぼすかを調べた[62]。損傷を受けたラットは正常に学習し、条件づけを行う際に扁桃体へ感覚情報を伝達する経路は皮質下にあるというわれわれの考えは支持された。しかし、この動物の恐怖反応を消去しようとすると不可解なことが起こった。われわれは条件づけされた恐怖を消去できなかったのである。ショックを与えることなく光刺激を与えることを数日間行った正常なラットは光刺激を与えられても恐怖を示さなくなった。しかし、皮質視覚野に損傷を与えられたラットは充電された電池のように恐怖反応を示し続けた。

われわれは皮質視覚野を消去の座とは考えなかった。そうではなく、視覚領は視覚の世界と消去に必要な他の高次の皮質領域とを結びつけるのに必要な部位であると考えた。消去の制御に関わる可能性のある一つの領域として内側前頭前野が候補に上がった。この領域は感覚皮質野と扁桃体から信号をうけとり、扁桃体と扁桃体が投射する多数の領域へ逆に線維を送っている[63]。したがって内側前頭前野皮質は外界のできごと、およびこれを扁桃体で評価したことをもとにした、扁桃体からの出力を制御するのに格好の位置を占めている。マリア・モーガン（Maria Morgan）はラットのこの領域を損傷したところ、恐怖条件刺激が与えられると、損傷をうけていないラットが恐怖反応を示さなくなった後でも、ひきつづき恐怖反応を示し続けた[64]。

神経症のヒトもそうだが、皮質の損傷をうけたラットの扁桃体は、刺激がもはや危険とは関わりないことが示されてもしつこく恐怖反応を示し続ける。消去には扁桃体に対する皮質の制御が関わっていると思われる。そして非準備性の条件づけされた恐怖でさえも、扁桃体は皮質の制御を失うと消去されにくくなる。

ヒトの前頭葉の損傷の特徴の一つは固執である。すなわちいったんその動作が適切でないとわかっても、それをやめられなくなる。[65] たとえば前頭葉の損傷をうけた患者が、ある規則に従うように課題を行っているとき、規則が変えられるとそれに従って行動を変えることが非常にむずかしくなる。この標準版のテストでは、患者はカードの束を与えられる。そのカードには色のついた一つまたは複数のシンボルが描いてある。患者の仕事は、個々の反応が正しいかどうかをフィードバックを基準として、どのような種類の手がかり（色、形、数など）が現在の問題の解答かを見つけ出すことである。ある一つの法則性（形のような）を見つけると、患者は仕事をうまくできる。しかし突然に、法則性が（たとえば色に）変えられると、患者は前の法則性に従い続ける。ときには患者は自分がどうすべきか知っていても、自分の行動を知っていることに合わせることができない。彼らは頑固で柔軟性がなく、行動が状況に対して適切でないことが明らかな場合であっても自分のやり方にこだわる。この特徴は患者の実生活における行動にもあてはまる。

固執（こだわり）はふつう認知あるいは思考の障害と考えられているが、前頭前野に損傷をうけたラットにおける恐怖反応の消去についてのわれわれの知見はもしかすると情動の領域における同じ種類の障害を反映している。実際、恐怖条件づけ反応を消去することのできない（われわれの）ラットと区別するために、情動性固執という表現を用いた。[66] 認識性固執は前頭前野皮質の外側領域への損傷によって引き起こされるが、情動性固執は内側前頭前野の狭い領域の損傷で引き起こされた。[67] 前頭前野の外側部と内側部は変化する状況に行動を適応させつつ、前頭前野が協同して働く領野によって定められている認知あるいは情動の機能に関連して同じ作業を行うのであろう。言い換えれば、皮質内側部は、前頭前野の一部であるが故に行動を変換する反応に関与し、扁桃体と結合しているが故に、情動に関わる情報によって支配される反応の変換に関与している。エドモンド・ロールス（Edmund Rolls）は、ある特定の反応に結びついた増強因子（報酬や罰のような）が頻繁に変化する課題をサルが施行した際に、前頭前野内側部のニューロンから記録する研究にもとづいて、情動においてもこの領野が同様の役割を果たしていると提唱した[68]。前頭前野の情動における役割についての他の考え方も提案されており、アントニオ・ダマジオの研究は特に注目に値する[69]。情動的意識についてのこの考え方については次章で論じる。

海馬と同様に前頭前野もストレスによって性質が変えられる。最近の研究によれば、海馬と同様に前頭前野は過剰なストレスホルモンの放出を抑制するように働く[70]。ストレスが長引くとこの負のフィードバック制御機能が崩壊するので、前頭前野と海馬は両方とも障害をうける。ストレスによって引き起こされる前頭前野機能低下は扁桃体へのブレーキをゆるめて、新たな学習をより強化し、消去がより起こりにくくなり、以前に消去された条件づけ恐怖が新たに呼びおこされることもある。

臨床的に恐怖は消去するのが困難であるからといって、このことが動物における消去可能な恐怖条件づけとは異なった成立機構によることを意味しているわけではない。実験動物における条件づけされた恐怖の消去と不安障害患者の恐怖を消去する上でその困難さが異なるのは、条件づけられた恐怖を学習するのと臨床的な不安を学習するために脳が使うシステムの違いによるというよりは、正常な脳と不安障害の脳で恐怖のシステムの働き方が違っていることを反映しているからと考えられる。このことは不安障害の患者がラットと同様に前頭前野に損傷を負って生活しているということを意味するのではない。電気的あるいは化学的機能の欠陥が脳の領域に障害を与えるのは多くの微妙な変化が関与しており、脳の損傷というのはこのような障害のうちの極端な例である。

なくなっても忘れてはいない――情動記憶の消去不能性

前頭前野皮質内側部が損傷をうけると、通常の恐怖条件づけが消去されにくくなるというわれわれの知見はもう一つ別の重要なことを示唆している。この知見は、また、消去は条件づけされた恐怖反応の発現を妨げるのであり、これらの反応の基盤にある意識下の記憶を消し去るのではないことを示唆する。[71] 言い換えると、消去は扁桃体における記憶の石板をぬぐい去るのではなく、扁桃体に対する皮質の制御がかかわっているのである。

消去は情動記憶の消しゴムではなくその発現を抑えているのだという考えは、条件反応についての多数の知見と合致している。[72] たとえば、パブロフは消去された反応は単に時間が経過すればひとりでに戻ってくることを見出した。ラットを一つの箱で音とショックを組み合わせて条件づけし、別の箱で音によって引き起こされる恐怖反応が完全に消去された場合、音によって引き起こされる条件反応はラットが最初の訓練をうけた箱にもどされると復活する。消去された反応はラットに非条件刺激にさらすか、あるいは重要な点として、他の形のストレス刺激にさらすことによって復活させうるということである。言い換えると、ストレスは消去されたか、あるいは消去のされ方が弱くて消去されていない条件反応を復活させることができる。[73] これらの例は、われわれの損傷実験と同様に、情動記憶は消去によって消し去られることはなく単に抑制されているということを示している。消去された記憶はラザロのように甦りうるのである（訳註：新約聖書ヨハネ伝11章で、ラザロはイエスが死からよみがえらせた男として知られている）。

私は最近、科学的にすばらしい経験をした。それは新しい実験事実によって、説明のつかなかったことに突然明快な解答が与えられるという、めったにないすばらしい瞬間であった。これはグレッグ・クウァーク（Greg Quirk）、クリス・レパ（Chris Repa）と私によって行われた、恐怖条件づけの前後で扁桃体の電気活動を記録するという実験であった。[74] われわれは、条件づけののちに音の条件刺激によって電気活動が劇的に増大することを見出した。しかも、この増大は消去によって減弱した。しかしながら、われわれは同時に複数の単一ニューロン活動を記録していたので、各細胞間の活動の相互関係も観察することができた。条件づけはニューロン間の機能的相互作用を増大し、これによって二つの細胞が同時に発火する確率が劇的に増大した。このような相互作用は刺激に反応する際にも、特に何も起こっていない細胞の自発的発火の際にも、認められた。最も興味深いことは、ある細胞では、このような機能的相互作用は消去によってももとに戻らないことであった。ドナルド・ヘッブが細胞集合体《セル・アセンブリーズ》と呼んだものを条件づけが作りだし[75]、これらのうちのあるものは消去されないと考えられる。音はもはや細胞の発火を起こさないが（消去された）、自発的発火に見られるような細胞間の機能的相互作用は残っていた。

この知見の示唆するところは、記憶の外的な引き金（たとえば恐怖刺激）がもはや記憶とそれに関連した行動（たとえば恐怖反応）を活性化するだけの効果がないときでさえ、このようなニューロン間の機能的共役が記憶を保持していると考えられるということである。現時点ではまだ推論の域を出ないが、この観察は外的刺激によって情動記憶が影響を受けにくいときでも、脳の中で記憶がどのようにして生き残っていられるかということの手がかりを与えてくれる（図8-3）。このような記憶を再活性化するために必要なものは、細胞集合体への入力の強さが変化することにつきるといってよいであろう。これこそはストレスがなしうる、まさにそのことである。

扁桃体によって形成された無意識の恐怖記憶は脳の中に消すことができないほど強く焼きつけられるようである。そのような記憶は一生つきまとう。われわれは同じ種類の危険をくり返し学習することは避けたいと考えるので、このような記憶の持続性は特に安定していて変化の少ない世界では非常に有用である。しかし、ときには扁桃体の回路に刷りこまれた事項が適応にとって都合が悪いことがある。このような場合には、われわれは恐怖のシステムのすさまじい力に対して高い犠牲を払わなければならない。

精神科医のロジャー・ピットマン（Roger Pitman）はこの所見に注目して、ラットにおける恐怖条件づけの研究は、いかにして不安神経症の患者を治療するかという問題に重要な示唆を与えるものであると述べている[76]。マウラーとミラーの理論に基づいた古典的な治療法は患者を強制的に不安を引き起こす刺激にさらして、これから回避あるいは逃避するような行動をとれないようにし、これによってその刺激が引き起こす不安を消去しようとするものであった。しかし、扁桃体が外傷体験の記憶を消え去らないように保持していることに注目して、彼は冷たい、現実的な評価を下している。われわれは不安障害のもとになっている無意識の記憶は除去できないのかもしれない。もしこれが本当なら、われわれが望みうる最上のことは無意識の記憶をコントロールできるように訓練することである。

恐怖の神経システムと特異的不安障害

かなり最近まで、さまざまな不安障害は分類されておらず、個別の治療法も行われていなかった。たとえばパニック障害とＰＴＳＤは一九八〇年まではＤＳＭには記載されていなかった[77]。また、恐怖症は神経症と長い間一緒に考えられていたが、それらは特別の種類の不安障害というよりはむしろ神経症の症状と考えられるのが普通であった。異なった不安障害のうち明確な診断上の区別がつけられるようになって、障害特異的な恐怖条件づけ理論が提案されるようになった。これから、恐怖条件づけの脳内メカニズムに関する所見によって恐怖症（phobia）、ＰＴＳＤとパニックについて障害特異的理論による説明が可能かどうか、試みてみよう[78]。

恐怖症の恐怖

恐怖症についての現代の考えは予測（準備）性という観念を中心にすえている。普通は条件づけの強さは主として（決してこれだけというわけではなく）非条件刺激がどの程度に外傷的であるかによって決まる。しかし、予測された恐怖条件づけにおいては、条件刺激も何らかの点で情動性の影響を及ぼす。その結果、一方が危険に対して条件づけられるよう生物学的に予測され、他方はそうでないような二つの条件刺激が与えられると、非条件刺激が同じであれば予測された刺激に対してより強い条件反応が確立されるはずである。脳の中ではどのような仕組みになっているのであろうか？

おそらく、予測された刺激を処理する扁桃体ニューロンは情動反応を制御する他の神経細胞に対して前も

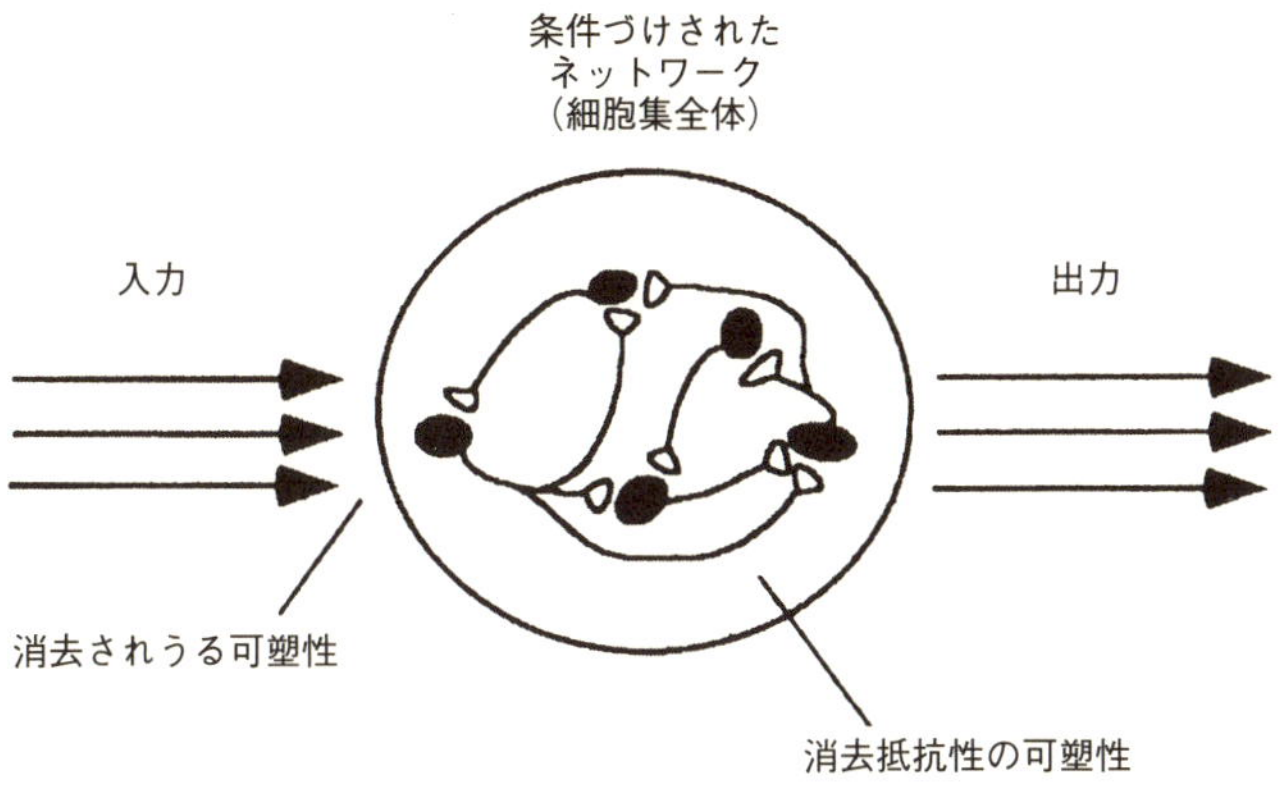

図8-3　脳内の消去に抵抗性の学習の生成　最近の研究では，条件づけと消去が行われている間に，扁桃体における神経活動が記録された．条件づけ後，個々の神経細胞の条件刺激に対する反応は，増大した．すなわち同じ入力によって，より大きな出力が生み出される．これに加えて，各々の細胞は，より強い相互間結合を発達させるので，一つのニューロンが発火すると他のニューロンもまた発火する．これらの相互に結合したニューロンは神経細胞集合体とよばれる．個々の細胞の条件刺激に対する反応は消去により減弱する．ある場合には条件づけされた相互結合はそのまま持続する．扁桃体内のこれらの細胞集合体，あるいは扁桃体と大脳皮質間の細胞集合体は，長期の，消去に抵抗性の恐怖条件づけによってつくり出された強力な記憶についての重要な側面を形成している．

ってある程度結合を形成しているが、この結合は実際には作動していないと考えられる。外傷体験《トラウマ》は扁桃体の入力と出力に関わるニューロンの間の新しいシナプス結合の集合体をゼロからつくり上げるよりは、むしろこれらのすでに形成されているが作動していない経路に単に軽い刺激を与えているだけなのかもしれない。このようにして、同じ強さの外傷体験に対しては、予測された刺激が関与する場合に、ずっと強く条件づけが形成されると考えられる。

予測された恐怖条件づけにおける扁桃体の役割をしらべた研究はないけれども、扁桃体がその種に特異的な情動の信号となるような刺激に特に反応性が高いという証拠が得られており、予測された学習を支持するような刺激は、この中の代表例である。たとえば、ラットがネコと向きあわされると、ラットは鳴き声で他のラットに警告を発し、その声が起こっているところへは近寄らないようにと知らせる。[79] このような声は超音波領域（可聴域外）であることがわかった。ネコはこの音域は聞こえないので、その鳴き声は敵の戦線を気づかれないで通過して伝えられる、秘密の暗号通信のようなものである。最近の研究で、ファビオ・ボルディ（Fabio Bordi）と私はラットの扁桃体中に、警告を発する鳴き声によく似た超音波に特に迅速に反応するニューロンがあることを見つけた。[80] ラットの扁桃体は進化の過程でこのような音に反応して、しかもその意味を学習するようになっている。実際、すべての動物の扁桃体は種にとって都合の良い合図に反応するようにできているのであろう。[81] たとえば顔は霊長類の生活において重要な情動のシグナルであって、サルの扁桃体のニューロンはサルの顔を見たとき迅速に反応する。[82]

第6章でみたように、外界の刺激に関する情報は二つの経路から扁桃体へ到達する。一つは大脳皮質下、もう一方は大脳皮質からの経路である。皮質下の経路は短く、かつ伝達が速いが正確でない。一方、皮質経路はその反対で、経路が長く伝達速度はおそいが正確である。第7章で見たように、学習と記憶はこれらの経路におけるシナプス伝達の増強と関連していると思われる。正常な脳では増強反応は両方の経路で起こっていると考えられ、両経路は外的刺激に対する恐怖反応の条件づけと発現に対して協同して働いている。だがここで、遺伝的素因や過去の経験のために、特に予測された刺激が関与する場合に、皮質経路より皮質下経路がはるかに大きく恐怖学習に関与していると考えてみよう。この考えは、なぜ恐怖症が広く全般にわたるようになるのか、すなわちエーマンが指摘したように、恐怖症患者は、恐怖症が全般にわたるようになると、自分が何を恐がって心配しているのかを見失うようなことがあることを説明しうる[83]。皮質下の経路は細かい弁別はそれほど得意ではないが、他の刺激にまで広がる学習を作りだす。そして、この経路は皮質下であるが故に、おそらく皮質による意識的なコントロールを受けることはことさらに困難であろう。おもしろいことに、扁桃体ニューロンを効率よく興奮させる高い周波数の音は、拙速な皮質下経路を通じて条件づけを行うのである。

扁桃体を経由する恐怖条件づけは一種の無意識のうちの学習の一形態であり（関与する情報の入力経路には無関係であるが）、恐怖症の患者は恐怖の原因となっている刺激を意識的に恐がる。これは、恐怖症患者は、側頭葉の記憶系で形成された、患者が蛇や高所、等々を恐れていることを思い起こさせるような、はっきりと意識された記憶を保っている。そして、この記憶は初期の外傷体験を学習する状況で確立されるのだろうが、ある恐怖症の患者は、おそらくストレスによって引き起こされた記憶喪失のために、そのような学習体験を思い出せない。このような例では、恐怖症の対象となっている意識的な記憶が、恐怖の対象物に出会うというあとの経験によって確立されると考えられる。恐怖症の対象物と出会うと、扁桃体は刺激を無意識のうちに感知し恐怖を身体的に表現する。この身体的な反応を意識すると、患者はこの覚醒を、最もあてはまりそうな対象物のせいにして（シャヒターとシンガーによる）、彼らがそのようなタイプの対象物を恐がっているのだという記憶を作り上げてしまうのである。ヘビ、クモ、高所のような恐怖症の代表的な対象物の場合には、人びとはふつうこれらのものを恐がるということを患者が知っているために、これらのものを恐怖症の対象とするのであろう。このような明確に意識された記憶がいったん作り出されると、記憶が意識によびもどされること自体が強い刺激になって、扁桃体を活性化し皮質領域（海馬を含む）から扁桃体への結合を介して不安反応を引き起こすのである。たとえ初期の学習について意識的な記憶を保持していなくても、外示的記憶に蓄えられた恐怖状況について多分気づいている。

外傷体験にさらされた人のすべてが恐怖症を発症するわけではない。ある人びとの脳は遺伝的素因や過去の経験のために、外傷体験の学習に対して特別な反応を示すようになっているに違いない。このような人びとの扁桃体はある種の予期された刺激に過度に反応し、あるいは扁桃体が恐怖条件づけを特に強化するような何らかの変化をうけているのかもしれない。他方、すでに見たように、前頭葉における変化が素因となって、たとえそれが予期された刺激ではなくても、特定の人びとには消去しにくい恐怖を引き起こしているのかもしれない。

外傷的なストレス

ＰＴＳＤはかつて砲弾ショック、戦闘疲労、戦争神経症として知られており、退役軍人の中にそのような診断をうける者が多かった[84]。ＰＴＳＤは多くの外傷体験の犠牲者に起こるが、ベトナム戦争帰還兵の次のようなことばが、この現象をよく表している。

私は記憶を自分の心から追い出すことができない。戸が閉まる音や揚げた豚肉のにおいのような全く関係ない事柄が引き金になって、イメージがありありと、細部まで、おびただしくよみがえって来る。昨晩、寝床に入ってよく眠っていた。すると稲光と雷の音ですぐ目がさめ、恐怖に凍りついた。私はベトナムにもどっていたのだ。私の手は凍りつき全身から汗がふき出した。背中の毛がすべて逆立つように感じた。おどろきで息が止まり心臓ははげしく打った。次の雷鳴で私はとび上がり床にころげ落ちた……[85]。

このようなタイプの障害と実験室内での条件づけられた恐怖の間の類似性は精神科医の注目を引かない訳はなかった。条件づけられた恐怖は実際、第一次世界大戦の帰還兵の戦争神経症の説明として提唱された[86]。PTSDの研究で最も注目される現代の精神科医としてエール大学のデニス・チャーニー（Dennis Charney）とハーバード大学のロジャー・ピットマン（Roger Pitman）が知られている。二人は恐怖条件づけが戦争神経症に関わっているという考え方を提唱した[87]。

恐怖症とPTSDの恐怖条件づけ理論の違いは、条件づけの過程のどこで強まるかということである。予期された恐怖の学習の症例では、条件刺激は学習をとくに強化する。非条件刺激は概して不快で苦痛を伴うこともあるが、必ずしも並外れたものではない。しかし、PTSDの場合は条件刺激に相当する事象は非条件刺激にくらべればそれほどはっきりしたものではない。実際、PTSDはDSM-Ⅲ-Rでは日常生活における経験の範囲をはるかに越えた外傷体験に関するものとして定義されている。

PTSDの外傷体験が異常な事件で、特に強力な非条件刺激になると考えれば、扁桃体が条件づけされた恐怖を引き起こすというかなりふつうの見方で、この疾患の成因についてうまく説明することができる。どのような要素の組み合わせによって神経細胞のレベルで恐ろしい非条件刺激が形成されるか正確にはわかっていないが、このような非条件刺激により興奮した神経細胞の状態が起こることは、扁桃体を電気的あるいは化学的信号で強く刺激すると、容易に想像できる。このような刺激は特に強力で、パブロフ型の条件づけの強化因子として働いている。これらの強力な強化刺激はシナプスレベルで戦闘の音、光景、においと結びつけられて扁桃体に到達する。その後で、これらと同じ条件刺激、あるいはこれと関連した刺激が起こると、強化された扁桃体回路が再び活性化されて強い恐怖反応が引き起こされる。

条件刺激は扁桃体を無意識的に活性化するが、同時に側頭葉の記憶系にも到達し、最初の外傷体験を呼び起こしたり、その外傷体験を呼び起こした最近の出来事を思い出させる。このような意識された記憶は（扁桃体によって恐怖反応が無意識のうちに活性化されたために）、強い情動反応が引き起こされたことを自覚することとあいまって、不安と当惑を意識にのぼらせる。このような情動反応が起こったことの認識の流れは今度は大脳新皮質と海馬から出て、さらに扁桃体を刺激する。そして、扁桃体の反応が身体的に表現されると、皮質は情動表出が進行中であるということを認識し続け、さらに不安感と不安に関する記憶を強める。脳はこのようにして情動と認識の両方の興奮の悪循環にはまりこみ、暴走する機関車のようにスピードを上げ続ける。

ＰＴＳＤでは恐怖症の学習過程で提唱されたように、皮質下の感覚情報処理領域から扁桃体への直接の投射が関与している可能性がある。もしそうであれば、なぜ発作が非常に衝動的で制御不可能であって、（銃声や稲妻からドアの閉まる音まで）非常に容易に誘発されやすくなるかが説明できそうである。これまで見てきたように、皮質下の経路は拙速に重きをおいた伝達経路である。この経路は扁桃体にスイッチを入れ、皮質が反応しようとしているものが何であるかを認識する前に情動反応を開始する。そして、これらの経路は異なる刺激間の区別をつける能力があまり高くないので、一般化が起こりやすい（この神経回路にはドアがばたんと閉まる音は銃声とそれほど違っているとは認識されないのである）。外傷体験は、おそらくある人びとにおいては何らかの理由（遺伝的あるいは経験的な）から脳にゆがみを引き起こし、その結果視床から扁桃体への経路が皮質から（扁桃体への）の経路に対して優位となり、この低レベル処理の神経網が学習と情報の蓄積において主導権をもつようになる。のちになって、外傷体験の際に起こったものとは似てもいない刺激に暴露されても、刺激はすばやく扁桃体への強化された経路を稲妻のようにすすんで恐怖反応を引き起こす。このような皮質下の経路を意識的にコントロールするのはずっとむずかしいことは確かであろう。同時に意識的な記憶は不安発作の際に形成されるので、このような発作が意識的に認識されると、発作に伴う身体的感覚が不安を強力に引き起こす因子あるいは少なくとも促進因子となる。次に、しばしばＰＴＳＤと連携して起こるパニック障害において、身体的感覚がいかに不安を引き起こすのかを考えてみよう。

パニック

パニック発作は最も普通に診断される不安障害であ

る。[88]患者は強度の交感神経系刺激状態を含む強い情動反応を引き起こすという点で、パニック発作は恐怖症やPTSDにおける反応に類似している。しかし、恐怖症とPTSDの反応が外的刺激の存在下に起こるのに対し、パニック発作は内的刺激に関連していると思われる。[89]そして、パニックは内的な事象が関係しているため、患者にとって発作をもたらす刺激を避けることは特に困難である。パニック患者はこのような点で広汎な逃避行動を示すPTSDや恐怖症の患者とは異なっている。[90]

パニック発作は患者に過呼吸させるか、あるいは二酸化炭素含量の多いガスを吸入させることによって、また乳酸ナトリウムの静脈内投与によって引き起こすことができる。[91]これらの処理は自然に起こる発作の際に典型的に認められるのと同様の内的シグナル（身体的感覚）を引き起こす。パニックは心拍数について、まちがったフィードバックを引き起こすことによっても誘導できる。この場合、患者には実際には起こっていないのに身体的な興奮状態が高まっていると信じさせているのである。[92]パニックが起こりつつあると信ずることは身体的感覚と本格的なパニックの発現を結びつける事象の連鎖における重要な接点であろう。

なぜパニックが起こるかという理論は多数あり、生物学的な説明（たとえば二酸化炭素に対する過度の感受性）や、心理学的な原因（たとえば小児期の別居不安の病歴）も考えられている。[93]私はここでは種々の理論を論評するつもりはない。私の目的は条件づけ理論一つに限って論じ、パニックの患者の脳内で条件づけがどのようになされているかを考察することである。

一般的な見解の一つは、人工的なパニック誘導手技は身体的感覚を引き起こし、この感覚は条件刺激として作用するようになるというものである。[94]パニックを一度経験すると患者はその警告の徴候を学びとる。これらの内的シグナルが起こると、（それが人工的に引き起こされたものであっても）患者はパニックが起こりつつあると感じる。[95]この身体的感覚の認知機能による評価はこのシステムをパニックへと駆り立てる。このような考え方に従えば、誘導されたパニックや、おそらくは自然発生のパニックも、過去のパニック発作の際に起こった内的刺激に対する条件反応である。これらの内的な感覚は予測された刺激であり、パニックと恐怖症とその共通の底にあるメカニズムをつなぐものであると主張されてきた[96]。パニックは進化上、古くから備わっている窒息警告システムの活性化を示すものだというドナルド・クライン（Donald Klein）の理論は、このような内的刺激がすでに予測されたものであるという考え方を支持する[97]。

パニックの最も完成された条件づけ理論はウォルペによって発展させられた[98]。彼の主張によると、最初のパニック発作は、肺と血中の二酸化炭素を増加させ種種の不快な身体的感覚（めまい、頻脈、窒息感）を引き起こすという過換気の経過を経験した結果である。過換気は種々の原因で起こりうる。コカイン、アンフェタミン、ＬＳＤのような薬物や、職場における有毒化合物に対する暴露が原因となりうる。しかし、ウォルペによると、最もよく起こるパニックは、不安感が特に強く、心配症で、ストレスに強くさらされている人に認められるものである。ウォルペによって引用された研究によると、調査された患者の八四パーセントで夫婦間の強い葛藤が最初のパニック発作の起こった前の年に認められている。このことは、認識機能に関わる因子が不安を閾値以上に引き上げることがあることを強調している。

ウォルペによると、最初のパニックの原因は重要でない。原因は身体的なこともあるし心理的なこともある。いったんパニックが起こるとその時点でたまたま存在した刺激が何であれ、条件づけされた恐怖を引き起こす刺激となる。しかし典型的な恐怖条件づけの状況と違って、重要な刺激は外的なものより、むしろ内的なものである。たとえば過呼吸に反応して起こる血圧の上昇でも条件づけられた恐怖を引き起こす刺激になる。もし血圧がたまたま他の理由、たとえば目上の人に向かって話をするとか、何か他の社会的に緊張した状況におかれて上昇した場合、以前に過呼吸によって引き起こされ血圧レベルを上昇させるよう条件づけられた有害な感覚が引き起こされる。これらの感覚は認知され、パニック発作の開始を示すものと解釈される。これに対し、条件刺激（血圧の上昇）は容易には気づかれない（高血圧は実際、静かな殺し屋とも呼ばれる）。そしてパニックは何の誘因もなく自然に起こったようにみえる。外的刺激は条件づけられたパニックを引き起こす刺激になりうる。もし最初のパニックが車の中で起こったとすると、車の中にいることが、パニックが車の中で起こりそうな気分にさせてしまう。にもかかわらず、ウォルペのモデルでは内部の刺激が主役を演じている。

ここで扁桃体が条件づけられたパニックに関わっていると考えられる一連の事象について考えてみよう。二酸化炭素の血中レベルの変化に非常に敏感なニューロンが下部脳幹に存在する。[99]扁桃体はこの領域のニューロンから入力をうけることが明らかになっている。[100]扁桃体はまた心拍数、血圧や他の体内の生命維持に関わるパラメーターのような内部器官の状態についての情報をうけとる。[101]体内器官の状態についての内的シグナル（条件刺激）を血中の二酸化炭素のレベルについての情報（非条件刺激）と統合することにより、扁桃体は同時に起こっている事象との間にシナプス結合を形成することができる。このことによって、扁桃体からの出力によって交感神経系をつよく活性化するという点で内的シグナルと炭酸ガスの効果は同等の作用を持つようになる。このようにして、いったん交感神経系が活性化されると患者は身体的な刺激状態に気がつき、意識にのぼる（外示的）記憶によって経験されつつある徴候はパニック発作で起こりやすく、まさに発作が起こりつつあるようだということに気づく。このようなパニックが起こりそうだという意識的な記憶や考えによって、海馬や大脳新皮質から扁桃体への投射が交感神経系のさらなる持続的な活性化を引き起こし、典型的なパニック発作を引き起こす。一方では、心拍数や他の身体機能の状態についてまちがったフィードバックが働いた場合、事象の連鎖はおそらく大脳皮質による認識（たとえば心臓が速く拍動していると考えるような）として始まり、次に過去のパニック発作として頻脈が起こったという経験の外示的記憶を想起する手がかりとなる。このような意識的な思考と明確に意識された記憶は、大脳新皮質のいくつかの領域と海馬から扁桃体へいたる投射によって、以前と同様に扁桃体の興奮の引き金を引き交感神経の興奮による情動表出を起こす。

これらの神経活動のシナリオはもちろん仮説的なも

のであり、パニックにおける扁桃体の機能の研究はまったくなされていない。しかし、このような神経回路がヒトのパニック障害にどれほど関わっているかは仮説の域を出ないが、この回路とその機能は現実に働いており、上に記述したようにパニックに関わっていることは十分考えられる。

悪い習慣と不安な考え

不安障害を特徴づける回避反応は、私がこれまでに述べてきた生得的情動反応と自発的情動行動との間に位置するものである。逃避反応は強化されうるので学習可能な役に立つ反応である。逃避反応は適切な刺激が起こると習慣的、すなわち自動的に行われる。しかし生得的な反応と違って、回避反応は多かれ少なかれ何らかの危険に結びついている。扁桃体が（生得的あるいは学習された誘因によって）刺激されると、生得的な情動反応が起こる。これは、反応が扁桃体に直接回路として結びつけられているからである。これに対して、逃避については、生得的反応を短絡的に引き起こすように学習された引き金によって行われるいくつかの反応を脳は学習してきた。たとえば、ラットはショックが来ることを前もって知らせる音が聞こえると最初身を硬くして動かなくなる。時間が経過すると、ラットは学習してショックを避けるために、音が聞こえてくるとちょうどうまい時に飛び上がるか、音が聞こえている間に障害を飛びこえるか、あるいはショックをとめるためにハンドルをまわす。これらの反応はいったん学習されると情動反応が起こるのを抑える。これらの反応は自動的に意識的な決断なしに行われる。これらの反応は習慣化し、決まりきったパターンで危険を警告する刺激に対し自動的に反応する。条件づけされた恐怖反応と同様に、この逃避反応は自動的に行われるが、それは生得的な反応ではなくむしろ学習された反応である。

情動的な習性は非常に有用である。もしある水飲み場へ行けば血に飢えた怪物と面と向かうことになることに気づくなら、最良の方法はそこへ行くのを避けることである。しかし、もし水を求めて探し始めると不安になるからといって水場へ行くのをやめたら、あるいは、水場に行くとき、いつも健康維持に必要な量の水を飲めないからといって水場へ行くのをやめるとしたら、あなたの回避反応は日常生活に有害なものとなる。そうなるとあなたは不安障害を病むことになる。

情動的習性の習慣的な性質は非常に有用であって、それほど思案しなくても日常的な危険を回避できるようになる。しかし、情動的習性が不安障害に陥ると、回避行動を特徴づける融通のきかない、消去できない学習はむしろ負担になる。

不安の治療薬として多数のすぐれた薬が開発されてきたが、これは動物の回避行動を軽減する効能をもとにしてなされたものである。たとえば、もしラットが実験箱のプラットフォームから踏み出したときショックを受けるようにした場合、ラットは翌日、同じ箱に入れられた場合プラットフォーム上にとどまっているだろう。しかし、もしラットが次の日にプラットフォーム上にのせられる直前にダイアゼパムを投与されると、危険がまだ存在するか調べようとして、ラットはプラットフォームから踏み出そうとする傾向が見られるようになる。いいかえれば、ラットは薬物を投与された状況ではずっと恐がり方が少なくなり、不安の程度が小さくなる。

マウラーとミラーが提唱したように、回避を学習する過程はふつう二段階で進むと考えられている。第一に恐怖条件づけが起こる。ついで反応が学習される。なぜなら、この反応が学習された恐怖を軽減すると考えられるからである。恐怖条件づけの過程に扁桃体が必要なことは知られているが、目的達成の手段となる回避反応に関わる脳神経機構はあまりよくわかっていない。大脳基底核、前頭葉皮質、海馬のような構造が関与していると思われる(102)。ダイアゼパムのような薬物が脳内のどの部位に対して不安を軽減する作用をもっているかについては議論がある(103)。しかし、実際、抗不安薬は複数の部位に作用点をもっているであろう。

ダイアゼパムのような薬物がどのようにして扁桃体に作用するかを考えてみよう。ダイアゼパムはベンゾジアゼピンとして知られる薬物に属する。これらの薬物は脳内に自然の受容体をもっている。ダイアゼパムを服用すると、ダイアゼパムは脳内全体に分布するべンゾジアゼピン受容体に結合する。これらの受容体は非常に特異的な作用をする。この受容体は抑制性伝達物質ＧＡＢＡの効果を促進する。したがって脳内のいろいろな領域で基本的には抑制の度合いが増す。ある領域では、その領域は不安に関わる機能とは無縁であるため、不安に対して何の影響も与えないであろう。基本的には、もし脳の特定の領域が不安に関わっているならば、その領域が不安を誘発する状況でどのように働いているとしても、ダイアゼパム投与時にはその活動が低下しているであろう。たとえば扁桃体外側核は扁桃体の感覚情報の入力部位である。この領域における抑制の増加は不安に対する閾値を上げることになる。正常な状態で扁桃体を通して恐怖反応を発現するような刺激は、もはや反応を引き起こせない（図8-4）。ジェフリー・グレイ（Jeffrey Gray）は、抗不安薬は（間接的ではあるが）海馬を通して作用することを提唱した[104]。これは同様に正しくて、不安や恐怖を呼び起こす外示的記憶の能力を低下させる。

回避反応の脳内回路は恐怖条件づけの回路よりずっと不明な点が多い。回避反応はより複雑である。なぜなら、これには恐怖条件づけと目的達成型学習の両者が関与する。さらに、回避条件づけの研究を行う方法は多数あり、多様な反応がこの方法で条件づけられる。回避反応は不定で、恐怖を引き起こす事象にさらされるのを減少させるものは何でも回避反応でありうる。これらの因子は回避の脳内経路をたどるのをよりむずかしくしている。しかし、われわれは現在、段階という回避学習の第一相の恐怖条件づけの相に関する脳内メカニズムを上手に操作しうるので、より有効に第二相にアプローチできるであろう。

心理療法——脳回路再編のもう一つの手段

フロイトの精神分析理論と種々の条件づけ理論はすべて、不安は外傷の学習体験の結果であって、その体験が不安の源である長期記憶の確立をうながすという考えの上に成り立っている。この意味において、精神分析理論と条件づけ理論は不安の起源について同様の結論を引き出した。しかしながら、この二つの理論は異なった治療のアプローチを行うようになる。精神分析は患者が内的葛藤の源を自覚するのを助けることを目標とする。これに反して、行動療法は条件づけ理論にもとづいた治療法に対して名づけられたものであり、患者を不安の症状から解放しようとするもので、しばしばいろいろな形の消去療法を行う。精神分析、行動療法、また最近の認知療法の中で最善の治療法はどれかという問題については多くの議論がある。[105] しかし、消去療法は単独あるいは他のアプローチと組み合わせることにより多くの不安障害に対し一般的にすすめられる治療法である。[106]

ウォルペによって開発された初期の消去療法は気晴らし訓練からスタートする。[107] 患者が治療状況で快適に感じるようになると、最初、恐怖感の少ないイメージからはじめて、より恐怖感の強いイメージへとすすめるように情動イメージを作り出すように求められる。これは系統的脱感作とよばれている。脱感作はイメージから不安を引き起こす対象物や状況へとすすみ、再度、最も恐怖感の少ないものからより恐怖感の強いものへとすすむ。エルデリーは系統的脱感作を条件づけのことばで説明した。すなわち、段階をおって条件刺激を提示して条件づけされた情動反応を消去するのである。[108] 条件刺激は新たな非条件刺激、すなわち安全と組み合わされることになる。そして新たな条件反応は何の反応も起こらないということである。エルデリーは精神分析的カタルシス（浄化）療法（催眠導入、寝椅子に横たわること、治療者を信頼すること、イメージ作り）の標準的手段は学習された情動反応を消去するというウォルペの治療方法と同じことを達成しようとするものだと提案するのである。

消去の脳内機構を理解することは、どのように治療が効いているかを知る上で明らかに重要な問題となりつつある。われわれが見てきたように、消去には内側前頭前野と扁桃体の間の相互作用が関与していると考えられる。マイケル・デービスの研究によって、消去は条件づけが起こるシナプス機構と同様なメカニズムで起こることが示された。すなわち、扁桃体におけるNMDA依存性のシナプス可塑性である。[109] NMDA受容体がブロックされると扁桃体は前頭前野からの情報を受けて、特定の情動記憶を抑えるようにはならない

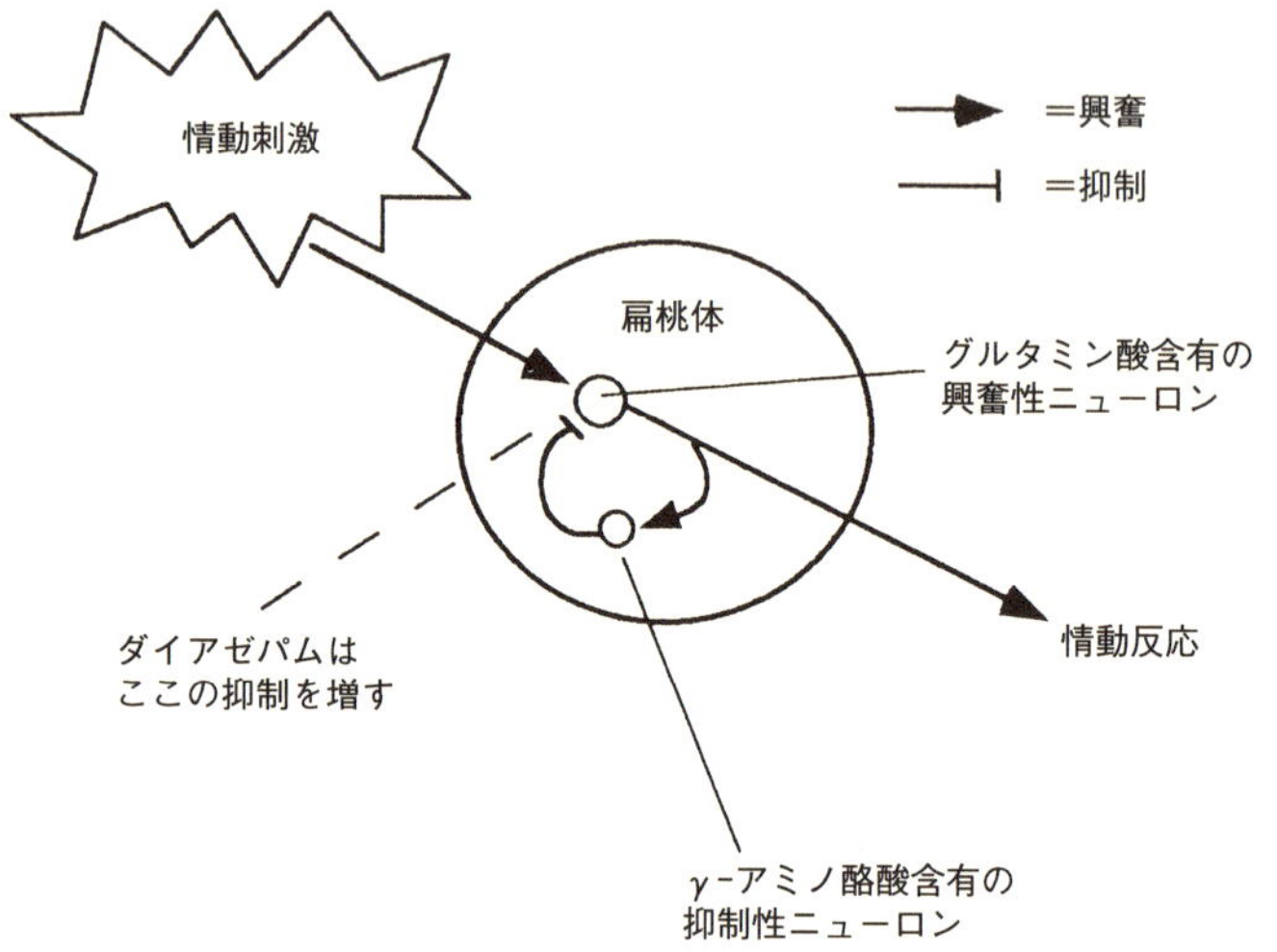

図8-4　ダイアゼパムが恐怖や不安を軽減する方法　ダイアゼパムと他のいくつかの抗不安薬は，抑制性ニューロンの活動を増大することにより，興奮性伝達を抑制する．われわれがダイアゼパムの影響下にあるときは，外的な情動刺激は思考とともに，情動反応を引き起こしにくい．これは，おそらく，一部には扁桃体内のGABA抑制性ニューロンへの作用によるためであろう．

のである。

このような観察結果は治療についての異なった種類の理解の仕方を示してくれる。治療は扁桃体をコントロールする脳内経路でシナプスの強化を引き起こすという一つの方法である。われわれが見てきたように、扁桃体の情動記憶は、この神経回路の中に消すことができないほど強く焼きつけられている。われわれがとりたい最善の方法は、情動記憶の表出を制御することである。そして、これを行う方法は皮質に扁桃体をコントロールさせることである。

行動療法（消去療法）と精神分析は同じ目標をもっている。——問題をかかえている患者を助けることである。両方の場合とも、皮質が扁桃体をコントロールできるように助けることによって治療効果が得られる。しかしながら、関与する神経回路は両者で異なっている可能性がある。消去療法は前頭前野と扁桃体の間の神経回路が関与する意識的な学習のメカニズムによって起こると考えられるが、精神分析は、意識的な洞察と意識的な評価に重点を置いて、側頭葉の記憶系と意識的認識に関わる他の皮質領域を通して、意識的な記憶によって扁桃体の制御を行おうとするものである（第9章参照）。興味深いことに、大脳皮質から扁桃体への結合は、扁桃体から大脳皮質への結合よりはるかに弱いことはよく知られている。[110] この事実は、情動に関わる情報がわれわれの意識的思考には容易に侵入するが、われわれは情動を意識的にコントロールすることが困難であるのはなぜかということを説明していよう。精神分析はこの大脳皮質と扁桃体の間の非対称的結合関係のために、長時間を要するのである。

記憶はありがたくもあり、ありがたくもなし

危険と結びついた刺激についての記憶をすばやく形成し、長期間（おそらくいつまでも）保持し、将来似たような状況が起こったときにその記憶を自動的に使うことができる能力は脳の最も強力で効率のよい学習と記憶の機能の一つであろう。しかし、この途方もないぜいたくには費用がかかる。われわれはときに、また、あまりにもしばしば、ほとんど関係のないことに

対して恐怖や不安を抱くようになる。高所やエレベーター、ある特定の食物や交通手段について恐がることがそんなに有益であろうか？　もちろんこれらに危険は伴ってはいるが、実際に有害になるようなことが起こる頻度はふつう比較的低い。われわれは必要以上に恐怖を抱いているために、恐怖について考える力は強いのだが、それをコントロールする力は弱いので、非常に効率のよいわれわれのもっている恐怖条件づけシステムは、おそらくうまく機能しないのであろう。次の章で見るように、将来人間の脳が進化を遂げて、このアンバランスの始末を何とかしてくれるという望みもある。

(1) Phillips (1993).
(2) Wilson (1968).
(3) Shattuck (1980).
(4) Shakespeare, Grey Walter (1953) に引用。
(5) Manderscheid and Sonnenschein (1994).
(6) この段落は Kramer (1993) に拠っている。
(7) Klein (1981).
(8) Diagnostic and statistical manual of mental disorders (1994).
(9) Manderscheid and Sonnenschein (1994).
(10) Oehman (1992); Epstein (1972).
(11) Oehman (1992); Lader and Marks (1973).
(12) Zuckerman (1991).
(13) 同上。
(14) フロイトは情緒障害と身体症状として反応する身体化型障害を不安障害の中に含めた。ＤＳＭ Ⅳは情緒障害をうつ病とともに気分障害に含めており、身体化型障害とは別のものとして分類した。
(15) 以下の不安障害に関する短い記述はＤＳＭ Ⅳの比較的長い記述から引用された。
(16) Oehman (1992).
(17) Breuer and Freud, Erdelyi (1985) に引用。
(18) Erdelyi (1985).
(19) 不安障害が脳の恐怖システムの作動を反映しているという点を論証したいのであるが、そのためには必ずしも恐怖条件づけによって不安障害を説明する必要はない。しかしながら、恐怖システムの最も完全な理解は恐怖条件づけの研究から得られたものであり、もし不安を恐怖条件づけから説明することに頼ることができれば私の仕事はもっと進めやすくなる。以下の議論からわかるように、条件づけ理論は実際にうまく当てはまると考えられる。
(20) この歴史は第2章に要約されている。

(21)　Watson and Rayner (1920).
(22)　ワトソンの立場は Eysenck (1979) に要約されている。
(23)　Thorndike (1913); Skinner (1938); Hull (1943); Tolman (1932).
(24)　Mowrer (1939).
(25)　同書。
(26)　同書。
(27)　N. E. Miller (1948).
(28)　この実験は Hall and Lindzey (1957) によって記述されている。
(29)　Dollard and Miller (1950).
(30)　これは Hall and Lindzey (1957) によって論証された。
(31)　Dollard and Miller (1950).
(32)　Freud (1909).
(33)　Wolpe and Rachman (1960).
(34)　Eysenck and Rachman (1965).
(35)　Seligman (1971).
(36)　Seligman (1971) による総説。
(37)　Mineka *et al.* (1984).
(38)　Bandura (1969).
(39)　Oehman (1992).
(40)　Jacobs and Nadel (1985).
(41)　同書。
(42)　ストレスに対する副腎ステロイドの反応の要約として J. A. Gray (1987); McEwen and Sapolsky (1995) を参照。
(43)　Jacobson and Sapolsky (1991).
(44)　Diamond and Rose (1994); Diamond and Rose (1993); Diamond *et al.* (1994); Luine (1994).
(45)　Shors *et al.* (1990); Pavlides, Watanabe, and McEwen (1993); Diamond *et al.* (1994); Diamond and Rose (1994).
(46)　McNally *et al.* (1995); Bremner *et al.* (1993); Newcomer *et al.* (1994); Wolkowitz, Reuss, and Weingartner (1990); McEwen and Sapolsky (1995).
(47)　McEwen (1992).
(48)　Bekkers and Stevens (1989); Coss and Perkel (1985); Koch, Zador, and Brown (1992).
(49)　Sapolsky (1990); Uno *et al.* (1989).
(50)　Mckittrick *et al.* (1995); Blanchard *et al.* (1995).
(51)　Bremner *et al.* (1995).
(52)　McEwen and Sapolsky (1995).
(53)　Diamond and Rose (1994); Diamond *et al.* (1993); Diamond *et al.* (1994); Luine (1994).
(54)　海馬に対する損傷は逆行性健忘とともに順行性健忘をも引き起こすことを指摘しておくことは重要である。ステロイドが効果を表すには時間がかかるということからもこの点は重要である。海馬は外傷がちょうど起こったときに記憶形成の初期の段階に関与するとしても、ステロイドが作用を表すには時間がかかる。いったん海馬の機能が妨げられると、外傷の始まったときに形成された記憶の固定化が妨げられる。

(55) Loftus and Hoffman (1989); Loftus *et al.* (1989); Loftus (1993).

(56) Erdelyi (1984).

(57) Dali (1948).

(58) Makino, Gold, and Schulkin (1994); Swanson and Simmons (1989).

(59) Corodimas *et al.* (1994).

(60) Servatius and Shors (1994).

(61) Jacobs and Nadel (1985).

(62) LeDoux, Romanski, and Xagoraris (1989).

(63) Amaral *et al.* (1992).

(64) Morgan, Romanski, and LeDoux (1993).

(65) Luria (1966); Fuster (1989); Nauta (1971); Damasio (1994); Stuss (1991); Petrides (1994); Stuss (1991); Shimamura (1995); Milner (1964).

(66) Morgan, Romanski, and LeDoux (1993).

(67) Morgan and LeDoux (1995).

(68) Thorpe, Rolls, and Maddison (1983); Rolls (1985); Rolls (1992b).

(69) Damasio (1994); Stuss (1991); Luria (1966); Fuster (1989); Nauta (1971).

(70) Diorio, Viau, and Meaney (1993).

(71) LeDoux, Romanski, and Xagoraris (1989).

(72) Bouton and Peck (1989); Bouton and Swartzentruber (1991); Bouton (1994).

(73) Jacobs and Nadel (1985).

(74) Quirk, Repa, and LeDoux (1995).

(75) Hebb (1949).

(76) Shalev, Rogel-Fuchs, and Pitman (1992).

(77) Kramer (1993).

(78) 一般的な不安や強迫的障害についてはあまり多くを語るつもりはない。不安一般に関する理論についてはJ. A. Gray (1982)を参照。また、彼の理論に対する批判としては、特にその理論が不安における扁桃体の主要な役割を考慮していないという点に関してLeDoux (1993)を参照。しかしながら、ニール・マクノートンとグレイは現在、*The Neuropsychology of Anxiety*（不安の神経心理学）を一九八二年以来発表された多数の研究に基盤を置いて改訂中であり、扁桃体により主要な役割を与えている。

(79) Blanchard *et al.* (1991).

(80) Bordi and LeDoux (1992).

(81) もちろん、ある種の刺激に対して反応するような遺伝的準備性と、その種にとって重要な刺激に関する過去の学習の両方が関わっていると考えられる。

(82) Rolls (1992a); Allman and Brothers (1994).

(83)　Oehman(1992).
(84)　Charney *et al.*(1993); Kolb(1987).
(85)　Charney *et al.*(1993).
(86)　Kolb(1987).
(87)　Charney *et al.*(1993); Shalev, Rogel-Fuchs, and Pitman(1992).
(88)　Diagnostic and statistical manual of mental disorders(1987).
(89)　Diagnostic and statistical manual of mental disorders(1987); Oehman(1992).
(90)　Diagnostic and statistical manual of mental disorders(1987).
(91)　Margraf, Ehlers, and Roth(1986b); Margraf, Ehlers, and Roth(1986a); Klein(1993).
(92)　Ehlers and Margraf(1987).
(93)　Ackerman and Sachar(1974); Margraf, Ehlers, and Roth(1986b); Wolpe(1988).
(94)　Ackerman and Sachar(1974); Margraf, Ehlers, and Roth(1986b); Wolpe(1988).
(95)　Margraf, Ehlers, and Roth(1986a).
(96)　同書。
(97)　Klein(1993).
(98)　Wolpe(1988).
(99)　Benarroch *et al.*(1986); Ruggiero *et al.*(1991).
(100)　Ruggiero *et al.*(1991).
(101)　Cechetto and Calaresu(1984).
(102)　J. A. Gray(1982); J. A. Gray(1987); Sarter and Markowitsch(1985); LeDoux (1993); Isaacson(1982).
(103)　J. A. Gray(1982); Nagy, Zambo, and Decsi(1979).
(104)　J. A. Gray(1982).
(105)　認知療法は評価と思考を変えることによって病的な情動を除去しようとする。恐怖症や他の不安障害に対する代表的な認知療法として以下のものが挙げられる。Lang (1979); Lang(1993); Koa and Kozak(1986); Beck and Emery (1985).
(106)　Reid(1989).
(107)　Erdelyi(1985)による要約。
(108)　Erdelyi(1985).
(109)　Falls, Miserendino, and Davis(1992).
(110)　Amaral *et al.*(1992).

第9章　もう一度、感情について

人は自分のしたことを知っているが、何がこの行動を決めるのかについては知らないから、自分は自由だと思っている。
ベネディクト・デ・スピノザ『エチカ』(1)

人の意識に比べて宇宙はなんと小さく、つまらなく、けちっぽいんだろう……独りの回想から。
ウラジーミル・ナボコフ『記憶よ、語れ』(2)

これまで私が描いてきた情動の姿は、ほとんど自動性の一つとしてのものであった。われわれの脳が、重要な状況に際して特定のやり方で反応するように進化によってプログラムされていることを示してきた。進化、あるいは過去の経験から形づくられた記憶によって情報が脳に組み込まれる。それによって、重要性の信号化がなされる。いずれの場合においても、意味をもった刺激によって引き起こされる最初の反応は自動的であり、刺激を意識的に認識する必要もないし、反応の意識的制御も必要ない。

この筋書きは身体的反応の制御には適合するだろう。しかし情動の本質ではない。こうした反応は情動の最中に起こるが、情動は、もっと何か別のそれ以上のものである。情動は主観的経験であり、意識への情熱的な侵入であり、感情である。

私は本書の大部分で、脳が情動反応の最中に行っていることの多くの部分は意識的な認識の外で起こっていることを示してきた。ようやく意識を応分にあつかうべき段階に来た。意識が情動のなかで果たす役割、情動が意識のなかで果たす役割について知るべき時が来た。もう一度情動について調べるが、こんどは感情をその全体像の一部に加えて考察する。(3)

単純な考え方

意識的な情動体験、情動的感情の本性について私の考えは、非常に単純である。恐怖感のような主観的情動経験は、防御システムのように脳の情動系が活動しているということをわれわれが意識することによって起こる。このような経験を起こさせるためには少なくとも二つの要因が必要となる。それは防御システムであり、その活動状況を意識的に察知する能力である。この考え方のよいところは、いったん意識について理解できれば、われわれは主観的な情動経験をもまた理解できるということである。好ましくないところは、主観的な情動経験を理解するためには意識を理解する必要があるということである。

ところで、私の考えでは、情動体験は、実際には情動に関わる問題ではない。それはいかにして意識的経験が生ずるかという問題である。情動についての科学的な研究は大部分が意識的な情動体験に関するものであったので、[4]情動を研究する科学者は心と身体の関係についての問題を理解するまでは情動は理解できないと考えてきた。この心身間の問題は、いかにして意識が脳から生まれるかという問題であり、現在においても過去においても最も議論することがむずかしい問題であった。[5]

この領域にこの方法がもたらされたのは、ウィリアム・ジェームズが熊をもちだしてきてからであった。彼ははじめ、なぜわれわれは熊を見ると逃げるのか（情動における刺激－反応の問題）という問いから始めながら、結局なぜわれわれは熊を見ると恐れるのか（情動における刺激－感情の問題）を問いかけるにとどまった。それ以来、情動の研究はどこから意識的な感情が生ずるかという問題に焦点が移っていった。[6]

心理学のすべての領域は意識を扱わざるを得なくなった。たとえば知覚と記憶は意識的な体験とも関係がある。リンゴを知覚することは、リンゴがそこにあると認識することであり、リンゴについて何か思い出すことは、一つのリンゴについての特定の事柄を意識することである。知覚、記憶、情動の過程で起こる意識の内容を科学的に理解することが困難だったため、心理学では行動主義ムーブメントが起こった。[7] 行動主義に代わる認知ムーブメントが成功したのは、認知主義は主として心を無意識のうちに起こる諸過程の視点から取り扱うことができたので、いかにして意識の内容がつくりだされるかという問題を最初に解く必要がなかったからである。しかし、認知革命は情動を無視していたため、[8] 意識の内容という視点ではなく無意識の過程という視点に立って心の問題を考えることから得られる恩恵に浴することがなかった。その結果、情動の研究では、意識状態を生じたり生じなかったりする無意識の過程よりも、いまだに主観的感情がどこから生じるかという問題に重点がおかれている。

情動を、場合によっては意識的な内容を生ずる無意識の過程として取り扱うのならば、情動の研究者の肩から心身問題という重荷がとりのぞかれ、脳が無意識の情動機能をどのようにして行うかを解明する研究に取り組むようになろう。しかし、また、どのようにして意識的な情動体験が形成されるのかということも見ていこう。情動体験は、おそらく他の意識的経験と同じ方法で形成される――深層の情報処理システムの働きが意識されたものとして表象するのである。[9] いかにして意識的表象が生ずるかには不明な点が多いが、最近の研究により重要な手がかりが得られはじめている。

短期の事象

意識とは何であり、また何でないかという問題については、これまで多くの考えがあった。[10] この問題についての一致した意見はないと言ってよいが、最近多くの理論がワーキングメモリー（作動記憶または作業記憶）の概念と関連して提案され構築されている。[11]

７８３４４５という数字を覚え、次に、目を閉じ、この番号をくり返してみてほしい。それから、99から91まで二つおきに数えて、もう一度上の数字をくり返してみてもらいたい。まずできないと言ってよいだろう。その理由は、思考が許容度の限られた知的作業空間の中でなされているからである。引き算の問題をするために作業空間を使い始めた時、あなたは記憶した数字を追い出してしまったのである。この作業空間は、ワーキングメモリーと呼ばれ、いくつかの情報を同時に心の中に保持し、比較し、対比させ、さらには関連づける一時的な保持機構である。[12]

ワーキングメモリーは短期記憶と呼ばれてきたものとほとんど同じと考えてよい。しかし、ワーキングメモリーという言葉は一時的な貯蔵システムを意味するだけでなく、思考や推理において使われる能動的な情報処理機構でもある。

ワーキングメモリーの概念は、多く一九七〇年代初期のアラン・バドレイ(Alan Baddeley)の先駆的業績に負うところが大きい。[13] 認知心理学の先駆者の一人ジョージ・ミラーによって行われた有名な研究から、短期記憶は七つ程度の情報を蓄えるのが能力の限界だということがわかっていた。[14] バドレイの考えでは、被実験者に六つのアラビア数字のような六つの事項を能動的に記憶させせようとすると、知的な作業空間はすでに大部分使われていることになる。したがってこの場合、一時的な貯蔵を必要とする他の課題を同時に遂行するのは困難になるはずである。彼はこのことをテストするため、被実験者に数字を大声でくり返し言わせながら、同時に文章を読んでその文章が正しいかまちがっているかを確かめさせてボタンを押させた。分かったことは、文章の理解は大きく低下したが、驚いたことに被験者はある程度までその課題を行うことができたのである。

バドレイの実験から短期記憶についての考え方が改められた。彼は短期記憶の一般的な考え方をワーキングメモリーの考え方で置き換えた。彼の考えによれば、このワーキングメモリーはすべての能動的な思考過程で使われる汎用的な一時貯蔵システムと、特殊な情報を保持するときにだけ作動する特殊化した一時的貯蔵システムのいくつかのものとからなる。

コンピュータ技術から用語を借りて、記憶の研究者は一時的貯蔵機構をしばしばバッファーと呼ぶ。現在では特殊化したバッファーが多数あると信じられている。たとえば各感覚系には一つまたは複数の一時的バッファーがある。これらのバッファーは感覚系が現在見聞きしているものを、一カ月前に見聞きしたものと比較することで知覚を助けている。これらには、言語使用と関連した一時的なバッファーもある（これらのバッファーによって文章の最初の部分を最後の部分を聞くまで記憶して、文章全体を理解することができるようになるのである）。特殊化した記憶のバッファーは並行して、しかも互いに独立して働くのである。

汎用的なシステムは、特殊化したバッファーからの情報を一時的に保持する作業空間と、この情報にもとづいて行われる作業を制御するいわゆる実行機能とから成り立っている。実行機能は、特殊化したシステムが現時点で何に注意を向けるかを決め、情報を作業空間へ出し入れしたりシステムの間で行き来させるような、ワーキングメモリーの活動の全体的な調整を行っている。

汎用的作業空間に一時的に保持される情報の量は限られているが、どのような種類の情報も保持できる。この結果、いろいろ異なる種類の情報がワーキングメモリーの中で関連づけられる（ワーキングメモリーでは見え方、聞こえ方、匂い方はその名前と連合したものとして保持される）。ミラーによってなされた認知力に関する数多くの洞察の一つである「ブロック（chunking）の原則」、つまり、人間の理解し記憶する情報単位があるという現象のお蔭で、ワーキングメモリーの容量の限界（七つ程度の情報）はある程度まで克服できる。すなわち、それが何であれ（文字、単位、あるいは概念）七つのことがらを思い出すことができるので、七種の情報によって実際に表現される情報量は膨大なものとなる（七カ国名によって意味されるすべての事項を考えてみるとよい）[15]。

ワーキングメモリーにおける素材は、われわれが現在考えたり注意を払っている素材である。しかしワーキングメモリーは、今、ここにおける純粋な産物ではない。それは、われわれが過去にどのようなことを経験したか、現在どのようなことを知っているかということにも依存している。言い換えれば長期記憶に依存している。今、バスケットボールを見ているということを認識するには、バスケットボールを視覚系が純粋に視覚パターンとして（細い黒い線でとりまかれている丸いオレンジ色の物体を）捉えただけでは十分ではない。そのパターンがさらに、ワーキングメモリーの注意を実行へと向かなければならない。このことは、パターンは視覚的短期記憶のバッファーに保持されたものであり、かつ視覚のバッファーは聴覚や他の感覚バッファーに対照的なものとして、実行も行っていることを意味している。しかしこれだけでは十分ではない。視覚パターンが長期記憶の情報と一致した時に限って、言い換えると、貯蔵されている過去の経験や事実に関する情報とマッチしたときにのみ、視覚刺激がバスケットボールと認識される。しかし、貯蔵された知識は、下位の特殊化したシステムによって拾い上げられた情報の意味を明らかにするうえでも重要であるばかりでなく、下位のシステムの機能自体にも影響を及ぼす。たとえば、バスケットボールの認識に関連した記憶がひとたび活性化されワーキングメモリーに利用されることになると、特殊化された情報処理部の働きはバスケットボールに関連した外部の情報を検出し、拾い上げる方向へと増幅される。認知に対する記憶のこのような影響は、認知科学者の言うトップダウン処理過程の一例である。これに対し、感覚情報の処理から認知をつくり上げる過程が、ボトムアップである。

要するに、ワーキングメモリーはボトムアップ処理とトップダウン処理の二つの処理系統が交叉する部位に位置し、高次の思考と推理を可能としている。認知科学者の指導的地位にいるスティーブン・コスリンはこのことを次のように言う。

> ワーキングメモリーとは、長期記憶にあって活性化される情報にも短期記憶の情報にも対応し、さらにどの情報が長期記憶で活性化されどの情報が短期記憶で保持されるかを管理する決定過程にも関与する。こうしたワーキングメモリーシステムは暗算や読書、問題解決や一般的論理化を行うような広い範囲の課題遂行に必要である。これらの課題をすべて遂行するには、ある種の一時的な記憶の貯蔵だけでなく、一時的に蓄えられる情報と大量の貯蔵された知識の間の情報のやりとりも必要である。[16]

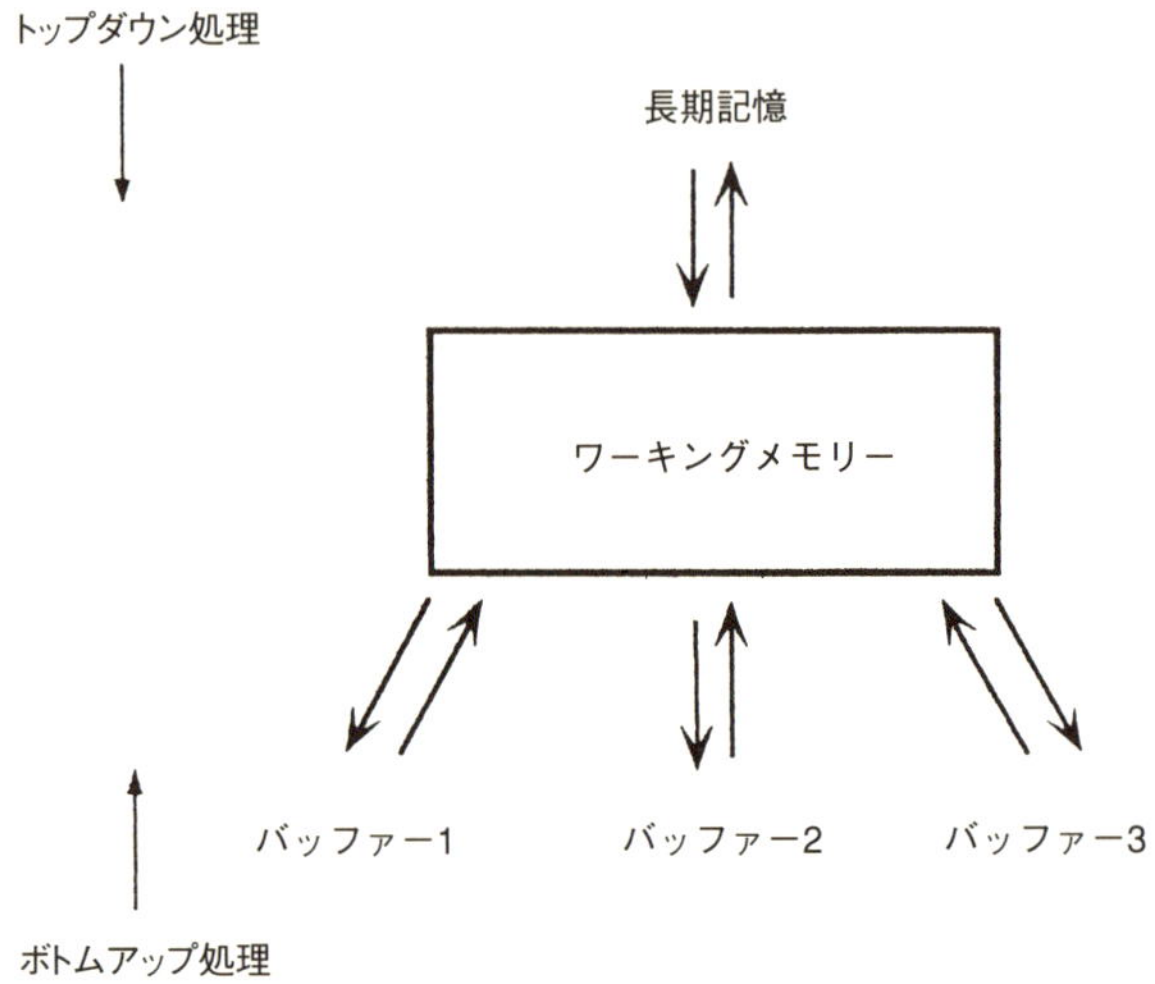

図9-1　特殊化した短期バッファー系と長期に表出される記憶と作業記憶の関係　感覚，空間，言語のシステムのような異なった特殊化したシステムにおいて処理された刺激は同時に短期バッファー系で保持されうる．種々の短期バッファー系により作業記憶への潜在的な入力が形成され，作業記憶は，一度にバッファー系のうちのただ一つのシステムを最も有効に処理しうる．作業記憶は短期バッファー系からうけとった情報を，やはり同様に活性化された長期記憶と統合する．

きた。[19] 両研究グループは、サルが遅延反応課題と短期記憶貯蔵を必要とする他のテストを行っている間の外側前頭前野ニューロンの電気活動を記録した。彼らはこの領域のニューロンは遅延期間の間、非常に強く活動することを示した。これらのニューロンは遅延期間における情報の保持に強く関わっていると考えられる。

外側前頭前野のワーキングメモリーへの関わりについてはなお研究中である。しかし、かなり確かなことは、外側前頭前野はワーキングメモリーの実行上あるいは汎用的な側面に関与するというかなりの証拠がある。たとえば、ヒトではこの領域の損傷は、その刺激情報が何であれワーキングメモリーが障害される。[20] さらにヒトの脳のイメージング（画像化）を用いた研究によって、種々のワーキングメモリーの課題が外側前頭前野の活性化を引き起こすことが示されている。[21] 最近の研究の一つとして、被験者が言語と視覚の課題を一つずつ別々に、あるいは同時に行うよう要求された。[22] 二つの課題を同時に行った場合すなわちワーキングメモリーの実行機能に負荷をかけた場合には外側前頭前野が活性化されるが、課題が別々に行われた場合には活性化されないという結果が得られた。

外側前頭前野はこのような汎用性ワーキングメモリーの機能を遂行するのにちょうど適している。この領域は（視覚系や聴覚系のような）種々の感覚系や（空間的あるいは言語的記憶のような）特殊な一時的貯蔵機能の実行のための他の大脳新皮質系と結合している。さらに、海馬や長期記憶に関わる他の皮質領域とも結合している。[23] さらに外側前頭前野は、運動のコントロールにかかわる皮質のいくつかの領域と結合して、実行機能によって決定されたことを自発的に行う動作へと変換する。[24] 最近の研究によって、外側前頭前野が上記の領域のうちのいくつかとどのように相互作用するかがわかり始めた。最もよくわかっているのは視覚領における一時的貯蔵バッファーとの相互作用である。

大脳皮質での視覚処理は（大脳皮質の最も後部に局在する）後頭葉の一次視覚野で始まる。この領域は視覚視床から視覚情報をうけとり、それを処理して他の種々の皮質領域へその出力を分配する。皮質の視覚系は非常に複雑であるが、[25] 視覚処理の二つの局面に関わる神経経路はかなりよくわかっている。これらは、刺激は「何で」あるか、それは「どこに」あるかということをはっきりと認識することに関わっている。[26]「何で」の経路は一次視覚皮質から側頭葉へと伝わる情報の流れに対応し、「どこに」の経路は一次視覚皮質から頭頂葉へと至る。

ゴールドマン=ラキッチと彼女の共同研究者は視覚刺激の空間的配置を一時的に記憶する短期記憶のテスト中に、頭頂葉の「どこに」の経路にあるニューロンから記録した。この検出されたニューロンは外側前頭前野のニューロンと同様に活動しており、遅延反応中の位置を追跡していることが示唆される。[27]問題になっている頭頂領域と前頭領域は解剖学的に相互に結合されており、頭頂領域は前頭前野へ投射し前頭前野から頭頂領域へも投射がある。これらの所見から頭頂葉の視覚領は外側前頭前野と共同してワーキングメモリーにおける視覚刺激の空間位置についての情報を保持することが示唆される。同様に、ロバート・デジモン(Robert Desimone)はある特定の対象物が最近見たものかどうかを認識するメカニズムに関する研究で、外側前頭前野と側頭葉の視覚領(「何で」の経路)との間に双方向性に相互作用があることを見出した。[28]

ワーキングメモリーにおける視覚情報の保持は、従って外側前頭前野と特殊化した視覚皮質領域の間の相互作用に主として依存すると考えられる。[29]特殊化した視覚領からの経路は、前頭前野皮質に対して、「何が」そこにあるかということと、「どこに」それがあるかということを伝える(ボトムアップの情報処理)。前頭前野は視覚領へとかえってゆく経路によって、ワーキングメモリーによって処理されている対象物とその空間的配置に視覚系が注意を向けるようにしむける(トップダウン処理)。これまで見てきたように、これらのような感覚処理に対するトップダウン型の影響はワーキングメモリーを実際に制御する機能の重要な側面であると信じられている。

最近の、特にゴールドマン=ラキッチと彼女の共同研究者による研究は、前頭前野がワーキングメモリーとして汎用的な処理をするという役割について疑問を投げかけた。[30]たとえば動物が視覚刺激が「何で」あるかを決めなければならないときと、視覚刺激が「どこに」あるかということを決めねばならないときには、外側前頭前野の異なった部分がワーキングメモリーに関与することを見出した。このことは、前頭前野の異なった部分が異なった種類のワーキングメモリー課題に対して特殊に分化していることを示唆している。これらの所見は、前頭前野の異なった各部位は異なった短期記憶課題に特異的に関わることを示している。しかし、これらの所見は汎用的な作業空間と特殊化したシステムの活動を調整する一群の実行機能の両方が存在することを除外するものではない。特にその理由として、研究に用いられた課題はシステムの容量に限界があることを明らかにするようなやり方で、ワーキングメモリーの容量を調べたものではないからである[31]。上記の人間におけるイメージング研究のように記憶システムに負荷をかけた研究によると、外側前頭前野のニューロンは汎用的ワーキングメモリーを構成する回路網の一部である。同時にゴールドマン＝ラキッチの所見によれば、ワーキングメモリーが汎用的であるということから、外側前頭前野の一カ所に限局しているのではなくその領域全体に広がっている可能性がある。このように考えられるのは、外側前頭前野の特定の領域の細胞のあるものは複数のワーキングメモリー課題に関わっているという事実によって示されている[32]。

ワーキングメモリーの汎用的機能には外側前頭前野以外の領域も関わっているという証拠もある。たとえば人のイメージング研究で前頭葉のもう一つの領域である前帯状皮質もまたワーキングメモリーとそれに関連した認知課題によって活性化される[33]。外側前頭前野と同様に、前帯状回は種々の特殊化した感覚バッファーから入力を受け、また前帯状回と外側前頭前野は解剖学的にも相互に結合している[34]。さらに両方の領域はいわゆる前頭葉の注意集中回路網の一部であり、これらは、選択的注意、心的富源の配分、意志決定過程および随意運動制御にかかわる認知システムに対応する[35]。ワーキングメモリーの汎用的側面を外側前頭前野と前帯状回が共同して行うものと考えるのは非常に魅力的である。以前第4章では帯状回を魂（意識）の座と考えた。帯状回をワーキングメモリーに関連づける新しい研究によれば、第4章でのこの考え方はそれほど的をはずれてはいない。

前頭前野の他の領域の一つであり、前頭葉の下部に

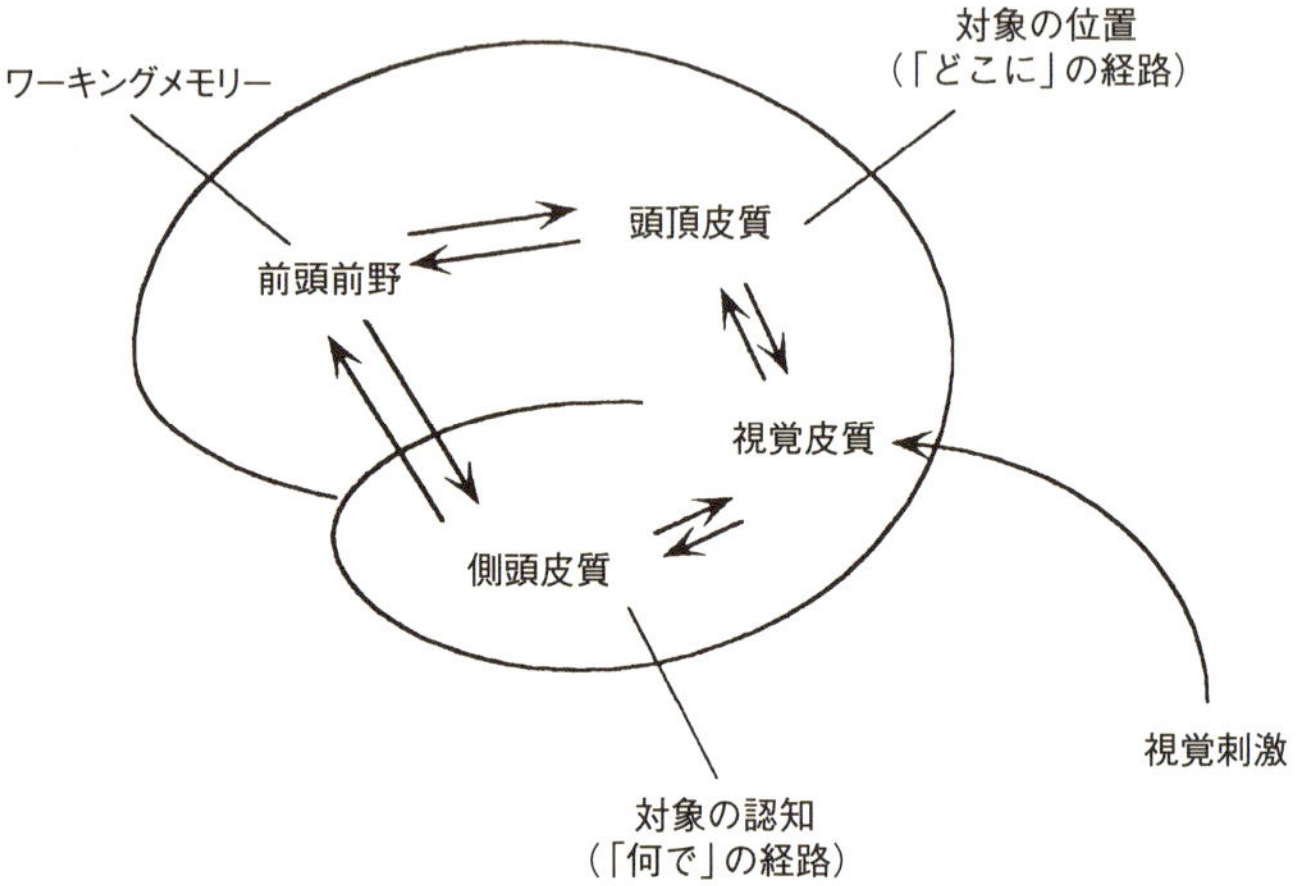

図9-2 「何で」と「どこに」についての視覚情報を伝える経路の作業記憶との関連 視覚皮質中枢によってうけとられた視覚情報は，特殊化した視覚処理機能を実行する大脳皮質のいくつかの領域に分布している．よく研究された特殊化した二つの機能は，対象物の認識（「何で」の経路によって伝えられる）と対象物の局在（「どこに」の経路によって伝えられる）に関わるものである．これらの特殊化した視覚経路は前頭前野へ入力し，作業記憶において中心的な役割を果たす．特殊化したシステムはまた，前頭前野から返ってくる入力をうけとり，ワーキング・メモリーの情報内容が，入ってくる情報をさらに処理する過程に影響を及ぼすようにしむける．左側へ向かう矢印はボトムアップ型処理過程，右側へ向かう矢印はトップダウン型処理過程を示す．

局在している眼窩領域も重要性が持ち上がってきている。実験動物においては、この領域が損傷されると報酬情報すなわち現時点で何が良く何が悪いかという判断に関与する短期記憶が障害される。[36] そして、この領域の神経細胞は刺激が報酬か罰のいずれにつながるかを感知する能力をもっている。[37] 眼窩部前頭皮質に損傷を受けた人は社会的および情動的合図に対して気に留めないようになり、あるものは社会的に病的な行動を示す。[38] この領域は一時的な感覚情報バッファーを含む感覚処理システムからの入力をうけ、また扁桃体ならびに前帯状回領域とも密接に結合している。眼窩皮質は、扁桃体による情動処理と新皮質の感覚領ならびに他の領域で処理される情報とをワーキングメモリーとして関係づける役割を果たしていると考えられよう。この点についてはあとでさらにくわしく述べる。

ワーキングメモリーとその神経機構に関しては未解決の問題が多く残されている。たとえば一時的な作業空間と実行機能がともに実際前頭葉に局在しているかどうか明らかではない。前頭前野は何も貯蔵せずに他の領域の活動を制御するだけであって、いくつかの領域の活動を意識レベルまで強め、かつ、他の領域の活動を抑制すると考えることもできる。[39] われわれはまだ多くのことを解決しなければならないことは確かだが、それにもかかわらず、この領域の研究者はこのきわめて困難で、しかも重要な問題に多大な進歩をもたらしてきた。

覚醒の舞台

テネシー・ウィリアムズはこう言った。「今、この瞬間をのぞいて人生はすべて記憶だ。現在のこの瞬間はあなたの側をすばやく過ぎ去ってゆく。去ってゆくものをつかまえることはほとんどできない」。[40] ウィリアムズが理解していなかったことは、現在この瞬間にさえ記憶が関わっていることである――われわれが現時点について知っていることは基本的にはわれわれのワーキングメモリーの中にある。ワーキングメモリーが示しているのは、「今ここ」とは、「ここ」であり、「今」起こりつつあることなのだ。この洞察は、意識とは何がワーキングメモリーの中にあるかを知ることであるという現代の多数の認知科学者によって受け入れられている考え方の基礎をなしている。

たとえばスティーブン・コスリンは、知っているということは、それがワーキングメモリーの中にあるということだと主張する。[41] キールストロームは、われわれがあることについて意識をもつためには、そのことについての心的表象と、行為者あるいは経験する者としての「自己」についての心的表象との間に結びつき（関連）がなければならないと提唱する。これらの統合されたエピソード的表象は、キールストロームによればワーキングメモリーの中に存在する。[42] ジョンソン=レアード[43]は、ワーキングメモリーの内容は現時点でわれわれが意識していることであると言っている。バーナード・バーズ（Bernard Baars）は『意識の認知理論』という大きな影響を及ぼした著書の中で、意識を一種の一時的なワーキングメモリーと見なしている。[44] そして、いくつかの現代の理論は、意識を集中した注意と等しく見なしており、この注意はワーキングメモリー理論で提案されたものと類似した実行機能あるいは管理機能によってなされるものである。[45]

思考には意識的側面と無意識的側面があり、それらは時として、連続的で並列的な機能として記述される。意識的な思考は物事を連続的に、およそ一度に一つの事を処理しているが、[46] 無意識的な心は多くの異なったシステムによって成り立ち、こちらは多少とも並列的に働いていると思われる。認知科学者の示唆するところによると、意識には容量の限られた連続的処理機構が関わっており、この処理機構は認知の階層構造の頂点に立っており、並列的に組織化された種々の特別の目的をもった処理機構を支配する（コスリンとダニエル・デネット（Daniel Dennett）のような人びとは、意識は実際上、連続的処理機構であるが、連続的処理機構のように競って働く並列処理機構ではないかとさえ言っている[47]）。連続した処理機構はシンボルを操作することによって表象をつくり出す。[48] そしてわれわれはシンボルとして表された情報を意識するのみである。[49] より低いレベルの並列処理機構による情報処理は、意識の上では解読できない暗号の形で、シンボルとしては不完全な形で表れてくる。[50] ジョンソン=レアードはこの点を次

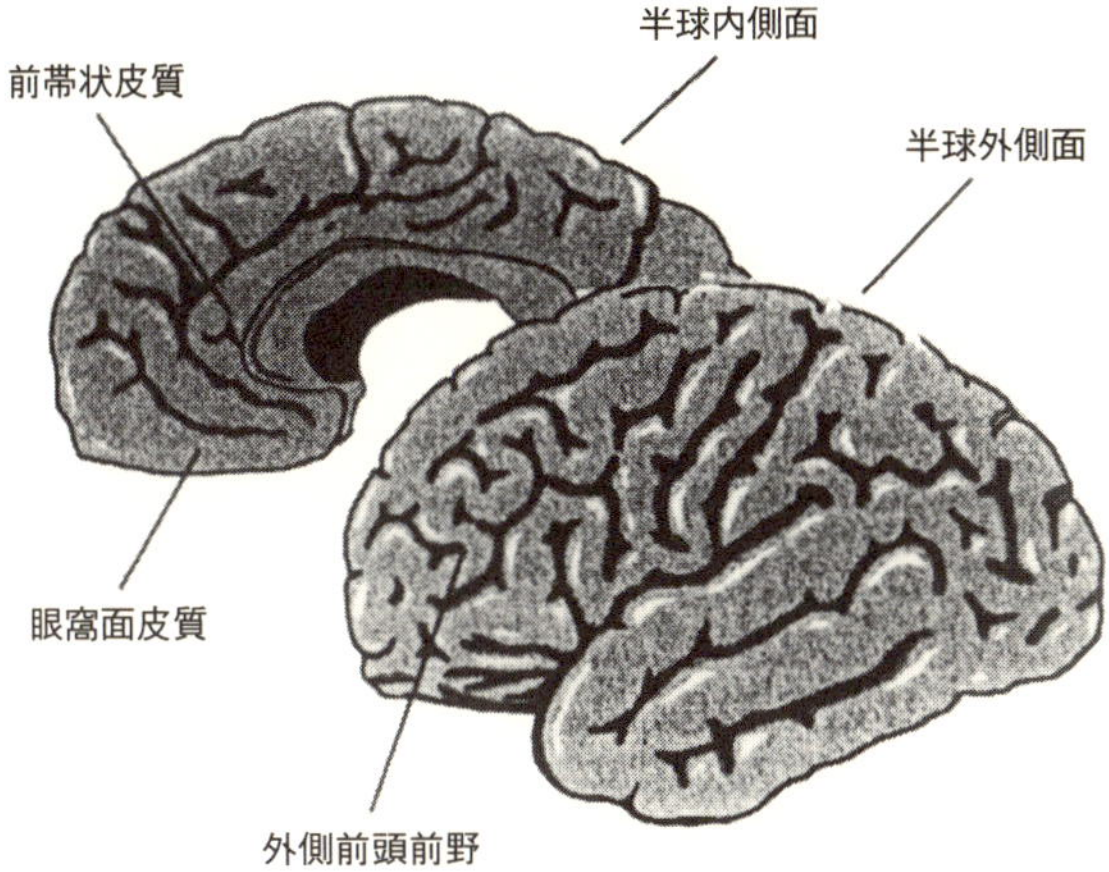

図9-3　作業記憶の諸側面に関わる前頭葉の領域　ワーキング・メモリーの機能に関わってきた前頭葉のいくつかの領域は外側前頭前野と眼窩ならびに前帯状皮質を含む.

のように説明している。「意識（管理系）は、最上部に位置するものであるため、その命令は、起き上がって歩くことというように、目標をはっきりとシンボリックな形で定めたものとなる。どうやって筋肉を縮めるかについての詳細な指示を出す必要はない。より下位のレベルの処理機構によって徐々に詳細な指示に形作られていき、筋紡錘の収縮にまで至るのである。意識（管理系）は、下位の処理機構から計算結果を受け取るが、この場合にも、その結果は高次の明確なシンボリックな形式のものである」[51]。この論理によって、われわれは脳内で行われる知的計算の過程自体を意識しないでもその結果を意識することができるのはなぜか、またわれわれは個々の筋肉をコントロールする方法を知らないでも行動することができるのはなぜかを説明することが可能である。言いかえれば、意識的な情報処理機構はシンボル化されるレベルで働いており、内観的に接近可能な内容を獲得するが、並列情報処理機構はシンボル形成にまで達しない状態で働いており、それらの作用に対しては意識からは直接に接近することはできない[52]。そして、シンボル形成のレベル以下で働く情報処理機構は必ずしも意識的情報処理機構にすべての情報を送りこまれるとは限らないので、シンボル化されるレベル以下の情報処理の一部は解読できないままになる。

ワーキングメモリーはシンボルとしての表象を操作する、容量に限界のある連続的な情報処理機である。ここで下位の特殊化した情報処理の統一された監視と制御が行われる。言いかえるとワーキングメモリーは意識を形成するシステムの最も重要な部分である。

意識についてのワーキングメモリーの概念が他の多くの考え方よりすぐれている点は、問題点を具体的な形で提出できる点である。具体性のための具体性という ことはあまり望ましいものでないが、この場合には評価すべきものであろう。意識はワーキングメモリーとして計算機システムの言葉で考察できる。このシステムは計算を行い、情報処理をすることにより表象をつくり出す。計算機の言葉で考えると、意識は心理学と神経学の両方から研究可能で、基礎となる過程はコンピュータ・シミュレーションを用いてモデル化することも可能である。

しかしながら、意識をコンピュータで扱えるかどうかはさだかでない。ジョンソン=レアドは天気のコンピュータ・シミュレーションは雨や晴れと同じものではないことに注意を喚起している[53]。意識を内容よりむしろ過程としてとり扱うえで、ワーキングメモリー理論はどのような種類のコンピュータ機能が意識的経験に関係し、その基盤になっているかを説明しようとするが、そのような経験をすることが実際にはどのようなものであるかということを説明するものではない[54]。これらの理論は、ある特定の心の中で特定の経験がどのようなものであるかを説明するよりは、むしろ一般的な意味で人の心の働き方を説明するものである。これらの理論はワーキングメモリーにおいて、表象がどのように創り出されるかを示唆しうるが、その表象をどう意識したらよいかを示唆するものではない。これらの理論はワーキングメモリーにおいて決定過程がどのようにして運動を引き起こすかを示唆するが、実際に運動をどのように決定したらよいかを示唆するものではない。言いかえると、ワーキングメモリーは意識に関する重要で、おそらくは本質的な一つの側面であると考えられる。つまり、ワーキングメモリーは意識的経験が立つ舞台のようなものであろう。しかし意識は特にその現象的あるいは主観的性質については、ワーキングメモリーの基盤となっているコンピュータの機能過程によって完全に説明できるわけではなく、少なくとも、だれでもが現在理解できるような形では説明できない[55]。

意識の本態とニューロンの集団から意識が形成されるメカニズムを理解することは真に重要な問題である。ワーキングメモリーに脳がどのように介入しているか、また、意識がワーキングメモリーシステムや脳の他のシステムとどのように関連しているかについて未解決の問題が多く残っている。しかしながら、情動の研究者にとってこれらの問題を解決することは必要ではないし、いかにして情動が作用するかを研究する前に、これらの問題の解決を待望することもない。情動の研究者にとって必要なのは、情動に関する情報がいかにしてワーキングメモリーにおいて表象されるかを理解することである。問題の残りの部分、すなわち、いかにしてワーキングメモリーの内容が意識的に経験され、いかにしてこれらの主観的現象が脳から生じるかを解釈することはすべての精神科学の研究者の双肩にゆだねられている。情動の研究者は意識の研究に対して貢献すべきことが多数あるが、しかし意識について解釈することは、情動研究者に課せられた仕事ではないし、また少なくとも情動研究者だけの仕事ではない。この点は明らかであるが、情動の研究は情動の意識的側面の問題にあまりに重点がおかれてきたために、基本的な根底にある情動のメカニズムについてはこれまでしばしば簡単に片づけられてきた。

情動の現在

私はここまで情動的意識について素通りしてきたことを認めよう。私は情動的感情の問題を、情動に関する情報がワーキングメモリーにどのようにして表象されるかという問題として描き出そうとしてきた。そうしたところで、もし感情とは何か、あるいは感情のように実体のないものがどのようにして脳のように実体のあるものの一部たりうるのかを正確に知りたいとあなたが思うなら、満足すべきものとは言えないだろう。言いかえれば、これでは心身問題を解決してはいない。しかしながら、心身問題を解決することがそれほど重要であったとしても、解決するに値する唯一の問題であるというわけではない。しかも、心身問題を明らかにしても、われわれが情動と呼ぶ心の状態のどこがユニークであるのかを告げるわけでもなく、なぜ異なる情動が異なるものとして感じられるのかということも説明しないであろう。しかも情動障害では何がうまくいっていないのか、情動障害をどのように治療したらよいかも示さないであろう。情動とは何であり、特定の情動的感情がどのようにして生ずるかを理解するためには、特殊化した情動系が作動するメカニズムを理解し、情動的感情の活動がワーキングメモリーにおいてどのように表出されるかを明らかにする必要がある。

人によっては、私が大きなチャンスを掌中にしていると言うかもしれない。最も秘めやかな心の状態である感情をわれわれが理解できるという根拠を、私は、ワーキングメモリーこそが意識への鍵であるという可能性の上に置いている。しかし、実際に私が行っていることは感情を説明するための原則的な方法としてワーキングメモリーを用いていることである。私の主張する点は、特殊化した情動システムの活動が意識を引き起こすシステムの中に表われたときに感情が生ずるということであり、どのように意識が生じてくるのかという問題についてのかなり広く受け入れられた考え方としてワーキングメモリーを取り入れている。

われわれは、すでに一つの特殊化した情動システムである防衛機制がどのように働くかについて非常にくわしく考察した。そこで、これから、この情動システムの活動がどのようにしてワーキングメモリーの中に表出され、それによって恐怖の感情が引き起こされるのかを考えてみよう。

意識の評価から情動へ

森の中の小道にそって歩いているときウサギに出会ったとしよう。ウサギから反射された光があなたの目にとらえられる。そのシグナルは、ついで視覚系を通じて、視覚視床へ伝達され、大脳皮質視覚領へ伝えられる。そこでウサギという感覚の表出が行われ短期の視覚対象物のバッファーの中に保持される。視覚皮質から大脳皮質長期記憶回路網への線維結合が対応する記憶を活性化する。この記憶とは、記憶の中に蓄えられたウサギについての事項と、ウサギについて過去に経験したことについての記憶を指している。長期記憶の回路網とワーキングメモリーシステムとの間の結合によって、活性化された長期記憶はワーキングメモリーにおける感覚刺激の表象と統合されて、あなたが見ている物体はウサギであるということを意識的に認知できるようになる。

小道をさらに数歩すすむと、丸太の横にヘビがとぐろを巻いていたとする。あなたの目は同様にこの刺激をうけとる。意識の表象はウサギのときと同様に行われる。この意識の表象は短期の視覚表象を長期記憶からの情報とワーキングメモリー中で統合することによって行われる。しかし、ヘビの場合は、あなたが見ている動物の種類を認識することに加えて、長期記憶もまた、この種類の動物は危険であり、あなたは危険な状態にあることを知らせてくれる。

認知評価理論によれば、これまで述べてきた過程は状況の評価を形づくり、ヘビに出くわした結果としてあなたが感じている「恐怖」を十分に説明している。例のウサギとヘビについてワーキングメモリーの表象がちがう点は、ヘビには、この動物が危険であるという情報が含まれていることである。しかし、これらのワーキングメモリーにおける認知の表象と評価だけでは、その体験を熟しきった情動経験として変換させるには不十分である。よく知られているように、デイビー・クロケットは彼の妻に対する愛情がボイラーをほとんど破裂させるぐらいに熱いと言った。ここには、ボイラーを破裂させるほどのものは何もない。何か他の要因が認知による評価を情動に変換するのに必要とされ、経験を情動的体験へと変換するのに必要とされる。もちろん、その何かとは、進化によって形成された危険を処理するためのシステムの活性化である。これまで見てきたようにこのシステムには、扁桃体が中心となって関与している。

すべてとまでは言わなくても、多くの人びとは、上に述べたような状況でヘビに出くわすと、身体的反応と情動的感情を一緒にした、本格的な情動反応が起こるであろう[56]。この反応はヘビという視覚表象が扁桃体を刺激したときに限って起こる。ついで、出力経路全体が活性化される。この出力系の活性化はヘビに出くわしたことが情動的体験へ変換されることに対応し、出力系の活性化が起こらないのはウサギに出くわすことが情動的体験へと変換されないことに対応する[57]。

体験を情動的体験へと変換する扁桃体からの出力の活性化とはどのようなものであろうか？　これを理解するには、われわれは扁桃体からの出力が始まることによって引き起こされるいくつかの結果について考察する必要がある。これらの出力は、情動的体験を創出するような基本的要素からなっている。それらの扁桃体からの出力は、ワーキングメモリーにおいては短期間の感覚の表象と結びつけられ、さらにこれらの感覚表象によって活性化された長期記憶とも結びつけられる。

要素1――扁桃体が大脳皮質へ直接及ぼす影響

扁桃体は多くの大脳皮質領域へ投射している[58]。実際、すでに見てきたように、扁桃体から皮質への投射は皮質から扁桃体への投射よりずっと大きい（図9-4）。扁桃体が入力を受ける皮質感覚領へ投射する他に、扁桃体は入力を受けないいくつかの感覚処理領域へも投射する。たとえば、大脳皮質を介して視覚刺激が扁桃体へ到達するためには、刺激は一次皮質を通って二次領域へ至り、さらに側頭葉にある皮質三次領域まで到達しなければならない（この側頭葉は視覚情報の短期バッファーとして働いている）。そして、この三次領域が扁桃体に投射する。扁桃体はこの三次領域へ投射するが、他の二つの視覚情報処理の初期段階を行う領域へも投射する。その結果、いったん扁桃体が活性化されると、扁桃体を活性化するように働く皮質領域に対し影響を及ぼすようになる（図9-4）。このことは、短期間の記憶を対象とするバッファー機構を、扁桃体が重要だと判断する刺激に集中させて続けることにより、情動に関連した刺激に注意を向けさせる点で非常に重要である。扁桃体はまた、海馬のシステムならびに長期間続く情報貯蔵に際して海馬と相互作用する大脳皮質のいくつかの領域に関与し、長期記憶の回路網とし

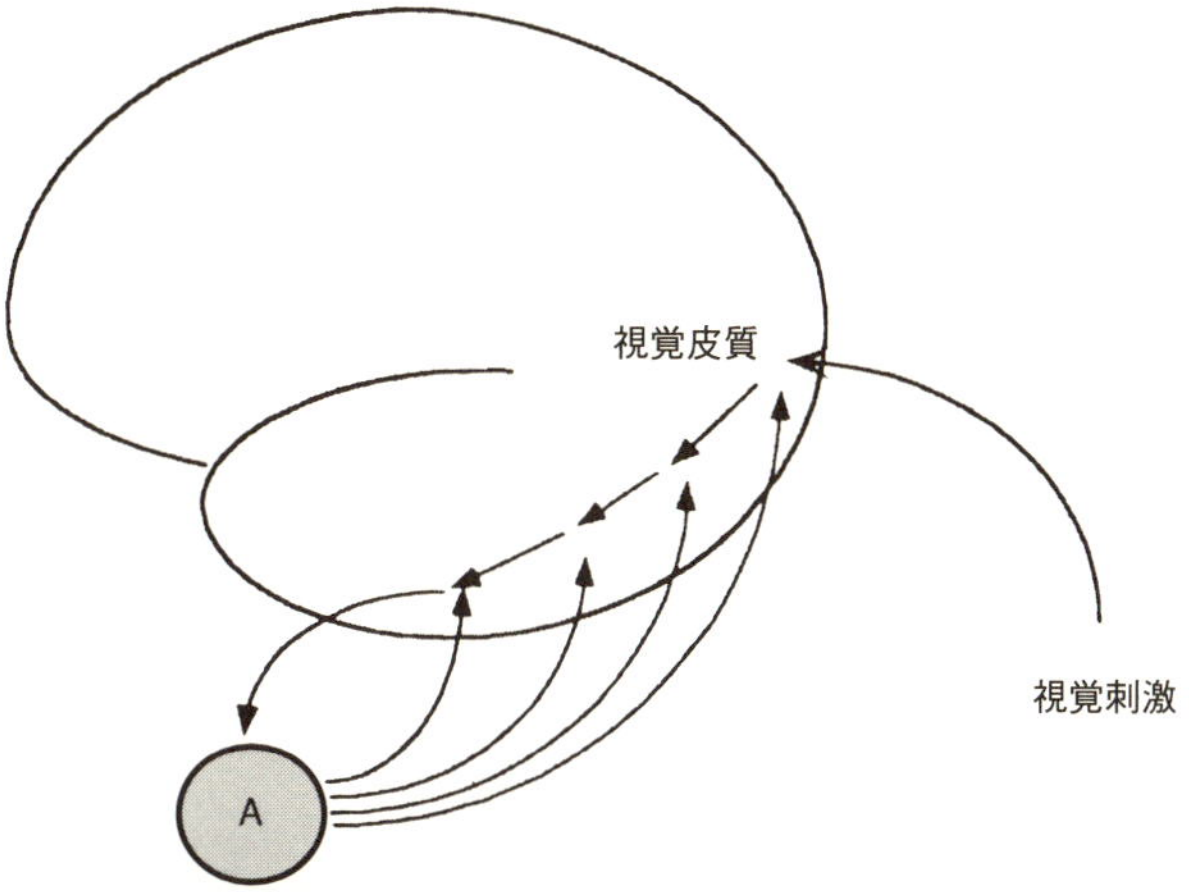

図9-4　大脳皮質の感覚領に対する扁桃体の影響は扁桃体に対する同じ領域の影響より大きい
扁桃体は感覚システムの中で大脳皮質による処理の最も後期の段階からの入力をうけとる．しかし，扁桃体は大脳皮質の処理過程のすべての段階へ，特に最も早期の段階へさえ投射する．

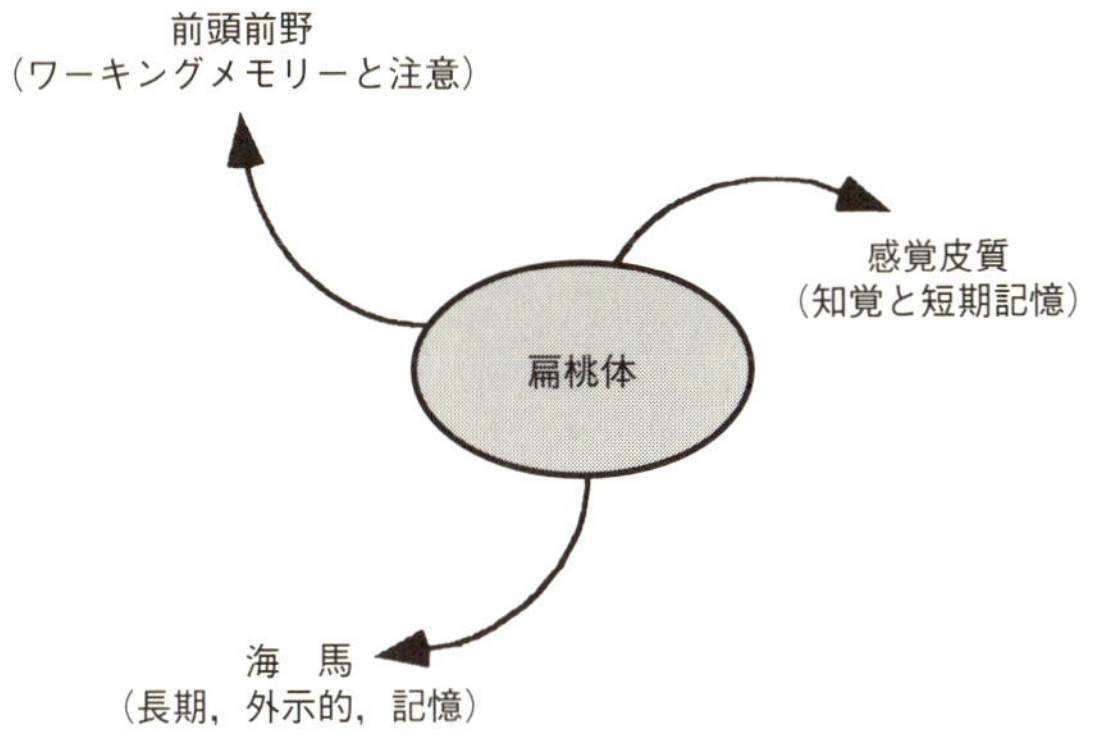

図9-5　扁桃体の大脳皮質への出力のいくつかとその機能　扁桃体のいくつかの領域は大脳皮質の広い領域へ投射する．大脳皮質の感覚処理のすべての段階への投射，前頭前野への投射，海馬とそれに関連した皮質領域への投射が含まれる．これらの投射によって，扁桃体は進行中の知覚，心に描く像，注意，短期記憶，作業記憶，長期記憶とともに，これらが統合されて可能となる種々の高次思考過程に影響を及ぼす．

っかりとした結合を形成している。これらの経路は即時の刺激のうちで情動に関連した部分を長期間記憶するためのシステムを活性化するのに役立っている。扁桃体は外側前頭前野とは比較的弱い結合しか持っていないが、前頭葉のワーキングメモリー実行回路に組み込まれている前帯状回皮質とは強い結合をもっている。扁桃体はまた眼窩皮質へも結合線維を送っている。眼窩皮質は報酬と罰に関するワーキングメモリーに特に関わりの深いワーキングメモリー実行回路の一員である。扁桃体は特殊化した短期バッファー機構、長期記憶回路網ならびに前頭葉の回路網とのこれらの結合を通じて、ワーキングメモリーの情報含量に影響を及ぼし得る（図9-5）。このシステムにはかなりの余裕があって、扁桃体の活動の意識的認識には何通りかの方法がある。

要約すると、われわれが危険に直面した状況においてて扁桃体から皮質への結合は、扁桃体の防衛回路網が、注意、認知、記憶に影響を及ぼすことを可能にしている。同時に情動に関わる事象に関する認知、記憶や思考が情動と関係ない事象に関するそれらとは、なぜ違ったものとして感じられるのかを完全に説明するにはこのような扁桃体皮質間の結合関係だけでは不十分であろう。このような結合関係はワーキングメモリーに対して、良いものがあるか、それとも悪いものかの情報を与えるが、対象物が良いか悪いかを知ることによって生ずる感情を形成するには十分ではない。価値判断から感情を形成するには別の結合関係を必要とする。

要素2——扁桃体によって引き起こされる覚醒

扁桃体の大脳皮質に対する直接的影響に加えて、扁桃体活性化の効果が皮質による情報処理に影響を与える多数の間接的経路がある。このような結合のうち特に重要なものは脳の覚醒システムと関わっている。

目ざめていて注意を集中している状態と、眠くてぼんやりしている状態の間のちがいは皮質の覚醒レベルに関連性があると長い間信じられてきた。[59] 目ざめていて何か重要な事象に注意を向けているとき、皮質は覚醒している。眠たくて何にも集中できないでいるとき、皮質は未覚醒の状態にある。眠っている間も皮質は未覚醒の状態にあるが、夢を見ているときは皮質は強く

脳における今ここ

それでは、脳内でワーキングメモリーはどのように働いているのだろうか？　一九三〇年代のジェイコブセンの研究により、この問題の理解の基礎が作られた[17]。彼はサルが遅延反応課題を行うことができるように訓練した。サルは椅子にすわって、二つ並べた同じ容器のうちの一方の下に実験者が干しぶどうを一つ隠すのを見ていた。次に、一定の時間をおいて（遅延）二つの同じ容器はカーテンで隠され、それからカーテンが開けられてサルはどちらかを選ぶようにしむけられる。干しぶどうを手に入れるためには、サルは干しぶどうがどちらの容器の下にあるのかを思い出すのではなくて、それが左の容器の下か右の容器の下かを思い出さなければならない。言いかえれば、正しい行動を行うためには、サルは時間の遅れの間に干しぶどうの存在する空間的位置を記憶する必要がある（遅延時間の間は、課題を行っている場面は見えないように隠されている）。数秒という非常に短い遅延時間では、正常なサルは課題を非常に上手に遂行し、遅延時間が秒から分の単位に延長するにつれて課題遂行能力ははっきりと低下した。しかしながら、前頭前野に損傷を与えられたサルは、遅延時間が短くても課題遂行能力が低かった。この知見と以下のような研究をもとにして、前頭前野は、われわれが現在ワーキングメモリーと呼んでいる一時的な記憶過程においてある特定の役割を果たしていると考えられるようになった。

前章では、われわれは情動記憶の消去における内側前頭前野の役割を調べた。これに対し、ワーキングメモリーに最も関連しているのは外側前頭前野である。外側前頭前野は霊長類においてのみ存在すると考えられており他の霊長類より人間においてずっと大きい[18]。脳の最も巧妙な認識機能の一つがこの領域と関連していることはさほど驚くべきことではない。

近年、ワーキングメモリーにおける外側前頭前野の役割はＵＣＬＡのホアキン・フスター（Joaquin Fuster）とエール大学のパット・ゴールドマン＝ラキッチ（Pat Goldman-Rakic）の研究室で広範囲に研究されて覚醒した状態にある。実際、睡眠中に夢を見ているときは皮質は覚醒状態にあり、これは生き生きと目ざめた状態によく似ている。ただし、この場合は外的刺激とは無関係であり、内的事象のみを処理できる。[60]

大脳皮質の覚醒は、人の頭皮上に電極を置くことによって容易に検出できる。このような電極は皮質神経細胞の電気活動を頭蓋骨を通して拾い上げる。この脳波すなわちＥＥＧは、皮質が覚醒していないときはゆっくりとしたリズムを示し、覚醒時には速く、しかも同調していない。

覚醒が起こると、皮質細胞と皮質に主要な入力を送りこむ視床細胞はずっと感受性が上昇する。[61] これらの神経細胞は、非常にゆっくりした頻度で、しかも多かれ少なかれ同調して活動電位を発生しやすい状態から、全体として同調しておらず、ある特定の細胞のみが入力刺激によって特に強く興奮する状態へと移行する。

覚醒時には大脳皮質の多くの領域は入力に対して潜在的に感受性が高まっているが、情報を処理しているシステムはこの効果を最も有効に活用できる。たとえば、ヘビを見ることで覚醒が引き起こされるとすると、皮質ニューロンはヘビについての情報を処理し、ヘビについての長期記憶を想起し、ワーキングメモリーのヘビについての表象を行うのに積極的に関与し、覚醒によって特につよく影響をうける。他のニューロンはこの時点では不活発で特別な働きをしない。このようにして、非常に特異的な情報処理の結果は、非常に非特異的なメカニズムで行われる（図９-６）。これは驚くべきしくみである。

多数の異なったシステムが覚醒に関わっていると考えられる。これらのうちの四つは脳幹のいくつかの領域に局在している。これらは各々、特別な化学的特性をもっていて、各領域の神経細胞は異なった神経伝達物質を含んでおり、神経細胞が活性化されると神経終末から放出される。これらはアセチルコリンを合成するもの、ノルアドレナリンを合成するもの、セロトニンを合成するもの、ドーパミンを合成するものに分けられる。五番目のグループは、やはりアセチルコリンを含んでおり、扁桃体の近くの前脳に分布している。これらの各神経細胞群の軸索は前脳の広い領域に終末する。新奇な、あるいは意味のある刺激が存在すると、

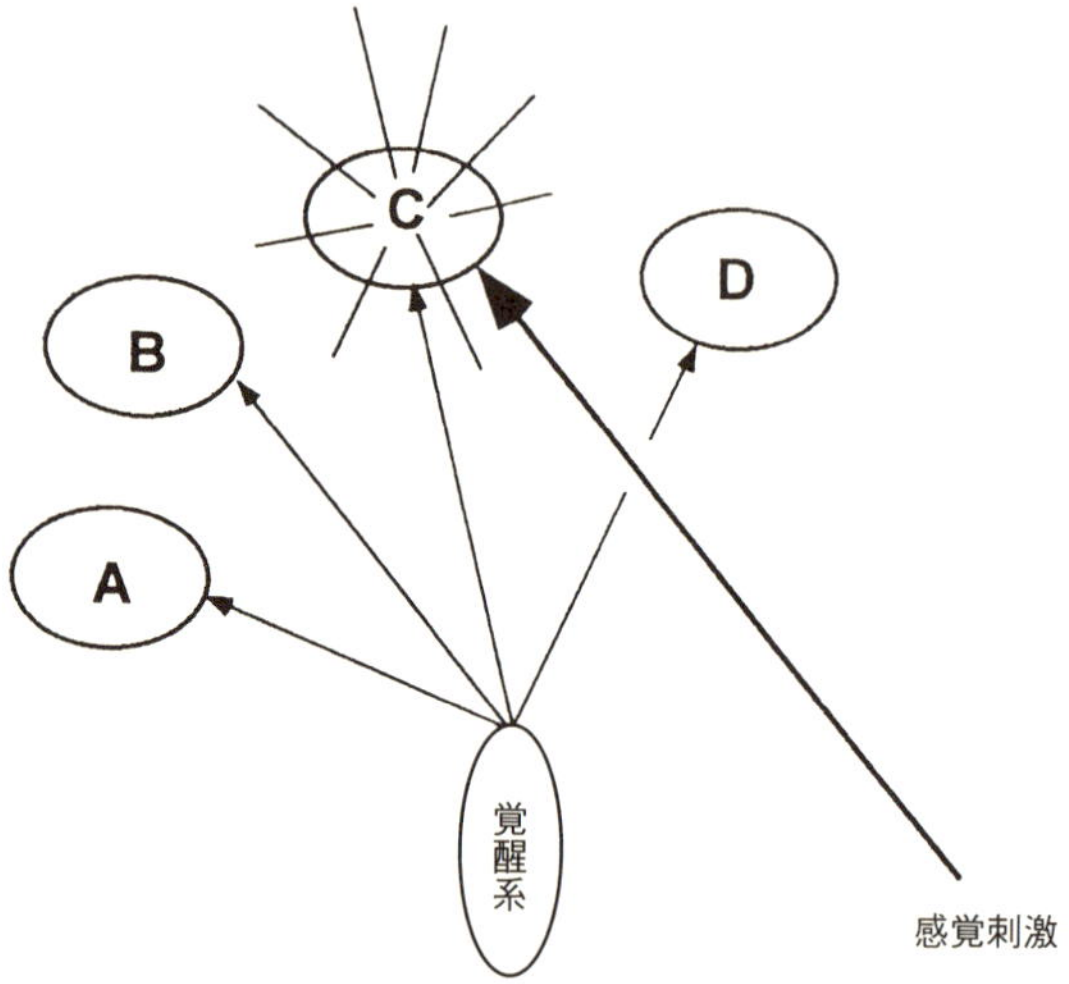

図9-6　いかにして非特異的覚醒システムが特異的な効果を生むか？　覚醒システムは全脳全体にわたって非特異的なやり方で作用する．そのシステムの主たる役割の一つは神経細胞が入ってくる信号に対して感度がより高くなるようにすることである．覚醒の間，刺激を処理しているこれらの神経細胞は特に影響を受ける．このようにして非常に特異的な効果が，非特異的な覚醒によって達成される．図に示された例において，覚醒システムは潜在的に領域A，B，C，Dに影響を及ぼす．しかしながら，刺激を処理している領域Cにおいて覚醒の効果は最大である．他の領域は覚醒の間，不活性であり，したがって覚醒の恩恵を受けられない．

軸索終末は神経伝達物質を放出し皮質細胞を「覚醒」させる。そしてこれらの神経細胞が入力シグナルを特別に受容しやすくする。

覚醒はすべての精神機能において重要である。覚醒は注意、認知、記憶、情動や問題解決に重要な役割を演ずる。覚醒なしには何が進行しているかを認識できないし詳細な点に注意を向けられない。しかし、覚醒が過度に起こるとそれも良くない。もし過度に覚醒が起こると、緊張し不安になり非生産的になる。最適の行動をとるためには、適切なレベルの活性化が必要である。[62]

情動反応が起こると典型的にはそのあとに強い皮質の覚醒状態が起こる。一九五〇年前後の情動理論は、情動とは完全に無意識（昏睡）の状態から、睡眠中、目ざめているが眠い状態、はっきり目ざめている状態を経て情動的覚醒状態に至る連続した覚醒状態の一端を表すとしていた。この高いレベルの覚醒は、なぜ、情動的状態にあると他の事柄に集中し成果を挙げることがむずかしいかをいくらかは説明している。覚醒は今の情動的状態にとどめておくようにする。この覚醒効果は非常に有用である（危険に出合ったときに注意が散漫にならない）。しかし、（いったん恐怖システムが活動を始めると、それを止めさせるのがむずかしいように）この覚醒の効果もまたやっかいなものでもある（これが不安の特質である）。

危険な、あるいは危険を警告する刺激が存在したとき、覚醒システムによって覚醒が引き起こされるだろうが、扁桃体とその近くにある前脳のアセチルコリン含有システムとの間の相互作用は特に重要と思われる。[63]このアセチルコリン含有システムは基底核とよばれる。扁桃体や基底核（マイネルト）が損傷されると、条件づけされた恐怖刺激のような、危険告知刺激が来ても覚醒作用が引き起こされなくなる。さらに扁桃体や基底核の刺激により、人工的に皮質の覚醒が引き起こされる。そして、皮質におけるアセチルコリンの作用を遮断する薬物を投与すると、条件刺激、扁桃体の刺激や基底核刺激が覚醒を増強する効果が失われる。合わせて、このような所見は、扁桃体が危険な状況を感知すると、基底核を活性化し、皮質全体にわたってアセチルコリンが放出されることが示唆される。扁桃体はまた、脳幹に存在する他の覚醒システムと相互作用し、覚醒に際して扁桃体活性化がおよぼす全体的効果には、確かにこの脳幹系の覚醒システムも関与している[64]。

基底核の細胞が活性化される道すじは多様であるが、危険を示す刺激によって活性化される道すじは扁桃体の活動を通して起こる[65]。他の種類の情動回路網は、覚醒システムと相互作用し、皮質情報処理過程を変化させる独自の作用機構をもっている可能性が高い。

覚醒はわれわれが出くわすどんな新しい刺激に対しても起こり、情動刺激に対してのみ起こるわけではない。そのちがいは新奇であるが重要性の低い刺激はすぐに消滅するが、情動的刺激が存在する間は持続する、一過性の覚醒状態を引き起こすことである。もし天敵に出くわしたとき、この状態が何であるかに注意を払いつつ、他のことに気をまぎらわされないことは決定的に重要である。きわめてわかりきったことのようであるが、脳がそれを何の苦もなくやってのけるために、それをしごく当たり前のことと感じているのである。

なぜ情動刺激は覚醒を引き起こすが、他の種類の刺激では引き起こせないのであろうか？　やはり、扁桃体が関係しているというのが正しいだろう。新奇な刺激によって引き起こされた覚醒は扁桃体を必要としない。この場合は感覚システムから覚醒回路網への直接入力によって情報が伝えられる[66]。このような種類の覚醒効果は、すぐに慣れてしまう。もし刺激が危険を示すような意味を含んでいるものなら、扁桃体が作動して、さらに覚醒システムを活性化する。この過程は覚醒状態が持続するようなはずみをつける。刺激が続いて、扁桃体がそれを危険だと持続的に判断することにより覚醒システムが持続的に活性化される。そして、こんどはこれらの覚醒システムが、刺激を処理している皮質の回路網を感受性が亢進した状態に保つ。注意すべき点は、扁桃体へは覚醒システムからの軸索が投射しており、したがって覚醒システムによる扁桃体の活性化は扁桃体の覚醒状態の維持にも役立つ。このようなしくみは自らの状態を永続させるような情動活動の悪循環である。重大で覚醒の焦点を移すに足る何かすごいことが他に起こらない限りは、覚醒状態は、その状態が起こったときに、どのような情動的状態にあったにせよその状態に釘づけにされる。

覚醒システムによって与えられる情報の内容は乏しい。皮質は、覚醒システムからうけとる神経情報のパターンから危険が存在することを、識別することはできない（これが他の情動的状態からうけとる情報と異なる点である）。覚醒システムは単に何か重要なことが進行していると知らせるだけである。非特異的な皮質の覚醒と、扁桃体から皮質への直接の投射によって運ばれる特異的情報とが組み合わさることによって、何か重要なことが進行しており、そこに脳の恐怖システムが関わっているワーキングメモリーが確立される。これらの表象はワーキングメモリーの中で、特殊化した短期記憶バッファーシステムから呼び出された表象および電気刺激や扁桃体情報処理により引き起こされた長期記憶から呼び出された表象と統合される。危険を知らせる刺激によって扁桃体が持続的に活性化されて覚醒システムを活動状態に保ち、この覚醒システムは扁桃体と皮質回路網を、状況に適応した状態に維持する。認識的推論と意志決定過程はワーキングメモリーの実行システムで制御され、情動的に覚醒した状況に能動的に焦点をあわせて、何が進行中であり、それに対して何がなされるべきかを明らかにする。ワーキングメモリーの注意を妨げる他のすべての入力は遮断される。

われわれは完全な情動体験のための多くの基本的要素を見てきた。しかし、さらにもう一つの要素が必要である。

要素3——身体よりのフィードバック

これまでの章で見てきたように、扁桃体の活性化によって種々の反応の発現を制御する回路網の自動的な活性化が起こる。このような反応として、種に特有の行動（すくみ、逃避、攻撃、表情）、自律神経反応（血圧、心拍の変化、毛が逆立つこと、発汗）やホルモンの反応（ストレスホルモンであるアドレナリンや副腎ステロイド、また多数のペプチドの血流への放出）が挙げられる。自律神経系とホルモンの反応は両者とも内臓反応、すなわち内臓である体内器官と各種の腺の反応として考えられる。これらの行動ならびに内臓の反応が発現すると、これらの反応は脳へと戻ってゆく身体内の信号をつくり出す。

情動反応中に、脳による情報処理過程に対して、身体からのフィードバックが影響を与える機会と、われわれがそれを意識的に感じとる方法は無数にある。にもかかわらず、身体からのフィードバックが情動体験に何らかの効果をもつのか、またそうならどの程度まで効果をもつかについて、多くの議論がなされてきた（第3章）。思い起こせば、ウィリアム・ジェームズはフィードバック理論の父である。彼の論じるところによると、われわれは悲しいから泣くのではなく、また恐いから危険から逃れようとして走るのではなくて、泣くから悲しいのであり、駆け出すから恐いのである。ジェームズはキャノンによって批判された。キャノンの批判は、フィードバックは特に内臓からのフィードバックの場合あまりにゆっくりしており、しかも内容が明瞭に区別できないので、その時点で感じている情動がどのようなものかを決めることはできないというものである。ここでしばらく、ジェームズが彼の理論の中で内臓性フィードバックと同時に体性フィードバックをも含めていたことには目をつぶって、内臓に関するキャノンの主張の妥当性について考えてみよう。

キャノンの時代には、内臓システムはどのような状況においても画一的パターンで反応すると考えられていた。しかし、今では、内臓を制御する自律神経系は選択的に反応し、異なった状況では異なったやり方で内臓器官が活性化されるということがわかっている。たとえば最近の研究によると、怒り、恐怖、不快、悲哀、幸福感、驚きのような異なった情動はある程度まで、（皮膚温や心拍数のような）自律神経系の反応をもとにして区別されうる。[67]

キャノンの時代に情動体験にとって重要だと考えられていた主なホルモンはアドレナリンであった。アドレナリンは自律神経系の制御を受けており、異なった状況においても、一様に反応するものと考えられていた。しかし、現在では、情動的覚醒に際して身体器官によって放出されるステロイドやペプチドホルモンが多数あり、血液を介して脳に達することが知られている。脳内の異なった情動システムの活性化の結果、体内の器官から異なったパターンでホルモンが放出され、その結果、体内の各器官は脳に対して異なったパターンの化学的フィードバックを行い、このフィードバックは異なった情動反応においてそれぞれ独特の効果を引き起こすと考えられる。

個々の情動反応の特異性にもかかわらず、内臓の応答は比較的ゆっくりした反応を示し、実際には遅すぎてその瞬間にどのような情動を経験しているかを決める因子とはなりえない。最短に見積もっても、信号が脳から内臓へ送られて、内臓が応答し、その反応としての信号が脳へ戻ってくるのには一―二秒かかる。いくつかのシステムについては、遅れはもっと大きい。ゆっくりした神経回路をたどるとはいえ、脳から各器官へ到達する時間はそれほどかかるわけではなく、長くかかるのは器官自体内の反応時間である。内臓は平滑筋と呼ばれる組織からできており、行動に際して骨格を動かす横紋筋よりずっとゆっくり反応する。また、ホルモン反応について言えば血中から脳への移動にかかる時間は遅く、(副腎ステロイドのような）ホルモンについては、脳に対して効果を発揮するには新たな蛋白を合成することを必要とし、そのためには数時間を要する。

他方、情動の状態は変動する。たとえば、恐怖は怒りや嫌悪に変わりうるし、情動反応が広がると安心感にかわる。そして、内臓からのフィードバックは長い時間このような情動の変化に関わる可能性が高い。覚醒は非特異的で、覚醒が起こっているときにはその状態にしばりつける傾向がある一方、内臓からの化学的フィードバックの特有のパターンは、脳内のどのシステムが活動するのかを変える力をもっており、ある情動現象の範囲内で一つの情動から他の情動の状態へと移りかわるのに役立っているのであろう。

したがって、キャノンは内臓性反応が情動的感情を決定することができないと主張したが、それは特異性に欠けているからというよりは、その時間経過が遅いからという点で正しかった。同時に、ジェームズが内臓性フィードバックと並んで体性フィードバックの重要性を主張した点に関してはキャノンの批判は若干当たらない点があった。体性のフィードバックシステムは情動体験に関わる必要な速度と特異性の要件を明らかに備えている（すなわち、横紋筋が刺激に反応し、これらの反応によって生じる感覚が大脳皮質に到達するには一秒もかからない）。この点については、何年も前にシルヴァン・トムキンス（Sylvan Tomkins）が気づいており、彼の、情動に関する顔からのフィードバック理論の基盤になっていた。[68] これは最近になってキャロル・イザード（Carroll Izard）によってとりあげられて、検討されている。[69]

体性フィードバックと情動的体験についての現在の大方の考え方は顔の表情からのフィードバックに関するものであったが、ダマジオによる最近の理論すなわち体性マーカー仮説は、体性ならびに内臓性フィードバックの全体像を求めている。[70] ダマジオの提案によると、このようなフィードバックの情報はいわゆる「内臓感情」の土台を成しており、われわれの情動体験と意志決定過程において決定的な役割を演じている。

種々のシステムの間のすべての相互作用を考慮すると、情動に特異的なフィードバックのパターンが形成される可能性は低い。このような特定のパターンの存在について科学的に記述するためには何が必要か、という観点から考察すると、確かにそうではあるが、フィードバックは重要ではないということを証明することも、もっとむずかしい。

この問題への一つのアプローチは、脳から身体への情報の流れと身体から脳への情報の流れはほとんど遮断されている、脊髄損傷患者の情動的感情を研究することであった。初期の研究では非常に重症な患者では情動感情が極度に低下し、情動体験の範囲も低下していることが報告され、フィードバックは重要な役割を果たしているという考え方を支持するものであった。[71] その後の研究は、最初の研究には欠点があり、適切な実験によると情動的感情における障害は認められないことを示唆している。[72] しかし、脊髄損傷は脳と身体との間の情報の流れを完全にはさえぎるものではない。たとえば、脊髄損傷では迷走神経は機能が残っており、内臓器官から脳へと多くの情報を伝達する。そして脊髄損傷では脳から身体へ、また身体から脳へのホルモンとペプチドの流れも阻げられない。もちろん、顔面の運動を制御する神経と、顔面の運動からの感覚情報を脳へ送る神経も障害をうけていない。それは、これらの神経が、脊髄を経由しないで脳と顔面の間を直接つないでいるからである。情動体験の低下や情動体験の範囲の制限が見出せなかった何かをこのような患者で証明できたというものではない[73]。

情動に対するフィードバックの関わりあいを否定するもう一つの議論が、考察の対象として残っている。顔面や体の筋肉の動きのような身体の反応は、情動的感情に関わる上で必要な速度と特異性を有しているが、これらの反応はいずれもごまかしがきかない。（走るというような）同じ反応が異なった情動の間で起こる（食物を得るために走ったり、危険からのがれるために走ったり）。また、正反対の反応が同じ感情の間で起こる（恐怖反応において、ある場合は走り、ある場合は動けなくなる）。このような事柄はまったく当たり前だが、身体的フィードバックは生物学的な文脈において起こることを心に留めておくことは重要である。身体からのフィードバックは脳で察知されると、まず、反応を引き起こすいくつかのシステムに記録される。われわれは食物を手に入れるために走ることもあれば危険から逃れるために走ることもあるが、脳へ還ってゆく身体および内臓の反応からのフィードバックはこれらの二つの事例では異なるシステムと相互的に作用している。危険を避けて走るという行動から生じるフィードバックから見ると食物を探しまわるシステムは休んでいるが、防御システムは活発に動いている。同じパターンのフィードバックであっても、異なった脳のシステムと相互作用する場合にはそれぞれに特有の働きをする。

ジェームズによれば、身体的反応を伴わない情動的体験は見られない。彼によれば身体を離れた情動はあり得ない[74]。私はいくつかの理由からこれに賛成せざるを得ない。まず第一に、個人的体験から考えても、情動はこのように働くと思われる。われわれの多くは、身体中情動を感じている。われわれは「心臓が痛む」とか、「腸がねじれる」というような体験表現をするではないか。個人的経験は何かを証明するには適切な方法ではないが、（われわれは内観を科学的データと考えるのは危険だと感じてきたが）内観をより深い分析のための出発点として使えば何もまちがった点はない。第二に、フィードバックが重要な役割を演じているということに反対する証拠が弱いことである。脊髄損傷についての研究はひいき目に見てもまだ結論に達していない。第三に、情動反応が起こっている間に使い得るフィードバック機構は多数あり、かなりのフィードバック機構は主観的経験において役割を演ずるに十分なだけ速度も大きく、特異性も高い。第四に、ポール・エックマンとザイアンスによる研究では、フィードバックが実際に用いられることを示した。[75] たとえば、エックマンは被験者に顔面筋のいくつかを動かすように命じた。被験者は気づいていなかったが、彼らは種々の情動に特徴的な表情をするように命じられていたのである。被験者は、それから彼らの気分についていくつかの質問に答えさせられた。被験者たちの感じ方は彼らが快適な情動の表現を行っていたか不快な情動の表現をしていたかによって強く影響されることが明らかになった。だから、落ち込んだときに楽しそうな表情をつくってみるのも、悪くはないだろう。

これまで長い年月をかけてきたのに、われわれは実際には情動における身体の状態の役割をまだ明確には理解していないのは信じ難いことである。しかしながら、私はフィードバック機構が情動において重要な役割を演じているという方へ賭けようとしている。情動システムは身体的反応を環境からの要求に調和させる手段として進化してきた。そして、さかんな情動的感情が脳に結合した身体なしに存在するとはほとんど考えられない。しかも、脳は感情を生みだそうとしている。

しかし、ここで一つ言っておくべきことがある。それはダマジオが“as if”(あたかも……のような)ループと呼ぶもののことである。ある状況では、身体からのフィードバックが感じていることを、あたかも実際に起こっているかのようにイメージすることが可能であろう。このas ifフィードバックはワーキングメモリーの中で認知的に表象され、感情と意志決定に影響を及ぼしうる。われわれは第3章でバリンスの研究について考察したとき、このことは起こりうるという証拠をすでに見ている。バリンスは被験者に、彼らの心拍数に関して実際とはちがうフィードバックを与えた。自分の心拍数が変化していると信じさせるだけで、それは彼らにあたかも新たな情動が呼び起こされて、ある特定の絵を他のものより好きだと感じさせるに足るものであった。このような状況は本当のフィードバックを何回も体験したことのある脳内ではじめて存在しうるのである。したがって、フィードバックがどのように感じられるか、また、どのように作用するかをイメージし、しかも実際に使用することが可能で、実際に主観的経験に影響を及ぼすのである。この考え方は情動的感情において身体の状態が果たす役割について疑問視するより、むしろこれを強化するものである。

感情——まさに本質的な仮説

さて、今やこれで情動反応を意識的な情動経験へと変換するのに必要な情動的感情のすべての要素がそろったことになる。われわれは感覚入力を受け取り、行動上の反応、自律神経の反応やホルモンの反応を引き起こす特殊化した情動系を掌中にした。その時点での刺激に関する情報に留めおこうとする皮質の感覚受容バッファー機構も備わっている。短期記憶に関するバッファー機構との接触を保ち、長期記憶からの情報を想起し、活性化された長期記憶をもとにして短期記憶のバッファー機構の内容を解釈するワーキングメモリーの実行装置も備わっている。また、皮質の覚醒機構も備わっている。そして最後に、身体からのフィードバックが備わっており、情動反応が起こっている間に体性および内臓性の情報が脳へと還っていく。これらすべてのシステムが一緒に機能すると、意識的情動体験は必然的に起こる。ある要素は存在するが他の要素が欠けているという状況であってもその要素の存否の事情に応じて、情動的体験はなお起こる。ここで恐怖という情動にとって何はなくてもすみ、何が不可欠かを見てみよう。

・ワーキングメモリー中に表象されている情動的経験を抜きにしては、恐怖という意識的情動の感情は持ちえない。ワーキングメモリーは主観的経験、情動的ならびに非情動的経験への入り口であり意識的情動的感情の形成に不可欠である。

・扁桃体の活性化なしには完全な恐怖の感情は起こりえない。恐怖を引き起こす刺激が目の前にあっても、(扁桃体が損傷をうけた場合のように) 扁桃体の活性化が起こらないときには、認知能力を使って、このよう

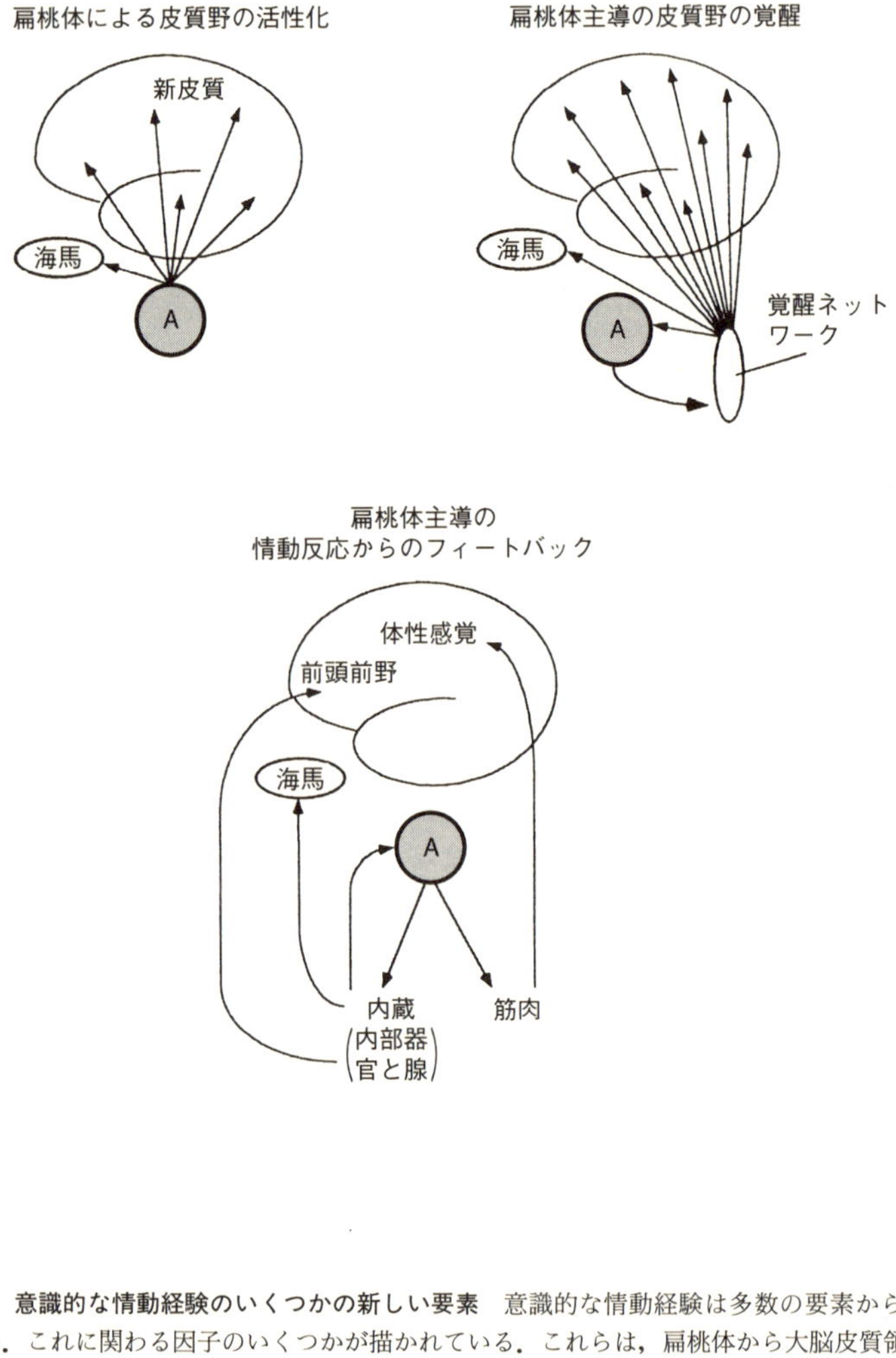

図9-7　意識的な情動経験のいくつかの新しい要素　意識的な情動経験は多数の要素からできている．これに関わる因子のいくつかが描かれている．これらは，扁桃体から大脳皮質領域（感覚および高次処理領域）への直接の入力，扁桃体から非特異的覚醒システムへの入力，非特異的覚醒システムから前脳の広い領域（大脳皮質ならびに皮質下の領域）への入力それから身体による情動表現から扁桃体と皮質領域へのフィードバックを含んでいる．身体による表現すなわち内臓性ならびに骨格筋によるような表現は，それ自体が扁桃体によって制御されることは注目に値する．図中の記号Aは扁桃体を示す．

なときにはふつう恐怖を感じるものだとの結論を引き出してしまうかもしれない。しかし、そこではフィードバックを引き起こすワーキングメモリーへの扁桃体からの入力、扁桃体によって引き起こされる覚醒や、扁桃体を介した身体反応のような重要な要素が欠けているため、恐怖の感情は生じないであろう。"as if"(あたかも……のように)ループのような認知機構がある程度まで代償するかもしれないが、それは充分になされるわけではない。(76)

・覚醒システムの活性化なしには恐怖の感情が持続することはありえない。この覚醒システムは情動的状況に向けられる意識的注意を維持することに欠くことができないものである。そしてこのシステムの関与なしには情動の状態は矢のごとく飛び去ってしまうだろう。一時的には呼び起こされるかもしれないが、情動は生じるやいなや消滅してしまうだろう。すべての新奇な刺激は覚醒システムを活性化するが、情動反応と情動的感情の維持にとりわけ重要なのは扁桃体による覚醒システムの活性化である。扁桃体によって引き起こされた覚醒は皮質を覚醒させるだけでなく扁桃体をも覚醒させ、ひいては扁桃体が覚醒システムを活性化しつづけるようにさせて、情動的覚醒の悪循環(御し難い循環)をつくり出す。

・身体からのフィードバックなしには、あるいは少なくとも"as if"フィードバックを生成させる長期記憶なしには、持続性の情動的体験は起こりえない。しかし、"as if"フィードバックでさえも実生活のフィードバックによって教導される。身体は、情動的体験にとって決定的である。その理由は、一つには今の今、ある特定の情動的感情が生じるように、身体が特定の感覚を引き起こすからであり、また一つには身体が、情動的感情の記憶を形成した感覚を過去に準備していたからである。

・扁桃体から大脳新皮質への直接の投射がなくても情動的感情は起こりうる。これらの投射は、どの特殊化した情動系が活動しているかをワーキングメモリーが知ることができるようにする。しかし、これは間接的に理解される。それにもかかわらず、情動の様相はこの入力がない場合は、ある場合に比べて異なったものとなるであろう。

・情動を誘発する刺激を意識しなくても、すなわち、情動を誘発する刺激が短期記憶の大脳皮質バッファー装置に表象され、ワーキングメモリー中に保持されるようなことがなくても情動的感情は起こりうる。第3章で見たように、気づかれていない刺激、あるいは、気づいてはいるが記憶に留められていない刺激は無意識のうちに情動的行動と内臓反応を引き起こす。このような状況において、覚醒とその結果起こるフィードバックによってワーキングメモリー中の刺激の内容が増幅され、ワーキングメモリー中に存在する刺激のせいで覚醒や身体的感覚が起こるように感じる。しかし、ワーキングメモリー中の刺激は扁桃体を刺激してないので、誤った状況判断が下されるであろう（人為的に覚醒され、覚醒されたことを環境のせいだと考えたシャヒターとシンガーの被験者のことを思い出してほしい）。そして、もしワーキングメモリーを占拠してしまう特別なものが何もなければ、あなたの感情は理解されない状況におかれることになる。もし情動が無意識のうちに処理される刺激によって引き起こされるならば、そのような経験をのちになって思いかえすことはできず、なぜそのような経験が起こったかをきちんと説明できないであろう。認知評価理論の主要な前提に反して、情動の核心は内観的に接近可能な意識の表象ではない。感情はまさに意識的な内容を含んでいるが、われわれは必ずしも内容をつくり出す過程に意識を出入りさせているわけではない。そして、われわれが内観的接近を行うときでさえ、意識的な内容がまず最初に情動反応を引き起こすとは考えにくい。情動反応と意識的な内容は両者とも、無意識のうちに働く特殊化した情動システムの産物である。

思考と感情はどこがちがうか？

意識的な情動的感情と意識的思考はある意味でよく似ている。両者はともに、無意識のうちに働くシステムによって実行される表象下（subsymbolic）の過程を、ワーキングメモリーにおいて表象化することを必要としている。両者のちがいは、意識にのぼる部分を担当するシステムにあるのではなく、他の二つの因子によるものである。一方は、情動的感情とただの思考は、異なる表象下のシステムによってつくり出されるということである。もう一方は、情動的感情には思考に比べて、より多くの脳のシステムが関わっていることである。

われわれが情動でひどく苦しんでいるときには、それは何か重要なこと、おそらく生命をおびやかすことが起こっているからであり、脳のもつ資源と手段の大部はこの問題に費やされる。情動は、一つの目標にすべてが向けられた嵐のような活動を引き起こす。思考は情動システムを起動させない限り、このようなことはしない。われわれは読書や食事のような他のことをしながら空想することができるし、空想と他の活動との間を行ったり来たりできる。しかし、危険や他の挑戦的な情動的状況に直面すると、われわれは時間的余裕をまったく失い、予備の心的資源もなくなる。自我全体が情動に吸収されてしまう。クラウス・シェール(Klaus Schere)が論じたように、情動は脳の活動の動員と同期化を引きおこす。(77)

魚も感情をもっているか?

哲学者は「他人の心の問題」と呼ばれるものをもっている。簡単にいうと、だれか自分以外の人に意識があることを証明することは不可能とは言わないまでもむずかしい。これは、他人の心にも他の動物の心にも当てはまるわずらわしい問題である。でも、他人のことを問題にする場合のほうが、他の動物を問題にするよりまだ取り組みやすい。哲学的にいかに厳密であるかによるが、われわれは他の人間も情動的感情と意識的な心の状態をもっていると大抵は確かめることができる。なぜならば、われわれは他人と話し、精神的な体験の様子を比較することができるからである。これは、自然言語をもっていることの優れた点である。他人に意識があると結論することは哲学的には完全に正しいとは言えないが、実際的な観点からすると、哲学的確実性にそむいて生き、あたかも他人に意識があるように考えて他人に対処していくことは有用なことである。幸いにも、他人に意識があると信じてよいもう一つの理由がある。すべての人の脳は同じようにつくられているのであるから、病的状態をのぞいて、すべての人の脳から一般的に同種の機能が生じて当然と考えられる——もし私が意識をもっており、私と同種の脳をもっているのだから、あなたも同様に意識をもっているといってよい。この種類の理由づけは、われわれが何かについて知っているという脳の機能感覚や記憶のようなものにも当てはまる。したがってこの理由づけは意識的認知にも当てはまると期待してよい。

しかし、他人の意識に関する論拠がどんなに確かなもの、あるいは、もろいものであろうと、他の動物の心へと飛躍する場合、かなり議論の基盤は不安定になる。われわれが他の動物と会話する能力はまったくないとは言えないが、それほどあるとも言えない[78]。その中間だろう。そして、われわれの脳は多くの点で他の生物の脳と非常に似ていて、このために脳研究の多くの部分が可能となっているのであり、同時にまた、いくつかの重要な点で異なっている。ヒトの脳、とくに大脳皮質は、われわれの体の大きさから判断して、本来予想される大きさよりずっと大きい[79]。これのみでも他の動物に意識があると考えるのには用心が必要だとする理由になる。しかし、他の考慮すべき因子もある。まず第一に、われわれがこれまで見てきたように、最も著しく大きさが増加したヒトの大脳皮質の部分は前頭前野であり[80]、この部位はワーキングメモリー、すなわち意識への道に関わる脳の部分である。脳科学者のある者は、皮質のこの部分は、霊長類以外には存在しないと信じている[81]。そして、鏡に映った自分自身を認識する能力があるかどうかを観察して、前頭前野が特によく発達した高等な霊長類のみが自分自身を認識しうるとする行動学的証拠がある[82]。第二に、生まれつきの言語は人の脳にのみ存在する[83]。言語を可能にすることに関与する脳の特殊化の正確な本態は十分にはわかっていないが、人の脳の進化過程で言語の発生を引き起こすように何かが変化したのである。別に驚くに当たらないが、言語の発達は人間の意識の中心的要素であると言われてきた[84]。人間という種を越えて意識の存否を問題にするにはよほどの注意を払う必要があるのだが、それにも増して明らかに、人の脳は他の動物の脳とは十分に異なっている。結論として、他人が意識のある状態にあるとある程度確信をもって言えるような議論に、大部分の他の動物の精神生活に意識という問題をもちこむことは許されないであろう。

他の動物の意識についての私の考えは次のようである。意識とは、大脳皮質が哺乳動物で大きく広がったのちに起こった出来事である。それは、いくつかの事柄を一度に関連づける能力を必要とする（たとえば、刺激がどのように見えるかということ、刺激や関連した刺激といっしょに過去の経験を記憶すること、経験する者としての自己認識）[85]。すべての情報を同時に総合することができる大脳皮質のシステムがないためにこのようなことを関連づけることができない脳は、意識をもつことができない。このように定義すると、明らかに意識は人間には存在する。他の動物が全般的な精神的作業空間において情報を保持し操作する能力をもっているという範囲で、彼らにも意識をもつという潜在的能力はそなわっているといえるであろう。この定式化は、他の哺乳動物、特に他の霊長類は（これのみに限るわけではないが）意識をもっているという可能性を示す。

しかしながら、人間においては、生まれつきもっている言語の存在によって、脳は大きく変化する。われわれはしばしば、経験を言語学上のことばで整理して名をつけて、経験を言語学的に接近可能な方法で貯蔵する。それがどのようなものであれ、人間の埒外にある意識は、われわれがもっている意識の種類とは非常に異なったものであろう。

基本ラインはこうである。人の意識は、われわれの脳の働き方によって規定されているということである。他の動物もまた、その脳の働き方によりそれらに独自の特別の様式で意識をもっていると言えよう。そして、動物によってはおそらくまだまったく意識をもっていないが、それは動物がもっている脳の働き方に依存しているのである。しかし同時に、意識は思考力や判断力にとっての必要条件でもなければ、そのような能力と同じものでもない。動物は自分が何をしているか、なぜそれをやっているのかを、はっきりと意識することなく多数の問題を解くことができる。明らかに意識は思考を新しいレベルにまで上昇させるが、意識は思考とは同じものではない。

脳の情動システムが活動しているということをわれわれが意識的に認知するときに情動的感情が起こる。意識をもつ生き物は、またすべてが感情をもっている。しかしながら、世界を言葉を使って分類し、経験をことばで分類することができる脳においては感情は、そのようなことができない脳とは異なった様相をとる。恐怖、不安、懸念などの間の区別をつけることは、言語なしには不可能であろう。同時に、これらの言葉が対応する脳の状態や身体的表現をつくり出す基盤となる情動系の存在がなければ、これらの言葉はどれも何の効果ももたないであろう。情動は意識的な感情として言語的に分化して進化したのではなく、脳の状態と身体的反応の組み合わせとして進化したのである。脳の状態と身体的反応は情動の基本的な要因であり、意識的感情は情動のケーキに砂糖の衣をかぶせた飾りのようなものである。

ケ・セラ・セラ（なるようになるさ）

進化はわれわれの脳をどこへ導いていくのだろうか？　どのようなことが起こってもおかしくないのだが、われわれは、進化がどこまで至るのかをこの機会に覗いてみよう。進化は、将来を見通す洞察ではなく、過去を振り返る知恵にすぎない。[86]　しかしながらわれわれの進化は進行しており、また、関連のある種を含めて脳の進化における傾向を見ることによって、われわれの脳の中でどのような変化が起こっているかを見ることができる。

現状は、大脳皮質が扁桃体に及ぼすより、扁桃体が皮質へ影響を及ぼす方が大きく、情動的覚醒は思考を支配し制御する。哺乳動物を通じて、扁桃体から皮質への経路は皮質から扁桃体への経路より勝っている。思考は（扁桃体を活性化することによって）容易に情動を引き起こしうるが、われわれは（扁桃体を不活性化することによって）情動を故意に消すことをそれほど効率よくは行えない。自分自身に対して不安を抱いたり、落ち込まなくてもいいのだと言い聞かせてもほとんど役に立たない。

　同時に、大脳皮質から扁桃体への結合投射は他の哺乳類におけるよりも霊長類でずっと強いことは明らかである。この結合が強くなり続けると、大脳皮質は扁桃体に対してどんどん制御を強めていき、もしかすると、未来の人間は自分の情動をずっとよくコントロールできるようになるだろう。

　しかしながら、別の可能性もある。扁桃体と大脳皮質の間の結合が増すということは、大脳皮質から扁桃体へ投射する線維と扁桃体から大脳皮質への投射線維の両方が増加することになる。もしこれらの両神経路が（一方に片寄らずに）バランスをとるならば、思考と情動間の葛藤が、情動中枢に対する大脳皮質の認知機能の優位によるのではなく、最終的には理性と情熱のより調和のとれた統合によって解決されることになる可能性がある。大脳皮質と扁桃体の間の結合の増加により、認知と情動は別々ではなく、むしろ共同して働きはじめることになるかもしれない。

　オスカー・ワイルドはかつて次のように言った。「人類がその進むべき道を見出し得たのは、人類がどちらへ向かって進んでいるかを知らなかったからである[87]」。しかし、もしわれわれの情動がわれわれを時々刻々、あるいは日、年の単位でどこへ導いていくのかを、しかもそれはなぜかをわれわれが理解したとするならば、すばらしいことと言えないだろうか？　もし脳の中の認知と情動との間の結合に特定の傾向が見出されるなら、われわれの脳は実際そこへ向かって動いているのかもしれない。

（1）　Spinoza (1955).

（2）　Nabokov (1966).

（3）　感情は主観的な経験を構成し、感情を経験している人の観点から情動を裏づけるものである。すべての感情が情動とは言えないが、すべての意識的な情動経験は感情といえる。この点はDamasio (1994) によって明確にされている。

（4）　何人かの科学者は情動に関して無意識の観点から考察している。しかし、これは少数派であり、最終的には意識的観点に関心を移している。情動に無意識の過程を含めた理論家として Izard (1992b), Zajonc (1980), Ekman (1980), Mandler (1975), Mandler (1992) がある。

（5） Churchland (1984); Boring (1950); Gardner (1987); Jackendoff (1987); Rorty (1979); Searle (1992); Eccles (1990); Picton and Stuss (1994); Chalmers (1996); Humphrey (1992).

（6） もちろん例外がある。右の註（4）を参照。

（7） 第2章を参照。

（8） 第2、3章を参照。

（9） この記述には答えきれないほどの疑問が生ずる。これは脳内で意識的な情動体験がどのようにして起こるかという問題を解決するものではない。しかし、二つの重要な側面をもっている。一つは情動経験とは何かという概念を形成する方法を示すこと。もう一つの面は、意識的情動がどこから生ずるかを理解することは、意識的知覚や記憶がどこから生ずるかを理解することと同じくらい肝要だということ。後者は重要である。行動主義の開始以来初めて、情動を他の精神機能と同様に科学の問題として取り扱っているからである。

（10） 意識に触れている代表的な著作を掲げる。Dennett (1991); Johnson-Laird (1988); Minsky (1985); Penrose (1989); Humphrey (1992); Gazzaniga (1992); Shallice (1988); Kinsbourne (1988); Churchland (1988); Posner and Snyder (1975); Shiffrin and Schneider (1977); Baars (1988); Kosslyn and Koenig (1992); Mandler (1988); Norman and Shallice (1980); Churchland (1984); Jackendoff (1987); Rorty (1979); Searle (1992); Eccles (1990); Picton and Stuss (1994); Harnad (1982); Hirst (1994); Chalmers (1996); Velams (1991); Dennett and Kinsbourne (1992); Crick (1995); Sperry (1969); Maccel and Bisiach (1988); Crick and Koch (1992); Edelman (1989).

（11） 多数の現代の理論はワーキングメモリーの内容はわれわれが意識していることであると考えている（これらの点のあるものは本文中に述べてある）。種々のワーキングメモリー仮説はそれぞれ異なっているが、すべての仮説が仮定していることは注意を集中することに関わる、ある種の実行あるいは管理機構の存在であり、したがって注意を向けていることはワーキングメモリーが働いている事柄と対応している。私は意識のワーキングメモリー理論をうけいれるつもりである。それはこの理論が完全に意識を説明すると考えるからではなく、この理論が、感情がどのようにしてつくり出されるかを示す骨格を提供すると考えられるからである。私は感情をワーキングメモリーにおける情動処理システムの活動を表すものとして記述するつもりである。この枠組みは、もしワーキングメモリー理論が不十分であることがわかった場合には容易に他の枠組み構造へと移し替えることができる。

（12） Baddeley (1982).

(13) Baddeley and Hitch (1974); Baddeley (1992).
(14) Miller (1956).
(15) Baars (1988).
(16) Kosslyn and Koenig (1992).
(17) Jacobsen and Nissen (1937).
(18) Preuss (1995).
(19) Fuster (1989); Goldman-Rakic (1987); Goldman-Rakic (1993); Wilson, Scalaidhe, and Goldman-Rakic (1993).
(20) Petrides (1994); Fuster (1989).
(21) Petrides *et al.* (1993); Jonides *et al.* (1993); Grasby *et al.* (1993); Schwartz *et al.* (1995).
(22) D'Esposito *et al.* (1995).
(23) Fuster (1989); Goldman-Rakic (1987); Reep (1984); Uylings and van Eden (1990).
(24) Fuster (1989); Goldman-Rakic (1987).
(25) Van Essen (1985).
(26) Ungerleider and Mishkin (1982); Ungerleider and Haxby (1994).
(27) Goldman-Rakic (1988).
(28) Desimone *et al.* (1995).
(29) 感覚システムにおける特殊化した短期バッファー機構と前頭前野における全般的目的に対するワーキングメモリーを含むこの単純なストーリーは、私が最初に提出したものより幾分複雑になっている。前頭前野自体は特定の種類のワーキングメモリー機能を担うためにある程度特殊化した領域をもっている。しかし、このような所見は、前頭前野領域のある細胞のみが特殊化した役割を果たすからといって、前頭前野が全般的な目的に対する、あるいは実行機能をもったワーキングメモリーに関与するという考え方を否定するものではない。異なった領域の全般的目的に対する細胞の間の相互作用はワーキングメモリーの全般的活動を調整すると考えられる。したがって、前頭前野の実行機能は、一カ所に集まった細胞によるより前頭前野の異なったサブシステムにわたって分布する細胞群によって仲介されると考えるほうが妥当であろう。
(30) F. A. W. Wilson, S. P. O Scalaidhe, and P. S. Goldman-Rakic (1993).
(31) この研究では異なった種類の記憶を競合させるのではなく、一度に一種類の記憶を調べた。
(32) Petrides (1994).
(33) D'Esposito *et al.* (1995); Corbetta *et al.* (1991); Posner and Petersen (1990).
(34) Goldman-Rakic (1988); J. M. Fuster (1989).
(35) Posner (1992).
(36) Gaffan, Murray, and Fabre-Thorpe (1993).
(37) Thorpe, Rolls, and Maddison (1983); Rolls (1992b); Ono and Nishijo (1992).

（38） Damasio (1994).
（39） Kosslyn and Koenig (1992); Shimamura (1995).
（40） Williams (1964).
（41） Kosslyn and Koenig (1992).
（42） Kihlstrom (1987).
（43） Johnson-Laird (1988).
（44） Baars (1988).
（45） Shallice (1988); Posner and Snyder (1975); Shiffrin and Schneider (1977); Norman and Shallice (1980).
（46） しかしながら、ある条件下では意識は分割されうる。Hirst *et al.* (1980); Kihlstrom (1984).
（47） Dennett (1991) による要約。
（48） Newell, Rosenbloom, and Laird (1989); Newell and Simon (1972).
（49） Johnson-Laird (1988).
（50） Smolensky (1990); Rumelhart *et al.* (1988).
（51） Johnson-Laird (1988).
（52） 認知科学はシンボルを扱うアプローチに基盤をおいてきたが、認知科学は大部分が無意識の過程に関するものであったので、シンボルの構築が意識の基盤であるということは直感に反する。しかし、われわれはシンボルが扱われる過程は意識しておらず、取り扱われた結果のみを知っているのである。シンボルの取り扱いは意識の構築と考えられるが、シンボルの表現と意識との間にはまだ不明な要素が残っている。そしてこれこそが意識に関する大問題なのである。
（53） Johnson-Laird (1988).
（54） コウモリのように見えるのは何かというトム・ネーゲルの議論はここで当てはまる。Nagel (1974).
（55） 知覚的意識と接触的意識の間の違いに関する議論については Jackendoff (1987); N. Block (1995) を参照。
（56） 現時点では、ヘビが強い情動刺激である場合、どのようにして強い情動がつくり出されるかということより、むしろ何が起こるかについてわれわれは関心がある（中立的で進化の過程で準備されてきた状況における情動学習は前の数章で議論された）。
（57） しかし、もし過去においてウサギと何らかの外傷的体験またはストレスとを組み合わせて体験した場合、ウサギもまた扁桃体からの出力を起動する引き金として働く刺激になりうる。
（58） Amaral *et al.* (1992).
（59） Moruzzi and Magoun (1949).
（60） Hobson and Steriade (1986); McCormick and Bal (1994).
（61） このことは起きている状態で認められる覚醒現象に相当する。覚醒は眠っている間、特に夢あるいはレム睡眠の間にも起こる。この場合には、大脳皮質は外的な入力には感受性がなくなるが、内的な刺激に集中するようになる。

［Hobson and Steriade (1986); McCormick and Bal (1994)］

(62)　これは一般に心理学ではヤーキス゠ドットソンの法則として知られている。

(63)　Kapp *et al*.(1992); Weinberger(1995).

(64)　扁桃体と脳幹の覚醒システムとの間の相互作用は以下に述べられている。LeDoux(1995);Gallagher and Holland(1994).

(65)　Kapp *et al*.(1992).

(66)　感覚刺激は最初に大脳皮質へ到達し、ついで脳幹へ送り返され、これらの入力が覚醒システムを起動し、この覚醒システムがついで大脳皮質を覚醒させるので、大脳皮質は実際には自らを覚醒させると考えられる。

(67)　Ekman, Levenson, and Friesen(1983); R.W. Levenson(1992).

(68)　Tomkins(1962).

(69)　Izard(1971); Izard(1992a).

(70)　Damasio(1994).

(71)　Hohmann(1966).

(72)　B. Bermond, B. Nieuwenhuyse, L. Fasotti, and Schuerman(1991).

(73)　さらに、患者は情動的体験の間は検査されず、過去の情動を思い起こすように要求された。すでに第2、3章で見たように、このアプローチには問題があった。

(74)　James(1890).

(75)　Ekman(1992b); Ekman(1993); Adelman and Zajonc(1989).

(76)　扁桃体に障害のある患者が何人かわかっている。［Adolphs *et al*.(1995); Bechara *et al*.(1995); Young *et al*.(1995).］しかし、これらの患者は先天的な障害をもっている。脳が早期に障害を受けると多数の代償的メカニズムが働く。たとえば、大脳皮質視覚領が障害をうけると、聴覚皮質が何らかの視覚機能を引き受けることができる。われわれは脳内で正常に起こっていることを推論するために発達障害のある患者における陰性所見を用いる場合には、よくよく注意しなければならない。

(77)　Scherer(1993a); Leventhal and Scherer(1987); Scherer(1984).

(78)　Pinker(1994).

(79)　Jerison(1973).

(80)　Preuss(1995); Reep(1984); Uylings and van Eden(1990).

(81)　Preuss(1995); Povinelli and Preuss(1995).

(82)　Gallup(1991).

(83)　Pinker(1994).

(84)　言語と意識の間の関係は複雑で議論が多い。すべての思考とわれわれの思考に関するわれわれの意識は命題よりなるかたち、すなわち思考の言語として生じると考える者もいるが、思考は非命題的なかたち、すなわち絵あるいは視覚的な様式で起こりうると考える者もいる。私の考えでは、言語は必ずしも意識の生成に先立って生ずるものではないが、言語の存在、あるいは少なくとも言語の生成を可能とする認知能力は人間に特有な意識の生成を可能にする。このことは、意識を有するためには話ができ、あるいは会話を理解できなければならないということを意味するわけではない。たとえば聾唖者は他の人と比べて意識のレベルが低いというわけではない。聾唖者も言語を生成し、言語に基盤をおいた思考を可能とする認知能力がある。彼らは単に自分で会話を理解し、あるいは言葉を発するために認知能力を用いることができないだけなのである。

（85） Kihlstrom (1987); LeDoux (1989).
（86） Dawkins (1982).
（87） Wilde (1909).

訳者あとがき

本書はJoseph LeDoux, *The Emotional Brain : The Mysterious Underpinnigs of Emotional Life*, Simon & Schuster, 1996の全訳である。

脳は今、世界で最も急速に研究の進むテーマの一つである。機能主義にもとづく、脳を情報処理デバイスとみなす立場からはこれまで多くの知見がもたらされてきたが、その関心のほとんどは、認知機能などいわゆる高次機能に集中している。その一方、近年これまでさまざまな理由から取り組まれることの少なかった情動（感情）を重点的に探究する試みが増えつつある。

原著者ルドゥー教授は一九七〇年代後半よりこの問題に取り組んできた第一人者である。情動を心理的状態ととらえてきた典型的な従来の研究とは対照的に、彼は一貫して、情動を脳・神経系の生物学的機能とみなす立場をとる。

愛や嫌悪、恐れや怒りや楽しみを一つの精神状態として感じさせるものは何か。情動は他の精神状態……知覚、記憶、思考、夢などにどのような影響を与えているのか。なぜ情動は、しばしば理解しがたいものとしてとらえられるのか。（人以外の）動物に情動はあるのか。無意識下での情動反応はあるのか。こうした問題について、原著者がこれまでの研究成果をもとにまとめたのが本書である。本邦訳書は、自然科学の立場に立ち正面から情動を扱った、日本語での初めての本となる。

松本は、一九七一年以来人工脳を工学実現することを夢みて、神経細胞や脳の神経系に関する生物実験を行い、このために実験装置も新たに開発するなどの努力をするのと同時に、人工神経デバイスの設計やシリコン技術による工学実現化、さらに脳とはどんな情報システムであるかの原理解明を進めてきた。この中で情動の大切さに気づき、一九八〇年頃から情動機構の解明の生物研究を、ラットを用いて共同研究者たちと進めてきた。川村は大脳連合野を中心とする神経結合の構造学的研究を生涯のテーマとして研究を進めてきたが、同時に近年、精神神経医として心の病に悩む人を治療するために情動の重要性に着目している。

なお翻訳にあたっては、松本（序、第1・2・3章）・川村（第6章）にくわえ、以下の三氏が協力している。小幡邦彦（岡崎国立共同研究機構生理学研究所教授：第4・5章）、石塚典生（東京都神経科学総合研究所参事研究員：第7章）、および湯浅茂樹（国立精神・神経センター部長：第8・9章）。三氏の訳出が本書のスタートであり、最後である。それは、この三人はそれぞれの立場での情動の専門家であるので、ほとんどその訳を基調にして印刷に回すことができたからである。忙しい中で本訳出に協力していただいた三人に心から感謝申し上げる。

最後に、本訳書に関し辛抱強くかつ温かな励ましとご指導をいただいた東京大学出版会編集部の長谷川一氏に深い感謝と心からの御礼を申し上げる。ルドゥー教授と長谷川氏には翻訳出版に長年月を要し、多大のご迷惑をおかけしたことを深くお詫び申し上げたい。また、本書翻訳のためにご尽力いただいた松本の古くからの友人、和達三樹教授（東京大学大学院理学系研究科物理学専攻）に御礼申し上げる。

二〇〇三年二月

松本元・川村光毅

訳者のひとり松本元氏は、本稿脱稿後の二〇〇三年三月九日に急逝された（編集部）。

著者・訳者について

ジョセフ・ルドゥー（Joseph E. LeDoux）

1949年生まれ．ニューヨーク州立大学大学院博士課程修了．Ph.D. 現在，ニューヨーク大学心理学部および神経科学センター教授（Henry and Lucy Moses Professor of Science）．主要著書：『二つの脳と一つの心——左右の半球と認知』（ガザニガとの共著，邦訳，ミネルヴァ書房，1980）．*Mind and Brain: Dialogues in Cognitive Neuroscience* (New York: Cambridge University Press, 1986)，*The Emotional Brain* (New York: Simon and Schuster, 1996: 本書)，*Synaptic Self* (New York: Viking, 2002)．

松本元（まつもと・げん）

1940年生まれ．東京大学大学院理学系研究科博士課程修了．理学博士．通産省工業技術院電子技術総合研究所首席研究官などを経て，1997年より理化学研究所脳科学総合研究センターにてブレインウェイ（脳道）グループのグループディレクター．2003年没．主要著訳書：『構造・安定性・ゆらぎ』（共訳，みすず書房，1971），『神経興奮の実体と現象』（上下，丸善，1981-82），『愛は脳を活性化する』（岩波書店，1996），『脳型コンピュータとチンパンジー学』（共著，ジャストシステム，1997），『情と意の脳科学——人とは何か』（共編著，培風館，2002）ほか．

川村光毅（かわむら・こうき）

1934年生まれ．千葉大学大学院医学研究科修了．医学博士．慶應義塾大学医学部教授を経て，現在，同名誉教授．主要著書：*Olivocerebellar Projection: A Review* (Springer, 1980)，『脳と神経——分子神経生物科学入門』（共編，共立出版，1999）ほか．

小幡邦彦（おばた・くにひこ）

1937年生まれ．東京大学大学院医学系研究科修了．医学博士．岡崎国立共同研究機構生理学研究所教授などを経て，現在，理化学研究所脳科学総合研究センター上級研究員．主要著訳書：『新生理学』（共著，文光堂，1994, 96, 2000），『脳の発生と可塑性』（訳，星和書店，1985）ほか．

石塚典生（いしづか・のりお）

1949年生まれ．東京医科歯科大学大学院医学研究科修了．医学博士．現在，(財)東京都医学研究機構・東京都神経科学総合研究所参事研究員．主要著書：『エクセルナース 5　脳神経編』（分担執筆，メディカルレビュー社，1998），『情と意の脳科学——人とは何か』（分担執筆，培風館，2002）ほか．

湯浅茂樹（ゆあさ・しげき）

1950年生まれ．岡山大学大学院医学研究科博士課程修了．医学博士．千葉大学医学部教授などを経て，現在，国立精神・神経センター部長（神経研究所微細構造研究部）．主要著書：『神経組織の再生と機能再建』（分担執筆，西村書店，1997），『脳と神経——分子神経生物科学入門』（分担執筆，共立出版，1999）ほか．

第 5 章

リチャード・ドーキンス『延長された表現型――自然淘汰の単位としての遺伝子』日高敏隆・遠藤彰・遠藤知二訳，紀伊国屋書店，1987.

J・ボウルビィ『母子関係の理論』黒田実郎他訳，岩崎学術出版社，1991.

ゴードン・M・シェパード『ニューロバイオロジー』山元大輔訳，学会出版センター，1990.

J・A・グレイ『ストレスと脳』八木欽治訳，朝倉書店，1991.

第 6 章

ジェフリー・M・マッソン，スーザン・マッカーシー『ゾウがすすり泣くとき――動物たちの豊かな感情世界』小梨直訳，河出書房新社，1996.

R・L・アイザックソン『大脳辺縁系と学習』田代信維監訳，共立出版，1986.

第 7 章

エンデル・タルヴィング『タルヴィングの記憶理論――エピソード記憶の要素』太田信夫訳，教育出版，1985.

第 8 章

ジョン・R・ウィルソン原著，ライフ編集部編集『心のはたらき』宮城音弥訳，タイムライフブックス，1973.

ロジャー・シャタック『アヴェロンの野生児――禁じられた実験』生月雅子訳，家政教育社，1982.

W・G・ウォルター『生きている脳』懸田克躬・内薗耕二訳，岩波書店，1959.

C・L・ハル『行動の原理（改訂版）』能見義博・岡本栄一訳，誠信書房，1965.

E・C・トールマン『新行動主義心理学――動物と人間における目的的行動』富田達彦訳，清水弘文堂，1977.

J・ダラード，N・E・ミラー『人格と心理療法――学習・思考・文化の視点』河合伊六・稲田準子訳，誠信書房，1972.

D・O・ヘッブ『行動の機構』白井常訳，岩波書店，1957.

第 9 章

リチャード・ローティ『哲学と自然の鏡』野家啓一監訳，産業図書，1993.

デイヴィッド・J・チャーマーズ『意識する心――脳と精神の根本理論を求めて』林一訳，白揚社，2001.

ダニエル・C・デネット『解明される意識』山口泰司訳，青土社，1998.

ロジャー・ペンローズ『皇帝の新しい心――コンピュータ・心・物理法則』林一訳，みすず書房，1994.

アラン・バッドリー『記憶力――そのしくみとはたらき：カラー図説』川幡政道訳，誠信書房，1988.

参考文献

Abelson, R. P. (1963). Computer simulation of "hot" cognition. In *Computer simulation of personality*, S. S. Tomkins and S. Messick, eds. (New York: Wiley).

Ackerman, S., and Sachar, E. (1974). The lactate theory of anxiety: A review and reevaluation. *Psychosomatic Medicine* 36, 69–81.

Adelman, P. K., and Zajonc, R. B. (1989). Facial efference and the experience of emotion. *Annual Review of Psychology* 40, 249-80.

Adolphs, R., Tranel, D., Damasio, H., and Damasio, A. R. (1995). Fear and the human amygdala. *Journal of Neuroscience 15*, 5879–91

Aggleton, J. P. (1992). *The amygdala: Neurobiological aspects of emotion, memory, and mental dysfunction* (New York: Wiley-Liss).

Aggleton, J. P., and Mishkin, M. (1986). The amygdala: Sensory gateway to the emotions. In *Emotion: Theory, research and experience* (Vol. 3), R. Plutchik and H. Kellerman, eds. (Orlando: Academic Press), pp. 281–99.

Allman, J., and Brothers, L. (1994). Faces, fear and the amygdala. *Nature* 372, 613–14.

Amaral, D. G. (1987). Memory: Anatomical organization of candidate brain regions. In *Handbook of Physiology. Section 1: The Nervous System. Vol. 5: Higher Functions of the Brain*, F. Plum, ed. (Bethesda, MD: American Physiological Society), pp. 211–94.

Amaral, D. G., Price, J. L., Pitkänen, A., and Carmichael, S. T. (1992). Anatomical organization of the primate amygdaloid complex. In *The amygdala: Neurobiological aspects of emotion, memory, and mental dysfunction*, J. P. Aggleton, ed. (New York: Wiley-Liss), pp. 1–66.

Anderson, J. R. (1990). *Cognitive psychology and its implications,* 3rd edition (New York: Freeman).

Archer, J. (1979). Behavioral aspects of fear. In *Fear in animals and man,* W. Sluckin, ed. (New York: Van Nostrand Reinhold).

Aristotle (1941). In *The basic works of Aristotle,* R. McKeon, ed. (New York: Random House).

Armony, J.L., Servan-Schreiber, D., Cohen, J.D., and LeDoux, J.E. (1995). An anatomically constrained neural network model of fear conditioning. *Behavioral Neuroscience 109,* 246–57.

Arnold, M. B. (1960). *Emotion and personality* (New York: Columbia University Press).

Averill, J. (1980). Emotion and anxiety: Sociocultural, biological, and psychological determinants. In *Explaining emotions,* A. O. Rorty, ed. (Berkeley: University of California Press).

Ayala, E. J., and Valentine, J. W. (1979). *Evolving.* Benjamin Cummings.

Baars, B. J. (1988). *A cognitive theory of consciousness* (New York: Cambridge University Press).

Baddeley, A. (1982). *Your memory: A user's guide* (New York: Macmillan).

Baddeley, A. (1992). Working memory. *Science* 255, 556–59.

Baddeley, A., and Hitch, G. J. (1974). Working memory. In *The psychology of learning and motivation,* vol. 8, G. Bower, ed. (New York: Academic Press).

Bandler, R., Carrive, P., and Zhang, S. P. (1991). Integration of somatic and autonomic reactions within the midbrain periaqueductal grey: Viscerotopic, somatotopic and functional organization. *Progress in Brain Research* 87, 269–305.

Bandura, A. (1969). *Principles of behavior modification* (New York: Holt).

Bangs, L. (1978). *Gig* (New York: Gig Enterprises).

Bannerman D. M., Good, M. A., Butcher, S. P., Ramsay, M., and Morris, R. G. M. (1995). Distinct components of spatial learning revealed by prior training and NMDA receptor blockade. *Nature* 378, 182–86.

Bard, P. (1929). The central representation of the sympathetic system: As indicated by certain physiological observations. *Archives of Neurology and Psychiatry* 22, 230–46.

Bargh, J. A. (1990). Auto-motives: Preconscious determinants of social interaction. In *Handbook of motivation and cognition,* T. Higgins and R. M. Sorrentino, eds., pp. 93–130 (New York: Guilford).

Bargh, J. A. (1992). Being unaware of the stimulus vs. unaware of its interpretation: Why subliminality per se does matter to social psychology. In *Perception without awareness,* R. Bornstein and T. Pittman, eds. (New York: Guilford).

Barnes, C. A. (1995). Involvement of LTP in memory: Are we "searching under the streetlight?" *Neuron 15,* 751–54.

Barnes, C. A., Erickson, C. A., Davis, S., and McNaughton, B. L. (1995). Hippocampal synaptic enhancement as a basis for learning and memory: A selected review of current evidence from behaving animals. In *Brain and memory: Modulation and mediation of neuroplasticity,* J. L. McGaugh, N. M. Weinberger, and G. Lynch, eds. (New York: Oxford University Press), pp. 259–76.

Bartlett, F. C. (1932). *Remembering* (Cambridge: Cambridge University Press).

Bechara, A., Tranel, D., Damasio, H., Adolphs, R., Rockland, C., and Damasio, A. R. (1995). Double dissociation of conditioning and declarative knowledge relative to the amygdala and hippocampus in humans. *Science 269,* 1115–18.

Beck, A. T., and Emery, G. (1985). *Anxiety disorders and phobias: A cognitive perspective* (New York: Basic Books).

Bekkers, J. M., and Stevens, C. F. (1989). NMDA and non-NMDA receptors are co-localized at individual excitatory synapses in cultured rat hippocampus. *Nature 341,* 230–33.

Benarroch, E. E., Granata, A. R., Ruggiero, D. A., Park, D. H., and Reis, D. J. (1986). Neurons of C1 area mediate cardiovascular responses initiated from ventral medullary surface. *American Physiological Society,* R932–R945.

Berger, T. W. (1984). Long-term potentiation of hippocampal synaptic transmission affects rate of behavioral learning. *Science 224,* 627–29.

Bermond, B., and Nieuwenhuyse, B., Fasotti, L. and Schuerman, J. (1995). Spinal cord lesions, peripheral feedback, and intensities of emotional feelings. *Cognition and Emotion* 5, 201–20.

Blanchard, C., Spencer, R. L., Weiss, S. M., Blanchard, R., McEwen, B. S., and Sakai, R. (1995). Visible burrow system as a model of chronic social stress. *Behavioral Neuroendocrinology 20,* 117–39.

Blanchard, D. C., and Blanchard, R. J. (1972). Innate and conditioned reactions to threat in rats with amygdaloid lesions. *Journal of Comparative Physiological Psychology 81,* 281–90.

Blanchard, D. C., and Blanchard, R. J. (1988). Ethoexperimental approaches to the biology of emotion. *Annual Review of Psychology 39,* 43–68

Blanchard, D. C., and Blanchard, R. J. (1989). Experimental animal models of aggression: what do they say about human behaviour? In *Human aggression: Naturalistic approaches,* J. Archer and K. Browne, eds. (New York: Routledge), pp. 94–121.

Blanchard, R. J., and Blanchard, D. C. (1989). Antipredator defensive behaviors in a visible burrow system. *Journal of Comparative Psychology 103,* 70–82.

Blanchard, R. J., Blanchard, D. C., and Fial, R. A. (1970). Hippocampal lesions in rats and their effect on activity, avoidance, and aggression. *Journal of Comparative Physiological Psychology 71(1),* 92–102.

Blanchard, R. J., Weiss, S., Agullana, R., Flores, T., and Blanchard, D. C. (1991). Antipredator ultrasounds: Sex differences and drug effects. *Neuroscience Abstracts 17.*

Blanchard, R. J., Yudko, E. B., Rodgers, R. J., and Blanchard, D. C. (1993). Defense system psychopharmacology: An ethological approach to the pharmacology of fear and anxiety. *Behavioural Brain Research* 58, 155–66.

Bliss, T. V. P., and Collingridge, G. L. (1993). A synaptic model of memory: Long-term potentiation in the hippocampus. *Nature 361,* 31–39.

Bliss, T. V. P., and Lomo, T. (1973). Long-lasting potentiation of synaptic transmission in the dentate area of the anaesthetized rabbit following stimulation of the perforant path. *Journal of Physiology* 232, 331–56.

Block, N. (1995). On a confusion about a function of consciousness. *Behavioral and Brain Sciences 18,* 227–87.

Bogen, J. E., and Vogel, P. J. (1962). Cerebral commissurotomy: A case report. *Bulletin of the Los Angeles Neurological Society* 27, 169.

Bolles, R. C., and Fanselow, M. S. (1980). A perceptual-defensive-recuperative model of fear and pain. *Behavioral and Brain Sciences* 3, 291–323.

Bordi, F., and LeDoux, J. (1992). Sensory tuning beyond the sensory system: An initial analysis of auditory properties of neurons in the lateral amygdaloid nucleus and overlying areas of the striatum. *Journal of Neuroscience 12 (7),* 2493–2503.

Bordi, F., and LeDoux, J. E. (1994a). Response properties of single units in areas of rat auditory thalamus that project to the amygdala. I: Acoustic discharge patterns and frequency receptive fields. *Experimental Brain Research* 98, 261–74.

Bordi, F., and LeDoux, J. E. (1994b). Response properties of single units in areas of rat auditory thalamus that project to the amygdala. II: Cells receiving convergent auditory and somatosensory inputs and cells antidromically activated by amygdala stimulation. *Experimental Brain Research* 98, 275–86.

Boring, E. G. (1950). *A history of experimental psychology* (New York: Appleton-Century-Crofts).

Bornstein, R. F. (1992). Subliminal mere exposure effects. In *Perception*

without awareness: Cognitive, clinical, and social perspectives, R. F. Bornstein and T. S. Pittman, eds. (New York: Guilford), pp. 191–210.

Bourtchouladze, R., Frengeulli, B., Blendy, J., Cioffi, D., Schutz, G., and Silva, A. J. (1994). Deficient long-term memory in mice with a targeted mutation of the cAMP-responsive element binding protein. *Cell 79,* 59–68.

Bouton, M. E. (1994). Conditioning, remembering, and forgetting. *Journal of Experimental Psychology: Animal Behavior Processes 20,* 219–31.

Bouton, M. E., and Peck, C. A. (1989). Context effects on conditioning, extinction, and reinstatement in an appetitive conditioning preparation. *Animal Learning and Behavior 17,* 188–98.

Bouton, M. E., and Swartzentruber, D. (1991). Sources of relapse after extinction in Pavlovian and instrumental learning. *Clinical Psychology Review 11,* 123–40.

Bower, G. (1992). How might emotions affect learning? In *Handbook of emotion and memory: Research and theory,* S.-A. Christianson, ed. (Hillsdale, NJ: Erlbaum).

Bowers, K. S. (1984). On being unconsciously influenced and informed. In *The unconscious reconsidered,* K. S. Bowers and D. Meichenbaum, eds. (New York: Wiley) 227–72.

Bowers, K. S., and Meichenbaum, D. (1984). *The unconscious reconsidered* (New York: Wiley).

Bowlby, J. (1969). *Attachment and Loss: Vol. 1, Attachment* (New York: Basic Books).

Bremner, J. D., Randall, T., Scott, T. M., Brunen, R. A., Seibyl, J. P., Southwick, S. M., Delaney, R. C., McCarthy, G., Charney, D. S., and Innis, R. B. (1995). MRI-based measurement of hippocampal volume in patients with combat-related PTSD. *American Journal of Psychiatry 152,* 973–81.

Bremner, J. D., Scott, T. M., Delaney, R. C., Southwick, S. M., Mason, J. W., Johnson, C. R., Innis, R. B., McCarthy, G., and Charney, D. S. (1993). Deficits in short-term memory in posttraumatic stress disorder. *American Journal of Psychiatry 150,* 1015–19.

Broca, P. (1978). Anatomie comparée des circonvolutions cérébrales. Le grand lobe limbique et la scissure limbique dans le série des mammifères. *Revue Anthropologique, Ser. 21 21,* 385–498.

Brodal, A. (1982). *Neurological anatomy* (New York: Oxford University Press).

Brown, J. S., Kalish, H. I., and Farber, I. E. (1951). Conditioned fear as revealed by magnitude of startle response to an auditory stimulus. *Journal of Experimental Psychology 41,* 317–28.

Brown, R., and Kulik, J. (1977). Flashbulb memories. *Cognition* 5, 73–99.

Brown, T. H., Chapman, P. F., Kairiss, E. W., and Keenan, C. L. (1988). Long-term synaptic potentiation. *Science 242,* 724–28.

Brown, T. H., Ganong, A. H., Kairiss, E. W., Keenan, C. L., and Kelso, S. R. (1989). Long-term potentiation in two synaptic systems of the hippocampal brain slice. In *Neural models of plasticity,* J. H. Byrne and W. O. Berry, eds. (San Diego: Academic Press), pp. 266–306.

Bruner, J. (1992). Another look at New Look 1. *American Psychologist* 47, 780–83.

Bruner, J. S., and Postman, L. (1947). Emotional selectivity in perception and reaction. *Journal of Personality 16,* 60–77.

Cacioppo, J. T., Klein, D. J., Berntson, G. G., and Hatfield, E. (1993). The psychophysiology of emotion. In *Handbook of emotions,* M. Lewis and J. M. Haviland, eds. (New York: Guilford), pp. 119–42.

Cahill, L., Prins, B., Weber, M., and McGaugh, J. L. (1994). Beta-adrenergic activation and memory for emotional events. *Nature 371,* 702–4.

Campbell, B. A., and Jaynes, J. (1966). Reinstatement. *Psychological Review* 73, 478–80.

Campeau, S. and Davis, M. (1995). Involvement of subcortical and cortical afferents to the lateral nucleus of the amygdala in fear conditioning measured with fear-potentiated startle in rats trained concurrently with auditory and visual conditioned stimuli. *Journal of Neuroscience 15,* 2312–27.

Campeau, S., Liang, K. C., and Davis, M. (1990). Long-term retention of fear-potentiated startle following a short training session. *Animal Learning and Behavior 18(4),* 462–68.

Cannon, W. B. (1929). *Bodily changes in pain, hunger, fear, and rage,* vol. 2 (New York: Appleton).

Carew, T. J., Hawkins, R. D., and Kandel, E. R. (1983). Differential classical conditioning of a defensive withdrawal reflex in Aplysia californica. *Science 219,* 397–400.

Cechetto, D. F., and Calaresu, F. R. (1984). Units in the amygdala responding to activation of carotid baro- and chemoreceptors. *American Journal of Physiology 246,* R832–R836.

Chalmers, D. (1996). The Conscious Mind (New York: Oxford).

Chapman, P. F., Kairiss, E. W., Keenan, C. L., and Brown, T. H. (1990). Long-term synaptic potentiation in the amygdala. *Synapse 6,* 271–278.

Charney, D. S., Deutch, A. V., Krystal, J. H., Southwick, A. M., and Davis, M. (1993). Psychobiologic mechanisms of posttraumatic stress disorder. *Archives of General Psychiatry 50,* 295–305.

Christianson, S.-A. (1989). Flashbulb memories: Special, but not so special. *Memory and Cognition 17,* 435–43

Christianson, S.-A. (1992a). Eyewitness memory for stressful events: Methodological quandaries and ethical dilemmas. In *Handbook of emotion and memory: Research and theory,* S.-A. Christianson, ed. (Hillsdale, NJ: Erlbaum).

Christianson, S.-A. (1992b). Remembering emotional events: Potential mechanisms. In *Handbook of emotion and memory: Research and theory,* S.-A. Christianson, ed. (Hillsdale, NJ: Erlbaum).

Churchland, P. (1984). *Matter and consciousness* (Cambridge: MIT Press).

Churchland, P. (1988). Reduction and the neurobiological basis of consciousness. In *Consciousness in contemporary science,* A. Marcel and E. Bisiach, eds. (Oxford: Clarendon Press).

Churchland, P. S., and Sejnowski, T. J. (1990). In *Neural connections, mental computation,* L. Nadel, L. Cooper, P. Culicover, and M. Harnish, eds. (Cambridge: MIT Press).

Claparede, E. (1911). Recognition and "me-ness." In *Organization and pathology of thought* (1951), D. Rapaport, ed. (New York: Columbia University Press), pp. 58–75.

Clugnet, M. C., and LeDoux, J. E. (1990). Synaptic plasticity in fear conditioning circuits: Induction of LTP in the lateral nucleus of the amygdala by stimulation of the medial geniculate body. *Journal of Neuroscience 10,* 2818–24.

Cohen, D. H. (1980). The functional neuroanatomy of a conditioned response. In *Neural mechanisms of goal-directed behavior and learning,* R. F. Thompson, L. H. Hicks, and B. Shvyrkov, eds. (New York: Academic Press), pp. 283–302.

Cohen, N. J. (1980). *Neuropsychological evidence for a distinction between procedural and declarative knowledge in human memory and amnesia* (San Diego: University of California Press).

Cohen, N. J., and Corkin, S. (1981). The amnestic patient H.M.: Learning and retention of cognitive skills. *Society for Neuroscience Abstracts 7,* 517–18.

Cohen, N. J., and Eichenbaum, H. (1993). *Memory, amnesia, and the hippocampal system* (Cambridge: MIT Press).

Cohen, N. J., and Squire, L. (1980). Preserved learning and retention of pattern-analyzing skill in amnesia: Dissociation of knowing how and knowing that. *Science 210,* 207–9.

Collingridge, G. L., and Lester, R. A. J. (1989). Excitatory amino acid receptors in the vertebrate central nervous system. *Pharmacological Reviews 40,* 143–210.

Corbetta, M., Miezin, F. M., Dobmeyer, S., Shulman, G. L., and Petersen, S. E. (1991). Selective and divided attention during visual discriminations of shape, color, and speed: Functional anatomy by positron emission tomography. *Journal of Neuroscience 11,* 2383–2402.

Corkin, S. (1968). Acquisition of motor skill after bilateral medial temporal lobe excision. *Neuropsychologia 6,* 255–65.

Corodimas, K. P. and LeDoux, J. E. (1995) Disruptive effects of posttraining perihinal cortex lesions on conditioned fear: Contributions of contextual cues. *Behavioral Neuroscience 109,* 613–19.

Corodimas, K. P., LeDoux J. E., Gold, P. W., and Schulkin, J. (1994). Corticosterone potentiation of learned fear. *Annals of the New York Academy of Sciences 746,* 392–93.

Coss, R. G., and Perkel, D. H. (1985). The function of dendritic spines: A review of theoretical issues. *Behavioral and Neural Biology 44,* 151–85.

Cotman, C. W., Monaghan, D. T., and Ganong, A. H. (1988). Excitatory amino acid neurotransmission: NMDA receptors and Hebb-type synaptic plasticity. *Annual Review of Neuroscience 11,* 61–80.

Crick, F. (1994). *The Astonishing Hypothesis* (New York: Scribners).

Crick, F. and Koch, C. (1990). Toward a neurobiological theory of consciousness. *The Neurosciences 2,* 263–75.

Crockett, D. (1845). *A narrative of the life of David Crockett* (New York: Nafis & Cornish).

Dali, S. (1976). *The secret life of Salvador Dali* (London: Vision Press).

Damasio, A. (1994). *Descarte's error: Emotion, reason, and the human brain* (New York: Grosset/Putnam).

Darwin, C. (1859). *The origin of species by means of natural selection; Or, the preservation of favored races in the struggle for life* (New York: Collier).

Darwin, C. (1872). *The expression of the emotions in man and animals* (Chicago: University of Chicago Press, 1965).

Davidson, R. (1992). Emotion and affective style: Hemispheric substrates. *Psychological Science* 3, 39–43.

Davis, M. (1992a). The role of amygdala in conditioned fear. In *The amygdala: Neurobiological aspects of emotion, memory, and mental dysfunction,* J. P. Aggleton, ed. (New York: Wiley-Liss), pp. 255–306.

Davis, M. (1992b). The role of the amygdala in fear-potentiated startle: Implications for animal models of anxiety. *Trends in Pharmacological Science 13,* 35–41.

Davis, M., Hitchcock, J. M., and Rosen, J. B. (1987). Anxiety and the amygdala: pharmacological and anatomical analysis of the fear-potentiated startle paradigm. In *The psychology of learning and motivation,* Vol. 21, G. H. Bower, ed. (San Diego: Academic Press), pp. 263–305.

Davitz, H. J. (1969). *The language of emotion* (London: Academic Press).

Dawkins, R. (1982). *The extended phenotype: The gene as the unit of selection* (San Francisco: Freeman).

DeLeon, M. J., George, A. E., Stylopoulos, L. A., Smith, G., and Miller, D. C. (1989). Early marker for Alzheimer's disease: The atrophic hippocampus. *Lancet* September 16, 672–73.

Dennett, D. C. (1991). *Consciousness explained* (Boston: Little, Brown).

Dennett, D. C. and Kinsbourne, M. (1992). Time and the observer: The where and when of consciousness in the brain. *Behavioral and Brain Sciences, 15,* 183–247.

Descartes, R. (1958). *Philosophical writings,* N. K. Smith, ed. (New York: Modern Library).

Desimone, R., Miller, E. K., Chelazzi, L., and Lueschow, A. (1995). Multiple memory systems in the visual cortex. In *The cognitive neurosciences,* M. S. Gazzaniga, ed. (Cambridge: MIT Press), pp. 475–86.

de Sousa, R. (1980). The rationality of emotions. In *Explaining emotions,* A. O. Rorty, ed. (Berkeley: University of California Press).

D'Esposito, M., Detre, J., Alsop, D., Shin, R., Atlas, S., and Grossman, M. (1995). The neural basis of the central executive system of working memory. *Nature* 378, 279–81.

Diagnostic and statistical manual of mental disorders (1994), 4th edition (Washington, D.C.: American Psychiatric Association).

Diamond, D. M. and Rose, G. M. (1993). Psychological stress interferes with working, but not reference, spatial memory. *Society for Neuroscience Abstracts 19,* 366.

Diamond, D. M., Fleshner, M. and Rose, G. M. (1994). Psychological stress repeatedly blocks hippocampal primed burst potentiation in behaving rats. *Behavioural Brain Research 62,* 1–9.

Diamond, D. M., Branch, B. J., Rose, G. M., and Tocco, G. (1994). Stress effects on memory and AMPA receptors are abolished by adrenalectomy. *Society for Neuroscience Abstracts 20,* 1215.

Diamond, D. M., and Rose, G. (1994). Stress impairs LTP and hippocampal-dependent memory. *Annals of the New York Academy of Sciences 746,* 411–14.

Dickinson, E. (1955). The brain (#632). In T. H. Johnson (ed.) *The Poems of Emily Dickinson* (Cambridge, MA: Belknap).

Diorio, D., Viau, V., and Meaney, M. J. (1993). The role of the medial prefrontal cortex (cingulate gyrus) in the regulation of hypothalamic-pituitary-adrenal responses to stress. *Journal of Neuroscience 13,* 3839–47.

Dixon, N. F. (1971). *Subliminal perception: The nature of controversy* (London: McGraw-Hill).

Dixon, N. F. (1981). *Preconscious processing* (New York: Wiley).

Doi, T. (1973). *The anatomy of dependence* (Tokyo: Kodansha International).

Dollard, J. C., and Miller, N. E.,(1950). *Personality and psychotherapy* (New York: McGraw-Hill).

Dostoyevsky, F. (1864). *Notes from the underground* (New York: Dell).

Downer, J. D. C. (1961). Changes in visual gnostic function and emotional behavior following unilateral temporal lobe damage in the "split-brain" monkey. *Nature 191,* 50–51.

Dreiser, T. (1900). *Sister Carrie* (New York: Doubleday).

Dudai, Y. (1995). On the relevance of long-term potentiation to learning and memory. In J. L. McGaugh, N. M. Weinberger, and G. Lynch, ed. *Brain and memory: Modulation and mediation of neuroplasticity.* (New York: Oxford University Press).

Duffy, E. (1941). An explanation of "emotional" phenomena without the use of the concept "emotion." *Journal of General Psychology* 25, 283–93.

Dyer, M. G. (1987). Emotions and their computations: Three computer models. *Cognition and Emotion 1,* 323–47.

Eagly, A., and Chaiken, S. (1993). *The psychology of attitudes* (Fort Worth: Harcourt Brace Jovanovich).

Ebbesson, S. O. E. (1980). The parcellation theory and its relation to interspecific variability in brain organization, evolutionary and ontogenetic development, and neural plasticity. *Cell and Tissue Research 213,* 179–212.

Eccles, J. C. (1990). A unitary hypothesis of mind-brain interaction in the cerebral cortex. *Proceedings of the Royal Society of London 240,* 433–51.

Edelman, G. (1989). *The Remembered Present: A Biological Theory of Consciousness* (New York: Basic Books).

Edmunds, M. (1974). *Defence in animals: A survey of anti-predator defences* (New York: Longman).

Ehlers, A., and Margraf, J. (1987). Anxiety induced by false heart rate feedback in patients with panic disorder. *Behaviour Research and Therapy* 26, 1–11.

Eibl-Eibesfeldt, I., and Sutterlin, C. (1990). Fear, defence and aggression in animals and man: Some ethological perspectives. In *Fear and defense,* P. F. Brain, S. Parmigiani, R. Blanchard, and D. Mainardi, eds. (London: Harwood), pp. 381–408.

Eichenbaum, H., and Otto, T. (1992). The hippocampus: What does it do? *Behavioral and Neural Biology* 57, 2–36.

Eichenbaum, H., Otto, T., and Cohen, N. J. (1994). Two functional components of the hippocampal memory system. *Behavioral and Brain Sciences 17,* 449–518.

Ekman, P. (1980). Biological and cultural contributions to body and facial movement in the expression of emotions. In *Explaining emotions,* A. O. Rorty, ed. (Berkeley: University of California Press).

Ekman, P. (1984). Expression and nature of emotion. In *Approaches to emotion,* K. Scherer and P. Ekman, eds. (Hillsdale, NJ: Erlbaum), pp. 319–43.

Ekman, P. (1992a). An argument for basic emotions. *Cognition and Emotion* 6, 169–200.

Ekman, P. (1992b). Facial expressions of emotion: New findings, new questions. *Psychological Science* 3, 34–38.

Ekman, P. (1993). Facial expression and emotion. *American Psychologist* 48.

Ekman, P., Levenson, R. W., and Friesen, W. V. (1983). Autonomic nervous system activity distinguishes among emotions. *Science 221,* 1208–10.

Epstein, S. (1972). The nature of anxiety with emphasis upon its relationship to expectancy. In *Anxiety: Current trends in theory and research,* C. D. Speilberger, ed. (New York: Academic Press).

Erdelyi, M. H. (1974). A new look at the new look: Perceptual defense and vigilance. *Psychological Review 81,* 1–25.

Erdelyi, M. H. (1984). The recovery of unconscious (inaccessible) memories: Laboratory studies of hypermnesia. In *The psychology of learning and motivation: Advances in research and theory,* G. Bower, ed. (New York: Academic Press), pp. 95–127.

Erdelyi, M. (1985). *Psychoanalysis: Freud's cognitive psychology* (New York: Freeman).

Erdelyi, M. H. (1992). Psychodynamics and the unconscious. *American Psychologist* 47, 784–87.

Ericcson, K. A., and Simon, H. (1984). *Protocol analysis: Verbal reports as data* (Cambridge: MIT Press).

Eriksen, C. W. (1960). Discrimination and learning without awareness: A methodological survey and evaluation. *Psychological Review* 67, 279–300.

Everitt, B. J. and Robbins, T. W. (1942). Amygdala—ventral striatal interactions and reward related processes. In J. Aggleton (ed.) *The Amygdala: Neurobiological Aspects of Emotion, Memory and Mental Dysfunction* (New York: Wiley-Liss).

Eysenck, H. J. (1979). The conditioning model of neurosis. *Behavioral and Brain Sciences* 2, 155–99.

Eysenck, H. J., and Rachman, S. (1965). *The causes and cures of neuroses* (San Diego: Knapp).

Falls, W. A., Miserendino, M. J. D., and Davis, M. (1992). Extinction of fear-potentiated startle: Blockade by infusion of an NMDA antagonist into the amygdala. *Journal of Neuroscience 12(3),* 854–63.

Fanselow, M. S. (1994). Neural organization of the defensive behavior system responsible for fear. *Psychonomic Bulletin and Review 1,* 429–38.

Fanselow, M. S., and Kim, J. J. (1994). Acquisition of contextual Pavlovian fear conditioning is blocked by application of an NMDA receptor antagonist DL-2-amino-5-phosphonovaleric acid to the basolateral amygdala. *Behavioral Neuroscience 108,* 210–12.

Fehr, F. S., and Russell, J. A. (1984). Concept of emotion viewed from a prototype perspective. *Journal of Experimental Psychology, General 113,* 464–86.

Finlay, B., and Darlington, R. (1995). Linked regularities in the development and evolution of mammalian brains. *Science,* 1578–84.

Flew, A. (1964). *Body, mind and death* (New York: Macmillan).

Fodor, J. (1975). *The language of thought* (Cambridge: Harvard University Press).

Fodor, J. (1983). *The modularity of mind* (Cambridge: MIT Press).

Frank, R. H. (1988). *Passions within reason: The strategic role of the emotions* (New York: Norton).

Freeman, W. J. (1994). Role of chaotic dynamics in neural plasticity. *Progress in Brain Research 102,* 319–33.

Freud, S. (1909). The analysis of a phobia in a five-year-old boy. In *Collected papers* (London: Hogarth).

Freud, S. (1925). The unconscious. In *Collected papers* (London: Hogarth).

Freud, S. (1966). *Introductory lectures on psychoanalysis,* Standard Edition, J. Strachey, ed. (New York: Norton).

Frey, U., Huang, Y.-Y., and Kandel, E. R. (1993). Effects of cAMP simulate a late stage of LTP in hippocampal CA1 neurons. *Science 260,* 1661–64.

Frijda, N. (1986). *The emotions* (Cambridge: Cambridge University Press).

Frijda, N. H. (1993). The place of appraisal in emotion. *Cognition and Emotion 7,* 357–88.

Frijda, N., and Swagerman, J. (1987). Can computers feel? Theory and design of an emotional system. *Cognition and Emotion 1,* 235–57.

Fuster, J. M. (1989). *The prefrontal cortex* (New York: Raven).

Gaffan, D. (1974). Recognition impaired and association intact in the memory of monkeys after transection of the fornix. *Journal of Comparative and Physiological Psychology 86,* 1100–1109.

Gaffan, D. (1992). Amygdala and the memory of reward. In *The amygdala: Neurobiological aspects of emotion, memory, and mental dysfunction,* J. P. Aggleton, ed. (New York: Wiley-Liss), pp. 471–83.

Gaffan, D., Murray, E. A., and Fabre-Thorpe, M. (1993). Interaction of the amygdala with the frontal lobe in reward memory. *European Journal of Neuroscience* 5, 968–75.

Gainotti, G. (1972). Emotional behavior and hemispheric side of the lesion. *Cortex* 8, 41–55.

Galaburda, A. M., Corsiglia, J., Rosen, G. D., and Sherman, G. F. (1987). Planum temporale asymmetry, reappraisal since Geschwind and Levitsky. *Neuropsychologia* 25, 853–68.

Gallagher, M., and Holland, P. (1994). The amygdala complex. Proceedings of the National Academy of Sciences, U.S.A. 91, 11, 771–76.

Gallistel, R. (1980). *The organization of action: A new synthesis* (Hillsdale, NJ: Erlbaum).

Gallup, G. (1991). Toward a comparative psychology of self-awareness: Species limitations and cognitive consequences. In *The self: Interdisciplinary approaches,* J. Strauss and G. R. Goethals, eds. (New York: Springer).

Gardner, H. (1987). *The mind's new science: A history of the cognitive revolution* (New York: Basic Books).

Gazzaniga, M. S. (1970). *The bisected brain* (New York: Appleton-Century-Crofts).

Gazzaniga, M. S. (1972). One brain—two minds. *American Scientist 60,* 311–17.

Gazzaniga, M. S. (1985). *The social brain* (New York: Basic Books).

Gazzaniga, M. S. (1988). Brain modularity: Towards a philosophy of conscious experience. In *Consciousness in contemporary science,* A. J. Marcel and E. Bisiach, eds. (Oxford: Clarendon Press).

Gazzaniga, M. S. (1992). *Nature's mind* (New York: Basic Books).

Gazzaniga, M. S., Bogen, J. E., and Sperry, R. W. (1962). Some functional effects of sectioning the cerebral commissures in man. *Proceedings of the National Academy of Sciences USA* 48, 1765–69.

Gazzaniga, M. S., Bogen, J. E., and Sperry, R. W. (1965). Cerebral commissurotomy in man: Minor hemisphere dominance for certain visuo-spatial functions. *Journal of Neurosurgery* 23, 394–99.

Gazzaniga, M. S., and LeDoux, J. E. (1978). *The Integrated Mind* (New York: Plenum).

Geertz, H. (1959). The vocabulary of emotion. *Psychiatry* 22, 225–37.

Geschwind, N. (1965). The disconnexion syndromes in animals and man. I. *Brain* 88, 237–94.

Geschwind, N., and Levitsky, W. (1968). Human brain: Left-right asymmetries in temporal speech region. *Science 161,* 186–87.

Gleitman, H., and Holmes, P. A. (1967). Retention of incompletely learned CER in rats. *Psychonomic Science* 7, 19–20.

Gloor, P., Olivier, A., and Quesney, L. F. (1981). The role of the amygdala in the expression of psychic phenomena in temporal lobe seizures. In *The amygdaloid complex,* Y. Ben-Ari, ed. (New York: Elsevier/North-Holland Biomedical Press), pp. 489–98.

Gluck, M. A., and Myers, C. E. (1995). Representation and association in memory: A neurocomputational view of hippocampal function. *Current Directions in Psychological Science 4,* 23–29.

Gold, P. E. (1992). Modulation of memory processing: enhancement of memory in rodents and humans. In L. R. Squire and N. Butters *Neuropsychology of Memory* (New York: Guilford), 402–14.

Goldman, A. I. (1993). The psychology of folk psychology. *Behavioral and Brain Sciences 16,* 15–28.

Goldman-Rakic, P. S. (1988). Topography of cognition: Parallel distributed networks in primate association cortex. *Annual Review of Neuroscience 11,* 137–56.

Goldman-Rakic, P. S. (1987). Circuitry of primate prefrontal cortex and regulation of behavior by representational memory. In *Handbook of physiology. Section 1: The nervous system. Vol. 5: Higher Functions of the Brain,* F. Plum, ed. (Bethesda, MD: American Physiological Society, pp. 373–417.

Goldman-Rakic, P. S. (1993). Working memory and the mind. In *Mind and brain: Readings from Scientific American magazine,* W. H. Freeman, ed. (New York: Freeman), pp. 66–77.

Goleman, D. (1995). *Emotional intelligence* (New York: Bantam).

Gould, J. L. (1982). *Ethology: The mechanisms and evolution of behavior* (New York: Norton).

Gould, S. J. (1977). *Ever since Darwin: Reflections in natural history* (New York: Norton).

Graff, P., Squire, L. R., and Mandler, G. (1984). The information that amnesic patients do not forget. *Journal of Experimental Psychology: Learning, Memory and Cognition 10,* 16–178.

Grasby, P. M., Firth, C. D., Friston, K. J., Bench, C., Frackowiak, R. S. J., and Dolan, R. J. (1993). Functional mapping of brain areas implicated in auditory-verbal memory function. *Brain 116,* 1–20.

Gray, J. A. (1982). *The neuropsychology of anxiety* (New York: Oxford University Press).

Gray, J. A. (1987). *The psychology of fear and stress,* Vol. 2 (New York: Cambridge University Press).

Gray, T. S., Piechowski, R. A., Yracheta, J. M., Rittenhouse, P. A., Betha, C. L., and van der Kar, L. D. (1993). Ibotenic acid lesions in the bed nucleus of the stria terminalis attenuate conditioned stress induced increases in prolactin, ACTH, and corticosterone. *Neuroendocrinology* 57, 517–24.

Greenberg, N., Scott, M., and Crews, D. (1984). Role of the amygdala in the reproductive and aggressive behavior of the lizard. *Physiology and Behavior* 32, 147–51.

Greenwald, A. G. (1992). New look 3: Unconscious cognition reclaimed. *American Psychologist* 47, 766–79.

Grey Walter, W. (1953). *The living brain* (New York: Norton).

Grossberg, S. (1982). A psychophysiological theory of reinforcement, drive, motivation and attention. *Journal of Theoretical Biology 1,* 286–369.

Guare, J. (1990). *Six degrees of separation* (New York: Random House).

Halgren, E. (1992). Emotional neurophysiology of the amygdala within the context of human cognition. In *The amygdala: Neurobiological aspects of emotion, memory, and mental dysfunction,* J. Aggleton, ed. (New York: Wiley-Liss), pp. 191–228.

Hall, C. S., and Lindzey, G. (1957). *Theories of personality* (New York: Wiley).

Hamann, S. B., Stefanacci, L., Squire, L., Adolphs, R., Tranel, D., Damasio, H., Damasio, A. (1996). Recognizing facial emotion. *Nature* 379, 497.

Harnad, S. (1982). Consciousness: An afterthought. *Cognition and Brain Theory* 5, 29–47.

Harré, R. (1986). *The social construction of emotions* (New York: Blackwell).

Head, H. (1921). Release function in the nervous system. *Proceedings of the Royal Society of London: Biology* 92B, 184–87.

Hebb, D. O. (1946). Emotion in man and animal: An analysis of the intuitive processes of recognition. *Psychological Review* 53, 88–106.

Hebb, D. O. (1949). *The organization of behavior* (New York: Wiley).

Heelas, P. (1986). Emotion talk across cultures. In *The social construction of emotions,* R. Harré, ed. (New York: Blackwell).

Heidegger, M. (1927). *Being and time* (New York: SUNY Press).

Heilman, K. and Satz, P., eds. (1983). *Neuropsychology of Human Emotion.* (New York: Guilford Press).

Helmstetter, F. (1992). The amygdala is essential for the expression of conditioned hypoalgesia. *Behavioral Neuroscience 106,* 518–28.

Herrick, C. J. (1933). The functions of the olfactory parts of the cerebral cortex. *Proceedings of the National Academy of Sciences USA 19,* 7–14.

Hilgard, E. R. (1980). The trilogy of mind: Cognition, affection, and conation. *Journal of the History of the Behavioral Sciences 16,* 107–17.

Hilton, S. M. (1979). The defense reaction as a paradigm for cardiovascular control. In *Integrative functions of the autonomnic nervous system,* C. M. Brooks, K. Koizuni, and A. Sato, eds. (Tokyo: University of Tokyo Press), pp. 443–49.

Hirst, W. (1994). Cognitive aspects of consciousness. In *The cognitive neurosciences,* M. S. Gazzaniga, ed. (Cambridge: MIT Press).

Hirst, W., Spelke, E. S., Reaves, C. C., Charack, G., and Neisser, U. (1980). Dividing attention without alternation or automaticity. *Journal of Experimental Psychology, General 109,* 98–117.

Hobson, J. A., and Steriade, M. (1986). Neuronal basis of behavioral state control. In Handbook of Physiology. Section 1: The Nervous System. Vol. 4: *Intrinsic Regulatory Systems of the Brain.* V. B. Mountcastle, ed. (Bethesda, MD: American Physiological Society), pp. 701–823.

Hodes, R. L., Cook, E. W., and Lang, P. J. (1985). Individual differences in autonomic response: Conditioned association or conditioned fear? *Psychophysiology* 22, 545–60.

Hohmann, G. W. (1966). Some effects of spinal cord lesions on experienced emotional feelings. *Psychophysiology* 3.

Horel, J. A., Keating, E. G., and Misantone, L. J. (1975). Partial Kluver-Bucy syndrome produced by destroying temporal neocortex or amygdala. *Brain Research 94,* 347–59.

Hugdahl, K., (1995). Psychophysiology: The Mind-Body Perspective (Cambridge: Harvard University Press).

Hull, C. L. (1943). *Principles of behavior* (New York: Appleton-Century-Crofts).

Humphrey, N. (1992). *A history of the mind* (New York: Simon & Schuster).

Ionescu, M. D., and Erdelyi, M. H. (1992). The direct recovery of subliminal stimuli. In *Perception without awareness: Cognitive, clinical, and social perspectives,* R. F. Bornstein and T. S. Pittman, eds. (New York: Guilford), pp. 143–69.

Isaacson, R. L. (1982). The limbic system (New York: Plenum).

Iversen, S. (1976). Do temporal lobe lesions produce amnesia in animals? *International Review of Neurobiology 19,* 1–49.

Izard, C. E. (1971). *The face of emotion* (New York: Appleton-Century-Crofts).

Izard, C. E. (1977). *Human emotions* (New York: Plenum).

Izard, C. E. (1992a). Basic emotions, relations among emotions, and emotion-cognition relations. *Psychological Review* 99, 561–65.

Izard, C. E. (1992b). Four systems for emotion activation: Cognitive and noncognitive. *Psychological Review 100,* 68–90.

Jackendoff, R. (1987). *Consciousness and the computational mind* (Cambridge: Bradford Books, MIT Press).

Jacobs, W. J., and Nadel, L. (1985). Stress-induced recovery of fears and phobias. *Psychological Review* 92, 512–31.

Jacobsen, C. F., and Nissen, H. W. (1937). Studies of cerebral function in primates: IV. The effects of frontal lobe lesions on the delayed alternation habit in monkeys. *Journal of Comparative and Physiological Psychology* 23, 101–12.

Jacobson, L., and Sapolsky, R. (1991). The role of the hippocampus in feedback regulation of the hypothalamic-pituitary-adrenocortical axis. *Endocrine Reviews 12(2),* 118–34.

Jacoby, L. L., Toth, J. P., Lindsay, D. S., and Debner, J. A. (1992). Lectures for a layperson: Methods for revealing unconscious processes. In *Perception without awareness: Cognitive, clinical, and social perspectives,* R. F. Bornstein and T. S. Pittman, eds. (New York: Guilford), pp. 81–120.

James, W. (1884). What is an emotion? *Mind 9,* 188–205.

James, W. (1890). *Principles of psychology* (New York: Holt).

Jarrell, T. W., Gentile, C. G., Romanski, L. M., McCabe, P. M., and Schneiderman, N. (1987). Involvement of cortical and thalamic auditory regions in retention of differential bradycardia conditioning to acoustic conditioned stimuli in rabbits. *Brain Research 412,* 285–94.

Jaynes, J. (1976). *The origin of consciousness in the breakdown of the bicameral mind* (Boston: Houghton Mifflin).

Jerison, H. (1973). *Evolution of brain and intelligence* (New York: Academic Press).

John, E. R. (1972). Switchboard versus statistical theories of learning. *Science 177,* 850–64.

Johnson-Laird, P. N. (1988). *The computer and the mind: An introduction to cognitive science* (Cambridge: Harvard University Press).

Johnson-Laird, P. N., and Oatley, K. (1992). Basic emotions, rationality, and folk theory. *Cognition and Emotion 6,* 201–23.

Jones, B., and Mishkin, M. (1972). Limbic lesions and the problem of stimulus-reinforcement associations. *Experimental Neurology 36,* 362–77.

Jonides, J., Smith, E. E., Keoppe, R. A., Awh, E., Minoshima, S., and Mintun, M. A. (1993). Spatial working memory humans as revealed by PET. *Nature* 363, 623–25.

Kaada, B. R. (1960). Cingulate, posterior orbital, anterior insular and temporal pole cortex. In *Handbook of physiology. Section 1, Vol. 2: Neuro-*

physiology, J. Field, H. J. Magoun and V. E. Hall, eds. (Washington, D.C.: American Physiological Society), pp. 1345–72.

Kaada, B. R. (1967). Brain mechanisms related to aggressive behavior. In *Aggression and defense—Neural mechanisms and social patterns,* C. Clemente and D. B. Lindsley, eds. (Berkeley: University of California Press), pp. 95–133.

Kagan, J. and Snidman, N. (1991). Infant predictors of inhibited and uninhibited profiles. *Psychological Science 2,* 40–43.

Kahneman, D., Slovic, P., and Tversky, A. (1982). *Judgement under uncertainty: Heuristics and biases* (Cambridge: Cambridge University Press).

Kandel, E., and Schwartz, J. (1982). Molecular biology of an elementary form of learning: Modulation of transmitter release by cAMP. *Science 218,* 433–43.

Kandel, E. R. (1989). Genes, nerve cells, and the remembrance of things past. *Journal of Neuropsychiatry,* 103–25.

Kapp, B. S., Whalen, P. J., Supple, W. F., and Pascoe, J. P. (1992). Amygdaloid contributions to conditioned arousal and sensory information processing. In *The amygdala: Neurobiological aspects of emotion, memory, and mental dysfunction,* J. P. Aggleton, ed. (New York: Wiley-Liss).

Kapp, B. S., Frysinger, R. C., Gallagher, M., and Haselton, J. (1979). Amygdala central nucleus lesions: Effect on heart rate conditioning in the rabbit. *Physiology and Behavior* 23, 1109–17.

Kapp, B. S., Pascoe, J. P., and Bixler, M. A. (1984). The amygdala: A neuroanatomical systems approach to its contributions to aversive conditioning. In *Neuropsychology of memory,* N. Buttlers and L. R. Squire, eds. (New York: Guilford), pp. 473–88.

Kapp, B. S., Wilson, A., Pascoe, J., Supple, W., and Whalen, P. J. (1990). A neuroanatomical systems analysis of conditioned bradycardia in the rabbit. In *Learning and computational neuroscience: Foundations of adaptive networks.,* M. Gabriel and J. Moore, eds. (Cambridge: MIT Press), pp. 53–90.

Karten, H. J., and Shimizu, T. (1991). Are visual hierarchies in the brains of the beholders? Constancy and variability in the visual system of birds and mammals. In *The changing visual system,* P. Bagnoli and W. Hodos, eds. (New York: Plenum), pp. 51–59.

Keating, G. E., Kormann, L. A., and Horel, J. A. (1970). The behavioral effects of stimulating and ablating the reptilian amygdala (Caiman sklerops). *Physiology and Behavior* 5, 55–59.

Kelley, G. A. (1963). Discussion: Aldous, the personable computer. In *Computer simulation of personality: Frontier of psychological theory,* S. S. Tomkins and S. Messick, eds. (New York: Wiley).

Kierkegaard, S. (1844). *The concept of dread* (Princeton: Princeton University Press).

Kihlstrom, J. F. (1984). Conscious, subconscious, unconscious: A cognitive perspective. In *The unconscious reconsidered,* K. S. Bowers and D. Meichenbaum, eds. (New York: Wiley), pp. 149–211.

Kihlstrom, J. F. (1987). The cognitive unconscious. *Science* 237, 1445–52.

Kihlstrom, J. F., Barnhardt, T. M., and Tataryn, D. J. (1992a). Implicit perception. In *Perception without awareness: Cognitive, clinical, and social perspectives,* R. F. Bornstein and T. S. Pittman, eds. (New York: Guilford), pp. 17–54.

Kihlstrom, J. F., Barnhardt, T. M., and Tatryn, D. J. (1992b); The psychological unconscious: Found, lost, regained. *American Psychologist* 47, 788–91.

Kim, J. J., and Fanselow, M. S. (1992). Modality-specific retrograde amnesia of fear. *Science* 256, 675–77.

Kinsbourne, M. (1988). Integrated field theory of consciousness. In *Consciousness in contemporary science,* A. Marcel and E. Bisiach, eds. (Oxford: Oxford University Press).

Klein, D. (1981). Anxiety reconceptualized. In *New research and changing concepts,* D. Klein and J. Rabkin, eds. (New York: Raven).

Klein, D. F. (1993). False suffocation alarms, spontaneous panics, and related conditions: An integrative hypothesis. *Archives of General Psychiatry* 50, 306–17.

Kleinginna, P. R., and Kleinginna, A. M. (1985). Cognition and affect: A reply to Lazarus and Zajonc. *American Psychologist* 40, 470–71.

Klüver, H., and Bucy, P. C. (1939). Preliminary analysis of functions of the temporal lobes in monkeys. *Archives of Neurology and Psychiatry* 42, 979–1000.

Klüver, H., and Bucy, P. C. (1937). "Psychic blindness" and other symptoms following bilateral temporal lobectomy in rhesus monkeys. *American Journal of Physiology* 119, 352–53.

Koa, E. B., and Kozak, E. J. (1986). Emotional processing of fear: Exposure to corrective information. *Psychological Bulletin* 99, 20–35.

Koch, C., Zador, A., and Brown, T. H. (1992). Dendritic spines: Convergence of theory and experiment. *Science* 256, 973–74.

Kolb, L. C. (1987). A neuropsychological hypothesis explaining posttraumatic stress disorders. *American Journal of Psychiatry* 144, 989–995.

Kosslyn, S. M. (1980). *Image and mind* (Cambridge: Harvard University Press).

Kosslyn, S. M. (1983). *Ghosts in the mind's machine* (New York: Norton).

Kosslyn, S. M., and Koenig, O. (1992). *Wet mind: The new cognitive neuroscience* (New York: Macmillan).

Kotter, R., and Meyer, N. (1992). The limbic system: a review of its empirical foundation. *Behavioural Brain Research* 52, 105–27.

Kramer, P. (1993). *Listening to Prozac* (New York: Viking).

Krebs, J. R. (1990). Food-storage birds: Adaptive specialization in brain and behavior? *Philosophical Transactions of the Royal Society. London. Series B: Biological Sciences* 329, 153–60.

Kubie, J., and Ranck, J. (1983). Sensory-behavioral correlates of individual hippocampal neurons in three situations: Space and context. In *The neurobiology of the hippocampus,* W. Seifert, ed. (New York: Academic Press).

Kubie, J. L., Muller, R. U., and Bostock, E. (1990). Spatial firing properties of hippocampal theta cells. *Journal of Neuroscience 10(4),* 1110–23.

LaBar, K. S., LeDoux, J. E., Spencer, D. D., and Phelps, E. A. (1995). Impaired fear conditioning following unilateral temporal lobectomy in humans. *Journal of Neuroscience 15,* 6846–55.

Lader, M., and Marks, I. (1973). *Clinical anxiety* (London: Heinemann).

Lang, P. (1979). A bioinformational theory of emotional imagery. *Psychophysiology 16,* 495–512.

Lang, P. (1993). The network model of emotion: Motivational concerns. In *Advances in social cognition,* R. S. Wyer and T. K. Srull, eds. (Hillsdale, NJ: Erlbaum), pp. 109–33.

Laroche, S., Doyere, V., Redini-Del Negro, C., and Burette, F. (1995). Neural mechanisms of associative memory: Role of long-term potentiation. In *Brain and memory: Modulation and mediation of neuroplasticity,* J. L. McGaugh, N. M. Weinberger, and G. Lynch, eds. (New York: Oxford University Press), pp. 277–302.

Lashley, K. S. (1950a). In search of the engram. *Symposia of the Society for Experimental Biology IV,* 454–82.

Lashley, K. (1950b). The problem of serial order in behavior. In *Cerebral mechanisms in behavior,* L. A. Jeffers, ed. (New York: Wiley).

Lazarus, R. S. (1966). Psychological stress and the coping process (New York: McGraw Hill).

Lazarus, R. S. (1984). On the primacy of cognition. *American Psychologist,* 39, 124–29.

Lazarus, R. S. (1991). Cognition and motivation in emotion. *American Psychologist 46(4),* 352–67.

Lazarus, R., and McCleary, R. (1951). Autonomic discrimination without awareness: A study of subception. *Psychological Review* 58, 113–22.

LeDoux, J. E. (1985). Brain, mind, and language. In *Brain and mind,* D. A. Oakley, ed. (London: Methuen).

LeDoux, J. E. (1987). Emotion. In *Handbook of Physiology. Section 1: The Nervous System. Vol. 5; Higher Functions of the Brain,* F. Plum, ed. (Bethesda, MD: American Physiological Society), pp. 419–60.

LeDoux, J. E. (1989). Cognitive-emotional interactions in the brain. *Cognition and Emotion* 3, 267–289.

LeDoux, J. E. (1991). Emotion and the limbic system concept. *Concepts in Neuroscience 2,* 169–99.

LeDoux, J. E. (1993). Emotional memory systems in the brain. *Behavioural Brain Research* 58, 69–79.

LeDoux, J. E. (1994). Emotion, memory and the brain. *Scientific American 270,* 32–39.

LeDoux, J. E. (1995). Emotion: Clues from the brain. *Annual Review of Psychology 46,* 209–35.

LeDoux, J. E., Cicchetti, P., Xagoraris, A., and Romanski, L. M. (1990). The lateral amygdaloid nucleus: Sensory interface of the amygdala in fear conditioning. *Journal of Neuroscience 10,* 1062–69.

LeDoux, J. E., Farb, C. F., and Ruggiero, D. A. (1990). Topographic organization of neurons in the acoustic thalamus that project to the amygdala. *Journal of Neuroscience 10,* 1043–54.

LeDoux, J. E., Iwata, J., Cicchetti, P., and Reis, D. J. (1988). Different projections of the central amygdaloid nucleus mediate autonomic and behavioral correlates of conditioned fear. *Journal of Neuroscience* 8, 2517–29.

LeDoux, J. E., Romanski, L. M., and Xagoraris, A. E. (1989). Indelibility of subcortical emotional memories. *Journal of Cognitive Neuroscience l,* 238–43.

LeDoux, J. E., Sakaguchi, A., Iwata, J., and Reis, D. J. (1986). Interruption of projections from the medial geniculate body to an archi-neostriatal field disrupts the classical conditioning of emotional responses to acoustic stimuli in the rat. *Neuroscience 17,* 615–27.

LeDoux, J. E., Sakaguchi, A., and Reis, D. J. (1984). Subcortical efferent projections of the medial geniculate nucleus mediate emotional responses conditioned by acoustic stimuli. *Journal of Neuroscience 4(3),* 683–98.

Leonardo da Vinci (1939). *The notebooks of Leonardo da Vinci.* (New York: Reynal & Hitchcock).

Levenson, R. W. (1992). Autonomic nervous system differences among emotions. *Psychological Science* 3, 23–27.

Leventhal, H., and Scherer, K. (1987). The relationship of emotion to cognition: A functional approach to a semantic controversy. *Cognition and Emotion 1,* 3–28.

Lindsley, D. B. (1951). Emotions. In *Handbook of Experimental Psychology,* S. S. Stevens, ed. (New York: Wiley), pp. 473–516.

Lisman, J. (1995). What does the nucleus know about memories? *Journal of NIH Research* 7, 43–46.

Loftus, E. (1993). The reality of repressed memories. *American Psychologist* 48, 518–37.

Loftus, E. F., Donders, K., Hoffman, H. G., and Schooler, J. W. (1989). Creating new memories that are quickly accessed and confidently held. *Memory and Cognition 17,* 607–16.

Loftus, E. F., and Hoffman, H. G. (1989). Misinformation and memory: The creation of new memories. *Journal of Experimental Psychology: General 118,* 100–104.

Loftus, E. F., and Klinger, M. R. (1992). Is the unconscious smart or dumb? *American Psychologist* 47, 761–65.

Luine, V. N. (1994). Steroid hormone influences on spatial memory. *Annals of the New York Academy of Sciences* 743, 201–11.

Luria, A. (1966). Higher cortical functions in man (New York: Basic Books).

Lynch, G. (1986). *Synapses, circuits, and the beginnings of memory* (Cambridge: MIT Press).

MacLean, P. D. (1949). Psychosomatic disease and the "visceral brain": recent developments bearing on the Papez theory of emotion. *Psychosomatic Medicine 11,* 338–53.

MacLean, P. D. (1952). Some psychiatric implications of physiological studies on frontotemporal portion of limbic system (visceral brain). *Electroencephalography and Clinical Neurophysiology* 4, 407–18.

MacLean, P. D. (1970). The triune brain, emotion and scientific bias. In *The neurosciences: Second study program,* F. O. Schmitt, ed. (New York: Rockefeller University Press), pp. 336–49.

MacLean, P. D. (1990). *The triune brain in evolution: Role in paleocerebral functions* (New York: Plenum).

Madison, D. V., Malenka, R. C., and Nicoll, R. A. (1991). Mechanisms underlying long-term potentiation of synaptic transmission. *Annual Review of Neuroscience 14,* 379–97.

Makino, S., Gold, P. W., and Schulkin, J. (1994). Corticosterone effects on corticotropin-releasing hormone mRNA in the central nucleus of the amygdala and the parvocellular region of the paraventricular nucleus of the hypothalamus. *Brain Research 640,* 105–12.

Mancia, G., and Zanchetti, A. (1981). Hypothalamic control of autonomic functions. In *Handbook of the hypothalamus Vol. 3: Behavioral studies of the hypothalamus,* P. J. Morgane and J. Panksepp, eds. (New York: Marcel Dekker), pp. 147–202.

Manderscheid, R. W., and Sonnenschein, M. A. (1994). *Mental health, United States 1994* (Rockville, MD: U.S. Department of Public Health and Human Services).

Mandler, G. (1975). *Mind and emotion* (New York: Wiley).

Mandler, G. (1988). Memory: Conscious and unconscious. In *Memory: Interdisciplinary approaches,* P. R. Solomon, G. R. Goethals, C. M. Kelly, and B. R. Stephens, eds. (New York: Springer).

Mandler, G. (1992). Memory, arousal, and mood. In *Handbook of emotion and memory: Research and theory,* S.-A. Christianson, ed. (Hillsdale, NJ: Erlbaum).

Marcel, A. J., and Bisiach, E. (1988). *Consciousness in contemporary science* (Oxford: Clarendon Press).

Margraf, J., Ehlers, A., and Roth, W. T. (1986a). Biological models of panic disorder and agoraphobia—a review. *Behaviour Research and Therapy 24,* 553–67.

Margraf, J., Ehlers, A., and Roth, W. T. (1986b). Sodium lactate infusions and panic attacks: A review and critique. *Psychosomatic Medicine* 48, 23– 51.

Marks, I. (1987). *Fears, phobias, and rituals: Panic, anxiety and their disorders* (New York: Oxford University Press).

Marr, D. (1982). *Vision: A computational investigation into the human representation and processing of visual information* (San Francisco: Freeman).

Mason, J. W. (1968). A review of psychoendocrine research on the sympathetic-adrenal medullary system. *Psychosomatic Medicine 30,* 631–53.

Masson, J. M., and McCarthy, S. (1995). *When elephants weep: The emotional lives of animals* (New York: Delacorte).

Mayford, M., Abel, T., and Kandel, E. R. (1995). Transgenic approaches to cognition. *Current Opinions in Neurobiology* 5, 141–48.

McAllister, W. R., and McAllister, D. E. (1971). Behavioral measurement of conditioned fear. In *Aversive conditioning and learning,* F. R. Brush, ed. (New York: Academic Press), pp. 105–79.

McCabe, P. M., Schneiderman, N., Jarrell, T. W., Gentile, C. G., Teich, A. H., Winters, R. W., and Liskowsky, D. R. (1992). Central pathways involved in differential classical conditioning of heart rate responses. In *Learning and memory: The behavioral and biological substrates,* I. Gormenzano, E.A., ed. (Hillsdale, NJ: Erlbaum), pp. 321–46.

McClelland, J. L., McNaughton, B. L., and O'Reilly, R. C. (1995). Why there are complementary learning systems in the hippocampus and neocortex: Insights from the successes and failures of connectionist models of learning and memory. *Psychological Review 102,* 419–57.

McCormick, D. A., and Bal, T. (1994). Sensory gating mechanisms of the thalamus. *Current Opinion in Neurobiology 4,* 550–56.

McDonald, K. A. (1995). Scientists rethink anthropomorphism. *The Chronicle of Higher Education,* February 24, 1995.

McEwen, B. S. (1992). Paradoxical effects of adrenal steroids on the brain: Protection versus degeneration. *Biological Psychiatry 31,* 177–99.

McEwen, B., and Sapolsky, R. (1995). Stress and cognitive functioning. *Current Opinion in Neurobiology* 5, 205–16.

McGaugh, J. L. (1990). Significance and remembrance: The role of neuromodulatory systems. *Psychological Science 1,* 15–25.

McGaugh, J. L., Cahill, L., Parent, M. B., Mesches, M. H., Coleman-Mesches, K., and Salinas, J. A. (1995). Involvement of the amygdala in the regulation of memory storage. In *Plasticity in the central nervous system: Learning and memory,* J. L. McGaugh, F. Bermudez-Rattoni, and R. A. Prado-Alcala, eds. (Hillsdale, NJ: Erlbaum).

McGaugh, J. L., Introini-Collison, I. B., Cahill, L. F., Castellano, C., Dalmaz, C., Parent, M. B., and Williams, C. L. (1993). Neuromodulatory systems and memory storage: Role of the amygdala. *Behavioural Brain Research* 58, 81–90.

McGinnies, E. (1949). Emotionality and perceptual defense. *Psychological Review* 56, 244–51.

McKittrick, C., Blanchard, C., Blanchard, R., McEwen, B. S., and Sakai, R. (1995). Serotonin receptor binding in a colony model of chronic social stress. *Biological Psychiatry* 37, 383–93.

McNally, R. J., Lasko, N. B., Macklin, M. L., and Pitman, R. K. (1995). Autobiographical memory disturbance in combat-related posttraumatic stress disorder. *Behavior Research and Therapy* 33, 619–30.

McNaughton, B. L., and Barnes, C. A. (1990). From cooperative synaptic enhancement to associative memory: Bridging the abyss. *Seminars in the Neurosciences* 2, 403–16.

Melville, H. (1930). *Moby-Dick* (New York: Penguin).

Merikle, P. M. (1992). Perception without awareness. *American Psychologist* 47, 792–95.

Messick, S. (1963). Computer models and personality theory. In *Computer simulation of personality: Frontier of psychological theory,* S. S. Tomkins and S. Mesnick, eds. (New York: Wiley), 305–17.

Meunier, M., Bachevalier, J., Mishkin, M., and Murray, E. A. (1993). Ef-

fects on visual recognition of combined and separate ablations of the entorhinal and perirhinal cortex in rhesus monkeys. *Journal of Neuroscience 13,* 5418–32.

Miller, G. (1956). The magical number seven, plus or minus two: Some limits on our capacity for processing information. *Psychological Review* 63, 81–97.

Miller, G. A., and Gazzaniga, M. S. (1984). The cognitive sciences. In *Handbook of cognitive neuroscience,* M. S. Gazzaniga, ed. (New York: Plenum).

Miller, G. A., and Johnson-Laird, P. (1976). *Language and perception* (Cambridge: Cambridge University Press).

Miller, N. E. (1948). Studies of fear as an acquirable drive: I. Fear as motivation and fear reduction as reinforcement in the learning of new responses. *Journal of Experimental Psychology* 38, 89–101.

Milner, B. (1962). Les troubles de la mémoire accompagnant des lésions hippocampiques bilaterales. In *Physiologie de l'hippocampe,* P. Plassouant, ed. (Paris: Centre de la Recherche Scientifique).

Milner, B. (1964). Some effects of frontal lobectomy in man. In J. M. Warren and K. Akert, eds. *The Frontal Granular Cortex and Behavior.* (New York: McGraw-Hill), pp. 313–34.

Milner, B. (1965). Memory disturbances after bilateral hippocampal lesions in man. In *Cognitive processes and brain,* P. M. Milner and S. E. Glickman, eds. (Princeton: Van Nostrand).

Mineka, S., Davidson, M., Cook, M. and Keir, R. (1984). Observational conditioning of snake fear in rhesus monkeys. *Journal of Abnormal Psychology* 93, 355–72.

Minsky, M. (1985). *The society of mind* (New York: Touchstone Books/Simon & Schuster).

Miserendino, M. J. D., Sananes, C. B., Melia, K. R., and Davis, M. (1990). Blocking of acquisition but not expression of conditioned fear-potentiated startle by NMDA antagonists in the amygdala. *Nature* 345, 716–18.

Mishkin, M. (1978). Memory in monkeys severely impaired by combined but not separate removal amygdala and hippocampus. *Nature* 273, 297–98.

Mishkin, M. (1982). A memory system in the monkey. *Philosophical Transactions of the Royal Society, London, Series B: Biological Sciences.* 298, 85–95.

Mishkin, M., Malamut, B., and Bachevalier, J. (1984). Memories and habits: Two neural systems. In *The neurobiology of learning and memory,* J. L. McGaugh, G. Lynch, and N. M. Weinberger, eds. (New York: Guilford).

Moore, T. E. (1988). The case against subliminal manipulation. *Psychology and Marketing* 5, 297–316.

Morgan, M., and LeDoux, J. E. (1995). Differential contribution of dorsal and ventral medial prefrontal cortex to the acquisition and extinction of conditioned fear. *Behavioral Neuroscience 109,* 681–88.

Morgan, M. A., Romanski, L. M., and LeDoux, J. E. (1993). Extinction of emotional learning: Contribution of medial prefrontal cortex. *Neuroscience Letters 163,* 109–13.

Morris, R. G. M. (1984). Development of a water-maze procedure for studying spatial learning in the rat. *Journal of Neuroscience Methods 11,* 47–60.

Morris, R. G. M., Anderson, E., Lynch, G. S., and Baudry, M. (1986). Selective impairment of learning and blockade of long-term potentiation by and N-methyl-D-asparate receptor antagonist, AP5. *Nature 319,* 774–76.

Morris, R. G. M., Garrard, P., Rawlins, J. N. P., and O'Keefe, J. (1982). Place navigation impaired in rats with hippocampal lesions. *Nature* 273, 297–98.

Morsbach, H., and Tyler, W. J. (1986). A Japanese emotion: Amae. In *The social construction of emotions,* R. Harré, ed. (New York: Blackwell).

Moruzzi, G., and Magoun, H. W. (1949). Brain stem reticular formation and activation of the EEG. *Electroencephalography and Clinical Neurophysiology 1,* 455–73.

Mowrer, O. H. (1939). A stimulus-response analysis of anxiety and its role as a reinforcing agent. *Psychological Review 46,* 553–65.

Muller, R., Ranck, J., and Taube, J. (1996). Head direction cells: Properties and functional significance. *Current Opinion in Neurobiology* (in press).

Murphy, S., and Zajonc, R. (1993). Affect, cognition, and awareness: Affective priming with suboptimal and optimal stimuli. *Journal of Personality and Social Psychology 64,* 723–39.

Murray, E. A. (1992). Medial temporal lobe structures contributing to recognition memory: The amygdaloid complex versus the rhinal cortex. In J. P. Aggleton, ed. *The Amygdala: Neurobiological Aspects of Emotion, Memory, and Mental Dysfunction.* (New York: Wiley-Liss, Inc.).

Nabokov, V. (1966). Speak, memory: An autobiography revisited (New York: Putnam).

Nadel, L., and Willner, J. (1980). Context and conditioning: A place for space. *Physiological Psychology* 8, 218–28.

Nagel, T. (1974). What is it like to be a bat? *Philosophical Review* 83, 4435–50.

Nagy, J., Zambo, K., and Decsi, L. (1979). Anti-anxiety action of diazepam after intraamygdaloid application in the rat. *Neuropharmacology 18,* 573–76.

Nauta, W. J. H. (1971). The problem of the frontal lobe: A reinterpretation. *Journal of Psychiatric Research* 8, 167–87.

Nauta, W. J. H., and Karten, H. J. (1970). A general profile of the vertebrate brain, with sidelights on the ancestry of cerebral cortex. In *The neurosciences: Second study program,* F. O. Schmitt, ed. (New York: Rockefeller University Press), pp. 7–26.

Neisser, U. (1976). *Cognition and reality* (San Francisco: Freeman).

Neisser, U. (1967). *Cognitive psychology* (New York: Appleton-Century-Crofts).

Neisser, U., and Harsch, N. (1992). Phantom flashbulbs: False recollections of hearing the news about *Challenger.* In *Affect and accuracy in recall: Studies of "flashbulb" memories,* E. Winograd and U. Neisser, eds. (New York: Cambridge University Press).

Newcomer, J. W., Craft, S., Hershey, T., Askins, K., and Bardgett, M. E. (1994). Glucocorticoid-induced impairment in declarative memory performance in adult humans. *Journal of Neuroscience 14,* 2047–53.

Newell, A. (1980). Physical symbol systems. *Cognition 4,* 135–43.

Newell, A., Rosenbloom, P. S., and Laird, J. E. (1989). Symbolic architecture for cognition. In *Foundations of cognitive science,* M. Posner, ed. (Cambridge: MIT Press).

Newell, A., and Simon, H. (1972). *Human problem solving* (Boston: Little, Brown).

Newman, P. L. (1960). "Wild man" behavior in a New Guinea highlands community. *American Anthropologist 66,* 1–19.

Nicoll, R. A., and Malenka, R. C. (1995). Contrasting properties of two forms of long-term potentiation in the hippocampus. *Nature* 377, 115–18.

Nisbett, R. E., and Wilson, T. D. (1977). Telling more than we can know: Verbal reports on mental processes. *Psychological Review* 84, 231–59.

Norman, D. A., and Shallice, T. (1980). Attention to action: Willed and automatic control of behavior. In *Consciousness and self-regulation,* R. J. Davidson, G. E. Schwartz, and D. Shapiro, eds. (New York: Plenum).

Northcutt, R. G., and Kaas, J. H. (1995). The emergence and evolution of mammalian neocortex. *Trends in Neuroscience 18,* 373–79.

Nottebohm, F., Kasparian, S., and Pandazis, C. (1981). Brain space for a learned task. *Brain Research 213,* 99–109.

Oatley, K., and Duncan, E. (1994). The experience of emotions in everyday life. *Cognition and Emotion* 8, 369–81.

Öhman, A. (1992). Fear and anxiety as emotional phenomena: Clinical, phenomenological, evolutionary perspectives, and information-processing mechanisms. In *Handbook of the emotions,* M. Lewis and J. M. Haviland, eds. (New York: Guilford), pp. 511–36.

O'Keefe, J. (1976). Place units in the hippocampus of the freely moving rat. *Experimental Neurology* 51, 78–109.

O'Keefe, J. (1993). Hippocampus, theta, and spatial memory. *Current Opinion in Neurobiology* 3, 917–24.

O'Keefe, J., and Nadel, L. (1978). *The hippocampus as a cognitive map* (Oxford: Clarendon Press).

Olton, D., Becker, J. T., and Handleman, G. E. (1979). Hippocampus, space and memory. *Behavioral and Brain Sciences* 2, 313–65.

Ono, T., and Nishijo, H. (1992). Neurophysiological basis of the Klüver-Bucy syndrome: Responses of monkey amygdaloid neurons to biologically significant objects. In *The amygdala: Neurobiological aspects of emotion, memory, and mental dysfunction,* J. P. Aggleton, ed. (New York: Wiley-Liss), pp. 167–90.

Ortony, A., and Turner, T. J. (1990). What's basic about basic emotions? *Psychological Review* 97, 315–31.

Packard, V. (1957). *The hidden persuaders* (New York: D. M. McKay).

Panksepp, J. (1982). Toward a general psychobiological theory of emotions. *Behavioral and Brain Sciences* 5, 407–67.

Papez, J. W. (1937). A proposed mechanism of emotion. *Archives of Neurology and Psychiatry* 79, 217–24.

Parasuramna, R., and Martin, A. (1994). Cognition in Alzheimer's disease. *Current Opinion in Neurobiology* 4, 237–44.

Pavlides, C., Watanabe, Y., and McEwen, B. S. (1993). Effects of glucocorticoids on hippocampal long-term potentiation. *Hippocampus* 3, 183–192.

Pavlov, I. P. (1927). *Conditioned reflexes* (New York: Dover).

Peffiefer, J. (1955). *The human brain* (New York: Harper & Row).

Penrose, R. (1989). *The emperor's new mind: Concerning computers, minds, and the laws of physics* (New York: Penguin).

Peterson E. (1980). Behavioral studies of telencephalic function in reptiles. In: Ebbesson S. O. E., ed. *Comparative Neurology of the Telencephalon* (New York: Plenum Press), pp. 343–88.

Petrides, M. (1994). Frontal lobes and behaviour. *Current Opinion in Neurobiology* 4, 207–11.

Petrides, M., Alivsatos, B., Meyer, E., and Evans, A. C. (1993). Functional activation of the human frontal cortex during the performance of verbal

working memory tasks. *Proceedings of the National Academy of Sciences USA 90,* 878–82.

Phillips, A. (1993). *On kissing, tickling, and being bored: Psychoanalytic essays on the unexamined life* (Cambridge: Harvard University Press).

Phillips, R. G., and LeDoux, J. E. (1992). Differential contribution of amygdala and hippocampus to cued and contextual fear conditioning. *Behavioral Neuroscience 106,* 274–85.

Picton, T. W., and Stuss, D. T. (1994). Neurobiology of conscious experience. *Current Opinion in Neurobiology 4,* 256–65.

Pinker, S. (1994). *The language instinct: How the mind creates language* (New York: Morrow).

Pinker, S. (1995). Language is a human instinct. In *The third culture,* J. Brockman, ed. (New York: Simon & Schuster).

Pitkänen, A., Stefanacci, L., Farb, C. R., Go, C.-G., LeDoux, J. E., and Amaral, D. G. (1995). Intrinsic connections of the rat amygdaloid complex: Projections originating in the lateral nucleus. *Journal of Comparative Neurology 356,* 288–310.

Plum, F., and Volpe, B. T. (1987). Neuroscience and higher brain function: From myth to public responsibility. In *Handbook of physiology. Section 1: The nervous system, Vol. 5: Higher Functions of the Brain,* F. Plum, ed. (Bethesda, MD: American Physiological Society).

Plutchik, R. (1980). Emotion: A psychoevolutionary synthesis (New York: Harper & Row).

Plutchik, R. (1993). Emotions and their vicissitudes: Emotions and psychopathology. In *Handbook of emotions,* M. Lewis and J. M. Haviland, eds. (New York: Guilford), pp. 53–65.

Posner, M. I. (1990). *Foundations of cognitive science* (Cambridge: MIT Press).

Posner, M. (1992). Attention as a cognitive and neural system. *Current Directions in Psychological Science 1,* 11–14.

Posner, M., and Petersen, S. (1990). The attention system of the human brain. *Annual Review of Neuroscience 13,* 25–42.

Posner, M., and Snyder, C. (1975). Facilitation and inhibition in the processing of signals. In *Attention and performance V,* P. Rabbitt and S. Domic, eds. (London: Academic Press).

Povinelli, D. J., and Preuss, T. M. (1995). Theory of mind: Evolutionary history of a cognitive specialization. *Trends in Neuroscience 18,* 418–24.

Powell, D. A., and Levine-Bryce, D. (1989). A comparison of two model systems of associative learning: Heart rate and eyeblink conditioning in the rabbit. *Psychophysiology 25,* 672–82.

Preuss, T. M. (1995). Do rats have prefrontal cortex? The Rose-Woolsey-Akert program reconsidered. *Journal of Cognitive Neuroscience* 7, 1–24.

Price, J. L., Russchen, F. T., and Amaral, D. G. (1987). The limbic region. II: The amygdaloid complex. In *Handbook of Chemical Neuroanatomy. Vol. 5: Integrated Systems of the CNS, Part 1,* A. Bjorklund, T. Hokfelt, and L. W. Swanson, eds. (Amsterdam: Elsevier), pp. 279–388.

Purves, D., White, L. E., and Andrews, T. J. (1994). Manual asymmetry and handedness. *Proceedings of the National Academy of Sciences USA 91,* 5030–32.

Putnam, H. (1960). Minds and machines. In *Dimensions of mind,* S. Hook, ed. (New York: Collier).

Pylyshyn, Z. (1984). *Computation and cognition: Toward a foundation for cognitive science* (Cambridge, MA: Bradford Books, MIT Press).

Quirk, G. J., Repa, J. C., and LeDoux, J. E. (1995). Fear conditioning enhances auditory short-latency responses of single units in the lateral nucleus of the amygdala: Simultaneous multichannel recordings in freely behaving rats. *Neuron 15,* 1029–39.

Reep, R. (1984). Relationship between prefrontal and limbic cortex: A comparative anatomical review. *Brain, Behavior and Evolution* 25, 5–80.

Reid, W. H. (1989). *The treatment of psychiatric disorders: Revised for the DSM-III-R* (New York: Brunner/Mazel).

Rogan, M. T., and LeDoux, J. E. (1995). LTP is accompanied by commensurate enhancement of auditory-evoked responses in a fear conditioning circuit. *Neuron 15,* 127–36.

Rolls, E. T. (1985). Connections, functions and dysfunctions of limbic structures, the prefrontal cortex, and hypothalamus. In *The scientific basis of clinical neurology,* M. Swash and C. Kennard, eds. (London: Churchill Livingstone), pp. 201–13.

Rolls, E. T. (1992a). Neurophysiological mechanisms underlying face processing within and beyond the temporal cortical visual areas. *Philosophical Transactions of the Royal Society, London, Series B, Biological Sciences* 335, 11–21.

Rolls, E. T. (1992b). Neurophysiology and functions of the primate amygdala. In *The amygdala: Neurobiological aspects of emotion, memory, and mental dysfunction,* J. P. Aggleton, ed. (New York: Wiley-Liss), pp. 143–65.

Rose, S. P. R. (1995). Glycoproteins and memory formation. *Behavioural Brain Research* 66, 73–78.

Rorty, A. O. (1980). Explaining emotions. In *Explaining emotions,* A. O. Rorty, ed. (Berkeley: University of California Press).

Rorty, R. (1979). *Philosophy and the mirror of nature* (Princeton: Princeton University Press).
Rosenzweig, M. (1996). Aspects of the search for neural mechanisms of memory. *Annual Review of Psychology* 47, 1–32.
Rudy, J. W., and Morledge, P. (1994). Ontogeny of contextual fear conditioning in rats: Implications for consolidation, infantile amnesia, and hippocampal system function. *Behavioral Neuroscience 108,* 227–34.
Rudy, J. W., and Sutherland, R. J. (1992). Configural and elemental associations and the memory coherence problem. *Journal of Cognitive Neuroscience 4(3),* 208–16.
Ruggiero, D. A., Gomez, R. E., Cravo, S. L., Mtui, E., Anwar, M., and Reis, D. J. (1991). The rostral ventrolateral medulla: Anatomical substrates of cardiopulmonary integration. In *Cardiorespiratory and motor coordination,* H.-P. Koepchen and T. Huopaniemi, eds. (New York: Springer), pp. 89–102.
Rumelhart, D. E. and McClelland, J. E. (1988). *Parallel Distributed Processing: Explorations in the Microstructure of Cognition.* (Cambridge: Bradford Books, MIT Press).
Russell, B. (1905). On denoting. *Mind 14,* 479–93.
Ryle, G. (1949). *The concept of mind* (New York: Barnes & Noble).
Sapolsky, R. M. (1990). Stress in the wild. *Scientific American 262,* 116–23.
Sarter, M. F., and Markowitsch, H. J. (1985). Involvement of the amygdala in learning and memory: A critical review, with emphasis on anatomical relations. *Behavioral Neuroscience* 99, 342–80.
Sartre, J.-P. (1943). *Being and nothingness* (New York: Philosophical Library).
Saucier, D. and Cain, D. P. (1995). Spatial learning without NMDA receptor-dependent long-term potentiation. *Nature* 378, 186–89.
Savander, V., Go, C. G., LeDoux, J. E., and Pitkänen, A. (1995). Intrinsic connections of the rat amygdaloid complex: Projections originating in the basal nucleus. *Journal of Comparative Neurology 361,* 345–68.
Schachter, S., and Singer, J. E. (1962). Cognitive, social, and physiological determinants of emotional state. *Psychological Review* 69, 379–99.
Schacter, D. L., and Graf, P. (1986). Effects of elaborative processing on implicit and explicit memory for new associations. *Journal of Experimental Psychology: Learning, Memory, and Cognition 12(3),* 432–44.
Scherer, K. R. (1984). On the nature and function of emotion: A component process approach. In *Approaches to emotion,* K. R. Scherer and P. Ekman, eds. (Hillsdale, NJ: Erlbaum), pp. 293–317.
Scherer, K. R. (1988). Criteria for emotion-antecedent appraisal: A review. In *Cognitive perspectives on emotion and motivation,* V. Hamilton, G. H.

Bower, and N. H. Frijda, eds. (Norwell, MA: Kluwer Academic Publishers), pp. 89–126.

Scherer, K. R. (1993a). Neuroscience projections to current debates in emotion psychology. *Cognition and Emotion* 7, 1–41.

Scherer, K. R. (1993b). Studying the emotion-antecedent appraisal process: An expert system approach. *Cognition and Emotion* 7, 325–55.

Schneiderman, N., Francis, J., Sampson, L. D., and Schwaber, J. S. (1974). CNS integration of learned cardiovascular behavior. In *Limbic and autonomic nervous system research,* L. V. DiCara, ed. (New York: Plenum), pp. 277–309.

Schwartz, B. E., Halgren, E., Fuster, J. M., Simpkins, E., Gee, M., and Mandelkern, M. (1995). Cortical metabolic activation in humans during a visual memory task. *Cerebral Cortex* 5.

Scoville, W. B., and Milner, B. (1957). Loss of recent memory after bilateral hippocampal lesions. *Journal of Neurology and Psychiatry 20,* 11–21.

Searle, J. (1984). *Minds, brains, science* (Cambridge: Harvard University Press).

Searle, J. (1992). *The rediscovery of the mind* (Cambridge: MIT Press).

Selden, N. R. W., Everitt, B. J., Jarrard, L. E., and Robbins, T. W. (1991). Complementary roles for the amygdala and hippocampus in aversive conditioning to explicit and contextual cues. *Neuroscience 42(2),* 335–50.

Seligman, M. E. P. (1971). Phobias and Preparedness. *Behavior Therapy* 2, 307–20.

Sengelaub, D. R. (1989). Cell generation, migration, death and growth in neural systems mediating social behavior. In *Advances in Comparative and Environmental Physiology* 3: *Molecular and Cellular Basis of Social Behavior in Vertebrates,* J. Balthazart, ed. (New York: Springer), pp. 239–67.

Servatius, R. J., and Shors, T. J. (1994). Exposure to inescapable stress persistently facilitates associative and nonassociative learning in rats. *Behavioral Neuroscience 108,* 1101–06.

Shalev, A. Y., Rogel-Fuchs, Y., and Pitman, R. K. (1992). Conditioned fear and psychological trauma. *Biological Psychiatry 31,* 863–65.

Shallice, T. (1988). Information processing models of consciousness. In *Consciousness in contemporary science,* A. Marcel and E. Bisiach, eds. (Oxford: Clarendon Press).

Shattuck, R. (1980). *The forbidden experiment* (New York: Farrar, Straus & Giroux).

Shepherd, G. (1983). *Neurobiology* (New York: Oxford University Press).

Sherry, D. F., Jacobs, L. F., and Gaulin, S. J. C. (1992). Spatial memory and adaptive specialization of the hippocampus. *Trends in Neuroscience 15*, 298–303.

Shevrin, H. (1992). Subliminal perception, memory, and consciousness: Cognitive and dynamic perspectives. In *Perception without awareness: Cognitive, clinical, and social perspectives,* R. F. Bornstein and T. S. Pittman, eds. (New York: Guilford), pp. 123–42.

Shevrin, H., Williams, W. J., Marshall, R. E., Hertel, R. K., Bond, J. A., and Brakel, L. A. (1992). Event-related potential indicators of the dynamic unconscious. *Consciousness and Cognition 1,* 340–66.

Shiffrin, M., and Schneider, W. (1977). Controlled and automatic human information processing: II. Perceptual learning, automatic attending, and a general theory. *Psychological Review* 84, 127–90.

Shimamura, A. (1995). Memory and frontal lobe function. In *The cognitive neurosciences,* M. S. Gazzaniga, ed. (Cambridge: MIT Press).

Shors, T. J., Foy, M. R., Levine, S., and Thompson, R. F. (1990). Unpredictable and uncontrollable stress impairs neuronal plasticity in the rat hippocampus. *Brain Research Bulletin 24,* 663–67.

Sibley, C. G., and Ahlquist, J. E. (1984). The phylogeny of the hominoid primates, as indicated by DNA-DNA hybridization. *Journal of Molecular Evolution 20,* 2–15.

Simon, H. A. (1967). Motivational and emotional controls of cognition. *Psychological Review* 74, 29–39.

Simpson, G. G. (1953). *The major features of evolution* (New York: Columbia University Press).

Simpson, G. G. (1967). *The meaning of evolution,* revised edition (New Haven: Yale University Press).

Skelton, R. W., Scarth, A. S., Wilkie, D. M., Miller, J. J., and Philips, G. (1987). Long-term increases in dentate granule cell responsivity accompany operant conditioning. *Journal of Neuroscience* 7, 3081–3087.

Skinner, B. F. (1938). *The behavior of organisms: An experimental analysis* (New York: Appleton-Century-Crofts).

Sloman, A. (1987). Motives, mechanisms and emotions. *Cognition and Emotion.* 1:217–33.

Sloman, A., and Croucher, M. (1981). Why robots will have emotions. In *Seventh Proceedings of the International Joint Conference on Artificial Intelligence* (Vancouver, British Columbia), pp. 197–202.

Smith, C. A., and Ellsworth, P. C. (1985). Patterns of cognitive appraisal in emotion. *Journal of Personality and Social Psychology* 56, 339–53.

Smith, C. A., and Lazarus, R. S. (1990). Emotion and adaptation. In *Handbook of personality: Theory and research,* L. A. Pervin, ed. (New York: Guilford), pp. 609–37.

Smith, J. M. (1958). *The theory of evolution* (Middlesex, England: Penguin).

Smith, O. A., Astley, C. A., Devito, J. L., Stein, J. M., and Walsh, R. E. (1980). Functional analysis of hypothalamic control of the cardiovascular responses accompanying emotional behavior. *Federation Proceedings 39(8),* 2487–94.

Smolensky, P. (1990). Connectionist modeling: Neural computation/mental connections. In *Neural connections, mental computation,* L. Nadel, L. Cooper, P. Culicover, and M. Harnish, eds. (Cambridge: MIT Press).

Solomon, R. C. (1993). The philosophy of emotions. In *Handbook of emotions,* M. Lewis and J. Haviland, eds. (New York: Guilford).

Sperry, R. W. (1969). A modified concept of consciousness. *Psychological Review* 76, 532–36.

Spinoza, B. (1955). *Works of Spinoza* (New York: Dover).

Squire, L. (1987). *Memory and the brain* (New York: Oxford University Press).

Squire, L. R., and Cohen, N. J. (1984). Human memory and amnesia. In *Neurobiology of learning and memory,* G. Lynch, J. L. McGaugh, and N. M. Weinberger, eds. (New York: Guilford).

Squire, L. R., Cohen, N. J., and Nadel, L. (1984). The medial temporal region and memory consolidation: A new hypothesis. In *Memory consolidation,* H. Eingartner and E. Parker, eds. (Hillsdale, NJ: Erlbaum).

Squire, L. R., and Davis, H. P. (1975). Cerebral protein synthesis inhibition and discrimination training: Effects of extent and duration of inhibition. *Behavioral Biology 13,* 49–57.

Squire, L. R., Knowlton, B., and Musen, G. (1993). The structure and organization of memory. *Annual Review of Psychology, 44,* 453–95.

Staübli, U. V. (1995). Parallel properties of long-term potentiation and memory. In *Brain and memory: Modulation and mediation of neuroplasticity,* J. L. McGaugh, N. M. Weinberger, and G. Lynch, eds. (New York: Oxford University Press), pp. 303–18.

Steinmetz, J. E., and Thompson, R. F. (1991). Brain substrates of aversive classical conditioning. In *Neurobiology of learning, emotion and affect,* J. I. Madden, ed. (New York: Raven), pp. 97–120.

Stuss, D. T. (1991). Self, awareness, and the frontal lobes: A neuropsychological perspective. In *The self: Interdisciplinary approaches,* J. Strauss and G. R. Goethals, eds. (New York: Springer).

Sutherland, R. J., and Rudy, J. W. (1989). Configural association theory: The role of the hippocampal formation in learning, memory, and amnesia. *Psychobiology 17,* 129–44.

Swanson, L. W. (1983). The hippocampus and the concept of the limbic system. In *Neurobiology of the hippocampus,* W. Seifert, ed. (London: Academic Press), pp. 3–19

Swanson, L. W. and Simmons, D. M. (1989). Differential steroid hormone and neural influences on peptide mRNA levels in CRH cells of the paraventricular nucleus: A hybridization histochemical study in the rat. *Journal of Comparative Neurology 285,* 413–35.

Swartz, B. E., Halgren, E., Fuster, J. M., Simpkins, E., Gee, M., and Mandelkern, M. (1995). Cortical metabolic activation in humans during a visual memory task. *Cerebral Cortex* 5, 205–14.

Tarr, R. S. (1977). Role of the amygdala in the intraspecies aggressive behavior of the iguanid lizard. *Physiology and Behavior 18,* 1153–58.

Teyler, T. J., and DiScenna, P. (1986). The hippocampal memory indexing theory. *Behavioral Neuroscience 100,* 147–54.

Thorndike, E. L. (1913). *The psychology of learning* (New York: Teachers College Press).

Thorpe, S. J., Rolls, E. T., and Maddison, S. (1983). The orbitofrontal cortex: Neuronal activity in the behaving monkey. *Experimental Brain Research 49,* 93–115.

Tolman, E. C. (1932). *Purposive behavior* (New York: Appleton-Century-Crofts).

Tomkins, S. S. (1962). Affect, imagery, consciousness (New York: Springer).

Tooby, J., and Cosmides, L. (1990). The past explains the present: Emotional adaptations and the structure of ancestral environments. *Ethological Sociobiology 11,* 375–424.

Tully, T. (1991). Genetic dissection of learning and memory in drosophila melanogaster. In *Neurobiology of learning, emotion and affect,* J. I. Madden, ed. (New York: Raven), pp. 29–66.

Tulving, E. (1983). *Elements of episodic memory* (New York: Oxford University Press).

Twain, M. (1962). *Letters from the earth: "From an unfinished burlesque of books on etiquette." Part 1, "At the funeral,"* B. DeVoto, ed. (New York: Harper and Row).

Ullman, S. (1984). Early processing of visual information. In *Handbook of cognitive neuroscience,* M. S. Gazzaniga, ed. (New York: Plenum).

Ungerleider, L. G., and Haxby, J. (1994). What and where in the human brain. *Current Opinion in Neurobiology 4,* 157–65.

Ungerleider, L. G., and Mishkin, M. (1982). Two cortical visual systems. In *Analysis of visual behavior,* D. J. Ingle, M. A. Goodale, and R. J. W. Mansfield, eds. (Cambridge: MIT Press), pp. 549–86.

Uno, H., Ross, T., Else, J., Suleman, M., and Sapolsky, R. (1989). Hip-

pocampal damage associated with prolonged and fatal stress in primates. *Journal of Neuroscience* 9, 1705–11.

Uylings, H. B. M., and van Eden, C. G. (1990). Qualitative and quantitative comparison of the prefrontal cortex in rat and in primates, including humans. *Progress in Brain Research* 85, 31–62.

Valins, S. (1966). Cognitive effects of false heart-rate feedback. *Journal of Personality and Social Psychology* 4, 400–408.

van de Kar, L. D., Piechowski, R. A., Rittenhouse, P. A., and Gray, T. S. (1991). Amygdaloid lesions: Differential effect on conditioned stress and immobilization-induced increases in corticosterone and renin secretion. *Neuroendocrinology* 54, 89–95.

Van Essen, D. C. (1985). Functional organization of primate visual cortex. In *Cerebral cortex*, A. Peters and E. G. Jones, eds. (New York: Plenum), pp. 259–328.

Van Hoesen, G. W. (1982). The parahippocampal gyrus: New observations regarding its cortical connections in the monkey. *Trends in Neuroscience* 5, 345–50.

Velams, M. (1991). Is human information processing conscious? *Behavioral and Brain Sciences 14*, 651–726.

von Eckardt, B. (1993). *What is cognitive science?* (Cambridge: MIT Press).

von Uexkull, J. (1934). A stroll through the world of animals and man. In *Instinctive behavior: The development of a modern concept*, C. H. Chiller, ed. (London: Methuen).

Walter, W. G. (1953). *The living brain* (New York: Norton).

Warrington, E., and Weiskrantz, L. (1973). The effect of prior learning on subsequent retention in amnesic patients. *Neuropsychologia 20*, 233–48.

Watkins, L. R., and Mayer, D. J. (1982). Organization of endogenous opiate and nonopiate pain control systems. *Science 216*, 1185–92.

Watson, J. B. (1929). *Behaviorism* (New York: Norton).

Watson, J. B., and Rayner, R. (1920). Conditioned emotional reactions. *Journal of Experimental Psychology* 3, 1–14.

Weinberger, N. M. (1995). Retuning the brain by fear conditioning. In *The cognitive neurosciences*, M. S. Gazzaniga, ed. (Cambridge: MIT Press), pp. 1071–90.

Weiskrantz, L. (1956). Behavioral changes associated with ablation of the amygdaloid complex in monkeys. *Journal of Comparative Physiological Psychology* 49, 381–91.

Weiskrantz, L. (1988). Some contributions of neuropsychology of vision and

memory to the problem of consciousness. In *Consciousness in contemporary science,* A. Marcel and E. Bisiach, eds. (Oxford: Clarendon Press).

Weiskrantz, L., and Warrington, E. (1979). Conditioning in amnesic patients. *Neuropsychologia 17,* 187–94

Weisz, D. J., Harden, D. G., and Xiang, Z. (1992). Effects of amygdala lesions on reflex facilitation and conditioned response acquisition during nictitating membrane response conditioning in rabbit. *Behavioral Neuroscience 106,* 262–73.

Wierzbicka, A. (1994). Emotion, language and cultural scripts. In S. Kitayama and H. R. Marcus, *Emotion and Culture* (Washington: American Psychological Association).

Wilcock, J., and Broadhurst, P. L. (1967). Strain differences in emotionality: Open-field and conditioned avoidance behavior in the rat. *Journal of Comparative Physiological Psychology* 63, 335–38.

Wilde, O. (1909). Gilbert. *Intentions* (New York: Lamb Publishing).

Williams, T. (1964). *The milk train doesn't stop here anymore* (Norfolk, CT: New Directions).

Wilson, D., Reeves, A., Gazzaniga, M. S., and Culver, C. (1977). Cerebral commissurotomy for the control of intractable epilepsy. *Neurology* 27, 708–15.

Wilson, F. A. W., O Scalaidhe, S. P., and Goldman-Rakic, P. S. (1993). Dissociation of object and spatial processing domains in primate prefrontal cortex. *Science 260,* 1955–58.

Wilson, M. A., and McNaughton, B. L. (1994). Reactivation of hippocampal ensemble memories during sleep. *Science 265,* 676–79.

Wilson, J. R. (1968). *The mind* (New York: Time-Life Books, Life Science Library).

Wolitsky, D. L., and Wachtel, P. L. (1973). *Personality and perception.* In B. B. Wolman (ed.) *Handbook of General Psychology* (Englewood, NJ: Prentice-Hall), pp. 826–57.

Wolkowitz, O., Reuss, V., and Weingartner, H. (1990). Cognitive effects of corticosteroids. *American Journal of Psychiatry 147,* 1297–1303.

Wolpe, J. (1988). Panic disorder: A product of classical conditioning. *Behavior Research and Therapy 26,* 441–50.

Wolpe, J., and Rachman, S. (1960). Psychoanalytic evidence: A critique of Freud's case of Little Hans. *Journal of Nervous and Mental Disease 130,* 198–220.

Yin, J. C. P., Wallach, J. S., Del Vecchio, M., Wilder, E. L., Zhou, H., Quinn, W. G., and Tully, T. (1994). Induction of a dominant-negative CREB

transgene specifically blocks long-term memory in drosophila. *Cell 79,* 49–58.

Young, A. W., Aggleton, J. P., Hellawell, D. J., Johnson, M., Broks, P., and Hanley, J. R. (1995). Face processing impairments after amygdalotomy. *Brain 118,* 15–24.

Zajonc, R. (1980). Feeling and thinking: Preferences need no inferences. *American Psychologist* 35, 151–75.

Zajonc, R. B. (1984). On the primacy of affect. *American Psychologist* 39, 117–23.

Zola-Morgan, S., and Squire, L. R. (1993). Neuroanatomy of memory. *Annual Review of Neuroscience 16,* 547–63.

Zola-Morgan, S., Squire, L. R., Alvarez-Royo, P., and Clower, R. P. (1991). Independence of memory functions and emotional behavior: separate contributions of the hippocampal formation and the amygdala. *Hippocampus 1,* 207–20.

Zola-Morgan, S., Squire, L. R., and Amaral, D. G. (1986). Human amnesia and the medial temporal region: Enduring memory impairment following a bilateral lesion limited to field CA1 of the hippocampus. *Journal of Neuroscience 6(10),* 2950–67.

Zola-Morgan, S., Squire, L. R., and Amaral, D. G. (1989). Lesions of the amygdala that spare adjacent cortical regions do not impair memory or exacerbate the impairment following lesions of the hippocampal formation. *Journal of Neuroscience 9,* 1922–36.

Zuckerman, M. (1991). *Psychobiology of personality* (Cambridge: Cambridge University Press).

邦訳文献

主なものに限った

第 2 章

ハワード・ガードナー『認知革命――知の科学の誕生と展開』佐伯胖・海保博之監訳，産業図書，1987.

ギルバート・ライル『心の概念』坂本百大・宮下治子・服部裕幸訳，みすず書房，1987.

U・ナイサー『認知の構図――人間は現実をどのようにとらえるか』古崎敬・村瀬旻訳，サイエンス社，1978.

デビッド・マー『ビジョン――視覚の計算理論と脳内表現』乾敏郎・安藤広志訳，産業図書，1987.

ゼノン・W・ピリシン『認知科学の計算理論』信原幸弘訳，産業図書，1988.

スティーブン・ピンカー『言語を生みだす本能』椋田直子訳，日本放送出版協会，1995–95.

M・S・ガザニガ，J・E・ルドー『二つの脳と一つの心――左右の半球と認知』柏原恵龍他訳，ミネルヴァ書房，1980.

M・S・ガザニガ『社会的脳――心のネットワークの発見』杉下守弘・関啓子訳，青土社，1987.

マイケル・I・ポズナー編『認知科学の基礎』佐伯胖・土屋俊監訳，産業図書，1991.

J・R・アンダーソン『認知心理学概論』富田達彦他訳，誠信書房，1982.

U・ナイサー『認知心理学』大羽蓁訳，誠信書房，1981.

フィリップ・ジョンソン＝レアード『心のシミュレーション――ジョンソン＝レアードの認知科学入門』海保博之他訳，新曜社，1989.

R・H・フランク『オデッセウスの鎖――適応プログラムとしての感情』大坪庸介他訳，サイエンス社，1995.

ダニエル・ゴールマン『EQ――こころの知能指数』土屋京子訳，講談社，1998.

アントニオ・R・ダマシオ『生存する脳――心と脳と身体の神秘』田中三彦訳，講談社，2000.

第 3 章

V・パッカード『かくれた説得者』林周二訳，ダイヤモンド社，1970.

スティーヴン・ジェイ・グールド『ダーウィン以来――進化論への招待』浦本昌紀・寺田鴻訳，早川書房，1995.

マーヴィン・ミンスキー『心の社会』安西祐一郎訳，産業図書，1990.

ジョン・サール『心・脳・科学』土屋俊訳，岩波書店，1993.

第 4 章

チャールズ・ダーウィン『種の起源』堀伸夫・堀大才訳，槙書店，1988.

ポール・D・マクリーン『三つの脳の進化――反射脳・情動脳・理性脳と「人間らしさ」の起源』法橋登編訳・解説，工作舎，1994.

エモーショナル・ブレイン
情動の脳科学

2003年4月25日　初　版
2015年8月31日　第4刷

［検印廃止］

著者　ジョセフ・ルドゥー
訳者　松本元・川村光毅・小幡邦彦・石塚典生・湯浅茂樹
発行所　一般財団法人　東京大学出版会
代表者　古田元夫
153-0041 東京都目黒区駒場 4-5-29
電話 03-6407-1069　Fax 03-6407-1991
http://www.utp.or.jp/
振替 00160-6-59964
印刷所　株式会社平文社
製本所　牧製本印刷株式会社

ISBN 978-4-13-063319-2
Printed in Japan